WIENER DIALOG ÜBER GANZHEITSMEDIZIN

J&V

Die Veranstaltung des
WIENER DIALOGS ÜBER GANZHEITSMEDIZIN
vom 15. bis 21. Oktober 1987
wurde von der
WIENER HOLDING GES.M.B.H.
und der
ZENTRALSPARKASSE UND KOMMERZIALBANK, WIEN
gemeinsam organisiert.

WIENER DIALOG ÜBER GANZHEITSMEDIZIN

Dokumentation

JUGEND UND VOLK WIEN MÜNCHEN

Umschlagbild: DER KOSMOSMENSCH
Miniatur zur zweiten Vision der Hildegard von Bingen: Vom Bau der Welt
(aus dem Codex M. S. 1942 der Biblioteca Statale di Lucca, 13. Jahrhundert.)
Im Zentrum des gesamten Kosmos und der Schöpfung steht der Mensch auf seiner Erde.
Seele Geist, Körper und Agens sind bestimmt durch ihre Interdependenz
von den Wirkungskräften der Natur: Feuer, Gestirne, Wasser, Luft und Winde.

ISBN 3-224-1 0694-8 Jugend und Volk Wien—München
© Copyright 1988 by Jugend und Volk Verlagsges.m.b.H., Wien—München.
© Copyright der Einzelbeiträge bei den Autoren.
Alle Rechte vorbehalten. Jede Art der Vervielfältigung — auch auszugsweise — gesetzlich verboten.
Gesamtherstellung: M. Theiss, A-9400 Wolfsberg

INHALT

VORWORT 7

GRUNDLAGEN DES DIALOGES —
MEHRDIMENSIONALE MEDIZIN 9

AKUPUNKTUR, NEURALTHERAPIE UND
ANDERE ENERGETISCHE METHODEN 75

HOMÖOPATHIE UND ANDERE KOMPLEMENTÄRE
HEILMETHODEN 157

ETHNOMEDIZIN 233

HEILUNG DURCH VERÄNDERTES BEWUSSTSEIN 289

BEGLEITENDE VERANSTALTUNGEN 321

ZUSAMMENFASSUNG 355

LITERATURHINWEISE 373

DIE AUTOREN 385

Vorwort

Erstklassige Medizin ist immer Ganzheitsmedizin, weil jeder Einfluß und jeder Eingriff den ganzen Organismus und nicht nur ein Organ betrifft. Es mag aber für unsere Zeit symptomatisch sein, daß in manchen medizinischen, aber auch in Laienkreisen, zwischen »Organmedizin« und »Ganzheitsmedizin« unterschieden wird und daß man unter »Ganzheitsmedizin« vermehrt medizinische Methoden versteht, die vorwiegend auf psychologischer oder regulativer Basis beruhen. Gerade in Wien tätige Ärzte haben im Rahmen der international berühmten Wiener Schule unerhört viel zur heute »naturwissenschaftlich« genannten Medizin beigetragen, aber auch die Grundlagen für die Psychoanalyse und Psychotherapie gelegt. Durch die Explosion des medizinischen Wissens, die Fortschritte der Pharmakotherapie und die technischen Möglichkeiten hat sich zwangsläufig ein Spezialistentum herauskristallisiert, das sehr häufig — ob richtig oder falsch — den Eindruck erweckt, daß Ärzte nur mehr Organe und nicht den ganzen Menschen behandeln. Die an sich berechtigte Konzentration der klinischen Forschung auf unheilbare oder zumindest schwere Krankheiten hat die Beschäftigung mit »banalen« Erkrankungen oder Störungen des gesundheitlichen Wohlbefindens oft zu kurz kommen lassen. Hier setzten in den letzten Jahren die sogenannten »Alternativ«-Mediziner an, die im positivsten Fall sich althergebrachter Heilmethoden nicht nur erinnerten, sondern auch versuchten, deren Wirkung zu objektivieren, die aber im negativsten Fall auch unberechtigte Glaubenskriege auslösten und so manchem Patienten schadeten. Nur eine Medizin jedoch, die vorurteilslos versucht, die für den Kranken und seine jeweilige Erkrankung beste Methode anzuwenden, und sich bemüht, aus den verschiedensten Möglichkeiten die adäquaten herauszufiltern, ist eine gute Medizin. Dazu gehört der dauernde Dialog und das dauernde Bemühen um den Wirkungsnachweis verschiedener Behandlungsmethoden, das Anhören anderer Meinungen und auch das Ausscheiden nachweislich unwirksamer Therapien.

Ich begrüße daher, daß die Wiener Holding und die Zentralsparkasse der Gemeinde Wien diesen Kongreß über Ganzheitsmedizin organisiert haben, und hoffe, daß er den Beginn für einen fruchtbaren Dialog darstellt, einen Dialog, der sicher nicht nach diesem Kongreß enden darf, sondern noch viele Jahre weitergehen muß. Ich glaube, daß gerade die Stadt Wien aufgrund ihrer Geschichte und ihrer geographischen Lage als Ort für derartige Gespräche besonders geeignet ist.

Univ.-Prof. Dr. Alois Stacher
Amtsführender Stadtrat

GRUNDLAGEN DES DIALOGES — MEHRDIMENSIONALE MEDIZIN

TOWARDS A SACRED PSYCHOLOGY
Kommentar zum Vortrag von Univ.-Prof. DDr. Jean Houston
Prof. Arnold Keyserling 11

PARADIGMENWECHSEL ODER PARADIGMENVIELFALT
o. Univ.-Prof. Dr. Herbert Pietschmann 19

GEMEINSAME WEGE ZUM HEILEN
o. Univ.-Prof. Dr. Arnulf Fritsch 24

GEDANKEN DES CHIRURGEN ZUR GANZHEITSMEDIZIN
ao. Univ.-Prof. Dr. Helmuth Denck 28

TENDENZ IN DER ENTWICKLUNG DER NATURHEILVERFAHREN
Dr. Helmut Anemueller 31

THE SITUATION IN THE UK
Michael Endacott 37

SYNOPSIS UND SYNTHESIS
MedRat DDr. Robert Seitschek 41

KOSTEN UND ZEIT ALS FAKTOREN DER HEILUNG
Mag. pharm. Heinrich Sedlar 46
Dr. Winfried Koller 48
ao. Univ.-Prof. Dr. Heinrich Dittrich 51

GANZHEITSMEDIZIN IM SPITAL
Prim. Prof. Dr. Franz. O. Gruber 53
Dipl.-Vw. Dr. Josef Dezsy 61

GANZHEITSMEDIZIN UND ÄRZTEAUSBILDUNG
Prim. Dr. Michael Neumann 65

PHILOSOPHIE DER KRANKHEIT
Univ.-Doz. Dr. Gerhard Schwarz 67
Dr. Tamaś Grynaeus 73

TOWARDS A SACRED PSYCHOLOGY

Kommentar zum Vortrag von Univ.-Prof. DDr. Jean Houston, New York
Prof. Arnold Keyserling, Wien

Die Arbeit von Jean Houston läßt sich als Fortsetzung der Initiative von William James und dem Human Potential Movement verstehen. Ihr Anliegen ist, zu zeigen, daß die menschlichen Möglichkeiten immer die gleichen gewesen sind und wir deswegen fähig sein könnten, Riten und Mythen so nachzuvollziehen, daß sie unser eigenes Leben bereichern und uns jene Intensität vermitteln, die das Kennzeichen der großen Perioden der Geschichte gewesen ist. Immer wieder betont sie: auch wir können die großen Fragen stellen. Wir haben heute alles Wissen zur Verfügung, um die einseitige Entwicklung der Medizin wieder in das Große Ganze zurückzuführen und damit auf einem Gebiet den Bruch zwischen Naturwissenschaften und Geisteswissenschaften, der uns seit Descartes bedrückt, zu überbrücken.

In ihrem Vortrag zeigte sie die vier Aspekte ihres Anliegens auf:
A. Den historischen Asklepios als Begründer der europäischen Medizin über Vermittlung des Hippokrates.
B. Der globale Asklepios. Hier wird der griechische Mythos als Paradigma einer Entwicklung verstanden, die überall auf der Welt stattfand und heute besonders aktuell geworden ist. Diesen Abschnitt ihres Vortrags gliederte sie in fünf Teile:

1) Planetarisierung. Dank der Revolution der Kommunikationsmittel ist die Welt tatsächlich jenes globale Dorf geworden, jenes Gehirn der Erde, das Teilhard de Chardin erahnte und das Peter Russell genau definierte und beschrieb.

2) Der zweite entscheidende Punkt ist die Rückkehr des Weiblichen, der Erdgöttin. Diese Auferstehung ist für die Heilung des einzelnen wie der Gemeinschaft entscheidend. Es gibt keine Irrtümer im Geist, sondern nur viele Wege, von denen jeder zu einer anderen Vollendung führt.

3) Eine neue Wissenschaft. Viele Pioniere der Naturwissenschaft wie Rupert Sheldrake, Prigogine und Arthur M. Young haben gezeigt, daß das neue Paradigma — die dissipative Ordnung, Bewußtsein als Teil der Evolution, die Fähigkeit unendlicher Wandlung des menschlichen Geistes — vom naturwissenschaftlichen Standpunkt die Tatsachen besser verständlich macht als die traditionelle Zweiteilung von Naturwissenschaft und Geisteswissenschaft.

4) Entfaltung der menschlichen Möglichkeiten. Warum entwickeln Menschen sich nicht? Diesem Geheimnis hat sich Jean Houston durch Jahrzehnte in vielen Werken zugewandt. Die Rationalität bleibt formal. Die Entfaltung des Körpers, der rechten Großhirnhemisphäre, der Fähigkeit des Imaginalen und der Vision, des rhythmisch-musikalischen Gefühls, der Eidetik, kann fast jeden Menschen zu jener Reife führen, die wir traditionell nur den Genies zugestehen. Dies würde eine totale Wandlung der Erziehung fordern. Obwohl die traditionellen Kulturen diesem Ansinnen erbitterte Widerstände entgegensetzten, ist es vielen Ländern gelungen, Breschen in die verhärteten Krusten zu schlagen — so durch Machado in Venezuela, der ein Ministerium für Intelligenz schuf und die neuen Psychotechniken und Erziehungsformen jungen Lehrern vermittelte.

5) Was die Griechen als Götter erträumten, ist in vielen Fällen bereits unser Erreichnis. Doch sind wir nicht mutig genug, unsere Menschenmöglichkeit als Menschenrecht in Anspruch zu nehmen und dann zu protestieren, wenn konservative Repräsentanten die Schüler auf die Sparflamme zur besseren Adaptation an die kompetitive Arbeitsgesellschaft setzen wollen, oder das Altern als notwendige

Towards a sacred psychology

Degeneration betrachten. Hier hat Jean Houston viele Methoden entwickelt, welche Senioren sowohl das Gedächtnis als auch Lebensintensität zurückgeben.
C. Die politischen Revolutionen sind aber nichts im Vergleich zu der geistig-holistischen, die uns bevorsteht. Therapeutische oder behavioristische Psychologie genügen nicht mehr. Wir müssen den Mut haben, uns für eine sakrale Psychologie zu entscheiden. Die Entelechie, das Selbst jedwedes Menschen, ist göttlich. Die Intellektualität schafft einen falschen Schirm, den es zu durchbrechen gilt, indem das alte griechische Ideal des Dromenon, der intensiven Freude am existentiellen Spiel durchbricht.
D. Und obwohl diese Arbeit erst am Anfang ist, sind die Transformationen der Menschen, welche bereit sind, das traditionelle Wissensgut der Kunst und der esoterischen Überlieferungen für sich zu verwenden — wissend, daß die Menschen niemals dümmer und gescheiter gewesen sind als wir —, schon wahrnehmbar. Es ist bereits vorstellbar, alle Fragen so anzugehen, als ob es vor uns nie Antworten gegeben hätte. Wir sind die Generation zwischen zwei Kulturen. Die neue Zeit ist noch nicht, die alte trägt uns nicht mehr. Doch die Tatsache kann uns zu einer Hoffnung inspirieren, die nicht geringer ist als jene, aus welcher die Griechen zur Zeit des Asklepios unsere Lebensart geboren haben.
Nachfolgend zu den einzelnen Punkten eine Auswahl von Originalzitaten aus Jean Houstons Vortrag.

Where are the Gods you wonder? Where is the Athenian vision of a world understood by human intelligence and controlled by divine purpose? Everywhere you look the old ideals have been degraded, the old order has broken down, the world has been rendered absurd. Still you remember the glory that was, that will not die, and you are haunted by the lines of Euripides, »So I have a secret hope of someone, a God, who is wise and plans...«

You remember such a God, Asclepios, the God of »Nootherapeia«, of mind-healing, whose practices are said to purify and reweave one into a new harmony of body, mind, and spirit. And so, one day, you decide to make the journey to the Asclepian at Epidauros to turn a corner on your reality, to see your life itself in a new way, to be rewoven to an new form.

The day you enter the great healing center you are struck by the words carved on the magnificent marble arch that forms the entrance to the ancient sanctuary:
»Pure must be he who enters the fragrant temple; Purity means to think nothing but holy thoughts.«
(Quoted in Theodore Papadakis, Epidauros: The Sanctuary of Asclepios. Meletziz & Papadakis, Athens 1978, p. 51).

You wonder how you will be able to sustain such thought, given the weariness of your spirit. But others have tried to do so, and you will try also.

After settling into one of the guest houses, you walk down the streets of Epidaurus where you see marble temples blazing with color, beautiful pintings of the lives of Gods and heroes, and sculptures whose haunting harmonies speak of the godded human and the humanized God — dedicated to the Asclepian by the great artists of of the day, Praxitiles, Phidias, Polygnotus. Your eyes quickened and your senses stimulated, you see the sacred street processions going by — stately files of priests hymning Apollo, drumming, dancing ecstatics devoted to the cult of Dionysius waving ivy-covered wands, chanting worshippers of Aphrodite bearing an ancient wooden icon of the Goddess. This prompts you to enter the temples of the Gods — the Olympian Gods and the lesser Gods as well — where you pray and invoke their powers.

Back on the street, your attention is drawn to the oratory of gray-bearded philosophers arguing and discoursing with anyone who will listen on the nature of Goodness, Beauty, and Truth.

Towards a sacred psychology

Moving on, you enter the magnificent circular marble theatre of Epidauros with its acoustical perfection, where you watch the masked and booted actors and chorus playing the soul charging, terrifying, awe-ful dramas of hubris, guilt, tragedy and transformation. This day they ar performing the *Oresteia* of Aeschylus, the tragic trilogy of murder, revenge, and madness that haunts the descendants of Atreus.

As you witness the unfaithful Clytemnestra preparing to murder her long absent husband, Agamemnon, you think to yourself, »I thought I had problems. They can't compare with those of the House of Atreus!« As you watch the action, you enter totally into the story and, holding onto the people around you, you shake with dread and shudder with delicious thrills. Then, when the action gets too intense, when the tragedy overwhelms you with its sorrow, the thousands of you erupt together with one choral voice wailling »Aaaiiiiii« in a symphony of pity and terror.

The high tragic drama is followed by wild and woolly satyr plays — ribald, rascally comedies often featuring men dressed in goatskins bopping each other over the heads with six-foot phalluses — and this elevates your spirits. A high comedy of Aristophanes follows, satirizing the fashionable fools and political foibles of the day, and you laugh yourself into another state of mind.

Later in the evening, you enjoy an herbal batyh and a massage, and then you go to the »House of the Comedians« where rowdy jokes, sight gags, and barbed satires fool your expectations, unlatch your reason, and give you the benefits of the world's oldest therapeutic tool — humor.

Still laughing, you visit a physician who gives you both spiritual and medical guidance before you turn in at the guest house, your sleep attendet by incense of pine an the quiet chanting of prayers. You are not the same person who began the day. Your thoughts as you drift into sleep, if not yet »pure«, are at least relaxed and content. (A good description of the cult and practice of Asclepian healing is found in E. J. and L. Edelstein, *Asclepius/2* Vols. Johns Hopkins University Press, Baltimore 1945)...

Our century ist not unlike the fifth century B. C. in its prodigious invention and its moral blight, its vision of a new humanity and its immensity of mass destruction, its soaring hope and its proliferating despair. Technologically we possess the powers of a second Genesis and the psychological preparedness of a boy Faust. We are on the eve of a truly transformational *Therapeia,* a global Asclepian, that demands a rigorous evocation and orchestration of the potentials of body, mind, and psyche, as well as those of art, science and culture, if we would survive our time.

The citizens of Greece who made the pilgrimage to the sacred temples of Aesclepios were offered an invitation to become what they could be, to gain a larger perspective on the self and the social order. As we have seen, this porcess involved a quickening of the total person through art, music, dance, drama, healing therapy, sacred practice, laughter, altered states of consciousness, and communion with archetypal realities. Once again such an invitation is needed, an invitation that seems to be the heart of what this conference in Vienna is about.

Evoking the making of new connections in brain, body, mind, and spirit, Sacred Psychology seeks, like the ancient Asclepian, to bring your entire self to a higher order.

In essence, the principle behind both Sacred Psychology and the ancient Asclepian is similar to what Ilya Prigogine, the Nobel Prize-winning physicist, offers as a theory of how a higher order emerges from the fluctuations created through new information. In his work on dissipative structures in the field of non-equilibrium thermodynamics, he is concerned initially with the developmental process of gaseous molecular structures. As he points out in his work, *From Being to Becoming* (Freeman, San Francisco 1980), however, this process can also be applied to human development, the evolution

Towards a sacred psychology

of cities, theologies, systems of knowledge, nations and perhaps Prigogine's theory has been summarized as follows:

»The more complex the structure, the more energy it must dissipate to maintain all that complexity. This flux of energy makes the system highly unstable, subject to internal fluctuations — and sudden change. If these fluctuations or perturbations reach a critical size, they are amplified by the system's many connections and can drive the system into a new state, even more ordered, coherent, and connected. The new state occurs as a sudden shift.«

(Brain/Mind bulletin, May 21, 1979)...

The fact that the Earth is a living organism of which we are an intimate part is a hypothesis that has gained much credence recently. Peter Russell in *The Global Brain,* (J. P. Tarcher, Inc, Los Angeles 1983), James Lovelock in *The Gaia Hypothesis* (Oxford University Press, London/New York 1979), James Grier Miller in his monumental *Living Systems* (McGraw-Hill, New York 1978), indicate that the Earth possesses the nineteen critical subsystems that characterize any general living organism—such as ingestion (light coming through the atmosphere), distribution (animal migrations), conversion (photosynthesis of plants), production (species reproduction), matter-energy storage (Coal and oil deposits transformed from fossilized plants and animals). Scientists have shown that each of these nineteen subsystems is the same in the human body, most social structures, and the living planet.

This research is fascinating in its implications about our present existential responsibility to and for the Earth. But there are still greater implications of this from the standpoint of the Sacred entering into time. New kinds of responsibility, secular and sacred, challenge us at the very edge of our being, and, together, give us the resources to partner this most crucial of turning points in human history. On the secular level, it would seem that in the Earth's living system we are the nervous system; that is, we are the individual neurons of the brain of the planet with the consequent responsibility for organizing and orchestrating the functioning and well-being of the planetary body. This responsibility includes evolutionary governance and whole system management. Living Organism to Living Organism, we and Earth are now cotrustees of those processes. On the sacred level such a contrusteeship implies that we are receivers of the spiritual and psychic life of the planet. Individuals and spiritual communities have always had this awareness and have communed with that piece of their Mother the Earth on which they lived and through which they received her messages. But never before has the vision widened to include awareness of and responsibility for the entire planetary »Person«. Conversely, never before has the Earth herself had a plenitude of listeners available to her planetary song.

This stupendous shift is one of the main reasons, I believe, that so many people all over the world are so concerned with waking up to themselves, to the planet and to the spiritual dimensions that are calling them. On the secular level we know we are inadequate to the challenge. On the sacred level, however, the need for planetary communion and cocreation is activating levels in ourselves that had to remain latent until we came to this place and time in history. Thus the rising spiritual intensity in our time is not merely an individual or cultural phenomenon; it is also a critical result of the spiritual quickening of the Earth. This quickening could not have occurred without the prior phenomenon of planetization: The Rise of Women.

»...the patriarchy's time has run out. What new cultural pattern will secure for humanity a new lease on life on earth?«

(Edward C. Whitmont, *Return of the Goddess.* Crossroad, New York 1982, p.viii)

We are standing attendant at a phenomenon that is too deep to be denied, too necessary, to be negated. Fifty-two percent of the human race is about to join in as

Towards a sacred psychology

full partners in the business of human affairs. An exclusive preoccupation with child bearing and rearing has reached its completion as the Earth quickly approaches her satiation point in human density.

By the year 2000 or so there will be almost as many people alive as there are neurons in a human brain. If the Earth is indeed a living organism, and its nervous system is nearly in place, then women's roles must necessarily be greatly expanded in all fields of human endeavor, both to allay population growth and to be available for the complex reqirements of the emerging planetary culture. The Noosphere of Teilhard de Chardin may be more real than mythic. The global mind field may be closer than we think. And essential to its happening may be the rich mind style of woman now ready to emerge after centuries of gestation in the womb of preparatory time. This emergence is perhaps the most important event of the last five thousand years, and its consequences may well have an immense, unimaginable effect on cultural evolution. The emergence of the genius of female sensibility and potential is as critical to the issue of human survival as it is confusing to the traditional styles and standards of most cultures...

For example, the English botanist, Rupert Sheldrake, has introduced a radically innovative hypothesis of formative causation concerning how things function in the universe. This theory suggests that the form, development, and behavior of everything from atom to organism to human and social patterns to the universe itself are not so much determined by unchanging scientific laws, but by invisible, self-organizing units that Sheldrake calls »morphogenetic fields«.

These fields acting across space and time, serve as blueprints for establishing new structures, forms, and behaviors. They contain the memory of past organized systems and account for the way that organisms can »tune in« to the morphogenetic field of their species and be influenced by the cumulative effect of previous similar organisms. Changes and innovations are thus added to the species »memory«, and future organisms can draw upon. Therefore, once a substance or an individual or even a society learns a new behavior, the causative or morphogenetic field of that species is changed. As a result, the next substance or individual or society learns the new behavior more easily and quickly. Sheldrake's hypothesis, which is far from proven, has extraordinary implications for the nature of learning, the development of change, and evolution. It also raises the possibility that memory is not just stored in the brain, but receives some of its codings from the morphogenetic field in which the past experiences of the human race are contained.

The hypothesis' implications for Sacred Psychology are even more far reaching, for if these fields are as universal as claimed, then perhaps we may have found evidence for the nature of inspiration, for tapping into patterns and possibilities, and even for tuning into an archetypal level of morphogenetic resonance. This archetypal level contains the great symbolic and mythic patterns that charge the human spirit with meaning and direction. Sheldrake's theory would also support the belief that prayerful, meditative and mystical experiences are those states of grace in which the mind-body system attunes to the primary field of Being and, for a time, has the accumulated knowledge of the patterns stored in the Mind of God. Although such experiences have been known for millennia, an explanation that Westerners can appreciate are only now becoming available as a result of the speculations of the new scientists.

We might further speculate that we are living in a time in which the morphogenetic fields of accumulated knowledge and experience have reached such a critical mass — both for person and planet — that we now learn both differently and more deeply. Certainly the awareness of whole-system transition that is sweeping across the planet speaks to this morphogenetic density, which in turn helps explain the formative causes of such a comprehensive planetary change.

Towards a sacred psychology

Presently we are living at a time of extraordinary spiritual insight into both the micro-phase and the macro-phase of the phenomenal world. Such insight demands a concomitant expansion of our ways of inner or subjective knowing.

Without the radical demands of planetary culture, the rise of women, and the emergence of the New Science, we would not have seen the phenomenal growth of interest in human capacities.

For years I have investigated the mystery of why people fail to use more of their powers. As director of The Foundation for Mind Research, I have sought clues to this latency in many fields—history, literature, anthropology, and psychophysiology, as well as research into the nature of brain and consciousness. Using various techniques, ancient and modern, I have guidet hundreds of thousands of seminar participants on journeys both physical and mental. The evidence gathered in my work clearly suggests that in the human being as he or she presently exists, a great many abilities and ways of functioning have been distorted, inhibited, or altogether blocked. Although the causes and effects vary widely from person to person and from culture to culture, it appears that very few of us have escaped serious crippling. Almost everyone is much less than he or she has the demonstrated capacity to be.

My work persuades me that ordinary people, given the opportunity and training, can learn to think, feel, and know in new ways, to become more creative, more imaginative, and to aspire within realistic limits to a much larger awareness, one that is superbly equipped to deal with the complex challenges of modern life...

What I am offering here as Sacred Psychology is an expression of this perennial practice for our present mythic time, a practice I have discovered goes further in incorporating the findings of human capacities research into the experience of the transformative power that regards us as Godseed.

There is no question but that we are the gods that our ancestors told stories about. We fly from one part of the globe to another in a matter of hours; we instantly communicate over thousands of miles; we can commit mayhem in moments, move mountains in minutes, and every night we sit in front of our magic picture box and find out what all the other gods are up to. This »divine« activity is, of course, the workings of our new technology, which extends prosthetically our hands and eyes and nervous system and gives us capacities once regarded as mythic. We are magnified through space and time, our senses enlarged, our whims accelerated. But what has been amplified is an *earlier version of ourselves,* just as the gods that we have become are very early editions of goddedness.

In the cartography of human experience, sacred traditions have tended to map three major realms of experience. Doubtless there are many more realms, and levels upon levels within each of these, but three do stand out as significant: the realm of the historical and factual, the realm of the mythic and symbolic, and the realm of the unitive or Source level of being. To suggest their nature, I have call them the Realm of the THIS IS ME, the Realm of the WE ARE, and the Realm of I AM, respectively.

Each realm seems to have an ontological reality, that is to say that, while they are certainly reflected within you, they also exist independently of you. You are not the only center of reality; you do not singularly create all you behold and experience as some have suggested. We are woven together as the ancient metaphor of Indra's net and the modern formulations of quantum physics remind us. The human challenge is to become full participants in and co-creators of the historical, the mythic, and the unitive realms.

Most people find it too great a leap from the bounded, conditioned, lensed reality of THIS IS ME to the Unity of Being of the I AM. There are spiritual paths, of course, that do make this leap, the best known of which is found in Zen Buddhism. The practitioner strives to find »Beginner's Mind« in which everything is seen as a mani-

Towards a sacred psychology

festation of the One. But for many, in order to go beyond the restraints of the THIS IS ME, there is a need for the archetypal amplification of the personal-particular when it is drawn into the personal-universal of the WE ARE. In the state of extension that results from identity with the themes, myths, and stories of the archetype, if not with the archetype itself, one gains the enhanced sensibilities to receive the numinous presence of the I AM.

In the light of our discussion about the three realms of experience, what can we say about the nature of sacred psychology? What does it do? What are its effects? How is one trained in sacred psychology?

Sacred psychology asks how the THIS IS ME realm can be placed in service of the I AM realm. How do you place the local self in the service of the Higher Self, where the immanent God resides? How do you tap into the great concentration of high evocative energy necessary to both motivate and fulfill the deep evolutionary processes of life? How do you transcend your local lensing and access the depths? How in the world do you find the passion to extol the possible when you're feeling no passion yourself?

Sacred psychology shows you that you are richer, deeper, stronger, and more a mystery than you know. The work of sacred psychology is to school you in your own depths. Your energies, power, stamina, and moral force seem limited only because your personal and cultural expectations set limits. These multifaceted expectations are formed by your family, your profession, your biology, your schools, your churches, your social organizations, and your nation. They help you set up your routines and they govern your automatic response patterns. All of these existential cultures are helpful, indeed crucial, to your well-being; but when they are permitted exclusively to define your life, then entropy and exhaustion soon follow.

Sacred psychology creates another kind of culture, which states what our daily cultures do not: that the horizon of our limits is infinitely expandable, that more is possible, and that what is perceived to be extraordinary is, in the larger framework of reality, both necessary and ordinary. In sacred psychology you may be introduced to the foreign culture of your own depths, to the WE ARE and I AM realms, perhaps for the first time. Yet this culture may be foreign or alien to you only because you have not visited it. Or you may have been warned, as the margins of medieval maps cautioned, »Here There Bee Monsters!«

Sacred psychology attempts to help you engender and nurture a deep familiarity with the culture of your own depth realities, which in virtually all traditions is assumed to exist autonomously and apart from your everyday reality. Sacred psychology says that this WE ARE culture of the depths is substantively real, as real as your everyday objective life, perhaps even more real, since it is the place where the forms and creations of your existential life are sourced. Here the great creative principles yearn at the crossroads of the realities, waiting to enter into time. Without this WE ARE realm to which sacred psychology provides access, we would have neither poetry nor music, neither art nor science, neither architecture nor agriculture, nor much of anything at all.

Tapping into this world does not guarantee personal sanctity or success. The history of genius, creativity, and the turned-on mind is filled with examples of people who were pretty foolish in their personal lives, yet who could access a world of such numinous creative form that our culture is much richer because of them. Witness Mozart, a great silly in his own way, who said of his own stupendous creativity that he did not know from whence it came, but thanked God that it was at least Mozartish. Such a statement does not imply that skill is irrelevant to inspiration. Mozart was one of the most skilled musicians who ever lived, but what he tapped into was deeper and richer than even he knew.

All of you have skills; if you hone them through training and practice and *then* gain

Towards a sacred psychology

access to these ontological depths, your creativity can rise exponentially. If, in addition to this, you also do your human homework, then you become more than a creative, interesting person; you also become a moral force for good.

What sacred psychology does is help you build the bridges that connect your everyday life with your depth life. It provides you with practices that quite literally reorchestrate your brain, your body, your nervous system. It elicits the evolutionary, latent codings within your body/mind/soul that have waited for tens of thousands of years to be activated — until various aspects of complexity, joined to crisis, joined to challenge, joined to our present point in history, converged to jolt you out of your sloth into the willingness to allow that which has been gestating in you for these many millennia to be born.

We are the fetuses of the future. Sacred psychology helps us to redesign this fetus. As fetus in our mother's womb, we had no choice about our physical development. In our present embryogenesis, not only do we have choice, but indeed we are invited to join Great Nature in the re-creation and the regeneration of ourselves neurologically, psycho-physically, and emotionally.

Many of you have felt called, challenged, provoked in ways that perhaps you did not some years ago. Have you noticed a subtle acceleration of that calling, accompanied by a nausea of disgust over being stuck in the same old patterns? It would appear that the level of disgust is not just local. It is almost a species-wide disgust, a rising of planetary, cross-cultural bile. What is rising in you is not just impatience with the unskilled behaviors of your local self. It is almost like the nausea of the whole human species saying, »Enough already. It's time to grow!«

We have reason to believe that a little baby feels tremendous nausea at the time of being born, with all the tossing and turning and spinning down the vortex of the birth canal. Nausea both accompanies and accomplishes birth. It may be that nausea accomplishes what happens in sacred psychology with its emphasis on second birth, and that this is why the ritualization of rebirth plays so key a role in sacred psychology...

Postscriptum: Aus Platzgründen war es leider nicht möglich, Jean Houston's Ausführungen in voller Dimension aufzunehmen.

PARADIGMENWECHSEL ODER PARADIGMENVIELFALT?

o. Univ.-Prof. Dr. Herbert Pietschmann
Ordinarius am Institut für Theoretische Physik
der Universität Wien

Paradigma und Standard

Wenn Menschen etwas miteinander teilen wollen — wenn sie einander also etwas *mitteilen* wollen, dann setzt dies voraus, daß einer die Äußerungen des anderen auch interpretieren kann.

Im verbalen Bereich müssen sie nicht nur dieselbe Sprache verstehen, sie müssen unter gleichen Wörtern auch gleiche oder zumindest weitgehend ähnliche Begriffe und Empfindungen einordnen. Im Bereich der Gestik setzt dies ebenfalls eine gemeinsame *Gestensprache* voraus; jeder, der einmal eine Kultur besucht hat, in der unsere Gesten völlig andere Bedeutung haben können (man denke etwa nur an *ja* und *nein* und die zugehörigen Kopfbewegungen) weiß um den sogenannten *Kultur-Schock,* den man in solchen Situationen erleben kann. Im Bereich der Mimik setzt es die Fähigkeit voraus, die Äußerungen des anderen einem gemeinsamen Code zuordnen zu können. Aber es gibt noch viel mehr Gemeinsamkeiten, die — meistens unbewußt — zugrunde liegen müssen, damit Verständigung zwischen Menschen überhaupt möglich ist.

Alle diese Regeln, Übereinkünfte, Normen sowie die Interpretation von Gesten und nonverbalen Ausdrücken, die schon vor jedem Inhalt vorausgesetzt sein müssen, nennen wir gemeiniglich den *Standard*[1].

Auch innerhalb der wissenschaftlichen Tätigkeit ist ein gemeinsamer Standard Voraussetzung dafür, daß überhaupt allgemein verbindliche Erkenntnisse erarbeitet werden können.

Ein Beispiel dafür ist etwa das sogenannte Universitätsprinzip, daß Naturgesetze, die irgendwann in irgendeinem Laboratorium gewonnen worden sind, zu allen Zeiten und an allen Orten des Universums Gültigkeit haben. Ein derartiges Prinzip ist natürlich experimentell nicht überprüfbar, es ist gemeinsame Voraussetzung vor jeder naturwissenschaftlichen Tätigkeit.

Aber auch die inhaltliche Form gewisser Theoriengebäude, die sich bewährt haben, wird zunächst für eine gewisse Zeit außer Streit gestellt und jeder weiteren detaillierten Forschertätigkeit vorausgesetzt. Für sie hat Thomas Kuhn[2] den Begriff *Paradigma* eingeführt, und er sagt von ihnen:

»Von diesen glaube ich, daß sie allgemein anerkannte wissenschaftliche Leistungen sind, die für eine gewisse Zeit einer Gemeinschaft von Fachleuten Modelle und Lösungen liefern.«

Und Thomas Kuhn meint, daß ein Paradigma in einer bestimmten Disziplin nicht am Beginn ihrer Entwicklung, sondern erst nach Ablauf einer gewissen Zeit entsteht:

»Die Erwerbung eines Paradigmas und der damit möglichen esoterischen Art der Forschung ist ein Zeichen der Reife in der Entwicklung jedes besonderen wissenschaftlichen Fachgebietes.«

Ein Paradigma ist also gewissermaßen der Standard innerhalb eines besonderen Fachgebietes, es stellt die Gemeinschaft nur für die auf diesem Gebiet tätigen Experten her:

»Um als Paradigma angenommen zu werden, muß eine Theorie besser erscheinen als die mit ihr im Wettstreit liegende, sie braucht aber nicht — und tut es tat-

Paradigmenwechsel oder Paradigmenvielfalt

sächlich auch niemals — alle Tatsachen, mit denen sie konfrontiert wird, zu erklären.«

Wie schon gesagt, wird ein Paradigma innerhalb einer Wissenschaft nur für eine gewisse Zeit außer Streit gestellt, um dann — in einer Zeit sogenannter wissenschaftlicher Revolutionen[2] — von einem besseren Paradigma abgelöst zu werden. Thomas Kuhn sagt dazu:

»Der fortlaufende Übergang von einem Paradigma zu einem anderen auf dem Wege der Revolution ist das übliche Entwicklungsschema einer reifen Wissenschaft.«

Innerhalb der Wissenschaft ist dieser Entwicklungsprozeß, in dem eine Periode der sogenannten *normalen Wissenschaft* mit einem bestimmten Paradigma durch eine Revolutionsphase abgelöst wird, die dann wieder zu einem neuen Paradigma und zu einer neuen, anderen *normalen Wissenschaft* führt, wohlbekannt und gut belegt[2]. Man hat zu Recht den Übergang von der klassischen Physik zur Relativitätstheorie einerseits und zur Quantenmechanik andererseits einen *Umsturz im Weltbild der Physik* genannt. Wenn heute nach einem Paradigmenwechsel in großem Stil gerufen wird, weil offensichtlich der naturwissenschaftlichen Methode gerade auch auf dem Gebiete der Medizin Erwartungen entgegengebracht wurden, die sie nicht erfüllen konnte, so geht dies allerdings über eine derartige wissenschaftliche Revolution weit hinaus. Was gefordert wird, ist ein Wechsel des Standards, und es erhebt sich die Frage, wieso überhaupt eine Kategorie aus der Naturwissenschaft (das Paradigma) zur Beschreibung unseres allgemeinen menschlichen Handelns und Tuns herangezogen werden konnte. Um diese Frage zu klären, müssen wir uns zunächst genauer ansehen, was die Methode der Naturwissenschaft leisten kann und wieso an diese Methode Hoffnungen zur Lösung aller unserer Probleme geknüpft werden konnten.

Physik als »Leitwissenschaft«

Naturwissenschaft und ihre Tochter, die Technik, haben unsere Umwelt und unser Leben geprägt und uns selbst in unserem Denken wesentlich beeinflußt. Dies ist darauf zurückzuführen, daß mit dem Wechselspiel von Theorie und Experiment in bezug auf die Natur eine Methode gefunden wurde, die im Hinblick auf die materielle Wirklichkeit in Raum und Zeit zu gesicherten Erkenntnissen, den *Naturgesetzen*, führt. Obwohl die Naturgesetze im einzelnen nicht beweisbar sind wie die Theoreme der Mathematik, obwohl sie sogar unter verschiedenen Paradigmen verschieden formuliert werden können, sind sie doch *sicher* im Sinne der Verläßlichkeit. Niemand, der ein Flugzeug besteigt, muß sich darum sorgen, daß etwa einmal die physikalischen Gesetze des Auftriebs an der Tragfläche versagen könnten. Fehler, Unglücke und Katastrophen sind letzten Endes *immer* auf irgendein menschliches Versagen zurückzuführen, niemals auf das Versagen eines Naturgesetzes.

Diese absolute Sicherheit, die weder bewiesen noch erkenntnistheoretisch deduziert werden kann[3], ist seit etwa drei Jahrhunderten zur Basis der Umgestaltung, ja Neugestaltung der Welt durch den Menschen geworden und hat dazu geführt, daß die Physik als *Leitwissenschaft* mit ihrer Methode eine so zentrale Stellung eingenommen hat. Wie dies für das Abendland charakteristisch ist, haben die Menschen nach diesen Erfolgen der pyhsikalischen Methode alle ihre Hoffnungen daran geknüpft und zunächst geradezu in einem Taumel erwartet, daß mit Hilfe dieser Methode *alle* menschlichen Fragen und Probleme beantwortet und gelöst werden können[4].

Schon seit jeher gilt als Voraussetzung für eine allgemein verbindliche Beschreibung die Logik mit ihrer Forderung nach Eindeutigkeit, Widerspruchsfreiheit und Begründbarkeit. Sie allein reicht jedoch nicht aus, um im Hinblick auf die Natur zutreffende Beschreibungen von unzureichenden zu unterscheiden. Es bedarf dazu eines

Paradigmenwechsel oder Paradigmenvielfalt

Gültigkeitskriteriums, das Galileo Galilei — der Begründer der Methode der Naturwissenschaft — geschaffen hat: das Experiment. Es ist Auswahlkriterium für die auf die Wirklichkeit tatsächlich zutreffenden Beschreibungen: nicht die Erfahrung, die immer nur individuell subjektiv bleiben muß, sondern das Experiment scheidet jene theoretischen Beschreibungen aus, die nicht imstande sind, die experimentellen Ergebnisse richtig darzustellen und wiederzugeben. (Prinzip der Falsifikation nach Karl Popper[5]. Als Experiment gilt nur jene forschende Tätigkeit, deren Ziel quantitative Meßergebnisse sind, die reproduzierbar (das heißt vom jeweilig forschenden Subjekt unabhängig, also intersubjektiv) und die analysierbar sind; sie müssen so aus dem Gesamtzusammenhang der Wirklichkeit herausgelöst werden können, daß sie von störenden Fremdeinflüssen befreibar sind.

Das Wechselspiel von Theorie und Experiment ist die grundlegende Dialektik, auf der die Methode der Naturwissenschaft gründet: Theorien müssen sich am Experiment bewähren (das heißt, unzureichende theoretische Beschreibungen der Natur werden durch das Experiment ausgeschieden). Jede Theorie setzt Experimente voraus, die überhaupt erst zur theoretischen Beschreibung führen, und jedes Experiment setzt Theorien voraus, die es entweder als Testexperiment vorschlagen oder die zum Verständnis und zur richtigen Interpretation der experimentellen Ergebnisse Voraussetzung sind. Fassen wir daher die Forderungen von Theorie und Experiment nochmals zusammen:

Die Logik als Ordnungsprinzip der theoretischen Beschreibung fordert
   1 Eindeutigkeit
   2 Widerspruchsfreiheit
   3 Begründbarkeit
und das Experiment wird definiert durch die drei Forderungen
   1 Quantifikation (Messen)
   2 Reproduzierbarkeit (Objektivieren)
   3 Analyse (Isolierung)

Sehr häufig wird daher die Methode der Naturwissenschaft auf die *kausalanalytische* Methode genannt, wobei von Theorie und Experiment jeweils die dritte Forderung zur Beschreibung herangezogen wird. Ich habe schon betont, daß der Erfolg dieser Methode dazu geführt hat, daß die Physik zur Leitwissenschaft wurde und daß die Forderungen von Theorie und Experiment über die Physik — ja über alle Naturwissenschaften — hinaus bis in unser individuelles tägliches Leben bestimmend geworden sind. Wir alle unterliegen heute einem Standard, der unser Handeln unbewußt (oder vorbewußt) steuert: Wer nach Eindeutigkeit, Widerspruchsfreiheit und Begründbarkeit seiner Aussagen strebt, wer seine Handlungen auf Messen, Objektivieren und Analysieren ausrichtet, der glaubt, zu *gesicherten* Erkenntnissen zu kommen, die allgemeine Verbindlichkeit anstreben können.

Konsequenzen für die Medizin

Wenn die naturwissenschaftliche Methode unkritisch (das heißt ohne Beachtung ihrer Grenzen) als Grundlage der Medizin vorausgesetzt wird, dann führt dies in letzter Konsequenz zu den bekannten Erscheinungen, die heute mit Recht kritisiert werden: der Mensch wird in technomorpher Betrachtungsweise maschinenanalog gedacht, eine Krankheit ist mit einer *Störung* vergleichbar und muß *repariert* werden. Ich möchte gleich an dieser Stelle betonen, daß bei aller Kritik die großartigen Erfolge dieser Methode nicht zu gering geschätzt oder gar übersehen werden dürfen! Überall dort, wo die technomorphe Betrachtungsweise des Menschen sinnvoll ist, wo es sich also um raum-zeitliche Störungen des Körpers (der Materie) handelt, ist die Anwendung der naturwissenschaftlichen Methode nicht nur sinnvoll, sondern sogar das

Paradigmenwechsel oder Paradigmenvielfalt

Beste, was wir heute und wahrscheinlich auch in aller Zukunft haben werden. Typische Beispiele dafür sind körperliche Verletzungen etwa durch Unfälle.

Wenn jedoch die Forderungen von Theorie und Experiment absolut gesetzt werden, dann führt das Bestreben nach Analyse, das heißt also nach Isolierung des Phänomens, zu der bloßen Organreparatur, bei der der ganze Mensch notwendigerweise außer acht gelassen wird. Ganz besonders wird dies bei der logischen Forderung nach Begründbarkeit deutlich: denn das sogenannte Axiom vom zureichenden Grunde, das die Begründbarkeit fordert, ist selbst nicht eindeutig und muß durch die Forderung nach Eindeutigkeit in sich reduziert werden; schon Aristoteles hat vier Möglichkeiten der Begründung unterschieden: 1. die kausale, ursächliche Begründung, 2. die finale, zielgerichtete Begründung, 3. die formale und 4. die materielle Begründung. Kausale und finale Begründung stehen selbst unter einem Gegensatz, der in einem geschlossen-rationalen Gebäude eliminiert werden muß. Daher hat sich die naturwissenschaftliche Methode eindeutig der kausalen Begründung verschrieben und läßt finale Begründungen nicht zu. So daß etwa in der Biologie als Grund für die Flügel der Insekten nicht angegeben werden darf, daß sie zum Zwecke des Fliegens notwendig sind; vielmehr muß innerhalb der Evolutionstheorie eine kausale Begründung (Mutation und Auslese) gefunden werden. Selbst wenn diese viel komplizierter ist, wird sie vorgezogen, weil damit die durchgängige Einheitlichkeit der wissenschaftlichen Berechtigung der Natur im Sinne der logischen Axiome gewährt wird. Natürlich ist die Beschreibung eines solchen Ansatzes nicht zu bestreiten, wenn er immer mit seinen Voraussetzungen und Grenzen zusammen gedacht wird. Innerhalb der Medizin erhebt sich freilich die Frage, ob das kausale Denken, das nach den Ursachen der Krankheiten forscht, um sie zu eliminieren, nicht durch ein finales Denken zu ergänzen wäre, wie wir es etwa in der Homöopathie finden. Dort kann zwar keine Ursache im Sinne der Naturwissenschaft für die Gesundung angegeben werden, wohl aber ein Ziel: eben die Gesundung des Patienten. Daß selbst erfolgreiche Homöopathen immer wieder versuchen, trotzdem eine Ursache im Sinne naturwissenschaftlicher Kausalität zu finden, zeigt, wie sehr uns allen der Standard (oder das Paradigma) der Naturwissenschaft in unserem Denken und Handeln beeinflußt.

Der Ruf nach Paradigmenwechsel

Aus dem bisher Gesagten ist es nur zu verständlich, daß der Ruf nach einem Paradigmenwechsel immer lauter wird. Allerdings besteht hier die ganz große Gefahr, daß — völlig unbemerkt — der Standard der Physik als Leitwissenschaft noch einmal zuschlägt: Nicht die Axiome von Logik und Experiment werden hinterfragt, sondern man meint, durch den Hinweis auf einen Paradigmenwechsel innerhalb der Leitwissenschaft Physik zu einem neuen Denken zu kommen, das aber dann Gefahr läuft, trotzdem vom bisherigen Standard von Logik und Experiment eingeschränkt zu bleiben.

Tatsächlich hat sich innerhalb der Physik ein Paradigmenwechsel hin zur Ganzheitlichkeit bereits vollzogen, und wir erleben vielleicht heute einen neuen Wechsel hin zu systematischem Denken. Ich möchte dazu einen der großen Quantenphysiker, den österreichischen Nobelpreisträger Wolfgang Pauli, zitieren[6]:

»Die Phänomene haben somit in der Atomphysik eine neue Eigenschaft *der Ganzheit,* indem sie sich nicht in Teilphänomene zerlegen lassen, ohne das ganze Phänomen dabei jedes Mal wesentlich zu ändern.«

Und als maßgeblich für die gegenwärtige Diskussion um eine neue Erweiterung der Leitwissenschaft Physik möchte ich nur den Nobelpreisträger Progogine erwähnen[7].

Meines Erachtens geht ein derartiger Paradigmenwechsel aber am Wesentlichen vorbei! Wohl handelt es sich um eine wesentliche Verbesserung, wenn eine rein technomorphe Betrachtungsweise des Menschen durch eine systematische Betrachtungs-

Paradigmenwechsel oder Paradigmenvielfalt

weise ersetzt wird, aber die wesentliche Einmaligkeit jedes Menschen in seiner Ganzheitlichkeit kann grundsätzlich innerhalb der Axiome von Logik und Experiment nicht erreicht werden. Auch dies hat schon Wolfgang Pauli so schön ausgedrückt[6]:
»Der Naturwissenschaftler hat es mit besonderen Phänomenen und einer besonderen Wirklichkeit zu tun. Er hat sich auf das zu beschränken, *was reproduzierbar ist.* ... Ich behaupte nicht, daß das Reproduzierbare an und für sich wichtiger sei als das Einmalige, aber ich behaupte, daß das wesentliche Einmalige sich der Behandlung durch naturwissenschaftliche Methoden entzieht. Zweck und Ziel dieser Methoden ist ja, Naturgesetze zu finden und zu prüfen, worauf die Aufmerksamkeit des Forschers allein gerichtet ist und gerichtet bleiben muß.«

Wenn die Würde des Menschen gerade seiner Einmaligkeit und Unauswechselbarkeit entspringt, wie Kant meint[8], dann darf sich eine menschliche Medizin nicht axiomatisch auf das Objektivierbare und Reproduzierbare beschränken lassen. Der Grund, warum trotzdem die Sehnsucht danach besteht, ist jedoch sofort einzusehen: es kann keinen Paradigmenwechsel in einem so umfassenden Sinn geben, daß die Axiome von Logik und Experiment in Frage gestellt werden, da wir auf die Erfolge dieser Methode — wie schon gesagt — auch in Zukunft angewiesen sein werden. Was daher nur möglich ist, ist eine *Ergänzung* bisheriger Paradigmata durch andere oder neue, die zugelassen werden müssen, auch wenn sie in *Widerspruch* mit den bisherigen Paradigmen stehen. Dies erfordert aber eine völlig neue Einstellung, ja eine Emanzipation vom bisherigen Denken in Paradigmen oder im Standard.

Vielfalt und ihre Probleme

Ich möchte noch einmal betonen, daß ich unter Paradigmenvielfalt ein Zulassen verschiedener Paradigmen verstehen möchte, die miteinander im Widerspruch stehen können. Ich meine dies etwa in dem Sinne, in dem der Indologe Heinrich Zimmer das indische Denken charakterisiert[9]:

»Beiden Theorien eignet derselbe Ernst, aber ihr Nebeneinander führt zu keinem Konflikt. Augenscheinlich dank der allgemeinen Struktur indischen Denkens: für den gleichen Gegenstand... verschiedene Aspekte gelten zu lassen, die, jeder in sich theoretisch sinnvoll, keinen Anspruch auf alleinige Gültigkeit entwickeln. Sie sollten nicht die ganze Wirklichkeit erfassen und erklären, sondern nur ein einzelnes Stück Wirklichkeit benennen und begrifflich konstruieren. Aber die widerspruchslose Konstruktion der Gesamtwirklichkeit in ihrer Beziehungsfülle wird nicht als Aufgabe empfunden.«

Erst wenn Widersprüche im Netzwerk der Wirklichkeitsbeschreibung zugelassen werden, gibt es echte Verantwortung. Am Beispiel der Medizin heißt dies, daß innerhalb eines einheitlichen Paradigmas der Arzt wohl Sorgfaltspflicht hat, aber keine Verantwortung für die Wahl des Paradigmas (also etwa der Methode Schulmedizin oder Alternative). Echte Verantwortung gibt es nur dort, wo aus verschiedenen Alternativen zu wählen ist, ohne daß die Konsequenzen eindeutig und widerspruchsfrei voraussagbar sind[10]. Daher ist auch das Streben nach Einheitlichkeit verständlich, wenn auch nicht entschuldbar, und bleibt politisch mächtig, selbst wenn es juristisch in Frage gestellt wird; etwa wenn der Verfassungsrichter Leibholz[11] von der Homöopathie sagt:

»Wenn hier ein empirischer Denkansatz eine reale Alternative (oder Ergänzung) anbietet zu einem analytisch-naturwissenschaftlichen Vorgehen, so hat daraus der Staat die notwendigen Konsequenzen zu ziehen. Er darf vor allem kein wissenschaftliches Monopol erzwingen.«

Wie aber kann die Macht des Standards, die ja über Unbewußtes wirkt, gebrochen werden? Wie jeder Emanzipationsprozeß handelt es sich auch dabei um einen schwierigen und sicherlich langen Weg, der jedoch (im Sinne des chinesischen Sprichwortes) mit dem ersten Schritt beginnen muß. Und ich sehe in diesem Kongreß einen möglichen ersten Schritt, weil gerade das Aufkeimen von Diskussionen (die durchaus konfliktreich sein können) Voraussetzung dafür ist, daß dem Kennenlernen ein mögliches Anerkennen einer anderen Meinung folgt. Ich hoffe, daß diesem ersten Schritt weitere fruchtbare folgen werden.

Literaturhinweise siehe Seite 374

GEMEINSAME WEGE ZUM HEILEN

o. Univ.-Prof. Dr. Arnulf Fritsch, I. Chirurgische Universitätsklinik, Wien

Gemeinsame Wege — ich würde glauben, daß man das voranstellen sollte — sind einmal das Ziel, eine Definition des Zieles. Wenn wir Ärzte sind, muß unser Ziel sein zu heilen. Der Weg ist bis jetzt keineswegs gemeinsam, sondern es gibt verschiedene Straßen, die dazu führen können, und am Ende ist dann die Frage zu stellen: Haben wir unser Ziel erreicht, ja oder nein?

Wenn ich hier als Vertreter der Fakultät diesen Vortrag halte, dann möchte ich gleich feststellen, daß ich nicht als Chirurg aus dem engeren Fachbereich spreche und die diesbezüglichen Probleme diskutieren möchte, sondern aus der Sicht des Allgemeinmediziners. Als Allgemeinmediziner und Vertreter einer naturwissenschaftlich ausgerichteten Medizin. Wir erleben heute in Form der Alternativmedizin die Renaissance eines im irrationalen Bereich gelegenen mystischen Analogiedenkens, formalistischer Geistesströmung. Das soll keine abwertende, sondern eine nüchterne Feststellung sein. Überspitzt formuliert könnte man sagen, die Hypothesenmedizin, wie sie eingangs des 19. Jahrhunderts in Form der humoralpathologischen, erregungstheoretischen oder naturphilosophischen Mystizismen gelehrt wurde, feiert hier ihre Auferstehung.

Als Beispiel sei auf die Bemühungen Philipp Karl Hauptmanns verwiesen, den Zusammenhang des Ganzen, wie er es in seinem 1820 erschienenen Buch *Der Geist des Menschen in seinem Verhältnis zum physischen Leben* schon im Titel ausdrückt, zu verstehen, zu ergründen und in einem hypothetischen Gedankengebäude zu umreißen. Als weiteres Beispiel sei der von Hahnemann mit der Homöopathie eingeführte Begriff *Simile similibus* erwähnt, der beinhaltet, daß die Wirkungen, die ein Arzneimittel am gesunden Organismus hervorruft, den Einsatz des Arzneimittels bei einer gleichlautenden Symptomatik am kranken Menschen bestimmt. Die bei zahlreichen Austestungen von Arzneimitteln am Menschen zum Teil beobachteten starken toxischen Reaktionen führten dazu, daß in der Folge die Dosen immer geringer eingesetzt wurden und schließlich das Potenzprinzip erstellt wurde, das besagt, daß homöopathische Arzneimittelwirkungen durch Verdünnung stärker werden. Das Potenzprinzip, mittlerweile auch von Vertretern der wissenschaftlichen Richtung innerhalb der Homöopathie jetzt zum Teil in Frage gestellt, hat seine Gültigkeit aber noch immer in weiten Kreisen behalten, wobei Verdünnungen, die weit über 10^{-22} (D 30—D 300) hinausgehen, auch heute noch gelegentlich zur Anwendung kommen. Man muß wissen, daß in solchen Zubereitungen kein Molekül der ursprünglichen Substanz mehr mit unseren Methoden nachweisbar ist.

GRUNDLAGEN DES DIALOGES — DIE MEHRDIMENSIONALE MEDIZIN
Gemeinsame Wege zum Heilen

Im Programmheft dieser Veranstaltung können wir unter der Überschrift *Warum* lesen, daß die eingestandenen Grenzen der Lehrmedizin unter anderem auch durch die unabdingbare Anforderung der Wissenschaft, insbesondere an Erklärbarkeit und Nachweisbarkeit verschiedener Methoden, gezogen werden. Ich gehe also nicht fehl, wenn ich voraussetze, daß der Veranstalter unter Lehrmedizin die wissenschaftliche Medizin meint. Ich möchte daher betonen, daß Lehrmedizin und wissenschaftliche Medizin keineswegs Synonyma sind, so daß ich hier den Begriff der wissenschaftlichen Medizin vor meinen weiteren Ausführungen ganz kurz definieren möchte. Die wesentlichste Voraussetzung für die berechtigte Beanspruchung des Wissenschaftlichen ist die ausnahmslose Verpflichtung zum streng logischen Denken. Dazu kommt die unbedingte Ablehnung jedes scheinbar apriorischen Lehrsatzes der Naturwissenschaften, also jeden Lehrsatzes, der nicht selbst der strengsten Beweisführung durch unwiderlegliche Tatsachen standgehalten hätte. Das hat weitere und große Konsequenzen: Eine Wissenschaft, die keine apriorischen naturwissenschaftlichen Lehrsätze erlaubt, wird sich um der Wahrheit wegen immer damit begnügen, nur Tatsachen und Regeln zu finden, und sie wird auch für diese bereit sein, sie jederzeit wieder aufzugeben, wenn die Entwicklung der Wissenschaft über sie hinausgeführt hat. In dem, was wir als Wissenschaft, allein als Wissenschaft anerkennen, wird immer gelten, daß die Wahrheit von heute, wenn nicht der Irrtum, so doch nur die Teilwahrheit von morgen sein wird. Eindringlicher hat dies vor nun schon bald siebzig Jahren der große Max Weber in einer Rede ausgedrückt, die er 1920 in München vor Studenten gehalten hat. Die Rede erschien später unter dem Titel *Wissenschaft als Beruf* und der für uns hier maßgebliche Passus lautet: »Jede wissenschaftliche Erfahrung will überboten werden.« Das ist nicht nur aller wissenschaftlich Arbeitenden Schicksal, sondern Zweck. Wir können nicht arbeiten, ohne zu hoffen, daß andere weiter kommen werden als wir.

Aktuelle Grenzen des Wissens und Könnens in der Medizin können für den wissenschaftlich geschulten Arzt deshalb nie Motivation für die verstärkte Beachtung, Zuwendung oder Übernahme alternativer, ganzheitlicher Methoden sein, ohne diese Methoden einer kritischen Prüfung nach naturwissenschaftlichen Grundsätzen zu unterziehen. Bei diesem Dialog werden im wesentlichen drei Themenkreise behandelt, Homöopathie, Akupunktur und Heilung durch verändertes Bewußtsein. Da es sich aber bei einem Dialog über Ganzheitsmedizin ohne Zweifel um eine sehr medien- und publikumswirksame Bezeichnung handelt, liegt der Schluß nahe, daß jedes dieser Verfahren für sich einen übergeordneten, zentralen Wirkungsmechanismus beansprucht. Und damit steht es es schon im Gegensatz zur wissenschaftlichen Medizin.

Nun zur Homöopathie. Zwei apriorische Lehrsätze charakterisieren diese Lehre. Einmal die Ähnlichkeitsregel, zum anderen der Satz von der Wirksamkeit in sehr hohen Verdünnungen. Beide Dogmen waren Gegenstand exakter wissenschaftlicher Überprüfung mit durchaus adäquaten Methoden. Martini, Prokopp, Öpen und viele andere aus der jüngsten Zeit kommen aufgrund ihrer Arbeiten zu dem Schluß, daß die Wirkungen homöopathischer Arzneien am Menschen bei den höheren Konzentrationen dem toxischen Wirkungsspektrum der Substanz zuzuschreiben sind, und bei den Verdünnungen und Hochpotenzen im wesentlichen einem Wirkungsspektrum entsprechen, wie es auch durch Verabreichung von Placebos durch entsprechende Suggestion von seiten des Arztes erhoben werden kann. Kontrollierte klinische Studien mit sequentieller Anwendung der zur Prüfung verwendeten Substanzen bei primär chronischen Polyarthritis zeigten sowohl bei Pirtkien wie bei Shipley praktisch idente Ergebnisse in dem Sinn, daß zwischen homöopathischer Therapie und Placeboeinwirkung kein Unterschied besteht. Im Gegensatz zu den erwähnten kontrollierten klinischen Studien erhebt der homöopathische Therapeut zunächst an seinen Patienten ein Symptomenbild, ohne Rückschlüsse auf die kausale Genesis dieser Symptomatik zu ziehen. Er vertritt die alte hippokratische Lehrmeinung, daß jeder Patient seine eigene Krankheit hat, so daß eine objektive Nachprüfung der von ihm erzielten Heilwirkung praktisch unmöglich ist. Gemeinsame Wege der wissenschaftlichen Medizin mit den homöopathischen Methoden sind aber sicher nur dann denkbar, wenn gesichertes Wissen Priorität gegenüber Hypothesen oder Dogmen hat. Hier in Wien wurde nun von Homöopathen gemeinsam mit der Psychologie und mit den Internisten erstmals dieser Weg bei einer klinisch kontrollierten Studie, die sich auf die Behandlung der Hypertonie bezieht, beschritten. Es konnte eindeutig gezeigt werden, daß die subjektiven Beschwerden besser auf homöopathische Mittel ansprachen, während die Pharmatherapie eine anhaltendere und ausgeprägtere Drucksenkung erzielte.

Das hier aufgezeigte Beispiel zeigt den Weg, über den eine Verständigung zwischen den Kontrahenten möglich sein wird.

Nun zur Akupunktur. Für das Zustandekommen der analgesierenden Wirkung der Nadelakupunktur liegen heute bereits ausführliche experimentelle Untersuchungen der verschiedenen Tierarten vor, die auch beim Menschen ihre Bestätigung gefunden haben. Die Ergebnisse dieser Arbeiten sprechen sehr dafür, daß die Nadelung zur Bildung humoraler Substanzen führt, die nach Ende der Nadelung wieder eliminiert werden. Wesentlich für die Wirkung dürfte auch die Auslösung des Nadelgefühls sein, eines Schmerzes, einer sogenannten Gegenirritation, der eine körpereigene Schmerzhemmung aktiviert. Bei Versuchen an Kaninchen konnte nun tatsächlich gezeigt werden, daß im Liquor cerebro-spinalis Substanzen entstehen, die für das Zustandekommen der analgetischen Wirkung verantwortlich sind. Bezüglich der einzelnen Substanzen, ihrer Aktionen und Interaktionen gibt es zahlreiche Untersuchungen. Und es darf als gesichert gelten, daß der Effekt der Nadelung an das Vorhandensein eines funktionierten afferenten Nervs gebunden ist, der die Nadelsensation oft als protopathischen Schmerz vermittelt. Auch die Existenz der Akupunkturpunkte darf nach den vorliegenden funktionellen und morphologischen Untersuchungen als zumindest sehr wahrscheinlich angenommen werden. Der hier nur skizzenhaft angedeutete Wissensstand ist das Ergebnis exakter wissenschaftlicher Untersuchungen, die zahlreich parallel und unabhängig voneinander zum selben Ergebnis kamen. Sie bilden die Grundlage der Hypothese über die Wirkungsweise der Methode. Die dadurch entfachte, sehr gefühlsbetonte Diskussion zeigt, daß die Argumente dagegen nicht fundierter sind als die dafür. Auch die Feststellung, daß die Akupunktur sehr häufig nicht zu einer Heilung, sondern nur zu einer unterschiedlich lange anhaltenden Besserung führt, ist sicher kein Gegenargument, da auch bei Anwendung *anerkannter* Heilverfahren bei den zur Diskussion stehenden Erkrankungen Rezidive häufig sind. Wir dürfen heute mit einiger Berechtigung feststellen, daß die Wirkungsweise der Schmerzlinderung durch Akupunktur weitgehend aufgeklärt ist. Sie ist sehr häufig auch mit einer Erwärmung bzw. Verbesserung der Durchblutung im Zielorgan verbunden, wie mit reographischen Methoden und durch Messung der Temperatur nachgewiesen werden konnte.

Als Indikation für dieses Verfahren kommen vor allem chronische Schmerzzustände aus dem rheumatischen Formenkreis in Frage, wenn keine organpathologische Veränderung vorliegt, für die eine Kausaltherapie möglich ist. Die Akupunktur stellt sicher eine willkommene Ergänzung der therapeutischen Möglichkeiten dar, wenn die konventionellen Therapien Schädigungen auslösen können, oder wenn ein übermäßiger Medikamentenverbrauch eingeschränkt werden soll. Sie ist heute in diesen Indikationen bereits in großem Maße in die gesamte Medizin — und hier kann man nicht trennen zwischen wissenschaftlicher und Alternativmedizin — integriert. Das Verfahren ist aber keineswegs nebenwirkungsfrei. So kann es auch bei der Nadelung zu Verletzungen, Infektionen und sogar zur Hepatitisübertragung kommen, so daß auch hier die Forderungen, wie sie für den übrigen Bereich der Medizin gelten, angewendet werden müssen. Zusammenfassend möchte ich sagen, daß die Akupunktur nach wie vor keine in allen zur Diskussion stehenden Indikationen wissenschaftlich abgeklärte und in ihrer Wirkung eindeutig erwiesene Heilmethode darstellt. Auf dem speziellen Gebiet der Analgesie ist jedoch der Wirkungsmodus weitgehend aufgeklärt. Hier unterscheidet sich die Erfolgsquote der klassischen Akupunktur nicht von jenen verschiedener anerkannter Heilmethoden — wie z. B. der physikalischen Therapie oder nicht steroidaler Antirheumatika.

Nun zur Heilung durch verändertes Bewußtsein. Zu dieser verheißungsvollen Ankündigung möchte ich einleitend feststellen, daß entgegen manchen Behauptungen Wechselwirkungen zwischen zentralnervösen psychischen und gastrodestinalen Funktionen noch sehr wenig erforscht sind. Motilitätsstörungen der Speiseröhre, wie z. B. der diffuse Oesophgospasmus, werden häufig als psychisch bedingt angesehen, weil sich die Schluckstörungen in emotionell belastenden Situationen verschlimmern können, in Perioden der Entspannung dagegen weniger intensiv sind. Wir wissen, daß im Schlaf keine spontanen Kontraktionen auftreten, daß psychotherapeutische Maßnahmen keine Besserung bringen, und die Ursache dieser Störungen im Bereich der Innervation liegt. Das Globusgefühl wurde noch in der 1981 erschienenen psychosomatischen Medizin von Bräutigam und Christian als typische hysterische Manifestation dargestellt, obwohl nach neueren Untersuchungen bekannt ist, daß bei ca. 80% dieser Patienten ein organisches Substrat gefunden wird, mit dessen Beseitigung das Globusgefühl weg ist. Die Auswirkungen psychischer Faktoren auf die Magensekretion ist durch gut dokumentierte Untersuchungen weitgehend aufgeklärt. Trotzdem konnte bis heute kein Nachweis erbracht werden, daß eine zusätzlich zur medikamentösen Therapie durchgeführte Psychotherapie die Ulcusheilungsquote verbessert hat. Das irritable Colon oder besser das irritable Darmsyndrom ist eine sehr häufig gestellte Diagnose, ohne daß dieser Symptomkomplex bisher ausreichend definiert wurde bzw. eindeutig nachgewiesen werden konnte, daß irgendein Abschnitt des Darmes irritabel wäre. Die wichtigsten Symptome, nämlich Bauchschmerzen und veränderte Stuhlgewohnheiten, sind auch bei organischen Erkrankungen häufig, und es gibt keine Untersuchungsverfahren, mit denen die Diagnose gesichert werden könnte. Es ist daher stets eine Ausschluß- bzw. Verlegenheitsdiagnose, und es wäre wohl zutreffender, von unklaren abdomenellen Beschwerden zu reden.

Trotzdem wird das irritable Darmsyndrom als hysterische Manifestation, als Krankheit neurotischer oder instabiler Personen oder als Begleiterscheinung einer Depression angesehen. Zahlreiche Untersuchungen geben bis jetzt keine stichhaltigen Hinweise darauf, daß sich Reizdarmpatienten in der Motilität ihres Colons und Dünndarms oder in ihrer Persönlichkeitsstruktur von Gesunden unterscheiden. Es darf aber nicht übersehen werden, daß bei einzelnen Individuen, wie bei anderen Erkrankungen auch, psychische Faktoren für den Verlauf und für das subjektive Krankheitserleben von ausschlaggebender Bedeutung sein können. Erfolge psychotherapeutischer Maßnahmen besagen im Einzelfall nicht, daß bei diesen Beschwerden psychische Faktoren eine größere Rolle spielen als bei anderen Störungen, sondern lediglich, daß eine erhöhte Zuwendung dem Betroffenen hilft, zu lernen, mit der Krankheit zu leben, und vielleicht auch eine Linderung der bei solchen Patienten nicht seltenen Krebsangst erreicht wird.

Eine weitere Erkrankung, für deren Entstehung und Verlauf zentral nervösen bzw. psychischen Faktoren eine wichtige Rolle zugemessen wird, ist die Colitis ulcerosa. Es wurde jedoch gezeigt, daß Patienten mit Colitis ulcerosa psychisch nicht auffälliger sind oder mehr psychischen Belastungen ausgesetzt waren als Gesunde. Dasselbe wurde auch von an Colitis ulcerosa und an Morbus Crohn leidenden Kindern berichtet.

Eine prospektive Studie zeigte, daß Persönlichkeitsmerkmale und belastende Lebensereignisse die Krankheitsaktivität bei 122 Patienten nicht beeinflußten, d. h. aber wieder nicht, daß bei bestimmten Patienten psychische Faktoren den Ausbruch und den Verlauf der Krankheit nicht mitbestimmen können. Eine Studie, in der die Wirkung zum Teil sehr lang dauernder Psychotherapien untersucht wurde, konnte keinen positiven Einfluß auf den Verlauf der Colitis feststellen. Bezüglich der von mir zuletzt angesprochenen Thematik kann kein Zweifel bestehen, daß die motorische und sekretorische Aktivität des Magen-Darmtraktes durch zentral nervöse und psychische Vorgänge und Zustände beeinflußt wird, daß es aber keine Hinweise darauf gibt, daß gastrointestinale Störungen und Erkrankungen auf akute oder chronische Einwirkungen solcher Einflüsse zurückgeführt werden könnten.

Wenn psychosomatische Konzepte oft einer kontrollierten klinischen Nachprüfung nicht standhalten, ist das wohl darauf zurückzuführen, daß es sich vielfach um vorschnelle Verallgemeinerungen und eventuell Idiologisierungen von an einigen wenigen Patienten erhobenen Befunden handelt. Immerhin aber haben sie darauf aufmerksam gemacht, daß psychische Faktoren im Verlauf einer Krankheit eine wichtige Rolle spielen können.

Meine Ausführungen sollten zeigen, daß die wissenschaftliche Medizin Methoden, die nicht aus ihren Reihen kommen, nicht a priori ablehnt. Wir können aber keineswegs a priori vorgebrachte Meinungen als solche akzeptieren, ohne sie mit dem Rüstzeug der wissenschaftlichen Medizin zu prüfen und dem gesicherten Wissensstand gegenüberzustellen. Wir würden andernfalls den Kranken einen schlechten Dienst erweisen.

GEDANKEN DES CHIRURGEN ZUR GANZHEITSMEDIZIN

ao. Univ. Prof. Dr. Helmuth Denck, Wien

Der Physiologe Kraus aus Dresden hat bereits im Jahre 1934 als erster Dialoge zwischen Schulmedizin und Naturheilkunde gefordert. Leider hat es mehr als ein halbes Jahrhundert gedauert, bis ein solcher Dialog durch die Initiative der Veranstalter dieses Kongresses zustande kam, und wir alle, Vertreter der Schulmedizin und solche der Naturheilkunde, sind den Veranstaltern dankbar dafür, daß sie diesen objektiven Dialog mit der Zielsetzung der wissenschaftlichen Prüfung nichtschulmedizinischer Heilmethoden und der Errichtung einer Akademie zur Klärung dieser Fragen ermöglicht haben.

Zunächst der Versuch einer Analyse der derzeitigen Schulmedizin und der Ursachen der gegenwärtigen Entwicklung als eine Art Reparaturmedizin. Fritjof Capra hat in seinem Buch *Die Wendezeit* diese Ursache sehr genau analysiert und stellt fest, daß seit René Descartes die nach ihm benannte kartesianische Art der Betrachtung in der Heilkunde Eingang gefunden hat, d. h. der Mensch wurde als mechanisches Modell (entsprechend der Geisteshaltung der damaligen Zeit) angesehen und eben die Reparatur im mechanistischen Sinne angestrebt. Capra kommt zu dem Schluß, daß seit dieser Zeit die Psyche, der Geist und das Umfeld vernachlässigt wurden und sich dies bis heute auf unsere Betrachtung der Heilkunde niederschlägt. Wir Schul-

Gedanken des Chirurgen zur Ganzheitsmedizin

mediziner müssen auch zugeben, daß wir in den letzten Jahrzehnten oder Jahrhunderten diese Richtung der Medizin verfolgt haben, müssen aber doch die Aufmerksamkeit des Publikums darauf lenken, daß mit diesem System sehr viel erreicht wurde.

Nicht nur, daß die Lebenserwartungen durch medizinische Forschungsergebnisse wesentlich angestiegen sind, man muß auch an die Möglichkeit der Bekämpfung von Seuchen, der Zuckerkrankheit und auch degenerativer Erkrankungen denken, was dem Menschen nicht nur Lebenserwartung, sondern auch Lebensqualitäten geschenkt hat. An diesen gewaltigen Erfolgen der Schulmedizin kann wohl heute niemand mehr vorbeigehen, wenn uns wohl auch zum Teil mit Recht vorgeworfen wird, daß wir Psyche, Geist und Umwelt nicht genug berücksichtigen.

Als Chirurg sehe ich diese Entwicklung täglich. Man ist vollauf damit beschäftigt, die *Reparatur* durchzuführen, und es fehlt oft ganz einfach die Zeit, aber auch die Ausbildung, sich der Hinwendung zum Patienten zu widmen. Dies ist sicher ein großes Manko sogenannter großer Medizinfabriken, darf aber nicht zu dem Kurzschluß in der Meinungsbildung führen, die Reparaturmedizin sei keine Ganzheitsmedizin. Ganz im Gegenteil sind derartige moderne chirurgische oder konservative Heilmethoden so gut wie immer ganzheitlich zu sehen. Ich möchte für den Laien hier nur daran erinnern, daß die Operation einer Blinddarmentzündung sehr wohl ganzheitlich ist, nimmt doch diese Blinddarmentzündung schädlichsten Einfluß auf den ganzen Organismus. In gleicher Weise ist es natürlich etwa bei der Operation einer Schilddrüsenerkrankung, wo die hormonelle Auswirkung auf den ganzen Organismus durch einen einfachen chirurgischen Eingriff unterbunden wird. Was anderes kann Ganzheitsmedizin sein! Meiner Anschauung nach gibt es nur eine Medizin und keine Ganzheits- oder Halbheits- oder lokal zu begreifende Medizin, all unser Tun muß aufgrund unserer wissenschaftlichen Ausbildung ganzheitlich ausgerichtet sein. Diese Vorbemerkungen sollen vor allem feststellen, daß die sogenannten Akut- oder Notfälle oder gar Unfälle nach den Regeln der Schulmedizin versorgt werden müssen und es hierfür keinerlei Alternativen geben kann.

Anders verhält es sich bei den chronischen Krankheiten von Rheumatismus über die Arteriosklerose bis zum Krebs. Hier sind unsere Vorstellungen einer ganzheitlichen Heilung lange nicht Realität, wir versuchen lediglich unter Einsatz sehr wirksamer, aber auch nebenwirkungsreicher Maßnahmen dem quälenden Zustand Herr zu werden.

Leider gelingt dies nicht immer und ist mit vielerlei Nebenwirkungen belastet. Hier finden wir einen Anknüpfungspunkt zu den verschiedenen naturheilkundlichen Verfahren, deren Vorteil neben der psychosomatischen Betreuung des Krankheitsbildes die Freiheit von Nebenwirkungen sein sollte.

Voraussetzung für jene Behandlung von kranken Menschen muß aber eine volle medizinische Ausbildung sein, denn nur dadurch ist es möglich, großen Schaden an unseren Patienten zu vermeiden. Die klaren Indikationen für schulmedizinische Behandlung mit gesicherten Ergebnissen müssen dem jeweiligen Therapeuten bekannt sein, und er muß sie auch nutzen, um nicht auf ein völlig falsches Geleise zu kommen. Es ist nicht so, wie manche Therapeuten behaupten, daß sich die Schulmedizin immer den naturheilkundlichen Verfahren verschlossen hätte, sondern es wurde vielfach der Dialog gesucht, und wir wissen, daß es heute in der Deutschen Bundesrepublik mehrere Lehrkanzeln speziell für Pharmakologie gibt, wo derartige naturheilkundliche Heilverfahren mit großem Zuspruch gelehrt werden. Ein solcher Weg wäre auch in Zukunft zu suchen: Kontakt, Diskussion und wissenschaftliche Auswertung mit entsprechender Reproduzierbarkeit. Ein Beispiel sei hier genannt: Mein Lehrer Georg Salzer hat vor mehr als drei Jahrzehnten in Wien eine Krebsnachsorgeambulanz mit dem Ziel der Prüfung der Misteltherapie nach chirurgischen Eingriffen gegründet, wobei er von der Vorstellung ausging, daß bei gleichzeitiger Anwendung von Mistelpräparaten (Iscador) eine sogenannte eingeschränkte Entfernung von Brustkrebs möglich sein sollte. Aus dieser sofort sehr stark frequentierten Ambulanz hat sich letztlich im Jahr 1973 das Ludwig Boltzmann Institut für klinische Onkologie im Krankenhaus der Stadt Wien Lainz (ursprünglich unter der Leitung von H. Denck, R. Titscher und G. Alth) entwickelt, welches neben gesichertem schulmedizinischem Wissen auch solches naturheilkundlicher Verfahren wie eben der Mistelbehandlung anwendet. Es muß hier wohl nicht betont werden, daß wir in diesem Institut von beiden Seiten, der Schulmedizin und von Vertretern der Naturheilkunde, Kritiken hinnehmen mußten, obwohl wir zeigen konnten, daß in bestimmten Fällen die nebenwirkungsfreie Naturheilkunde ebenso gute oder manchmal auch bessere Ergebnisse bringen konnte als invasive Therapieformen.

Mit der persönlichen Schilderung sollte nur zum Ausdruck gebracht werden, daß sich Schule und Naturheilkunde sehr wohl verstehen können und unter Ausschluß finanzieller Interessen auch verstehen.

In unserem Institut werden beide Therapieformen für den Patienten kostenlos durchgeführt. Anders wird die Situation, wenn wirtschaftliche Interessen ins Spiel kommen. Solange gewisse Naturheilverfahren von den Sozialversicherungen nicht vergolten werden, muß der Patient alles selbst bezahlen, und natürlich hat dann der Therapeut für jeden einzelnen Patienten mehr Zeit als der Kassenarzt in einer Massenpraxis auf Krankenschein. Ein Gesichtspunkt, der eine ganz große Rolle spielt, sei nochmals mit dem Begriff der Hinwendung zum Patienten ausgesprochen. Es besteht also von vorneherein schon aufgrund der wirtschaftlichen und sozialen Situation keine Chancengleichheit zwischen der sozialen Massenmedizin und der Naturheilkunde. Chancengleichheit würde erst dann bestehen, wenn auch die Vertreter der Naturheilkunde auf Kassenschein behandeln würden. Dies zum einen.

Zum anderen muß klar ausgesprochen werden, daß sich die Verfechter der unzähligen Naturheilverfahren untereinander viel mehr zerstritten haben als mit der Schulmedizin. Vielfach ist hier eine unvertretbare Monomanie, ja ein pseudoreligiöser Glaube in Richtung Mystik vorherrschend, ein Zustand, den wir auch nicht tolerieren dürfen. An dieser Stelle sei nochmals hervorgehoben, daß den Initiatoren für diesen Dialog und den Initiatoren für eine Akademie für Naturheilverfahren großer Dank gilt, soll es doch das Bestreben sein, alle Mittel, die an Menschen angewendet werden, auf ihre Wirksamkeit und mögliche Nebenwirkungen zu prüfen. In dieser Hinsicht kann sich auch die Schulmedizin und im gegenständlichen Fall ein Chirurg naturheilkundlichen Verfahren nicht verschließen. Es gilt, wie der bekannte deutsche Gastroenterologe Henkel kürzlich in einem Leitartikel in einer gastroenterologischen Zeitschrift geschrieben hat, den Spreu vom Weizen zu sondern.

Meine persönliche Anschauung zur Naturheilkunde sei kurz skizziert: Es mag auf den ersten Blick erstaunlich erscheinen, wenn sich ein Chirurg und überzeugter Schulmediziner mit der Anwendung von Phytotherapeutika in einfacher oder zusammengesetzter Form beschäftigt. Es muß aber gesagt werden, daß gerade ein Chirurg merkt, wie sehr sein Erfolg von der ganzheitlichen Betreuung und Berücksichtigung aller Organ- und Zellfunktionen abhängt (siehe oben). Nach Jahrhunderten rein kartesianischer naturwissenschaftlicher Betrachtung von Krankheitsbildern kommen die Schulmediziner mehr und mehr zur ganzheitlichen Betrachtung, was bereits mehrfach betont wurde. Ich persönlich stelle diese Therapieformen bei chronischen, von uns nicht mehr oder nur mit schwersten Nebenwirkungen behandelbaren Erkrankungen immer zur Diskussion, und wir müssen zur Kenntnis nehmen, daß die Phytotherapie als ein Beispiel der Naturheilkunde eine wichtige Säule der Behandlung sein kann. Es hieße, das Kind mit dem Bade ausgießen, würden wir Schulmediziner auf alle Erfahrungen früherer Ärzte verzichten.

Was soll mit diesem Dialog erreicht werden? Gegenseitiges Anhören, Anerkennung fundierter Ergebnisse vor allem auf dem Gebiet der chronischen Krankheiten.

Wir haben, wie schon eingangs erwähnt, Grenzen unserer schulmedizinischen Bemühungen zur Kenntnis zu nehmen und wissen, daß der Großteil aller Krankheiten, die in den Praxen der Ärzte auftauchen, chronische Krankheiten sind, und gerade hier hat meiner Meinung nach die Naturheilkunde sehr viel Platz, Patienten zu betreuen, wobei wir uns allerdings auch auf wirtschaftlichem und sozialem Gebiet Chancengleichheit mit den Naturheilern wünschen. Alle Bemühungen sollen dem Wohle unserer Patienten dienen.

TENDENZ IN DER ENTWICKLUNG DER NATURHEILVERFAHREN

Dr. Helmut Anemueller,
Wissenschaftliches Archiv für Ernährung und Diätetik, Bernau, BRD

Mit Sicherheit ist die Tendenz allgemein wachsender Bedeutung der Naturheilverfahren festzustellen. Dies erklärt die Tatsache, daß der Medizin bewußt wird, Prävention und Therapie bestimmter Krankheiten nicht mehr allein mit schulmedizinischen Mitteln betreiben zu können und einer deutlichen Krise im Gesundheitswesen (mit uferlos angewachsenen Kosten) gegenüberzustehen. Andererseits liegt es im Trend der Erwartung einer wachsenden Zahl von Patienten (man könnte sagen einer naturwissenschaftlich-technische Medizin kiritisierenden Öffentlichkeit), verstärkt Behandlungen mit Naturheilverfahren zu fordern — und die im Rahmen einer humaneren Medizin.

Unter Medizinstudenten ist häufiger Einsicht in die Notwendigkeit eines Paradigmenwechsels in der Medizin, das heißt eines Wandels von Grundauffassungen und praktischem Handeln anzutreffen. Medizinische Fakultäten werden dabei aufgefordert, Naturheilverfahren im Lehrinhalt der Ausbildung stärker zu berücksichtigen und selbst Außenseiterverfahren nicht ohne Vorstellung und Bewertung zu lassen, was die Medizinische Fakultät der Ludwig-Maximilian-Universität München bereits bewogen hat, vom Arbeitskreis zur Förderung von Lehre und Forschung der Erfahrungsmedizin e.V. organisierten Ringvorlesungen über diese Themen zuzustimmen. Schließlich gibt es Ärzte, die aus der kritischen Publikation des Physiologen und Sozialmediziners Hans Schäfer *Plädoyer für eine Neue Medizin* Einsichten und Schlußfolgerungen gezogen und erkannt haben, wie notwendig in der Medizin neu einzuschlagende Wege wären.

Probleme und Perspektiven einer sich wandelnden Medizin war 1986 das Thema des die Deutsche Therapiewoche in Karlsruhe einleitenden Referates. Gehalten hatte es Prof. Dr. med. W. Gerok (Präsident der Deutschen Therapiewoche Karlsruhe und Ärztlicher Direktor der Abteilung Innere Medizin der Medizinischen Universitätsklinik Freiburg i. Br.). Eine seiner Aussagen lautete: »Wenn medizinische High-Technologie zu sehr an die Stelle menschlicher Zuwendung tritt, bedingt dies große Verlassenheit der Patienten.« Verstärkte Anwendung klassischer Naturheilverfahren (insbesondere im Rahmen der Therapie chronischer Krankheiten) könnte dies ausgleichen, da diese den Patienten aktiv in die Therapie eingliedern müssen und ohne informierende menschliche Zuwendung nicht auszuführen sind.

Tendenz in der Entwicklung der Naturheilverfahren

Es gibt heute relativ zahlreich nachrückende junge Ärzte, die sich für Naturheilverfahren interessieren und sich als *Arzt für Naturheilverfahren* niederlassen. Hin und wieder mag dies mit Spekulation auf eine *Marktlücke* verbunden sein, in der Regel jedoch dürften Einsicht und Überzeugung hierzu motivieren. Wir erleben im *Zentralverband der Ärzte für Naturheilverfahren* viel, was dies bestätigt und zur Hoffnung auf eine weitere diesbezügliche Entwicklung Anlaß gibt.

Allerdings, es muß auch Sorge getragen werden, die gewünschte Entwicklung der Integration von Naturheilverfahren in die Medizin nicht in die falsche Richtung laufen zu lassen. Wir dürfen nicht aus Augen verlieren, daß sich Naturheilverfahren einvernehmlich mit Interessen von Gesundheitspolitik und Gesundheitswesen sowie in möglichst großer Übereinstimmung mit der Medizin entwickeln sollen und daß möglichst rasch eine Entlastung des Gesundheitswesens zustandekommt. Im Sinne dieses Zieles sollte man nicht scheuen, auf Fehlentwicklungen aufmerksam zu machen, und, wenn nötig, Kurskorrekturen vorzunehmen.

Besucht man derzeit Ausstellungen, die Kongresse und Fortbildungsveranstaltungen über Naturheilverfahren begleiten, präsentiert sich ein ständig wachsendes Angebot von Geräten und Apparaturen, die offeriert werden, um bestimmte *Naturheilverfahren* zu praktizieren. Fragen muß man sich, ob hiermit nicht eine Entwicklung in Gang gekommen ist, die in Zusammenhang mit Naturheilverfahren widersinnig ist. Schließlich ist zu Recht immer wieder zum Ausdruck gebracht worden, Naturheilverfahren müßten übertrieben technisierter *Apparatemedizin* entgegengesetzt werden. Will man zulassen, daß nun unter anderen Vorzeichen eine neue Apparatemedizin entsteht?

Nicht selten ist zu beobachten, daß niedergelassene Ärzte, die sich als *Arzt für Naturheilverfahren* ausweisen, vorzüglich Behandlungsverfahren anwenden, die strenggenommen keine klassischen Naturheilverfahren sind. Zunächst ist dies nicht zu kritisieren, denn auch Behandlungsverfahren, die nur im weiteren Sinne *Naturheilverfahren* sind, können Wirksamkeit und Nutzen aufweisen. Man darf nicht zulassen, daß aus Häresie oder Mangel ausreichender Information therapeutische Verfahren abgelehnt werden, die *Ärzte für Naturheilverfahren* überzeugt, aus guten Erfahrungen heraus und vom Prinzip der Verantwortung getragen, anwenden. Einer Vielfalt von Möglichkeiten, Naturheilverfahren in strengem und erweitertem Sinne auszuüben, muß Raum gegeben sein. Im Interesse von Therapie mit Naturheilverfahren, die wir in der Medizin durchzusetzen wünschen, ist jedoch eine Einschränkung zu akzeptieren: Wenn Außenseitermethoden, die als *Naturheilverfahren* deklariert sind, nachweislich keinen Nutzen bringen, nur kostenintensiv wirken oder gar mit Risiken verbunden sind, sollten sie ausgegrenzt werden. Würde Irmgard Oepen in ihrer bekannten Analyse umstrittener Methoden *An den Grenzen der Schulmedizin* Kritik nur bis zu diesem Punkt hin führen, könnte man zustimmen. Leider ist dies nicht der Fall, denn allzuviel wird aus ihrer Sicht unter *Paramedizin* summiert und als Außenseiterverfahren abgelehnt (z. B. Homöopathie, Akupunktur, Neuraltherapie, Ableitungstherapien). Zu leichtfertig wird behauptet, es wäre nie ernsthaft gelungen, die Wirksamkeit solcher Behandlungsverfahren nachzuweisen. Ohnehin ist es ein Kapitel für sich, wie sogenannte *Orthomedizin* von *Paramedizin* oder *Alternativer Medizin* abzugrenzen ist. Mit Argumentationen, die einem Freund-Feind-Verhältnis entsprechen, sollte dies nicht geschehen.

Sicher nutzt der Durchsetzung von Naturheilverfahren in Prävention, Therapie und Rehabilitation nicht, wenn Ärzte für Naturheilverfahren weitgehend Homöopathie, Neuraltherapie oder Akupunktur betreiben und sich unter Umständen auf intravasale Insufflation von Sauerstoff oder Chelattherapie einlassen, jedoch klassische Naturheilverfahren wie Hydro-Thermo-Therapie, Bewegungstherapie, Atemtherapie, Ernährungstherapie und Psychotherapie nicht oder kaum zur Anwendung bringen —

Tendenz in der Entwicklung der Naturheilverfahren

vielleicht, weil klassische Naturheilverfahren zu einfach erscheinen, dem Patienten nicht genug imponieren oder zu schwierig auszuführen sind, da deren Anwendung voraussetzt, daß der Patient über viel mündlich zu erteilende Information (unter Einsatz von Zeit und Engagement) aktiviert werden muß. Selbstverständlich ist es leichter, eine homöopathische Verordnung zu rezeptieren oder eine Procaininjektion zu verabfolgen als beispielsweise ausführliche Informationen über richtige Ernährung zu machen oder genaue Anweisungen zu aktivem Körpertraining oder aktiv zu betreibender Hydrotherapie zu erteilen. Sicher ist es vielen Patienten auch angenehmer, mit passiv zu vollziehenden *Naturheilverfahren* behandelt zu werden, als nachdrücklich unter ärztliche Forderungen gestellt zu sein, täglich bestimmte körperliche Übungen auszuführen, die Ernährung nach bestimmten Prinzipien konsequent auszurichten, regelmäßig hydrotherapeutische Anwendungen auszuführen oder allgemein Verhaltensweisen zu ändern. Von solchen Bemühungen jedoch, die mit Anwendung klassischer Naturheilverfahren verbunden sind, abzulassen, da sie Schwierigkeiten bereiten, darf die Tendenz der Entwicklung der Naturheilverfahren nicht bestimmen.

Wollen wir eine *Neue Medizin,* die im Sinne Hans Schäfers auf Aktivierung und Verhaltensänderung von Gesunden und Kranken ausgerichtet ist, weniger kostspielig wird und das Gesundheitswesen entlastet, dienen hierzu vorzüglich praktizierte einfache Naturheilverfahren, die der Patient gelehrt bekommt und in einem *Selbsthilfeprogramm* durchführen kann. Umso mehr wird dies von Nutzen sein, wenn sie im Rahmen allgemeiner diätetischer Ordnungstherapie innerhalb eines weithin von Vernunft und Selbstverantwortung getragenen Lebensstils zur Ausführung kommen.

Wollen wir eine *Neue Medizin,* die im Sinne des Medizinhistorikers Heinrich Schipperges *Alter Heilkunst* wieder näherkommt, müßte hippokratische Diätetik mit ihrem umfassend auf vernünftige und naturgemäße Verhaltensweise ausgerichteten Inhalt in Gesundheitswesen und Medizin konsequent erneuert werden. Wir besitzen kaum ein besseres Modell, um im Gesundheitswesen und in der Gesundheitspolitik eine Wende herbeizuführen, als sich auf reale, zeitlos gültige und logische Regeln klassischer Gesundheitskultur zu besinnen.

Zu den Begriffen *Klassische Diätetik* und *Klassische Ordnungstherapie* ist ergänzend zu sagen: Diätetik im Sinne klassischer hippokratischer Medizin ist nicht Diätetik, wie sie derzeit der medizinische Fachbereich *Klinische Diätetik* versteht. Auch ist *Klassische Ordnungstherapie* nicht identisch mit Aussagen zu diesem Bereich, wie sie von W. Brüggemann und G. Hildebrandt im Konzept der *Physiotherapie nach Kneipp* vorliegen.

Deshalb zur Klarstellung: Diätetik hippokratischer Konzeption liegt eine ganzheitliche Betrachtung des Menschen und seiner Umweltbeziehungen zugrunde, wobei selbst soziale und ökologische Bezüge berücksichtigt sind. Ganzheitsmedizinische Vorstellungen sind im Rahmen klassischer Diätetik vorbildlich berücksichtigt und dargestellt, und zu Recht behauptet der Physiker Fritjof Capra:»Es drückt sich in klassischer Diätetik eine seither nicht mehr erreichte ganzheitliche Qualität von Gesundheitskultur aus.« Wieso wir dies nicht mehr zur Kenntnis nehmen, wieso dies häufig selbst Ärzte für Naturheilverfahren nicht mehr begreifen und wieso es nicht mehr Gegenstand des Lehrinhaltes der medizinischen Ausbildung ist, erscheint unbegreiflich. Wäre doch gründliche Kenntnis des umfassenden Inhaltes klassischer Diätetik (der auch gesundheitspolitische Bezüge zugrunde liegen) dazu angetan, manches aktuelle Problem in Gesellschaft, Gesundheitswesen und Medizin einer Lösung zuzuführen. Zutiefst ist daher zu bedauern, daß Inhalt und Ziele *Klinischer Diätetik* auf spezielle Ernährungsprobleme bereits kranker Menschen reduziert worden sind — wobei Bereiche klassischer Diätetik amputiert wurden, die heute aktuelle Bedeutung beanspruchen. Warum sollten wir vergessen, daß noch im 17. Jahrhundert Medizinalverordnungen deutscher Staaten die Aussage enthielten, es sei Pflicht des Staates, seinen Bürgern durch stetige diätetische Belehrungen zu dienen? Warum wollen wir vergessen, daß Galen die Aussage hinterließ »durch Diätetik enthält unser Leben nicht nur mehr Gesundheit, sondern auch ‚sittliche Struktur und *Profil*«? Warum sollten wir vergessen, daß klassische Diätetik *diaita privata* und *diaita publica* zu verwirklichen sucht — vernünftiges, sinnvolles Verhalten in der Lebensgestaltung (Lebensstil) und im Einklang mit dem Prinzip der Verantwortung, wie es derzeit der Philosoph Hans Jonas vorträgt? Mir liegt daran zu unterstreichen, daß die Tendenz in der Entwicklung der Naturheilverfahren vorzüglich auf solche Aspekte gerichtet sein sollte, denn hierdurch könnte, wie Heinrich Schipperges hoffnungsvoll meint, »die Asche alter Heilkunst behilflich sein, den Phönix einer neuen Medizin aufsteigen zu lassen«.

Zum Begriff *Ordnungstherapie*: Die hippokratische Medizin verstand darunter eine umfassende Behandlung des Patienten über Einflüsse aus Licht, Luft, Wasser, Schlaf, Bewegung, Ernährung und hygienischen Belehrungen, die auf Leib und Seele gerichtet waren. Im Organismus auf einfachste und natürlichste Weise Ordnung aufrechtzuerhalten oder wiederherzustellen und Selbstheilungskräfte zu aktivieren, stellte sich klassische Ordnungstherapie als Aufgabe. Übereinstimmend hiermit hatten es Christoph Wilhelm Hufeland und Max Bircher-Benner noch gesehen. Entsprechend sind alle Bereiche klassischer Diätetik, wenn sie im Rahmen der Therapie vollzogen werden, nichts anderes als Ordnungstherapie.

W. Brüggemann begeht einen Irrtum, wenn in seinem Konzept der *Physiotherapie nach Kneipp* Ordnungstherapie nur als Teilbereich betrachtet wird, während sie de facto, geht man auf klassische Definitionen zurück, die Gesamtheit dieser Therapie darstellt. Alles, was Ärzte für Naturheilverfahren im Sinne klassischer Diätetik präventiv oder kurativ durchführen, ist im Verbund von Maßnahmen, die Ernährungstherapie, Hydrotherapie, Bewegungstherapie, Phytotherapie und psychohygienische Therapie betreffen, Ordnungstherapie.

Aus den Vorstellungen hippokratischer Humoralpathologie ist klassische Ordnungstherapie entwickelt worden. Die Vorstellung war, daß sich Krankheiten auf dem Schauplatz des Säftehaushaltes (des Stoffwechsels und der Grundregulationen) herausbilden, indem Lebensweise, Ernährung, soziale Gegebenheiten und Umwelt langfristig ungünstige Einflüsse ausüben und naturgegebene im Organismus vorhandene Ordnung aus dem Gleichgewicht bringen. Ordnungstherapie (auch unter Einschluß von Ordnungsnahrung = Diät) wird angesetzt, um Ordnung wiederherzustellen. In seiner Publikation *Der Mensch in der Sicht der modernen Medizin* (1985) schreibt hierzu der Pathologe F. Büchner: »Vorstellungen der hippokratischen Medizin über Gesundheit, Krankheit und Krankheitsursachen sind so gegenwartsnah, daß sich Ärzte ihrer wieder bewußt werden sollten.«

Die Entwicklung der Naturheilverfahren sollte konsequent in die Richtung gehen, speziell jene natürlichen Behandlungsverfahren durch wissenschaftliche Forschung zu erweitern und anzuwenden, die in klassische Ordnungstherapie zu integrieren sind. Demgegenüber brauchen andere biologische Heilweisen, die nicht klassischen Naturheilverfahren zuzuordnen sind, nicht vernachlässigt werden, wenn sie erfahrungsgemäß Nutzen bringen und keine nachweislich unwirksamen *Pseudo-Naturheilverfahren* sind.

In der Tat ist es nicht leicht, klassische Naturheilverfahren gegen jene abzugrenzen, die nur eingeschränkt *Naturheilverfahren* sind. Gründlich hat sich mit dieser Frage H. D. Hentschel beschäftigt. Unter dem Titel *Über Naturheilverfahren und Außenseiter-Methoden* liegt eine Arbeit vor, die der Abgrenzungsdiskussion behilflich sein will. Diesbezüglich hatte H. D. Hentschel auch auf einem Ärztekongreß in Davos

Tendenz in der Entwicklung der Naturheilverfahren

seine Auffassungen vorgetragen. Ohne Widerspruch sind sie nicht geblieben. Doch gewiß tragen sie dazu bei, Naturheilverfahren auf wissenschaftlicher Grundlage durchzusetzen und mißbräuchlicher Anwendung sogenannter *Naturheilverfahren* entgegenzutreten.

Nach H. D. Hentschel sind klassische Naturheilverfahren dadurch gekennzeichnet, daß sie natürliche Lebensreize wie Wärme, Kälte, Licht, Luft, Wasser, Erde, Bewegung, Ruhe, Nahrung, Heilkräuter und seelische Einflüsse als Wirkfaktoren benutzen. Mit diesen natürlichen Reizen im Organismus vorhandene Ordnung und Heilkräfte zu unterstützen und anzuregen, ist ihr Wirkprinzip. Man müßte sich dieser Definition weithin anschließen können. Eine Definition, die der Zentralverband der Ärzte für Naturheilverfahren e. V. 1986 formulierte, lautet: »Naturheilverfahren wenden sich an die körperlichen Heil- und Ordnungskräfte, um diese zu aktivieren.« In diese Definition ist einzubeziehen, was Buchhorn 1984 formulierte: »Naturheilverfahren haben eine Modulation körperlicher Regulationsprozesse zum Ziel, eine Regulation vegetativer Gleichgewichte zu gesteigerter Koordination und Ökonomie.« Bei G. Hildebrandt heißt es, Naturheilverfahren sind hygiogenetisch ausgerichtet, streben eine Anregung und Optimierung endogener Leistungen an und zielen auf Fähigkeiten und Potenzen, die Gesundheit ermöglichen und auch im kranken Organismus zumeist noch angesprochen werden können. Darauf zu verweisen, daß Anwendung klassischer Naturheilverfahren aktive Beteiligung der Patienten voraussetzt, sollte nicht vergessen werden.

Ernährungstherapie als Naturheilverfahren ist hervorzuheben und stärker zu berücksichtigen. Selbst Ärzte, die Naturheilverfahren vertreten, vergessen nicht selten, Therapie mit Nahrung als klassisches Naturheilverfahren zu benennen. Es geht nicht einfacher und natürlicher, als mit Fasten, modifizierten Formen des Fastens, vegetabiler Vollrohkost oder naturgemäßer, ausgewogener Ernährung den Gesamtorganismus in Grundfunktionen und bis in Zell- und Gewebestrukturen hinein zu beeinflussen, auch auf das *Grundgewebe* und von dort ausgehende Grundregulationen einzuwirken und rheologische Parameter zu tangieren. Auf die Grundfunktion Stoffwechsel mit Ernährungstherapie einzuwirken, ist vorrangig und speziell bei chronischen Krankheiten, deren Wesen in vieler Hinsicht als Störung des harmonischen Spiels der Ordnung im Stoffwechsel zu sehen ist. (S. F. Büchner), wirksam.

Im Sinne eines natürlichen Heilverfahrens ist Ernährungstherapie, wie im Leitfaden der Ernährungstherapie *Das Grunddiät-System* beschrieben, durchzuführen. Bei der Fortbildung zur Anerkennung der Zusatzbezeichnung *Arzt für Naturheilverfahren*, die der Zentralverband der Ärzte für Naturheilverfahren in Freudenstadt betreibt, ist Ernährungstherapie auf der Basis des *Grunddiät-Systems* Lehrinhalt der Ernährungsseminare. Dargestellt werden bewährte und klinisch erprobte intensivernährungstherapeutische Regimina sowie eine Vollwertnahrung, die als Grunddiät (Ordnungsnahrung) in abzuleitenden Varianten zur Langzeit-Ernährungstherapie wichtiger ernährungsabhängiger Risikobefunde und Krankheiten anzuwenden ist. Ausdrücklich wird von *Ordnungsnahrung* gesprochen, um deutlich zu machen, daß deren Einsatz als Teil unspezifischer Ordnungstherapie aufgefaßt und Grunddiät als qualitativ und quantitativ geordnete Ernährung verstanden wird (Erwin Schrödinger: *Nahrung soll Ordnung sein*).

Hydro-Thermo-Therapie, Bewegungstherapie und Phytotherapie, die in der *Physiotherapie nach Kneipp* mit Ernährungstherapie vereint ausgeführt werden, sind längst auf wissenschaftlich anerkannte Grundlagen gestellt. *Physiotherapie nach Kneipp*, ausgeführt im Verbund klassischer Naturheilverfahren, ist als zukunftsweisendes Ordnungstherapiemodell zu werten. Jeder anderweitigen Therapie ist sie als diätetische Allgemeinbehandlung zugrundezulegen.

Aufmerksamkeit beansprucht Phytotherapie, wenn als Naturheilverfahren mit weithin ungiftigen Heilpflanzen eingesetzt. Besonders R. F. Weiß und H. Schilcher haben diesbezüglich richtungsweisende Aussagen gemacht und darauf verwiesen, daß neu entwickelte Nachweisverfahren die Inhaltsstoffe zahlreicher Heilpflanzen aufgeklärt haben und deren Wirksamkeit mit moderner Methodik in klinischen Untersuchungen nachgewiesen worden ist (insbesondere auch die Wirkung sogenannter Mite-Phytotherapeutika wie z. B. Kamille, Arnika, Wermut, roter Sonnenhut, Löwenzahn, Brennessel, Weißdorn).

Neuraltherapie und Akupunktur sind keine klassischen Naturheilverfahren, jedoch biologische Heilmethoden, deren Wirksamkeit bei bestimmten Indikationen nachzuweisen ist. Therapeutische Akupunktur zeigt besondere Wirksamkeit in der Anwendung bei schmerzhaften Erkrankungen, chronischen Schmerzzuständen und funktionellen Störungen (Migräne, Kopfschmerzen, Trigeminusneuralgie, Interkostalneuralgie, chronische Arthrosen). Nach G. Stux kann es in zehn bis zwanzig Akupunktur-Sitzungen gelingen, bei diesen Indikationen Schmerzfreiheit herzustellen. Jedenfalls ist klarzustellen, daß neben klassischen Naturheilverfahren (sofern sie durchgeführt werden) auch andere biologische Heilverfahren (sofern wirksam und sinnvoll) Platz und Stellenwert haben. Dementsprechend werden sie im Zentralverband der Ärzte für Naturheilverfahren vertreten.

Eine deutliche Abgrenzung muß jedoch gegenüber krassen paramedizinischen Außenseitermethoden erfolgen (magisch-okkulte Verfahren, astromedizinische Methoden etc.). Gleiches gilt für Behandlungen, die mit therapeutischen Risiken verbunden sind oder deren Nutzen-Risiko-Analyse fragwürdig ist.

Abschließend: Immer sollten Naturheilverfahren mit Blick auf derzeitige Gegebenheiten in Gesundheitspolitik und Gesundheitswesen eingesetzt werden und mit dem Ziel verbunden sein, aus dem Prinzip der Verantwortung heraus eine Strategie der Verhütung und Behandlung von Krankheiten zu fördern, welche die Kosten im Gesundheitswesen senkt und die Effektivität in Prävention, Therapie und Rehabilitation erhöht. Es wäre kein Fortschritt, wenn Naturheilverfahren mit relativ hohen Kosten unter Einsatz kostspieliger Apparaturen und aufwendiger Verfahren, die nachweislich keinen Nutzen bringen, ausgeführt werden. Einer solchen Tendenz in der Entwicklung der Naturheilverfahren ist Widerstand entgegenzusetzen.

Literaturhinweise siehe Seite 374

THE SITUATION IN THE UK

Michael Endacott
Deputy Director of the Institute for Complementary Medicine, London

I have been been fortunate to be associated with three Trusts whose very basis is holistic approaches to health and this work began in 1967. The members of those Trusts were scientists, medical doctors, churchmen and lay people who also have a gift of healing. And perhaps my reason for being here today is that in common with my colleagues I am concerned with the healing of people and the healing of barriers of misunderstandings between people and between groups. It has been enormously saddening to hear of the internecine warfare which is certainly a part of British history where you hear of osteopaths fighting homoeopaths, acupuncturists damning psychotherapists and everybody in the natural healing movement damning the medical profession. Nothing could be more unfortunate.

We are indeed blessed that the medical profession has made such a remarkable contribution to the health of mankind, and I speak as one who has experienced both sides. Having had meningitis, I would not be alive today if it were not for the lumbar punctures that relieved the pressure, but I left hospital less than two weeks after, having also received healing of a natural type. So in me there is perhaps an appreciation which is shared with you of the need to integrate both these great understandings. Indeed, why should there be any separation at all? If we believe that the Universe is a perfect law; if, as we believe in the UK, the vast majority of holistic practitioners do not have a medical qualification, and yet their patients get well, what is standing between a greater cooperation between all disciplines?

If you look back over history, and if you have a religious belief, you will know all about healing. But if you look to some of the philosophers and scientists of the past they have all talked about a healing energy. Hippocrates talked about the *Vis Medicatrix Naurae,* Galen in Turkey talked about a vital energy, a universal spiritual energy or *pneuma,* Paracelsus called his version of the life-force *archaeus,* Samuel Hahnemann labelled it vitality, D. D. Palmer, when he invented chiropractic, talked about the *innate energies* and Wilhelm Reich, here in Vienna in the 20s, talked about *orgon energy.* In acupuncture we have *chi,* and Baron von Reichenbach talked about an *odic force.* And yet, so far, science has yet to insolate and explain this force, this vital energy, and I wonder if this is the effective *missing link* which is preventing cooperation between orthodox medicine and the holistic vision. Whether you believe in these *forces* must be for you to decide — but if for a moment you could act as if it did exist, might this not be the answer that we are looking for? Throughout history we hear of man as a triple being: body, mind and emotions, vital energy, life force or spirit. In other terminology we talk about an etheric energy field.

Much of modern medicine works on the physical and mental, whilst homoeopathy, whose remedies certainly bear little or none of the original component, do carry with them an energy which resonates with this spiritual part of man. How much of this spiritual energy is directed in the use of acupuncture and the other natural therapies?

This was the basis of much of our work in the UK. In 1974 I was privileged to be part of the first experiments where cancer patients were taught visualisation techniques, nutritional help and received spiritual healing an relaxation, but that's another story.

The Situation in the UK

More recently we have been concerned with the way in which common law in England has allowed all these practitioners to work without any restriction. I should explain that anyone can do anything in the UK until the law tells them to stop. It's a wonderful freedom. We were concerned that there was virtually no representation of Complementary Medicine in our National Health Service other than a small amount of homoeopathic treatment. In 1976, we made a presentation to the Royal Commission who was enquiring into the future of our National Health Service asking that more acceptance should be offered for the natural therapies. At the same time, of course, we had to be cautious of how this was done, because without any formal training qualifications, how are you to assess if a person is qualified to do what he claims he is able to do?

In order to start this whole process, we brought together a number of training organisations. First of all, we began with the Spiritual Healers, perhaps one of the most difficult and diverse sections of the community, being all different religious denominations, but they now are working together in the Confederation of Healing Organisations which is setting specific training standards which go alongside their spiritual developement. In 1982 we started to bring together the oesteopaths, chiropractors, medical herbalists, acupuncturists and lay homoeopaths and indeed it was fascinating after some of these initial meetings to hear a chiropracter got up to a osteopath and say: »I say, old man, I never realised we had so much in common!« People hat not communicated across the barriers of discipline, and in many cases, they had not communicated across the barrier of their own discipline.

His Royal Highniss Prince Charles, the Prince of Wales, was President of the BMA in 1982 and part of his Presidential speech dealt with the facts of complementary medicine. We call it complementary medicine because to complement is to make whole and we see no difference between a person who needs conventional medicine and any of the therapies. Prince Charles suggested that part of conventional medical training perhaps needed looking at again and he quoted from a book on Paracelsus. Paracelsus maintained that there were four pillars on which the whole art of healing rested. The first was philosophy, the second astronomy which perhaps we might call psychology. The third, alchemy, or biochemistry. The fourth, virtue. In other words, the professional skill of the doctor. He then went on to outline the basic qualifications for a doctor. Like each plant and metalic remedy, the doctor too must have a specific virtue. He must be intimate with nature, he must have the intuition which is necessary to understand the patient, his body, his disease. He must have the feel, the touch which make it possible for him to be in sympathetic communication with the patient's spirits.

The Prince started a great deal of argument and he also stimulated the BMA into setting up an enquiry into the present state of the natural therapies. Now this caused some consternation, because the report which some of you may have seen was generally condemnatory. Indeed the comment on homoeopathy was that there is no scientific evidence but that if you wished to use it, got to a medical doctor. The BMA were in difficulties and they knew it. They also found that there was no way that they knew of knowing who they were talking to or whether these people had qualifications. The same thing happend when the Australians launched an enquiry into alternative medicine and the health food industry, and part of their report says that the lack of any objective assessment mechanism made it difficult for the committee to address the question of proficiency and competence of the people teaching alternative medicine and the adequacy or inadequacy of the curricula and training schools. That is something which had attracted our attention way back in 1980 and by bringing these organisations together, we have systematically endeavoured to clarify the whole situation. If I tell you that in Great Britain there are 1400 organisations

The Situation in the UK

offering some kind of qualification. There are 76 training institutes and colleges hoping to produce practitioners. There are 10,000 non-medically qualified practitioners against 70,000 medical doctors. Of that 70,000 medical doctors there are probably no more than 500 or 600 who would claim any from of competence in any of the natural therapies.

We know that the path forward is to find an agreed educational standard for each of these different therapies so that the medical profession, when they wish to refer a patient for that treatment, can do so with total confidence. Whether or not we have been successful so far, I will leave Professor Payne to say. He was the Chairman of the BMA enquiry, and writing in the journal *Medical Engineering and Technology*, he said this: »It is incumbent on the alternative therapists to put their own house in order. There are many genuine and caring practitioners who have much to offer their patients, but there are also opportunists and charlatans who have found a lucrative living for themselves. The difficulty for the patient is how to differentiate the genuine therapist from the imposter. Obviously a national registration scheme would help if it were suitably controlled, but even more important would be the sort of educational guidelines being advocated by the ICM. The Institute believes that all practitioners who offer a professional service to the public should have sufficient knowledge and expertise to administer their chosen therapy safely and to recognise cases which are outside their competence.« I would like to underline that: recognise cases that are outside their competence. To this end, it is recommended that an understanding of appropriate madical science subjects be regarded as a first step towards a qualification equivalent to degree status. It is recognised that proper external monitoring of examinations is required if these objectives are to be met. It is further advocated that all practitioners should be subject to a recognised Code of Conduct and that Ethics Committees of specialists in particular therapies will be needed to enforce standars, without such safeguards, patients and practitioners are at risk.

This structure we have set up. It will probably take another ten years before it is complete, but we have an independent education committee of academics who are working with the leading teachers and practitioners of the 13 major therapies at present available in the UK. We are in discussion with the Open University about the beginning of a degree standard course for medical science subjects, and this will all lead to the creation of a British Board of Complementary Medicine, which the practitioners will run themselves, but which will have all the elements that Professor Payne and his other medical colleagues were looking for. This work is being looked at with interest in Australia, New Zealand, South Africa, Hong Kong, Scandinavia and the USA. We stand ready to talk, discuss, help encourage anyone who shares our vision for the future of these therapies.

Now, to conclude, we are concerned to see how the public react to Complementary Medicine and the holistic approach. It is a fact that the patient needs to be involved in their own healing. It is very difficult for any natural healer to get any response if the patient actually does not wish to get well and this is the essential difficulty from the point of view of the credibility of all practitioners. There are many multidisciplinary clinics in the UK where a number of practitioners make their services available to the public and the public has a choice.

At the ICM, we have opened the first complementary medical clinic in which there is a team of complementary practitioners working together. There is a medical doctor, an advanced reflexologist, a nutritionist, a counsellor, a homoeopath, a radionic dowser, a healer and a herbalist. People who have chronic conditions come to that clinic and they get an Assessment from each of those different practitioners. It is time-consuming, but the most remarkable things are happening. It is too early to offer any claims, but all I will say is this: that most patients who have visited the team have responded.

This is the way we see the future. We see the skills of the medical profession being continued and advanced, but we see the medical profession understanding the specialities of holistic complementary medicine and being able to allow the patient a mixture of therapies which is ideally suited to that person's need at that time and it may be that people with the same conditions may need different selections of therapies. In my dealing with cancer patients, I have rarely found a deep assessment at a psychological level to reveal similar problems in people with the same pronounced physical symptoms. So each person has to be treated as an individual and this is crucial.

In conclusion, originally Plato, about 380 B. C., talked about the grave problems when the soul was separated from the body and at that time he was rather irritated by physicians who created in his words »the greatest error of our day in the treatment of the human body in that they first separate the soul from that physical being. The cure of the part should not be attempted without treatment of the whole.« We hope that everything we are doing in the UK, everything that you are doing in this wonderful country, and the outcome of this conference, will see a continuation of that holistic vision.

May I offer as a final word the part of the toast that Prince Charles made to the British Medical Association in 1982. He said: »Let the last word remain with Paracelsus, whose name should be synonymous with the common health, which I have been asked to toast this evening. He hoped to show above all that the light of nature was in the hearts of men, not in books. With all the conviction of a man who follows his inner voice, he made a desperate supplication that: would we humans knew our hearts in truth, nothing on Earth would be impossible for us.«

SYNOPSIS UND SYNTHESIS — MÖGLICHKEITEN DER INTEGRATION GEGEBENER HEILMETHODEN IN DIE ZEITGEMÄSSE MEDIZIN

MedRat DDr. Robert Seitschek, Wien

Synopsis besagt, aus griechischer Philosophie und Denkwelt, mehr als *Zusammenschau*. Sie setzt objektive, sachliche Kenntnis und darüber hinaus geistiges Erkennen des Sachverhaltes der ins Auge zu fassenden Gegebenheiten voraus. Selbstverständlich erstreckt sich diese Forderung auch auf jene Gedankengänge, welche zunächst nicht der eigenen Denkwelt angehören und a priori Toleranz und Wertschätzung der Argumente des jeweils anderen Standpunktes beinhalten.

Ihm Rahmen dieses Symposions würde Synopsis gemäß meinen Ausführungen beinhalten: sämtliche Informationen sowohl aus dem Bereich der objektiv-klinischen Gegebenheiten wie auch der subjektiven Symptomatik, einschließlich der Elektro-Akupunktur-Hinweisdiagnostik, zur bestmöglichen Arzneimittelfindung zu nutzen, um den Organismus zu maximalen Eigenregulationen hinsichtlich spezifischer Immunabwehr wie auch allgemeiner Vitalkräfte in Verbindung mit einer umfassenden Toxinausschwemmung anzuregen und zu stärken.

Synthesis bedeutet aus obiger geistiger Sicht nicht einfach das Zueinander- oder Zusammenfügen verschiedenster Fakten, sondern setzt grundsätzlich die Kenntnisse von *Thesis* und *Antithesis* voraus, um nach Abwägung aller Faktoren zu einer harmonischen Zusammenfügung zu gelangen.

Unter diesem Blickwinkel müßte es, unter Wahrung von Toleranz, statt starrer Dogmatik, und Wertschätzung des jeweiligen anderen Standpunktes im Rahmen dieses Symposions möglich sein, in Erstrebung höherer gemeinsamer Wertigkeiten zum Nutzen der uns vertrauten und anvertrauten Kranken, eine entscheidende Wende in den dringlichsten Fragen der arzneilichen Therapie zu erarbeiten.

Die Tatsache, daß sowohl der Herr Bundespräsident wie höchste Vertreter von Wissenschaft und Sozialfürsorge diesem Symposion den Ehrenschutz verliehen, beweist letztlich den Willen aller zur Zusammenfindung.

Nach diesen grundsätzlichen einleitenden Feststellungen darf ich, in Erweiterung der Thematik Homöotherapie, Ihre Aufmerksamkeit auf eine mir wertvollste Therapieform im Rahmen *klinischer Krankheitsformen* lenken, die *Iso-Therapie*.

Die *klassische Homöotherapie* orientiert sich, zwecks Arzneimittelfindung im Sinne des *Ähnlichkeitsgesetzes* (*Homoion*), vordergründig am Vergleich der *subjektiven Symptome* des Erkrankten mit jenen des *Arzneimittelbildes*, welche einerseits durch *Arzneimittelprüfungen am Gesunden* und andererseits durch die Erkenntnisse der *Toxikologie* gewonnen wurden.

Die *Iso-Therapie* orientiert sich vordergründig, im Sinne von größtmöglicher Gleichheit von Krankheitsgeschehen und Heilmittel (*Ison*), an spezifisch-klinischen Gesichtspunkten. Dies im Sinne einer erstrebten Kausaltherapie mit dem Ziele einer größtmöglichen spezifischen Stärkung der körpereigenen spezifischen Immunregulatoren wie auch zwecks Anregung und Maximalsteigerung der spezifischen Toxinausschwemmungen. Dies bewiesen Tierversuche französischer Forscher (Boiron, Wurmser u. a. m.) einwandfrei, worauf ich noch zurückkommen werde.

Diese spezifischen isopathischen Arznei-Potenzierungen tragen die Bezeichnung *Nosoden* (Nosos = Krankheit, gr.). Das Ausgangsmaterial sind Schadstoffe jedweder Art: Bakterien, Viren, Gifte, Genuß- und Umweltschadstoffe aller Art, Insektizide u. a. m., wie auch pathologische Gewebe aller Art.

Wegen dieser wissenschaftlich erwiesenen spezifischen Toxinausschwemmung durch die Iso-Nosode, worüber ich später noch ausführlicher berichten werde, wäre der Einsatz dieser Arzneiformen, gerade in einer Zeit der maximalen Umweltgiftschäden, von größter Bedeutung für die Gesunderhaltung belasteter und gefährdeter Bevölkerungsgruppen — besonders jedoch bei toxischen *Umweltkatastrophen*. Bedauerlicherweise haben sich bisher *verantwortliche* Behörden taub und stumm gezeigt.

Da bei allen Infektionskrankheiten und Vergiftungsbildern der Einsatz isopathischer Nosoden von größtem Vorteil ist, kann die praktische Nutzanwendung bereits im Kindesalter bei gegebenen Infekten, zwecks maximaler Toxinausschüttung, nicht hoch genug in Rechnung gestellt werden, um die Reaktivierung und Revitalisierung durch die Schadstoffbefreiung maximal anzuregen und zu fördern. Selbstverständlich werden bei all den erwähnten Krankheitsfällen, neben den spezifischen Nosoden, auch die angezeigten Homöotherapeutischen Arzneien zum Zwecke der Gesamtrevitalisierung nutzvollst eingesetzt.

Zur Illustration der Differenzierung von *Iso-* und *Homöotherapie* sei hingewiesen:
Wenn im Falle einer Arsenvergiftung potenziertes Arsen als Therapeutikum eingesetzt wird, so ist dies klassische *Isotherapie*.

Wenn bei einem geschwächten Patienten, welches Bild einer *chronischen Arsenvergiftung* entsprechen könnte, im Einklang des subjektiven Symptomenbildes homöopathisch potenziertes Arsen verabreicht wird, so erfolgt dies nach den klassischen Gesichtspunkten der *Homöotherapie*.

Nosoden werden auch aus pathologischen Geweben bereitet, einschließlich degenerativer Gewebserkrankungen. Ich kann aus eigener Erfahrung, auf den Einsatz dieser isopathischen Nosoden, im Sinne einer maximalen spezifischen Anregung und Stärkung der körpereigenen Immunkräfte sowie der maximal möglichen Toxinausschwemmung, nicht mehr verzichten. Ich habe anderenorts darüber ausführlich berichtet.

Wir setzen jedoch, nach isotherapeutischen Gesichtspunkten, auch potenzierte Präparate aus gesunden Tierorganen, zwecks regenerativer Stärkung geschwächter Organsysteme, wie Nebenniere, Gefäßwände, Leber, Niere u. a. m., beim Menschen ein. Hier handelt es sich um *Isotherapie* zum Zwecke regenerativer Impulssteuerungen.

Doch nur *erkranktes oder geschwächtes* Gewebe ist imstande, die homöo-isopatischen, spezifischen Arznei-Impulse, im Sinne spezifischer Informationen, in spezifische reaktive Therapie-Impulse, aufgrund des den Kosmos bestimmenden (formenden) *Ordnungsprinzipes* hinsichtlich biologischen Seins und kosmischer Materie (unabhängig von der Wortfindung für diese schöpferische Gegebenheit) umzusetzen.

An gesunden Geweben haben homöopathische Arzneien keinen unmittelbar erkennbaren Effekt. Nur durch langdauernde *Arzneimittelprüfungen an Gesunden* kann die Spezifität der Arzneisymptomatik erkannt und für therapeutische Nutzanwendungen eingesetzt werden, wie *Hahnemann* dies erkannte und lehrte.

Bedauerlicherweise wird in der Mehrzahl der Diskussionen zum Thema *Homöotherapie* nicht der geistige Ansatzpunkt der *Ähnlichkeitsbeziehung* zum Anlaß der Diskussion genommen, wie Synopsis dies erfordern würde, sondern nahezu ausschließlich die Behauptung der Unwirksamkeit homöopathischer Arzneien aufgrund des geringen stofflich-materiellen Arzneianteiles. Mehr Sachkenntnis würde Streitgespräche dieser Art erübrigen.

Im gegebenen Rahmen daher nur einige kurze Hinweise zur Frage des Beweises der Wirksamkeit homöopathisch-isopathischer Arzneien: Vor allem in Frankreich und Deutschland wurden durch zahlreiche Forscher, wie die Brüder Boiron, Wurmser, Lapp, Ney, Kräutele, Vischniac u. a. m., durch vieljährige Tier- und Pflan-

Synopsis und Synthesis — Möglichkeiten der Integration gegebener Heilmethoden

zenversuche die Wirksamkeit homöo-isopathischer Arzneistoffe unter eindeutige Beweise gestellt[1].

Bei den Tierversuchen, vorwiegend bei Ratten und Vögeln durchgeführt, wurden größere Kollektive subletal vergiftet. In der weiteren Versuchsfolge wurde dieses Kollektiv geteilt, wobei die eine Tiergruppe zu dem normalen Tierfutter das *potenzierte Ison* als Therapieform erhielt. Die andere Gruppe erhielt das normale Tierfutter ohne arzneilichen Zusatz.

Andere Versuche prüften die Wirksamkeit der Nosoden-Potenzierungen im Vergleich mit *potenziertem Wasser*. Es hat sich erwiesen, daß die Gruppe, welche nur normales Futter oder Futter mit potenziertem Wasser versetzt erhielt, weiterhin in krankhaftem Zustand verharrte und wenig Giftstoff ausschied. Jenes Kollektiv, welches zur normalen Nahrung das *isopathische* Heilmittel erhielt, schied, wie chemische Analysen bewiesen, große Mengen des Giftes durch Harn und Stuhl aus und erholte sich dadurch zusehends.

Diese Tierversuche wurden mit istopathischen Nosoden in den Potenzstufen von $C^{-5, 7, 9, 11, 13, 15}$, welche einer Dezimalpotenz von D^{-10-30} entsprechen, durchgeführt. (C- oder CH- Centesimale Hahnemann Potenzierungen unterscheiden sich von D-Potenzen dadurch, daß die Verschüttelungen im Maßstab 1:100 statt 1:10 erfolgen.)

Auch uns ist bekannt, daß, gemäß der Loschmidt'schen Konstante (6×10^{23} Moleküle pro Moleinheit), in Hochpotenz-Präparationen nicht der Anteil von materiell nachweisbaren Molekülen oder Atomen für den spezifischen Arzneireiz entscheidend ist, sondern, mit an Sicherheit grenzender Wahrscheinlichkeit, die spezifischen *Veränderungen der Raumgitterstruktur* des Lösungsmittels in den einzelnen Potenzstufen, wie Kern-Spin-Tomographie-Untersuchungen beweisen.

Im Rahmen dieser Versuchsreihe wurde wissenschaftlich einwandfrei bewiesen, daß bei allen Versuchstieren unter dem Einsatz der oben genannten $C^{-5, 7, 9, 11, 13, 15}$, sowie $D^{-10, 14, 18, 24, 26, 30}$ Nosoden signifikant höhere Ausscheidungen des verabreichten Giftes durch Stuhl und Harn erfolgten als bei den Placebogruppen.

Im Vergleich der ausgeschiedenen Giftmengen innerhalb der einzelnen Potenzstufen zeigt sich die C^{-7} (D^{-14}) am wirksamsten[2].

Dies beweist wissenschaftlich unwiderlegbar:
1. die spezifische Wirksamkeit von *Mittel-* und *Hochpotenzen*,
2. die spezifische signifikant erhöhte Ausscheidung
   des verabreichten Giftes durch Stuhl und Harn
   zufolge der spezifischen isopathischen Nosode.

Gleichsinnige Pflanzenversuche[3] (Vergiftung eines großen Kollektives, Teilung in zwei Gruppen, die eine erhält das verabreichte Gift als isopathische Nosode in oben genannten Potenzen der Nährflüssigkeit zugesetzt, während die andere Gruppe nur die normale Nährflüssigkeit zugeführt bekommt) ergeben dieselben Beweisführungen für die Wirksamkeit dieser isopathischen Arzneien:

Jenes Kollektiv, welches die *Nosode* der normalen Nährflüssigkeit zugesetzt erhalten hatte, erholte sich zusehends, für die zuständigen Fachgelehrten erkenntlich und somit erweisbar an dem geänderten Verhalten der wieder genesenden Wurzelhaare, Blätter, Knollen etc. Auch hier blieb das nicht mit Nosoden versorgte Kollektiv krank und siech.

Was im toxischen Tier- und Pflanzenversuch möglich war, ist als beweisführendes Argument im Menschenversuch einfach nicht denkbar.

Da die von uns bislang dargebotene Kasuistik in ernsthaften Diskussionen von vielen (noch) nicht als beweisführend anerkannt wird (Autosuggestion anstelle der Spezifität des Arzneireizes; mangelnde Fallzeit; fehlende Doppelblindversuche etc.), muß ich Ihr Augenmerk auf folgende, an Menschen in einwandfreien Untersuchungen erhobene, wissenschaftlich nicht anfechtbare Ergebnisse und somit Erkenntnisse, für jedermann jederzeit zugänglich gewesen, lenken.

1. Bei vielen Menschen kommt es unter Gold- und Silberschmuck auf der Haut zur Bildung von schwarzen Flecken unterhalb des Schmuckstückes. Bedingt wird dies durch differente Schwefelausscheidungen aus dem Organismus. Dermaßen bilden sich Gold- bzw. Silber-Schwefelverbindungen verschiedenen Ausmaßes.
Prof. Dr. Bier[4] und andere bewiesen in wiederholten und einwandfreien Versuchen, daß es nach der Verabreichung von homöopathischen Schwefelpotenzierungen zu signifikant größeren Schwefelausscheidungen bei jenen Probanden kam, welche potenzierte Schwefelpräparate erhielten, als bei jenen, welche Placebopräparate erhalten hatten.
Dieses Faktum ist auch als Beweis anzusehen, daß, wie in Tier- und Pflanzenversuchen bewiesen, es auch bei Menschen bei der Verabfolgung der spezifischen Nosode bzw. des Ison zu spezifischen Toxinausschwemmungen kommt, dies wieder als unerläßliche Voraussetzung für die schnellere Wiedergesundung.

2. D. T. Reilly und Mitarbeiter berichten in *The Lancet*[5], 1986, aus Schottland über einen *Doppelblindversuch* an schwerst kranken Allergikern mit einer ausgeprägten Gräserpollenallergie.
144 dieser Patienten wurden nach Zufälligkeiten in zwei differente Gruppen geteilt. In einem mehrwöchigen Versuch erhielten zunächst alle Patienten ungefähr durch eine Woche hindurch Placebos. Danach wurden, gemäß der getroffenen Zweiteilung, die einen Patienten weiterhin mit Placebos versorgt, wohingegen die andere Gruppe die Nosode »Gräserpollen« in einer Hochpotenz von C^{-30} (= D^{-60}) erhielt!
Allen Patienten war gestattet, nachdem die bisherige allopathischen Medikationen abgesetzt worden waren, beim Auftreten eines schweren Allergieanfalles die ihnen geläufigen, sofort wirksamen allopathischen Medikationen zu nutzen.
Nach Abklingen des Anfalles mußten diese allopathischen Arzneien wieder abgesetzt und die neuzugeordneten Nosodenpräparate weiterhin eingenommen werden. Anfangs trat bei der Gruppe, welche mit Nosoden versorgt worden war, jenes Erscheinungsbild auf, welches uns Homöopathen als *Erstverschlimmerung* vertraut ist. Diese Erscheinungen flachten jedoch immer mehr und mehr während der weiteren Behandlung ab.
Es trat bei den Probanden mit der Nosodenverabreichung, nach klinischen objektivierbaren Untersuchungsergebnissen, eine einwandfreie subjektive und objektive Besserung des Gesamtzustands ein.

3. J. Boiron[6] und Mitarbeiter berichten über in Angriff genommene und fortzusetzende erfolgreiche wissenschaftlich-klinische Studien.
Aufgrund der bisher aufgezeigten einwandfreien wissenschaftlichen Dokumentationen der Wirksamkeit homöo-isopathischer Arzneien, welche für jedermann jederzeit greifbar sind und waren (z. B. ermöglichte die Veröffentlichung der Allergie-Studie in *The Lancet* im Rahmen der Aussendungen der Zeitschrift *Medical Tribune* in Österreich und Deutschland in deutscher Sprache jedem Kliniker und Praktiker diese zur Kenntnis zu nehmen), ist die bislang praktizierte Einstellung der zuständigen verantwortlichen Stellen von Wissenschaft und Sozialpolitik, in erwiesener Unkenntnis obig genannter Fakten, für Patienten und Ärzte nicht mehr länger begreifbar.
Diese alle erhoffen sich von diesem Symposion eine Kehrtwendung.

Auch der Homöopath kennt, wie jeder verantwortungsbewußte Arzt, die Grenzen der gehandhabten Therapieformen. Wo die Eigenkräfte und Regulationsmechanismen des Kranken lahmgelegt bzw. erschöpft sind, wird er jene Heilmittel einsetzen, welche über die Gefahr des Augenblickes noch hinweghelfen können. Deswegen wird er nicht auf den gleichzeitigen Einsatz toxinausschwemmender und

GRUNDLAGEN DES DIALOGES — DIE MEHRDIMENSIONALE MEDIZIN

Synopsis und Synthesis — Möglichkeiten der Integration gegebener Heilmethoden

vitalstärkender Arzneien aus dem Gebiet der Homöo-Iso-Therapie verzichten. Dies ist durchaus kein Widerspruch.

In der von mir geforderten Synopsis und Synthesis darf keinesfalls nur die dominierende Grunderkrankung Beachtung finden, es muß in jedem Fall der gesamte Organismus des Patienten nach möglichen zusätzlichen Toxinbelastungen und Störfeldern (Foci) erfaßt werden, um diese nach dem oben genannten Therapieprinzipien abzubauen bzw. zu eliminieren.

Bei Beachtung und sinnvoller Handhabung all dieser Faktoren ist es möglich, *klinische Krankheitsfälle* wie Karzinome, Multiple Sklerose, Polyarthritis, Asthma bronchiale u. a. m. in voller ärztlicher Verantwortung in chancenreiche Behandlung zu nehmen. Wir sprechen in diesem Fall dann von *klinischer Homöo-Iso-Therapie.*

An dieser Stelle muß ich, aus persönlicher Erfahrung, auf den unschätzbaren Wert der EAV-Diagnostik (Elektro-Akupunktur-Diagnostik) im Sinne einer Herd- und Frühdiagnose nach Dr. Voll verweisen.

Herr Dr. Voll wird Sie in einem persönlichen Referat ausführlich mit diesen Gegebenheiten vertraut machen. Der besondere Wert dieser Diagnostik und damit Therapiemöglichkeiten liegt nicht allein in den möglichen Ausschwemmungen der in den verschiedensten Geweben gelagerten Toxine, sondern vor allem auch in der Früherfassung degenerativ-maligner Erkrankungstendenzen, lange noch ehe klinische Untersuchungsmethoden Hinweise dafür liefern können.

Durch den frühzeitigen Einsatz der spezifischen Nosoden, in Verbindung mit der gegebenen Homöotherapie, werden spezifische sowie allgemeine Immun-Revitalisierungspotentiale geweckt und gestärkt. Solchermaßen bleiben diese Patienten oft über Jahre hinaus klinisch *gesund.*

Selbstverständlich werden in allen diesen Fällen die Patienten laufend nach klinischen Methoden kontrolliert. Sobald es zur klinisch erfaßbaren Manifestation eines Malignoms kommt, werden die zuständigen Kolleginnen und Kollegen immer wieder um Rat und Hilfe gebeten. Entschließen sich gegebenenfalls Operateur und Patient zur notwendigen Operation, so ist der zuständige Fachkollege oft über das geringe Maß erkennbarer Lymphknotenmetastasierungen erstaunt, und Patient und Operateur freuen sich in den meisten Fällen über eine überdurchschnittlich rasche Besserung bzw. Genesung. Auch darüber habe ich anderenorts Kasuistik vorgelegt, und ich kann hier nur wiederholen, daß ich auf diese therapeutischen Möglichkeiten in Prophylaxe und akutem Krankheitsbild nicht mehr verzichten kann.

Im Rahmen der gegebenen Zeit war ich bemüht, wobei ich hier ausdrücklich im Sinne von Synopsis und Synthesis auf die Bedeutung aller bei diesem Symposion dargebotenen anderen Referate und die speziellen Arbeitskreise verweise, Ihnen klarzulegen, daß die Einbeziehung aller Möglichkeiten der spezifischen Nosoden wie Homöotherapie in die Kette ärztlicher Therapieformen, nach den Gesichtspunkten von Synopsis und Synthesis, die einzige Möglichkeit darstellt, die medizinischen Probleme unserer Zeit zum Wohle der Patienten zufriedenstellend zu lösen.

Literaturhinweise siehe Seite 374

KOSTEN UND ZEIT ALS FAKTOREN DER HEILUNG

Statement von Mag. pharm. Heinz Sedlar, Spagyra KG, Grödig

Wie wir alle wissen, nehmen die Kosten und der Zeitaufwand für Krankheiten enorm zu. Die Finanzierbarkeit wird irgendwann einmal ein Ende haben. Wir alle sind mit Krankheit, oder besser gesagt mit kranken Menschen konfrontiert, und mit dem jetzigen Zustand unzufrieden. Wir alle wollen eine Verbesserung der Situation. Ich glaube, dies ist der Ausgangspunkt dieses Arbeitskreises.

Um nicht gleich am Anfang ins Polemisieren zu kommen und die Verantwortung bzw. Schuld sich gegenseitig zuzuschieben, möchte ich mit dem Punkt beginnen, der die Kosten und den Zeitaufwand auslöst — mit der *Krankheit*.

Krankheit, im Gegensatz zur Gesundheit, ist ein Zustand, eines Menschen oder Individuums, der nicht im Gleichgewicht bzw. in Balance ist. Meistens fehlt ihm etwas, oder er hat etwas zuviel. Auf jeden Fall sind seine Funktionen nicht mehr in Ordnung, er leidet darunter, daher auch sein Name: *Patient*.

So gesehen ist Krankheit ein Zustand, der das einzelne Individuum befällt und nur es betrifft. Also in gewissem Maße ein schicksalhaftes Ereignis, das einen Menschen in seinem Lebensfluß jäh unterbricht und ihn durch seine Behinderung (der Krankheit nämlich) auf andere Gedanken, andere Tätigkeiten (z. B. bei Invalidität) und zu anderen Erfahrungen bringt.

Wenn man Dethlevson Glauben schenken kann und Krankheit als Chance bewertet, um im Leben reifer zu werden, dann ist Krankheit ein kostbarer Stoff und die Dauer einer Krankheit ist direkt proportional der Geschwindigkeit der Erkenntnis des Lernprozesses durch die Krankheit.

Nun aber zu einer anderen Frage! Was geht uns die Krankheit eines anderen an? Warum nehmen wir an seiner Krankheit teil, warum teilen wir sein Schicksal? Die Motivation dafür hat sich im Laufe der Zeit und der Jahrhunderte immer wieder gewandelt. In früheren Zeiten bedeutete die Krankheit eines Menschen für seine Familie und Angehörigen Not, Armut und Gefährdung der Lebensexistenz auf der einen Seite sowie den Ausfall seiner Arbeitskraft, der dann durch andere Personen ersetzt werden mußte, in einer Arbeitsgemeinschaft auf der anderen Seite.

Hiebei wird uns klar, daß Krankheit nicht nur den einzelnen Menschen betrifft, sondern auch sein ganzes Umfeld. Damit tritt auch schon die Kosten-Nutzen-Rechnung auf. Wieviel bedeutet die Krankheit, kann man es sich leisten krank zu sein? Wieviel kostet Hilfe, ist sie dem Aufwand äquivalent, oder ist ein Verzicht auf Hilfe vorzuziehen? In vielen Fällen wurde und wird auch heute noch letzteres vorgezogen.

Im Laufe der Zeit jedoch nahmen die Kenntnisse der Medizin immer mehr zu und erweckten in uns Menschen die Hoffnung, diesem Schicksal zu entrinnen. In wirtschaftlich schweren Zeiten und vor allem in Kriegs- und Nachkriegszeiten entwickelten sich immer soziale Gesinnungen, die die Menschen dazu bewegten, vielen Dingen vorzubeugen, um die Härten zu vermeiden.

Es entstehen Gruppierungen, die Vereinbarungen untereinander schaffen, damit solche extreme Ausfälle in diesem Maße nicht mehr auftreten. Auch nach dem letzten Krieg gab es ähnliche Entwicklungen. Die wirtschaftliche und soziale Lage hat sich allmählich dadurch so verbessert, daß wir nicht mehr im Krankheitsfalle um die Existenz des einzelnen sowie der Gemeinschaft kämpfen müssen. Wir tun dies heute vielmehr für einen höheren Standard, für mehr Lebensqualität — und für mehr Konsum. Dadurch verschiebt sich aber das Interesse wieder, nämlich von kommunalen zu individuellen Bedürfnissen.

Kosten und Zeit als Faktoren der Heilung

Durch diese wird der Mensch aber selbst verantwortlich, für sich auch in schlechten Zeiten, z. B. bei einer Krankheit, zu sorgen. Dazu kommt auch die ausgeprägte Wissenschaftsgläubigkeit unseres Jahrhunderts, welche in uns ein Bild erscheinen läßt, daß alles machbar ist. Die Wahrheit sieht in beiden Fällen jedoch ganz anders aus. Das Fazit ist, daß die Krankheiten nicht weniger geworden sind, die Menschheit nicht gesünder und daß der einzelne Mensch trotz seiner Vorsorge sehr häufig auf der Strecke bleibt. Geändert haben sich nur die *Kosten,* die bald ins Astronomische wachsen werden.

Die Möglichkeit, diesen Zustand zu ändern, liegt bei uns allen, indem wir uns, und damit unsere Lebenshaltung ändern. Wir selbst müssen uns wieder vom Konsumenten zum Menschen weiterentwickeln. Denn *Menschsein* ist eine Aufgabe, die sowohl das betroffene Individuum als auch seine Gemeinschaft prägt.

Kosten und Zeitaufwand können wir nur senken, wenn wir unserem Leben einen neuen Sinn geben und Kranksein als Chance wahrnehmen.

Nun, wenn wir bisher Gesagtes auf die Pharmazeutische Industrie anwenden wollen, dann bedeutet dies, daß wir Arzneimittel produzieren sollten, die den biologischen Ablauf in unserem Körper unterstützen, ihn aber nicht bekämpfen. Denn von der Physik her wissen wir, daß wir einen positiven Effekt nur durch das Resonanzphänomen erreichen können. Sie wissen ja, daß man mit einem Radio nur jene Frequenzen hören kann, mit denen das Radiogerät, wie wir es aus der Computersprache kennen, kompatibel, also in Resonanz oder Harmonie, ist.

Viele Krankheiten, welche die Menschen früher betrafen, treten heute fast nicht mehr in Erscheinung (z. B. Pest, Cholera, ...), dafür aber treten andere Krankheitsformen in den Vordergrund (Krebs, Aids ...). Diese Umschichtung hat meines Erachtens mehr mit dem bewußtseinsverändernden Prozeß der Menschheit zu tun als mit der medizinischen Entwicklung. Sie ist nur ein katalytisches Agens.

Ich glaube auch, daß der Erfolg unseres sogenannten höheren Lebensstandards, die höhere Lebenserwartung und Qualität mehr der Präventivmedizin und der Lebensweise der heutigen Menschheit zuzuschreiben ist als der kurativen Medizin. Allein die Tatsache, 40 Jahre ohne Krieg zu leben, erhöht die Lebenserwartung schon um ein Beträchtliches.

Aber anscheinend kann der Mensch ohne Krieg nicht leben, denn er hat den Schauplatz von der kommunalen Ebene (Völkergemeinschaft) auf die individuelle Ebene verlagert und bekämpft dort die Krankheit, die Bakterien, die Pilze, die Viren usw. Die Front der modernen Kriegsführung liegt im Körper des einzelnen Menschen. Dies spiegelt sich auch in der Ausbildung der Mediziner wider. Die Tendenz zum Spezialisten, der seine Krankheit behandelt und nicht den kranken Menschen, gipfelt darin, daß man heute schon vom »Job« spricht und nicht mehr von der Berufung. Damit aber der in vielen Fällen unzufriedene Patient nicht nach seinem Recht verlangt, verschanzt man sich hinter anonymen Gesetzen, die von Juristen und Beamten verwaltet werden.

Die ungeheure Entwicklung in der elektronischen Datenverarbeitung bringt täglich neue Möglichkeiten von Statistik, Verwaltung und anderen kostenverursachenden Parametern, die mit der eigentlichen Krankheit eines Patienten nichts mehr zu tun haben. Wenn man all diese Kosten summiert, erkennt man schließlich, daß für den eigentlichen Zweck nur ein Bagatellbetrag ausgegeben wird und manchmal sogar dieser verwehrt wird.

Zusammenfassend möchte ich feststellen: Eine Kostendämpfung läßt sich nur dann erreichen, wenn alle Menschen ihren Beitrag zu diesem Problem leisten.
1. Der Patient muß lernen, daß Krankheit ein Lernprozeß für seine persönliche Entwicklung ist, und muß daher durch präventive Maßnahmen, Ernährung und Lebenshaltung mehr Verantwortung auf sich nehmen.

2. Die Medizin von heute muß aus dem Spezialistentum heraus wieder zur Gesamtheitsmedizin tendieren, um den kommenden Krankheitsformen Rechnung tragen zu können. Denn viele heutige schwer behandelbare Krankheiten wurzeln in der psychosomatischen und sozialen Ebene.
3. Der Staat und somit die verantwortlichen Politiker müssen die Gesetze so weit reformieren, daß sie *menschengerecht* und nicht bürokratisch gehandhabt werden.
4. Der Sozialversicherungsträger, will er in seiner Funktion ernstgenommen werden, sollte die Kosten der Therapie übernehmen, die dem Patienten helfen oder geholfen haben.
5. Bei Erfüllung der bisher angeführten Punkte bleibt der pharmazeutischen Industrie und ihr verwandten Industrien nichts anderes übrig, als sich nach dem Gesetz von Nachfrage und Angebot zu richten, soferne sie überleben wollen.

Statement von Dr. Winfried Koller, Pinggau

Ziel dieser Betrachtung soll sein, Ursachen und Auswirkungen der Kostenexplosion in der Medizin aufzuzeigen. Gleichzeitig möchte ich versuchen, Möglichkeiten einer Verringerung sowohl der Kosten als auch der Zeit bis zur Heilung zu diskutieren.

Diese werden von vielen Faktoren beeinflußt und sind daher sehr variabel. Jeder hat für Kosten und Zeit andere Wertigkeiten.

Der Patient, um den es sich letztlich dreht: Er ist in unserer Zeit immer aufgeklärter, mündiger und fordernder geworden. Er muß nicht primär krank sein, sondern er hat z. B. eine Beratungsursache (Krankheit, Angst vor Krankheit, Befindungsstörungen, Unglücklichsein). Er kommt, um die vielen bürokratischen Begleiterscheinungen zu klären (Krankenstand, Hilflosenzuschuß, Frühpension, Pflegeurlaub, Versicherungsatteste usw.).

Der Arzt als Problemlöser für den Patienten: Er muß sich als freiberuflich Tätiger seine Existenz schaffen und erhalten. Die Motivation des Arztes, die Faszination an der Medizin und sein Ehrgeiz.

Das Spital und die Ambulanzen als wichtige Hilfen für den Patienten, (diagnostisch, therapeutisch und pflegerisch), die sich jedoch auch selber erhalten und Arbeitsplätze sichern müssen.

Die Versicherungen als gesellschaftliches Regulativ im Gesundheitssystem.

Die Pharmaindustrie und die medizinisch technische Industrie, die hauptsächlich umsatz- bzw. gewinnorientiert und innovativ in der gegenseitigen Konkurrenz sind.

Die Medien, deren Aufgabe die Informations- und die Bildungspflicht sind. Sie zählen aber auch sicher zu den Hauptverursachern von Bedürfnissen. Die Lust an der Sensation.

Die Schlüsselfigur in diesem Geschehen sollte oder könnte der niedergelassene praktische Arzt für Allgemeinmedizin sein, an dem es liegt, die vorliegenden Beschwerden eines Patienten einzustufen und zu werten. Er entscheidet über Art und Umfang der von ihm selbst oder durch andere Fachärzte durchzuführenden Untersuchungen. An ihm liegt es, eine optimal rationelle Stufendiagnostik einzusetzen. 70% aller Diagnosen werden durch sorgfältige Anamnese, körperliche Untersuchung und das ärztliche Gespräch gestellt, nur für die restlichen 30% bedarf es zur Diagnose Labor-, Röntgen- oder anderer Untersuchungen.

Der niedergelassene praktische Arzt ist im Regelfall die erste Anlaufstelle für den Patienten. Von seiner fachlichen Qualifikation, seinem Wissensstand, seiner Erfahrung, seiner Motivation und seinem Einsatz hängt eine Reihe von relevanten

Kosten und Zeit als Faktoren der Heilung

Entscheidungen ab — und nicht nur für den Patienten, sondern auch im wesentlichen, die ökonomischen Folgekosten.

Je mehr Zeit sich der Arzt für den Patienten nimmt, je genauer die Untersuchung, die Anamnese und das ärztliche Gespräch durchgeführt werden, umso exakter wird die Diagnose ausfallen und umso ökonomischer der Ablauf sein.

Meiner Meinung nach haben die Sozialversicherungsträger den Wert des ärztlichen Gespräches und die Behandlungsmöglichkeiten in der Praxis des niedergelassenen Arztes noch nicht erkannt. Denn nur so ist es zu erklären, daß durch das Honorierungs- und Tarifsystem der Versicherungsträger der stationäre Bereich gegenüber dem des niedergelassenen Arztes bevorzugt wird.

So gibt es auf Krankenschein keine Verrechnungsmöglichkeiten für Naturheilmedizin, Akupunktur, Homöopathie, Chiropraktik.

Bei den in der heutigen Zeit deutlich zunehmenden psychosomatischen Erkrankungen werden die Wichtigkeit des ärztlichen Gespräches, das oft sehr zeitaufwendig ist, und auch seine Umwegsrentabilität nicht erkannt.

So sind z. B. Kosten- und auch die Zeitersparnis bis zur Heilung eklatant, wenn man im ausführlichen Gespräch mit dem Patienten die Ursachen einer Dyscardie in z. B. häuslichen Differenzen erkennt und entsprechend therapiert, ohne den Patienten zuerst durch die aufwendige und teure Diagnosestraße zu schicken.

Verschärft wird die derzeitige Situation noch durch vertragliche Bestimmungen gerade bei größeren Krankenversicherungsträgern, die auf eine Limitierung der Honorare für die erbrachten Leistungen hinauslaufen. Dies verstärkt zweifellos — etwa beim Hausbesuch — den Trend zur stationären Einweisung und damit zur zeitaufwendigeren Medizin.

Die GKK zahlt z. B. in der Steiermark für $1/4$ Jahr ärztlicher Betreuung im Schnitt pro Schein 298 Schilling. Ein Tag im LKH Graz kostet alleine 732 Schilling nur an Pflegegebühren.

Diese Strategie fördert sicher nicht die entsprechende Motivation sowohl vom Arzt als auch vom Patienten, die es ermöglichen würde, bei einer optimalen, rationellen Diagnose und Therapie Kosten und Zeit bis zur Heilung einzusparen. Meiner Meinung nach liegt der derzeit üblichen Praktik ein völlig falscher Denkansatz zugrunde.

Die zunehmende Spezialisierung ermöglicht es uns, immer tiefer in die Materie einzudringen und die biochemischen Mechanismen, Regelkreise bzw. Funktionssysteme — z. B. in der Gentechnologie — zu erforschen.

Gleichzeitig ist damit jedoch, bedingt durch die aufwendige Technik, eine enorme Kostensteigerung verbunden, die man aber bei brauchbaren Ergebnissen als Umwegsrentabilität in Kauf nehmen sollte. Als Beispiel möchte ich die extracorporale Lithotrypsie erwähnen, die sowohl die Krankenstandstage als auch den personellen Aufwand gegenüber der konventionellen chirurgischen Therapie erheblich reduziert.

Die spektakulären Entwicklungen in der Medizin ereignen sich derzeit eben im Krankenhaus, finden dort ihren Eingang und werden über die Medien publik. Dies gilt für neue Operationsmethoden sowie für neue diagnostische oder therapeutische Geräte und neuentwickelte Pharmaka.

Was ich damit sagen will, ist, daß man versuchen müßte, soviel wie möglich ambulant (= in der Praxis) und sowenig wie nötig stationär zu behandeln. Aber die Forschung darf sich nicht nur auf den klinischen Bereich beschränken, sondern sie muß auch an der Basis betrieben werden.

Der allgemeinmedizinische Forschungsgedanke sollte auch bei den niedergelassenen Ärzten für Allgemeinmedizin stärker forciert werden.

In England, den Niederlanden, der Schweiz, ist diese Entwicklung schon viel weiter gediehen (z. B. in der Schweiz die Sentinella Arbeitsgesellschaft — ein Zusammenschluß von 175 Hausärzten zu einem Meldepraxensystem). Die frühzeitige Kenntnis und Verbreitung von Infektionskrankheiten oder kurzfristige feed-back-Prüfungen bei gesundheitspolitischen Kampagnen zeigen den Erfolg dieser Arbeitsgemeinschaften. An dieser Stelle möchte ich auch die Ballint-Gruppen erwähnen.

Aus vielen Statistiken geht hervor, daß die meisten Kosten im Spitalsektor anfallen. Nur über eine Verbesserung der ambulanten Struktur, das heißt Stärkung der Position des niedergelassenen praktischen Arztes, Verbesserung und Ausweitung seiner Funktionsfähigkeit, kann es zu einem kostendämpfenden und auch zeitsparenden Effekt (im stationären Bereich) kommen!

Ein weiterer Punkt, Kosten und Zeit zu sparen, wäre eine geänderte und den neuesten Erkenntnissen angepaßte Ausbildungspolitik des Arztes.

Es wäre ein verhängnisvoller Schritt, die Ausbildungszeit des Arztes — wie es derzeit zur Diskussion steht — zu verkürzen, was zwangsläufig zu einer Verschlechterung der Ausbildungsqualität und damit zu einer teureren Medizin führen würde. Denn nur ein gut ausgebildeter Arzt mit entsprechender Erfahrung und hohem Fachwissen ist in der Lage, optimal rationelle, diagnostische und therapeutische Maßnahmen zu setzen und somit am besten (= günstigsten und billigsten) zum Heilerfolg zu gelangen. Die Kunst des Arztes ist es ja nicht nur, notwendige Arzneimittel anzuordnen, sondern auch die entbehrliche Therapie zu unterlassen. Dazu gehören eben auch die direkte Zuwendung zum Patienten, die genaue Anamnese, eine exakte körperliche Untersuchung und vor allem das ärztliche Gespräch, die Vertrauensbasis zwischen Arzt und Patient als Domäne des praktischen Arztes.

Das Studium ist derzeit fast ausschließlich auf die kurative Medizin ausgerichtet. Die Überbewertung der kurativen Medizin, der Technikglaube und Technikkult machen es schwer, in die weit wichtiger gewordenen Bereiche der Beratung, der Prophylaxe, der Gesundheitsbildung zu gelangen. Unter diesem Aspekt ist mehr Medizin nicht gleich mehr Gesundheit. So kamen z. B. im Jahr 1952 auf 1000 Beschäftigte 642 und im Jahr 1980 sogar 1040 Krankenstände!

Auch sollte die präventive Funktion des niedergelassenen praktischen Arztes viel stärker forciert werden. Als Familien- oder Hausarzt kennt er die Familienanamnese bzw. die Risikofaktoren wie kein anderer. Er kann beratend bzw. warnend bei Risikofaktoren wie Übergewicht, Alkohol- und Nikotinabusus, Streß usw. auftreten und auf die Folgekrankheiten hinweisen.

Die einfachste Art, Kosten und Zeit zu reduzieren, wäre entsprechend gute Präventivmedizin. Österreichs Sozialversicherungsträger haben 1982 41.374.284.000 Schilling für Versicherungsleistungen erbracht, davon nur 711.399.000 Schilling (1,74%) für Krankheitsverhütung. Regressive Entwicklung der Gesundenuntersuchung!

Die billigste Krankheit ist sicher die, die entweder überhaupt verhindert oder schon im Frühstadium erkannt und behandelt wird.

Zu unserem Thema — Kosten und Zeit als Faktoren der Heilung — möchte ich zusammenfassend sagen, daß der niedergelassene praktische Arzt (speziell im ländlichen Bereich) hier sicher eine Schlüsselposition innehat, da er letztlich die erste Anlaufstelle für den Patienten darstellt und ca. 70% der Patienten selbst behandelt, ohne sie zur weiteren Abklärung zu überweisen.

Hier könnte man durch vermehrten Einsatz von Zeit in Form eines ausführlichen diagnostischen und therapeutischen ärztlichen Gesprächs und konsequenter Ausnützung der heute in der Allgemeinmedizin durchführbaren Diagnose- und Therapiemöglichkeiten Kosten sparen und die Heilung beschleunigen.

Wenn eine Neukonzeption oder Reform sinnvoll sein soll, so wird sie sicherlich auch hier ihren Ansatz suchen müssen. Leider wird dieser Trendwelle mit einer Renaissance des praktischen niedergelassenen Arztes von den großen Sozialpartnern noch nicht bzw. nur sehr zögernd Rechnung getragen.

Kosten und Zeit als Faktoren der Heilung

Statement von ao. Univ.-Prof. Dr. Heinrich Dittrich

Im Titel des Themas unseres Arbeitskreises wird die Heilung mit Recht als Ziel hervorgehoben, dem sich Kosten und Zeit unterzuordnen haben. Jedoch »es gehört zur Unaufgeklärtheit der Medizin, daß sie sich über die unangemessene Verwendung des Begriffes Heilung nicht hinreichend Rechenschaft gibt«, erklärt der Physiker Klaus Müller in seinem 1972 erschienenen gesellschaftskritischen Buch *Die präparierte Zeit*. Diese Feststellung bzw. ihre Formulierung mag für einen Mediziner provokant klingen, aber genau betrachtet ist sich doch jeder von uns darüber klar, daß die restitutio ad integrum, die ohne Zweifel dem Idealbegriff Heilung entspricht, kaum jemals erreicht wird. Der Arzt kann eigentlich nur die optimalen Bedingungen für selbstregulative Prozesse des Organismus zu schaffen trachten, auf deren Grundlage es möglich ist, die Gesundheit wieder herzustellen, die sowohl das körperliche als auch das psychische sowie soziale Wohlbefinden im Sinne der WHO-Definition umfaßt.

Diese kurzen Hinweise auf die innere Problematik der ärztlichen Tätigkeit und deren Ziele erschienen mir nötig, bevor der Begriff Kosten erörtert werden soll, wobei ich mich in erster Linie auf die Daten der österreichischen Krankenversicherung stützen werde. Selbstverständlich kommt in diesem Zusammenhang auch der Pensionsversicherung eine große Bedeutung zu, da auch sie mit den Rehabilitationszentren und anderen Einrichtungen in die Aufgabe der Heilung eingebunden ist, doch ich meine, daß es hier in erster Linie um die unmittelbare Tätigkeit des Arztes geht und nicht um die Bedeutung der Institutionen der Sozialversicherung.

1986 betrugen die Gesamtausgaben der Krankenversicherungen 56,77 Milliarden Schilling, denen Gesamteinnahmen von 57,06 Milliarden Schilling gegenüberstehen. Der Begriff *Ärztliche Hilfe* erfordert 14,8 Milliarden Schilling, die Anstaltspflege 16,7 und die Heilmittel 7,5 Milliarden Schilling, um nur jene Bereiche zu nennen, die noch am engsten mit dem Begriff *Heilung* verbunden sind. Dabei zeigt der Versuch einer weiteren Analyse, daß im ärztlichen Bereich ein Großteil der Aufwendungen in die apparative Diagnostik geht.

Am Anfang jeder Beurteilung eines kranken Menschen steht der Versuch, eine Diagnose zu erstellen, aber dabei wird nur allzuoft übersehen, daß Krankheit ein dynamischer Prozeß ist, dem die statische Feststellung der Diagnose nicht gerecht wird, so daß Meyer zu Schwabedissen mit Recht von einer sehr häufigen Verdeckelung der Symptome an Stelle echter Therapie spricht. Dies mag unter vielen anderen mit einer der Gründe für die zweifelsfrei vorhandene überwiegend technisch-diagnostische Tätigkeit sein. Der Fluß der Diagnose zwingt zur ständigen Überwachung und Korrektur. Es nimmt also daher nicht Wunder, daß die Ausgaben pro Arzt im Röntgenfach von 1970 bis 1985 um ca. 291%, bei den Laboratorien um 450% stiegen. Würde also tatsächlich der finanzielle Aufwand der entscheidende Faktor für die Heilung sein, sollte es eigentlich kaum mehr Patienten geben. Wir alle wissen, daß eher das Gegenteil der Fall ist.

Allerdings ist jetzt noch ein anderer Gesichtspunkt zu berücksichtigen: Wenn die laufend erhöhten Kosten der Diagnostik schon keine Verbreitung der Gesundheit gebracht haben, könnte doch in der Spitze eine Verbesserung erzielt worden sein. Dies ist ohne Zweifel für die Einzelperson mit einer besonderen, nicht alltäglichen Erkrankung der Fall, doch scheint sich mir immer deutlicher zu zeigen, daß man diese Spitzenleistungen an entsprechende Institutionen binden müßte, so daß sie überschaubare Einzelleistungen bleiben.

Wenden wir uns nun dem Begriff Zeit als Faktor der Heilung zu. Dabei bedeutet Zeit einerseits jenen Aufwand, den der Arzt selbst aufbringt, andererseits die Krankheitsdauer, die erforderlich ist, um das Therapieziel zu erreichen.

Kosten und Zeit als Faktoren der Heilung

Bezüglich des Arztes, der im Vertrag mit der Sozialversicherung steht, ist vieles publiziert worden. Die Notwendigkeit, eine ausreichend große Zahl von Patienten pro Ordinationstag zu behandeln, muß unter den derzeitigen Verhältnissen als gegeben angesehen werden. Es resultiert auf Dauer das, was Lüth als 5-Minuten-Medizin bezeichnet hat. Daß dieser Zeitaufwand für Arzt und Patient unbefriedigend ist, liegt auf der Hand, und ist schon oft genug festgestellt worden. Ganz besonders die psychosomatischen Erkrankungen würden einen längeren Zeitaufwand von seiten des Arztes benötigen. Ohne Zweifel würde man diesen Patienten damit subjektiv helfen. Mir ist allerdings keine Untersuchung bekannt, die beweisen würde, daß dieser erhöhte Zeitaufwand auch objektiv zur Heilung führt.

Gleichfalls problematisch ist die Beurteilung des Zeitaufwandes für die Erkrankung selbst. Bei der Krankenhausbehandlung spielt nicht nur die biologische Situation und das Alter des Patienten sowie das Ausmaß der Erkrankung eine Rolle, sondern auch soziale Gegebenheiten, wie z. B. die Pflegemöglichkeiten nach dem Krankenhausaufenthalt, wobei ich bewußt die bekannten administrativen Probleme ausklammere. Daher ist ganz allgemein feststellbar, daß nicht die Zeit als solche für die Heilung, oder besser gesagt das erreichbare Ziel der Behandlung maßgebend ist. Beim Zeitaufwand für den Krankenstand verursachen gerade die sozialen Voraussetzungen große Schwankungen, so daß dieser Bereich als Faktor der Heilung nur mit Einschränkung angesehen werden kann. Als Beispiel möge der Hinweis dienen, daß die durchschnittliche Erkrankung in Vorarlberg nur neun Tage, in Niederösterreich fünfzehn Tage und in Wien achtzehn Tage dauert, oder, daß 1986 die Gebietskrankenkasse Vorarlberg mit gut überschaubaren 161.000 Versicherten 112 Millionen Schilling für Krankenstände aufwenden mußte. Anderseits erinnere ich mich noch sehr gut daran, daß es mir vor Jahren in den USA — als extremer Gegensatz — nur mit Mühe möglich war, dortigen Kollegen Begriffe wie *Krankenschein, Gesundschreiben* und ähnliches verständlich zu machen.

Daß Heilung, oder besser gesagt die erfolgreiche Behandlung sowohl Kosten als auch Zeit benötigen, ist völlig selbstverständlich. Ob allerdings der derzeitige Aufwand in einer vertretbaren Relation zum Erfolg steht, ist eine Frage, die von verschiedenen Meinungsgruppen uneinheitlich beurteilt wird. Ohne Zweifel sollte, zumindest meines Erachtens, eine Verschiebung von materiellem Aufwand zugunsten des zeitlichen Aufwandes angestrebt werden. Damit sind wir aber bereits bei Überlegungen angelangt, die unter das Schlagwort von der Krise der Medizin fallen und die über das hier gestellte Thema weit hinausgehen.

GANZHEITSMEDIZIN IM SPITAL

Statement von Prim. Prof. Dr. Franz O. Gruber, Wilhelminenspital
der Stadt Wien, 5. medizinische Abteilung

Das Wort Ganzheitsmedizin ist zu einem modernen Schlagwort geworden, wobei der Ruf nach der Ganzheitsmedizin sowohl vom Patienten als auch von engagierten Ärzten kommt.

Die letzten Jahrzehnte haben in der Medizin ungeahnte Fortschritte in Therapie und Diagnose gebracht. Noch nie gab es so viele Möglichkeiten, Patienten aller Altersstufen gezielt zu untersuchen und zu behandeln. Durch diese Entwicklung und die sozialmedizinischen Errungenschaften konnte die Lebenserwartung der Menschen wesentlich verbessert werden.

Es zeigen sich aber auch die Schattenseiten der modernen Medizin. Durch die Verkürzung der Arbeitszeit, die Zunahme der Medizintechnik, die aufwendige Diagnostik und Behandlung bleibt für den Patienten im Spital immer weniger Zeit. Für das Gespräch mit dem Patienten, für die direkte Behandlung durch den Arzt ist die Zeit zu kurz und so ist vor allem auch die Wirkung des Arztes als Person, sein Charisma, teilweise verloren gegangen.

Durch diese Entwicklung kommt der Mensch im Patienten oft zu kurz. Es entstehen dadurch Ängste, Zweifel, Depressionen, manchmal auch Resignation. Vor allem bei älteren Menschen entwickelt sich hier eine Zukunftsangst, welche oft unbegründet ist.

Moderne Therapien insbesonders die Polychemotherapie, die Antirheumatikatherapie u. v. a. verursachen eine Vielzahl iatrogener Schäden, welche im Alltag eine immer größere Bedeutung haben. Ebenso verursacht eine Polypragmasie, der Einsatz von zu vielen Medikamenten, Unverträglichkeitserscheinungen und Spätschäden.

Durch die Überlebenschance nach schweren Krankheiten, Operationen oder Unfällen, überleben Patienten oft mit Defektheilungen. Sie werden chronisch krank, bedürfen einer echten Langzeitbehandlung. Genauso benötigen Patienten mit Risikofaktoren im Rahmen von Stoffwechselerkrankungen oder einer Hypertonie eine Langzeittherapie. Diese Langzeitbehandlung erfordert naturgemäß noch mehr Zeit und vor allem auch erhöhte Kosten durch lange Spitalsaufenthalte und die nachfolgende Langzeitmedikation. Die oft aufwendige Medizintechnik, zum Beispiel in Intensivstationen, überfordert gerade die älteren Menschen. Diese notwendige Therapie in der Überlebensstrategie ist wohl perfekt, aber unpersönlich. Kinder können die Medizintechnik viel leichter umsetzen, da sie schon mit dem Computer aufwachsen.

Chronisch kranke und multimorbide ältere Patienten bedürfen einer echten Ganzheitsmedizin, wobei der Grundsatz gelten muß: *Nicht nur die Krankheit als solche, sondern den Kranken als Ganzes behandeln.*

Im medizinischen Alltag zeigt sich, daß der chronisch Kranke, der ältere Patient oft verzweifelt ist, depressiv wird, die Lebensfreude verliert und dadurch ein unglücklicher Mensch wird. Daher ist in der Ganzheitsmedizin vor allem die psychosomatische Betreuung, die Erfassung des Hintergrundes der Erkrankung, der seelische Zustand des Patienten sowie sein soziales Umfeld von besonderer Bedeutung. Bei chronisch kranken Patienten, welche schon oft die Hoffnung auf Besserung oder Gesundung aufgegeben haben, ist es wichtig, ein Therapieprogramm durchzuführen, welches ihnen echte Hoffnung gibt und eine Besserung erwarten läßt.

Ganzheitsmedizin im Spital

Hier ist das echte Terrain für die Ganzheitsmedizin, wobei neben der normalen klinischen und sozialmedizinischen Behandlung auch die sogenannten Grenzgebiete der Medizin, die Alternativtherapie oder — noch besser gesagt — die Komplementärtherapie von großem Wert sein können. An der 5. Medizinischen Abteilung für Langzeittherapie und Rehabilitation konnte seit vielen Jahren ein Modell aufgebaut werden, das den Forderungen nach der Ganzheitsmedizin sehr nahe kommt.

Hier konnten neben den optimalen Möglichkeiten der klinischen Schulmedizin in Diagnostik und Therapie, als flankierende Maßnahmen, sehr viele Alternativtherapien zum Wohle der Patienten durchgeführt werden. Aus der Vielzahl der Behandlungsmöglichkeiten konnte in den letzten Jahren nicht nur theoretische sondern auch praktische Erfahrung im positiven und negativen Sinn bei nachfolgenden therapeutischen Methoden erarbeitet werden:

Neuraltherapie, Prokaintherapie, Homöopathie, Akupunktur, Softlasertherapie, Organotherapie, Serumtherapie, Sauerstofftherapie, Magnetfeldtherapie, transkutane elektrische Nervenstimulation, Therapie mit essentiellen Spurenelementen (Zink, Selen), Magnesiumsubstitutionstherapie, Komplementärtherapie, Autogenes Training, Hypnosetherapie, Musiktherapie, Bibliotherapie, u. a.

Diese Behandlungen werden flankierend neben der Standardtherapie bei den stationären Patienten und in einer sehr frequentierten Nachbehandlungsambulanz durchgeführt.

Viele dieser Methoden brachten dem Patienten eine echte Hilfe. Manche zeigten dabei eine suggestive Wirkung mit Besserung oder sie zeigten eine Placebowirkung.

Egal von welcher Seite man es betrachtet, entscheidend ist, daß Patienten eine positive Beeinflussung ihres Krankheitsverlaufes erhalten. Vor allem bei bestehenden iatrogenen Therapieschäden gibt es viele biologische Möglichkeiten, um eine konsequente zielführende Behandlung durchzuführen.

So kann man in einer gut organisierten Schmerzambulanz durch Magnetfeldtherapie, transkutane elektrische Nervenstimulation und Akupunktur auch ohne belastende Medikation bei schon bestehenden Therapieschäden echte Therapieerfolge und Schmerzfreiheit erreichen.

Gerade in der heutigen materiellen raschlebigen Zeit ist es nicht leicht, das gesteckte Ziel einer Ganzheitsmedizin zu erreichen. Hier ist es notwendig, durch eine innerbetriebliche Schulung ein Team zu formen, welches nicht nur medizinisch gut arbeitet, sondern auch die Humanität im Krankenhaus beachtet. Bei den verschiedenen Therapien und Therapeuten muß das Prinzip des *Miteinander und nicht Nebeneinander* gelten.

Die Humanität im Krankenhaus ist in den übermodernen Hochspitälern der Neuzeit besonders schwer umzusetzen. Der Arbeitsstil wird durch die Größe der Häuser immer unpersönlicher, die Arbeitszeiten werden immer kürzer und die Untersuchungen dauern immer länger, wodurch es zu einem Mißverhältnis zwischen Diagnose und Therapie kommt.

Das Problem unseres Zeitalters ist, daß auf allen Gebieten sehr viele Programme bestehen, sehr viel Papier und Sprüche verwendet werden, daß aber oft die Bereitschaft und das Engagement fehlt, diese Programme in die Tat umzusetzen. Man spricht heute schon von einer *sprachlosen* Medizin. Dabei ist es doch besonders wichtig, mit dem Patienten zu reden, dem Patienten eine echte Hilfestellung zu geben, um z. B. eine optimale Einstellung zu einer Diabetes- oder Gichtdiät zu erreichen. Das moderne, gut wirksame Medikament ist ganz einfach zu wenig, wenn man die Lebensführung und die Diät des Patienten nicht auf seine Stoffwechselerkrankung einstellt.

Man kann nicht erwarten, daß sich der Patient in seinen Eßgewohnheiten umstellt, wenn er nur eine schriftliche Diätanleitung in die Hand gedrückt bekommt.

Ganzheitsmedizin im Spital

An der 5. Medizinischen Abteilung werden auf diesem Gebiet seit Jahren intensive audiovisuelle Schulungen gemeinsam mit Patienten und deren Lebenspartnern durchgeführt, und auch das praktische Diätkochen gelehrt und praktiziert. Solche Programme muß man unbedingt in der Besuchszeit durchführen, da man nur so an die Angehörigen der Patienten herankommt. In die gleiche Richtung geht die Integration von Selbsthilfegruppen in den Krankenhausbetrieb. Dies gilt vor allem für Krebspatienten, wobei diese Therapiestrategie vor allem auch für die Zeit nach dem Krankenhaus entscheidend ist.

Die Kontrolle, Beratung und Führung von Risikopatienten, vor allem von Stoffwechselerkrankten, in einer Nachbehandlungsambulanz in Zusammenarbeit mit den behandelnden Hausärzten ist gerade bei diesen Patientengruppen von ausschlaggebender Bedeutung.

Man muß auf diesem Gebiet eine viel engere Zusammenarbeit zwischen Spital und praktizierenden Ärzten fordern und diese Kontakte durch ständiges Informieren mit sämtlichen Befundberichten und Entlassungsberichten pflegen.

Entscheidend für die optimale ambulante Betreuung ist, daß der Patient nicht als Anonymus hin und her geschoben wird, sondern möglichst vom selben Arzt behandelt und beraten werden soll, so daß ein echter persönlicher Kontakt entsteht. Auf diese Weise können Krisensituationen oder dramatische Befundänderungen rasch in die Therapie umgesetzt werden. Das gleiche gilt für die Betreuung der stationären Patienten, wo sich die Gruppenpflege bei der Krankenbetreuung durch die Schwestern besonders bewährt hat. Gerade ältere Patienten haben dadurch viel bessere Möglichkeiten, mehr Zuwendung und eine optimale Therapie für ihre Beschwerden zu bekommen.

Ein besonderes Problem ist die Zukunft der älteren Patienten, vor allem die Angst der Patienten vor dem Altersheim, vor dem Siechtum. Hier ist es nicht nur Aufgabe des Arztes, eine optimale Therapie durchzuführen, sondern als Teamwork die Patienten und Angehörigen zu beraten und das Beste aus der Situation herauszuholen.

Nur allzu häufig wird der erreichte medizinische Erfolg durch das Versagen der Familie zerstört. Nicht selten gibt sich der Patient auf, wenn er die Einreichung der Prokuratio unterschreiben muß. Die Zukunft der Alten, Kranken ist sowohl ein soziales als auch vor allem ein Familienproblem.

Die Spitalsbehandlung muß primär immer das Ziel haben, den Patienten wieder in die Gesellschaft zu integrieren, ihn wieder in die eigene Wohnung zu entlassen. Zu lange Spitalsaufenthalte führen dazu, daß die Patienten oft unselbstständig werden, nicht mehr den Wunsch haben, in der eigenen Wohnung weiterzuleben und so der Allgemeinheit letztlich zur Last fallen.

In den letzten zehn Jahren haben sich die Sozialdienste der Stadt Wien bei den Patienten sehr segensreich ausgewirkt, so daß diese Situation wesentlich verbessert werden konnte und viel weniger Patienten in Pflegeheime eingewiesen werden müssen.

Besonders die insulinpflichtigen Diabetiker, welche nicht selbst Insulin spritzen können, erhielten eine Verbesserung ihrer Lebenserwartung durch die mobilen Schwestern.

Genauso sind das Essen auf Rädern, der Besuchsdienst und die Reinigungsdienste eine echte Hilfe für behinderte ältere Menschen. Durch dieses System der Sozialdienste ist es möglich, viele Menschen zu Hause in der eigenen Wohnung weiterleben zu lassen, wodurch die Altersheime und Pflegestationen wesentlich entlastet werden. Dieses Konzept erfüllt weitgehend die Forderung, unseren älteren Patienten nicht nur mehr Jahre zu schenken, sondern diese Jahre auch lebenswert zu gestalten.

Ein Blick zurück in die zwanziger und dreißiger Jahre zeigt, daß es damals viel weniger Ärzte gab.

Ganzheitsmedizin im Spital

Es gab den echten Hausarzt, der seine Patienten kannte und mit viel geringeren Möglichkeiten eine echte Ganzheitsmedizin durchführen konnte. Er kannte die Familie, er kannte die Probleme, er führte persönliche Gespräche, er war Tag und Nacht einsatzbereit und machte Hausbesuche. Er wurde natürlich auch viel weniger zu Bagatellfällen gerufen und es erfolgten viel weniger Spitalseinweisungen.

In der heutigen Zeit wo wir einen Ärzteüberschuß haben, wo man glauben müßte, daß die ärztliche Versorgung optimal ist, klagen unsere Patienten über zu lange Wartezeiten, zu geringen Kontakt mit den Ärzten, man spricht von einer *sprachlosen Medizin*.

Es werden immer mehr Zusatzbetreuer und Behandler benötigt auf einem Gebiet, welches früher der Hausarzt und die Familie abgedeckt haben. Durch diese Situation werden oft die echten Fortschritte der modernen Medizin egalisiert und sogar ins Gegenteil umgekehrt. So ist das System der heutigen Gesundenuntersuchung bzw. die Interpretation erhobener grenzwertiger Befunde oder Hilfsbefunde dazu angetan, den Patienten hier mehr ein *Krankheitsbewußtsein* als ein Gesundheitsbewußtsein zu geben.

Es werden heute ganz einfach zu viele Diagnosen gestellt, es werden zu wenig Prioritäten gesetzt; der Patient wird dabei zu wenig über seine Krankheit, deren Verlauf und Prognose aufgeklärt, sondern erhält einen geschriebenen Befund in die Hand. Doch hier gilt nicht mehr der alte Spruch *Was Du schwarz auf weiß besitzt, kannst Du getrost nach Hause tragen,* da es in den letzten Jahren zu einer deutlichen Änderung des Krankenbewußtseins gekommen ist. Man spricht heute vom *aufgeklärten Patienten,* vergißt aber, daß es sich hier oft um eine *Pseudoaufklärung* handelt, welche meist durch die Laienpresse erfolgt, und welche ganz einfach zu wenig auf das individuelle Geschehen Rücksicht nimmt. Alle Krankheiten werden durch die Person des Kranken gefärbt, verändert, charakterisiert und dieses Krankheitsgefühl kann nur durch das Gespräch zwischen Arzt und Patienten durch das *direkte Behandeln,* nicht nur durch den Medikamentenkonsum und eine Verordnungsmedizin behoben werden. Obwohl die medizinische Betreuung der Bevölkerung immer allumfassender wird, muß man die Tatsache feststellen, daß international gesehen immer mehr sogenannte Außenseitermethoden von *medizinischen Laien* propagiert und durchgeführt werden. Man muß verlangen, daß auch Alternativbehandlungen von gut ausgebildeten Medizinern durchgeführt werden. Der Arzt soll aber auch die Möglichkeit haben, diese Therapien perfekt zu erlernen.

Rückblickend auf eine jahrzehntelange Erfahrung und bei der Beurteilung des heutigen Standes einer modernen Medizin muß man zum Wohle unserer Patienten eine echte Brücke zwischen der klinischen und der Alternativ- oder Komplementärmedizin im Sinne einer Ganzheitsmedizin schlagen.

Das Modell der 5. medizinischen Abteilung, einer klinischen Abteilung mit Langzeittherapie und Rehabilitation in einem Schwerpunktspital mit 1600 Betten ist die optimale Möglichkeit einer praktizierten Ganzheitstherapie. Hier zeigte sich, daß die moderne Therapie mit der Möglichkeit des Überlebens und der Verlängerung des Lebens nur dann einen Sinn hat, wenn der Patient auch die Chance hat, nicht nur Jahre zu gewinnen, sondern diese Jahre auch lebenswert zu gestalten.

Beim Aufbau des Modells einer Ganzheitsmedizin war das Prinzip der Humanität im Krankenhaus eine Hauptvoraussetzung für eine erfolgreiche Behandlung der Patienten. Obwohl man glauben sollte, daß die Humanität im Krankenhaus selbstverständlich sein sollte, ist es in den letzten Jahren durch die allgemeine Überforderung der Menschen durch Technik, Freizeit, Arbeitszeitverkürzung, Verwaltungstätigkeit, Papierkrieg und durch die Vielzahl der diagnostischen und therapeutischen Möglichkeiten sowie durch die modernen Spitalsbauten zum Ruf nach mehr Humanität im Krankenhaus gekommen. Was ist Humanität? Zeit haben für die

Ganzheitsmedizin im Spital

Patienten. Eine Umgebung schaffen, wo sich der Patient wohl und geborgen fühlt — sowohl räumlich als auch seelisch. Den Patienten mit Rat und Tat zur Seite stehen, sie aufklären und führen. Die Angehörigen in die Behandlung mit einbeziehen. Bei der Durchführung der Therapie nicht in eine Polypragmasie verfallen, welche den Patienten unter Umständen mehr Schaden als Nutzen bringen kann.

Neben der medizinischen Standardtherapie einer klinischen Abteilung haben sich nachfolgende Komplementärmethoden zur Verbesserung des Therapieerfolges bewährt:
1. Psychosomatische Therapie in Form von Gruppen- und Einzeltherapie mit autogenem Training, Musiktherapie.
2. Bewegungstherapie — Heilgymnastik.
3. Ergotherapie (früher Beschäftigungstherapie) mit einem optimalen Programm zur Behebung von Behinderungen und vor allem von gestörten Funktionen.
4. Audiovisuelle Beratung bei Stoffwechselerkrankungen, zur Gewichtsreduktion bei Übergewicht.
5. Bibliotherapie im Sinne einer positiven Suggestion und Verbesserung einer negativen Grundeinstellung.
6. Fullservice mit dem Ziel, vor allem älteren Menschen ein besseres Hören, Sehen und Gehen zu vermitteln.

Die *psychosomatische Zielrichtung* in der Behandlung ist von besonderer Bedeutung. Das geschulte Team findet rasch echte Kontakte zu den Patienten, kann sie aus Einsamkeit und Isolation führen und ihnen wieder Lebensmut und Gesundungswillen geben. Durch die positive Lebenseinstellung und die Motivierung zum Gesundwerden wird der Heilungsprozeß bei vielen Leiden beschleunigt.

Die Teilnehmer an den Gruppentherapien lernen ihre Erfahrung in der positiven Bewältigung ihrer Krankheit austauschen und können sich dadurch gegenseitig stützen. Die Patienten haben hier die Möglichkeit, eine echte Lebensschule mitzumachen und im Alltag zu verwerten. Die *Musiktherapie* ist in ihren verschiedenen aktiven und passiven Formen imstande, den Patienten Angst und Spannung zu nehmen und ihnen wieder Lebensfreude zu geben. Bei der Musiktherapie kommt es zu einer echten Entspannung, wobei als Zusatzeffekt die Freude über das Erleben zur Wirkung kommt. Im heutigen Spitalsbetrieb ist die Durchführung einer Musiktherapie in den Nachmittagsstunden besonders günstig, da durch die verkürzten Arbeitszeiten nachmittags zu wenig Aktion für die Patienten ist.

Von besonderer Wichtigkeit im Spital ist die *Bewegungstherapie,* wobei man auch schwerkranke Patienten nie frühzeitig genug mobilisieren kann. Hier gilt der Spruch *Leben heißt bewegen.* Die frühzeitige Mobilisierung verhindert bei vielen Patienten in der postoperativen Phase nach Herzinfakt und Insulten das Entstehen von Komplikationen wie Thromboembolien, Decubitus oder Kontrakturen. Unter dem Sammelbegriff Rehabilitation läßt sich durch die Bewegungstherapie ein besonders guter Effekt für die Patienten erreichen. Es gibt dafür einen Fitnessparcours, einen Straßenbahnwagen, welcher die Patienten animiert und ihnen zeigt, daß sie ein öffentliches Verkehrsmittel benutzen können. Auf einem Rheumahügel können die Patienten mit Gehbehinderungen das Gehen auf verschiedenen Straßenbelägen und mit verschiedenen Steigungen erlernen und dadurch wieder Sicherheit für das Leben im Alltag gewinnen. Ein eigener Minigolfplatz ist eine wirkliche Bereicherung der Bewegungstherapie. Hier üben die Herzinfarktpatienten und Gelenkpatienten mit besonderer Begeisterung.

Durch das Bewegungstraining behält der Patient seine Aktivität, es führt zu einer verbesserten Kreislaufregulation, wobei neben den obligaten gezielten heilgymnastischen Übungen leichter Sport und Ballspiele durchgeführt werden. Über den Gruppeneffekt kommt es auch hier zu einer Verbesserung der psychischen Situation.

Ganzheitsmedizin im Spital

Bei älteren Patienten und chronisch Kranken wirkt die Bewegungstherapie stimulierend und mobilisierend. Diese Aktivitäten bewirken, daß die Patienten positiv an ihrer Gesundung mitarbeiten und nicht in Lethargie verfallen.

Die *Ergotherapie* hat in der modernen Medizin einen besonderen Stellenwert. Ihre Hauptaufgabe ist die Beseitigung von Behinderungen, die Kompensation von Defektheilungen und vor allem das Erlernen der Verrichtung des täglichen Lebens. Der Patient soll dadurch wieder imstande sein, alleine in seiner Wohnung zu leben, selbst zu kochen und die vielen kleinen Arbeitsverrichtungen des Haushaltes selbständig durchführen zu können.

Diese Verselbständigung der Patienten ist deshalb so wichtig, weil sie nur dadurch davor bewahrt werden können, in ein Pflegeheim gehen zu müssen. Neben dem gezielten Training zur Behebung einer gestörten Funktion nach Lähmung an rheumatischen Gelenksdeformitäten oder zur Nachbehandlung von Gelenksoperationen kommen verschiedene Hilfsmittel, sogenannte Aids, zum Einsatz. Solche Aids können für jeden Behinderungszustand speziell angefertigt werden, wobei der Erfindungsgabe der Therapeuten keinerlei Grenzen gesetzt sind. Diese Hilfsmittel reichen von den einfachsten und billigsten bis zu teuersten und kompliziertesten, die von den Ergotherapeuten oft *hand made* dem Behinderten angepaßt werden können, wobei das *Gewußt-wie* oft zu ganz einfachen Hilfen und Geräten führt. Hier muß man aber davor warnen, daß man Behinderten zu viel Technik, Hydraulik und Elektronik anbietet, weil er dadurch manchmal seine Eigenaktivität und seine Selbständigkeit verliert und abhängig wird. Das ideale Hilfsmittel ist jenes, welches bei einem Maximum an Hilfe und einem Optimum an Eigentätigkeit, Selbständigkeit und Entscheidungsfähigkeit beläßt. Gerade bei dieser Therapieform ist der persönliche Kontakt Therapeut-Patient von besonderer Bedeutung. Bei der Überlegung über einen notwendigen Einsatz von Hilfsmitteln muß man die Persönlichkeit und Gesamtsituation des Patienten berücksichtigen. Die funktionelle Ergotherapie sollte dem täglichen Leben angepaßt sein, sie soll dem Patienten spielerisch Freude bereiten und ihm ein Erfolgserlebnis vermitteln. Bei konsequenter Anwendung dieser Richtlinie ist die Gewähr gegeben, daß behinderte Patienten nicht nur sicherer, unabhängiger und freier zu Hause leben können, sondern auch nach ausreichender Schulung oftmals wieder in das Berufsleben eingegliedert werden können.

Die *Diätberatung* bei Stoffwechselkranken, Übergewichtigen, bei Herz-Kreislauf-Krankheiten ist im Therapieprogramm einer Ganzheitsmedizin besonders wichtig. Das beste Medikament ist wertlos, wenn der Patient sein Leben nicht verändert, seine Eßgewohnheiten nicht ändert. Die konsequente Aufklärung, theoretisch als audio-visueller Unterricht, praktisch durch Kochen in einer eigenen Modellküche, gibt dem Patienten die Chance einer echten Verbesserung seiner Krankheit und Lebensqualität. Entscheidend ist, daß die Programme mit den Angehörigen durchgeführt werden, da es völlig sinnlos ist, wenn der Partner über die entsprechende Diät und die Möglichkeit des Diätkochens nicht informiert ist. Ein schriftlicher Diätplan ohne aufklärendes Gespräch ist in der täglichen Praxis sinnlos und wird von den meisten Patienten nicht akzeptiert. Die Patienten müssen die Möglichkeit haben, diese Diätgespräche nach der Spitalsentlassung weiter zu besuchen und sollten dazu motiviert werden, bei aufkommenden Unklarheiten zu fragen.

Die Durchführung einer Reduktionsdiät durch Übergewichtige ist bei der Vielzahl von Gelenkserkrankungen für den weiteren Verlauf und die Lebensqualität von entscheidender Bedeutung. Nach dem Fiasko der Null-Diät mit enormer Stoffwechsel- und Kreislaufbelastung ist die Durchführung einer kontrollierten und konsequenten Reduktionsdiät die einzige Möglichkeit einer zufriedenstellenden Gewichtsabnahme.

Die *Bibliotherapie* ist eine leider zu wenig bekannte Möglichkeit, eine nicht medi-

Ganzheitsmedizin im Spital

kamentöse Therapie im Spital durchzuführen. Durch den gezielten Einsatz von ausgewählten Büchern und die Beratung der Patienten durch gelernte erfahrene Bibliothekare kann die Seele des Patienten und der Wille zur Gesundung sehr positiv beeinflußt werden. Hier soll der Patient nicht nur zum guten Buch geführt werden, sondern dazu angehalten werden, die oft therapielose Nachmittags- und Abendzeit nutzbringend zu verwerten.

Die Zielrichtung der Bibliotherapie ist die Ablenkung vom Spitalsalltag, das Vergessen der Beschwerden, das Vertreiben der Langeweile, die Förderung der Konzentration. Durch krankheitsbezogene Bücher, durch trostbringende Literatur kommt es zur seelischen Aufrichtung. Hierher gehören auch religiöse Bücher sowie philosophische Werke. Eine gezielte Auswahl von Büchern kann auch die Aktivität während und nach dem Spitalsaufenthalt anregen: durch Spiele, Hobby, Handarbeit, Kochen usw. Das Leitmotiv für die Bibliotherapie heißt *Bücher helfen heilen*. Der Bibliothekar ist kein Arzt, gehört nicht zum Pflegepersonal und stellt damit eine Verbindung zur gewohnten Umwelt her. Das Buch gibt Gesprächstoff. Der Bibliothekar soll bei der Rückgabe des Buches mit dem Patienten ein Gespräch über den Inhalt führen. Für den gehfähigen Patienten ist der Weg in die Bibliothek eine willkommene Abwechslung, manchmal auch ein Zeichen der Genesung. Die Durchführung eines *Fullservice* im Rahmen eines Spitalsaufenthaltes ist besonders für ältere Patienten von enormer Bedeutung. Was heißt Fullservice? In der Praxis umgesetzt: besser sehen, besser hören, besser beißen, besser gehen.

Die Mehrzahl der Patienten sind ältere Menschen, welche meist multimorbid sind. Das heißt, im Laufe ihres Lebens sind verschiedene Krankheiten aufgetreten, z. B. ein Lungenemphysem, Arthrosen, Gelenkserkrankungen, Magengeschwüre, Durchblutungsstörungen usw. Es zeigt sich nun, daß viele ältere Patienten die Verschlechterung von Organfunktionen, des Sehvermögens, des Hörens usw. eher kritiklos hinnehmen und dadurch ihre Lebensqualität verringern. Wenn nun der ältere Patient wegen einer akuten Krankheit, z. B. Lungenentzündung oder Unfall, in das Spital aufgenommen wird, hat man die Chance, solche gestörte Funktionen zu überprüfen, zu korrigieren und zu verbessern.

In der Praxis zeigte sich, daß viele ältere Menschen Brillen benutzen, welche ihrem Visus nicht mehr angepaßt sind. Viele Patienten haben Gehbehinderungen, statische Probleme, tragen alte schlechte und abgenützte Schuhe, wodurch ihr Gehvermögen reduziert wird. Viele Patienten hören schlecht, werden dadurch einsam, kapseln sich ab und werden depressiv. Viele lassen ihr Gebiß nicht mehr sanieren, können daher nur schlecht beißen, wodurch die Nahrung nicht optimal ausgenützt werden kann und Magen-Darmstörungen auftreten.

Während des Spitalaufenthaltes besteht die Chance, den Visus durch passende Brillen zu korrigieren, das Gehen durch Anpassen orthopädischer Schuhe zu verbessern. Das Hören durch Verordnung eines Hörapparates zu optimieren, durch eine Gebißsanierung die Möglichkeit optimaler Nahrungsaufnahme zu schaffen.

Zu einer konsequenten Ganzheitsmedizin gehört auch eine *optimale Raumgestaltung,* eine Verbesserung des Raumklimas und Möglichkeiten einer Kommunikation. Moderne Krankenhäuser sind bestechend in ihrer technischen Perfektion (es dominiert das Weiß, die Zweckmäßigkeit). Solche Räume entsprechen optimal den hygienischen Anforderungen, sind aber für die Seele des Patienten zu steril und bedrückend. Durch einfache Maßnahmen läßt sich ein behagliches Raumklima schaffen, wo sich der Patient wohlfühlt und entspannen kann.

Die 5. medizinische Abteilung des Wilhelminenspitals konnte durch Zusammenarbeit mit dem Historischen Museum der Stadt Wien wegweisende Möglichkeiten für die Verbesserung des Raumklimas aufzeigen. Nach dem primär schon der Pav. 24 in einem denkmalgeschützten Jugendstilhaus, gebaut von Otto Wagner, untergebracht ist, konnte durch Aufstellung verschiedener Exponate, Plastiken, Reliefs aus dem Bestand des Historischen Museums eine echte Auflockerung und Verschönerung der Räume erreicht werden. Zusätzlich konnten im umgebenden Park der Abteilung verschiedene Plastiken aufgestellt werden, welche echten Blickfang und eine Erbauung für die Patienten darstellen.

Durch die Anbringung von großen bunten Fototapeten in den Funktionsräumen konnte sowohl in der Ergometrie als auch in den Ambulanzen der streng medizinische Charakter gemildert werden. Durch die Schaffung einer Marktplatzatmosphäre auf den Gängen sind die Patienten angeregt, am Abend zusammen zu sitzen und miteinander zu reden, wodurch die Kommunikation verbessert wird.

Ein besonderes Problem ist die *Aufklärung* der Patienten. Man spricht zwar heute vom *aufgeklärten Patienten,* doch handelt es sich meist um eine Pseudoaufklärung, welche der Patient vor allem aus Zeitschriften und dem Fernsehen erhält. Aus diesem Grund ist es besonders wichtig, daß der behandelnde Arzt dem Patienten über seine Krankheit, über die Therapie und über die Prognose und Zukunft seiner Erkrankung aufklärt. Von besonderer Wichtigkeit ist die Aufklärung von Krebspatienten und auch deren Angehörigen.

Hier muß mit besonderem Fingerspitzengefühl vorgegangen werden, um diese Patienten zu den oft belastenden Therapien zu motivieren und ihnen aber dabei nie die Hoffnung zu nehmen.

Die Partneraufklärung ist besonders notwendig, damit Krebskranke den Rückhalt ihrer Familie nicht verlieren und vor allem bei Brustkrebspatienten ist das Gespräch mit dem Partner wichtig, um das Zerbrechen einer Ehe mit allen ihren psychosomatischen Folgen zu verhindern. Nach gynäkologischen oder Mammaoperationen ist das Sich-Wiederfinden der Partner für den weiteren Verlauf der Krebserkrankung von entscheidender Bedeutung. Seit Jahren haben hier die Selbsthilfegruppen eine sehr dankenswerte Aufgabe in Zusammenarbeit mit dem behandelnden Arzt geleistet.

An der 5. medizinischen Abteilung werden bei entsprechender Indikation in Ergänzung zur klinischen Therapie besondere alternative Komplementärtherapien durchgeführt. Am Beispiel von chronisch degenerativen und rheumatischen Erkrankungen seien einige zur Routine gewordene Therapiemöglichkeiten vorgestellt.

Durch die notwendige Langzeittherapie mit non-steroidalen Antirheumatika findet man bei vielen rheumatischen Erkrankungen verstärkte Nebenwirkungen der Therapie von seiten des Magen-Darm-Traktes und des Knochenmarkes. Im Notfall sind damit die therapeutischen Möglichkeiten zur Behandlung dieser Erkrankung erschöpft. Wir konnten in vielen Jahren eine echte schmerztherapeutische Station aufbauen, wo erfahrene Ärzte und Therapeuten durch Anwendung von Magnetfeldtherapie, transkutaner elektrischer Nervenstimulation, Neuraltherapie und Akupunktur diesen Patienten eine echte Hilfe bringen, wobei man im Zusammenhang mit den iatrogenen Schäden sagen kann, daß es sich hier um ausschließlich biologische Methoden handelt. All diesen Methoden gemeinsam ist eine echte Beeinflussung von Schmerzen, wobei die Magnetfeldtherapie besonders bei der Komplikation einer Fraktur noch zusätzlich die Kallusbildung anregen kann.

Die transkutane elektrische Nervenstimulation beseitigt lokalisierte Schmerzen. Der Patient erlernt die Technik mit diesem einfachen Gerät in der Schmerzambulanz und kann diese Behandlung nach entsprechendem Training jederzeit zu Hause selbst durchführen. Auch die Neuraltherapie und Akupunktur kann in gleicher Weise sowohl zur Schmerztherapie als auch zu einer gewissen Umstimmung herangezogen werden.

Durch Softlasertherapie kann man vor allem auch auf Basis einer Ohrakupunktur therapieresiste Schmerzsyndrome zum Abklingen bringen. Neben den zahlreichen angeführten Komplementärtherapien konnte in den letzten Jahren durch Behand-

Ganzheitsmedizin im Spital

lung mit essentiellen Spurenelementen wie Zink, Selen, Eisen und durch Substitution einer Magnesiumtherapie eine zusätzliche Hilfe bei den verschiedenen Krankheiten erreicht werden. In der letzten Zeit gibt vor allem die Therapie mit Selen in der Onkologie zu berechtigten Hoffnungen Anlaß. Das Prinzip dieser Therapie beruht auf einer Hemmung des Krebswachstums, auf einer Verbesserung der Verträglichkeit im Rahmen der Polychemotherapie, sowie in einer Durchbrechung der Resistenz gegen die Chemotherapie. Selen hat auch im Rahmen der Umweltverschmutzung eine große Bedeutung, da es in der Prophylaxe der Krebserkrankung sowohl die Bildung von trizyklischem Kohlenwasserstoff blockiert als auch durch die Bindung von Quecksilber, Blei und Schwefel eine entgiftende Funktion in der Umwelt hat.

Der Einsatz einer Immunmodulation durch Fiebertherapie, Thymusextrakte und Spurenelemente, kann den Verlauf von Krebserkrankungen aber auch von Immunschwächeerkrankungen wie AIDS positiv beeinflussen.

Im Laufe der Jahrhunderte hat es immer Veränderungen in der Medizin gegeben, es wurden neue Erfahrungen und Methoden eingebracht, die am Anfang teilweise belächelt und oft auch bekämpft wurden. Man kann aber nur über Methoden sprechen, wenn man eine praktische, langjährige Erfahrung hat.

Rückblickend auf jahrzehntelange Tätigkeit und bei der Beurteilung des heutigen Standes einer modernen Medizin muß man zum Wohle unserer Patienten eine echte Brücke zwischen der klinischen Schulmedizin und der Alternativmedizin im Sinne einer Ganzheitsmedizin schlagen. Das Modell einer medizinischen Abteilung mit dem Einsatz der Ganzheitsmedizin in einem Schwerpunktspital mit 1600 Betten ist eine optimale Möglichkeit, dieses Ziel zu verwirklichen.

Statement von Dipl.-Vw. Dr. Josef Dezsy, Rudolfinerhaus Wien

Die Überbewertung der kurativen Apparatemedizin, der Glaube an die Machbarkeit durch Medizintechnik machen es schwer, in die weit wichtiger gewordenen Bereiche der Beratung, der Prophylaxe, der Gesunderhaltung und Gesundheitsbildung zu gelangen. Wir sprechen nicht ohne Grund von der sogenannten *Reparaturmedizin.* Dabei spielen gerade diese genannten Faktoren für die wirtschaftliche Leistungserstellung in der Medizin eine überaus starke Rolle. Die rasante Entwicklung der Apparatemedizin gestattete es nicht in gewünschtem Maß, den Patienten mündig zu machen, vielmehr entstand ein Konsument, der *sich behandeln läßt,* ohne gleichzeitig alle seine Kräfte miteinzusetzen, um den angestrebten Output *mit dem Arzt gemeinsam* zu produzieren.

Die Medizin ist eine mit einem großartigen Arsenal an Technik und naturwissenschaftlichem Wissen ausgestattete Reparaturwerkstätte geworden, die zur Überproduktion führt, ohne die Zufriedenheit der Patienten mit dem Gesamtsystem beiführen zu können. Vom ökonomischen Blickwinkel aus betrachtet besteht immer mehr die Gefahr, daß wir zur Überproduktion an medizinischen Gütern gelangen und damit in den Bereich der Ineffektivität.

Ganzheitsmedizin für den Ökonomen besteht im wesentlichen in der sinnvollen, d. h., *effizienten* und *effektiven Abwicklung* des Betriebes und in der *wirtschaftlichen Erstellung des Produktes »Gesundheit«;* deshalb sind für mich im Spital ganz bestimmte Punkte wichtig, die ich im folgenden darstellen möchte.
1. Der Primär-Output des Krankenhauses besteht nicht in der Produktion von Pflegetagen, sondern in der Statusveränderung des Patienten, außerdem Behandlungs-

erfolg in Form von mehr Gesundheit oder Wiederherstellung der Gesundheit, d. h., daß der Sekundär-Output durch den Einsatz von Medizintechnik, Apparate, Arzneimittel, Labor und Personal *lediglich ein Zwischenprodukt* hervorbringt. Dieses Zwischenprodukt kann jedoch nur dann zum Primär-Output (Gesundheit) werden, wenn es vereinigt wird mit der *Mitwirkung des Patienten;* diese Mitwirkung nenne ich *aktiven Primär-Input.* Sie könnten dies in der Sprache der Medizin *Compliance* nennen oder *Wecken der eigenen Kräfte des Patienten* — Arzt und Medikamente unterstützen ihn dabei.

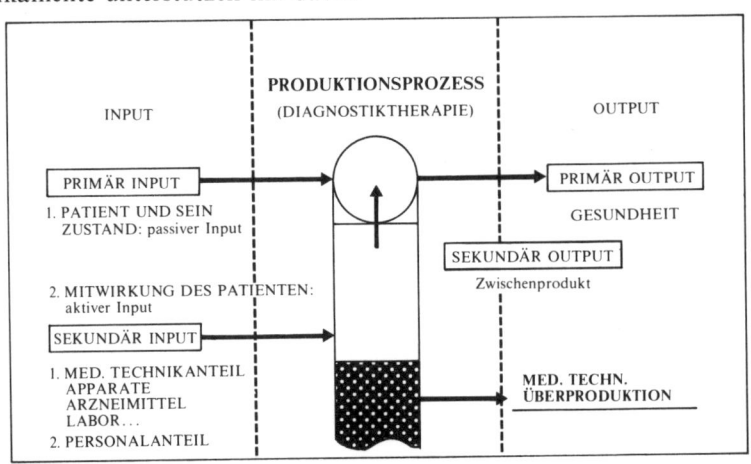

```
           |  PRODUKTIONSPROZESS  |
   INPUT   |  (DIAGNOSTIKTHERAPIE)|   OUTPUT

  [PRIMÄR INPUT]─────▶              ─▶[PRIMÄR OUTPUT]
 1. PATIENT UND SEIN                   GESUNDHEIT
    ZUSTAND: passiver Input
                                    [SEKUNDÄR OUTPUT]
                                     Zwischenprodukt
 2. MITWIRKUNG DES PATIENTEN:
    aktiver Input
  [SEKUNDÄR INPUT]─────▶
 1. MED. TECHNIKANTEIL                 MED. TECHN.
    APPARATE                           ÜBERPRODUKTION
    ARZNEIMITTEL
    LABOR...
 2. PERSONALANTEIL
```

Die Leistungen des Arztes können nur dann erfolgreich ankommen, wenn der Patient nach dem *Uno-Actu-Prinzip* zum selben Zeitpunkt wie diese Leistungen gegeben werden, diese auch annimmt. Im Hinblick auf die dramatische demographische Entwicklung der Überalterung der Bevölkerung, die uns allen bekannt ist, wird es aber in Zukunft immer weniger gelingen, diesen so wichtigen und notwendigen *aktiven Primär-Input* von Patienten zu erhalten; vor allem wird er in einem hochtechnisierten Betrieb auch nicht immer wirksam werden können. Die Möglichkeiten des Einsatzes von Hochtechnologie bei einem chronisch Kranken oder sehr alten Menschen, oder auch bei Pflegefällen, deren Zahl dramatisch wächst, ist ab einem gewissen Zeitpunkt nicht mehr nutzbringend; vielmehr sehe ich bei steigenden Kosten abnehmende Kosten/Nutzeneffizienz. Hier werden andere Faktoren der Betreuung der kranken Menschen an Bedeutung gewinnen.
2. *Die Hinwendung der Medizin zu naturwissenschaftlichen Methoden* gab in der Vergangenheit die *irrtümliche Meinung:* je mehr Medizinleistungen gegeben werden, umso mehr Gesundheit würde dann als Output die Folge davon sein — dies hat sich nicht bewahrheitet.
Ganz im Gegenteil zur industriellen Massenproduktion ist es auch nicht gelungen, mit dem Einsatz größerer und immer leistungsfähigerer Maschinen in jedem Fall mehr Effizienz und Effektivität zu erreichen. Die wichtigste Komponente neben diesen eingesetzten Leistungen sehe ich in der Rolle des aktiv mitwirkenden Patienten.
Diese Mitwirkung des Patienten kann besonders in persönlicher Betreuung oder auch in kleinen Einheiten optimal nutzbringend erfolgen, da in Großbetrieben Bürokratie und Quantität in der Leistungserbringung die private Initiative der Pfleglinge nicht entsprechend aufkommen läßt. Es besteht sogar die Gefahr, daß ein allzu hoher medizinisch-technischer Einsatz einen hohen Grad der Mit-

wirkung des Patienten ausschließt. Der Patient soll also nicht Objekt der Medizin sein, sondern soll mitarbeitendes Subjekt, also Partner des Arztes sein; nur damit sind auch optimale Erfolge zu erreichen (nicht *Oberschenkel auf Zimmer Nr. 3*, sondern: *Herr Mayer*).

Hier darf auch die Kritik am unnatürlichen Tagesablauf in vielen Krankenhäusern, der den Patienten wider Willen aufgezwungen wird, nicht vergessen werden. Der Patient wird wie ein Objekt, ein Zahnrad in den täglichen Ablauf *eingebaut* und oft entmündigt — als Folge der mangelnden Respektierung seiner Person.

Es gibt Untersuchungen darüber (z. B. von Rieben), daß die Mitarbeit des Patienten im Stationsbereich nicht nur seine gesundheitliche Situation, sondern auch die betriebliche Kostensituation wesentlich verbessert. Vor allem verweise ich hier auf die teilweise Selbstversorgung, weiters bei der Mitversorgung anderer Patienten, bei der Mitgestaltung des täglichen Ablaufs auf der Station, bei Essensverabreichung usw. (im Sinne eines *progressive care*).

Aus Studien in den USA (siehe W. McClure sowie Havinghurst und Blumstein u. a.) ist uns bekannt, daß der Einsatz von Apparaten, Personal und Spitalsbetten zu hoch ist, und daß eine gewisse medizinische Überversorgung, vor allem der Überdiagnostik, gegeben ist. Das optimale Niveau der Gesundheitsausgaben steht in einem in der Wirksamkeitskurve ausgedeuteten Zusammenhang, wonach *anfangs ein hoher Nutzenzuwachs* für jede Input-Einheit gegeben ist. Nach einem gewissen Punkt verflacht die Kurve, d. h. zusätzliche Inputs bringen keinen Nutzen mehr und über einen gewissen Punkt hinaus tritt sogar eine Verminderung des Nutzens ein (Grenznutzentheorie). Auch hier nur ein Stichwort: Medikamentöse Behandlung infolge Multimorbidität bei alten Menschen, die zu Polypragmasie und zu fraglichen Interaktionen zwischen Medikamenten führt.

Die logische Konsequenz dieser Erkenntnis ist, daß die Medizin nach mehr individueller Hinwendung streben muß und die durch die Apparatemedizin zum Teil verschüttete *ärztliche Kunst* wieder zur stärkeren Anwendung gelangen soll. Dies allerdings ist nicht zuletzt ein Problem der Arztausbildung.

3. Die *personelle Komponente* wird mit zunehmendem Anteil der alten Patienten immer stärker, womit auch die Betreuung immer teurer wird. Gleichzeitig sehe ich zum Stichwort *ganzheitliche Betreuung eines Kranken* auch die wichtige Komponente der sogenannten *angepaßten Versorgungsintensität*. Das bedeutet, daß der Patient in jener Kategorie der Krankenhausorganisation den größten Nutzen hat, die seinem jeweiligen Gesundheitszustand entspricht. Ist nämlich der Patient in einer höheren Stufe als für ihn notwendig wäre, so tragen die Fall- oder Tageskosten unnotwendige *Infrastrukturkosten* teurer Einrichtungen des Krankenhauses mit, die der Patient *nicht* oder *nicht mehr benötigt*. Deshalb sehe ich ein ganzheitliches System auch im Spitalswesen in einem sogenannten *integrierten System*, in dem wir Abstufungen vom *Akutkrankenhaus* der jeweilig notwendigen Kategorie über *Rekonvaleszenz* und *Hauskrankenpflege, Tagesheime, Gemeinschaftswohnungen, familiäre Pflege* haben. Auf diese Weise ist es vorstellbar, daß dem Patienten der *höchstmögliche Nutzen* bei *optimaler Kostenrelation* zukommen könnte.

4. Als Ökonom möchte ich jetzt nicht nur auf die Kosten eingehen, sondern auch auf wirtschaftliche, also *effiziente Verwendung vorhandener Mittel*. Auch dieses Problem stellt sich in dem Moment, wo wir an die *Versorgungsgerechtigkeit* aller Bürger denken; denn Hochtechnologie und Supermedizin können nicht allen Patienten zugute kommen. Es wird aus finanziellen Gründen nie möglich sein, alle Segnungen der Medizin allen Bürgern zukommen zu lassen, deshalb verstehe ich auch unter ganzheitlicher Medizin eine möglichst *gut ausgebaute Breitenmedizin,* die dem Postulat der Verteilungsgerechtigkeit der möglichen Leistungen entspricht.

Ganzheitsmedizin im Spital

Schließlich ist dies vom ökonomischen Standpunkt gesehen eine Frage der Budgetpriorität und Opportunitätskosten (z. B. Draken oder Gesundheitsgüter).
5. Ganzheitsmedizin bedeutet auch *Zusammenarbeit des Spitals mit den Praktikern außerhalb* des Krankenhauses, d. h. mit dem Hausarzt, den es in Großstädten derzeit vielfach nicht mehr gibt. Bei Diagnosen und schwierigen Fällen sollte bei bestimmten Patienten auch nach der Entlassung zwischen dem Krankenhausarzt, also dem vormaligen Behandler, und dem Hausarzt der Kontakt aufrecht bleiben. Gerade diese Kontakte sind noch immer nicht entsprechend organisiert. Der Arztbrief darf und soll einblickbar für den Patienten sein.
Ganzheitliche Medizin bedeutet aber auch *Zusammenarbeit im Krankenhaus* selbst im Sinne von ausreichenden Konsultationen und Konsilien, aber auch Zusammenarbeit zwischen den verschiedenen Leistungsstellen der Diagnostik und Therapie.
Wir sehen hier einen gewissen Vorteil in Belegkrankenhäusern, weil der Arzt den Patienten ins Spital bringt und ihn in und nach der Behandlung im Krankenhaus weiter betreut.
Wie schön wäre es, in der Krankengeschichte zu lesen: »Der einweisende Arzt hat an der Behandlung teilgenommen.«
6. Schließlich heißt Ganzheitsmedizin *Berücksichtigung der menschlichen Erfordernisse, Verbesserung der Lebensqualität* gerade in jenen Fällen, wo die Schulmedizin nicht mehr zielführend ist. Allerdings dürfen wir bei aller Kritik nicht vergessen, daß gerade die Schulmedizin die Lebenserwartung erhöht hat. Die ganzheitliche Medizin mit verschiedenen persönlichen und alternativen, besser *komplementären* Methoden kann jedoch das Individuum in schweren Situationen, wo die Schulmedizin nicht mehr weiterkommt, betreuen. Sie ist aber auch in der Lage, gewisse Altersgruppen besser zu betreuen und, wenn sie von Ärzten ausgeführt wird, im Vorfeld der kurativen Spitalsmedizin Wertvolles leisten.
7. Ganzheitlich, meine ich auch, sollte die Organisation insoweit sein, daß *Gesundheitsbildung,* also Bewußtseinsbildung, *Gesundheitserhaltung* und *Solidarität* zwischen den Versicherten wieder zum Tragen kommen können.
Unser Ziel als Ökonomen sollte es auch im Spital sein, der Effizienz und Effektivität als den Grundpfeilern des wirtschaftlichen Denkens zum Durchbruch zu verhelfen. Alle Methoden und Hilfsmittel sollten so eingesetzt werden, daß den wirtschaftlichen Prinzipien entsprochen wird, dies bedeutet nicht, daß man nur auf die Kostenseite zu achten hat, sondern es ist vor allem auf die Effizienz in der Leistungserstellung, also im Prozeß der Erbringung der medizinischen Leistungen zu achten und auf die Effektivität, d. h. Wirksamkeit der erbrachten Maßnahmen.
Wir müssen in der Medizin lernen, vom Maximum zum Optimum zu kommen. Hierzu ist die Ganzheitsmedizin im Sinne des Erkennens der Leistungsfähigkeit, aber auch der Grenzen der technischen und sektoralen Betrachtung des Kranken und das Abgehen von der objekt- und diagnosebezogenen Betrachtung notwendig. Die Hinwendung zur ganzheitlichen Auffassung, die auch die gesamthafte Mobilisierung des Patienten auf das gemeinsame Ziel von Arzt und Patient, der Wiederherstellung der Gesundheit und des Wohlbefindens, ermöglicht die effektive Erstellung der medizinischen Leistung, da dieser Vorgang ohne Akzeptanz durch den Patienten im Sinne des Dorneichschen »Uno-Actu«-Prinzips nur mangelhaft oder gar nicht stattfinden kann.

GANZHEITSMEDIZIN UND ÄRZTEAUSBILDUNG

Statement von Prim. Dr. Michael Neumann, Ärztekammerpräsident, Wien

Die naturwissenschaftliche Medizin umfaßt in den Grundzügen der Pathophysiologie stets den *gesamten* Menschen. Sogenannte *Schulmedizin* beinhaltet in der Ausbildung ebenfalls den *ganzen Menschen.* Rückkoppelungsphänomene verschiedenster Erkrankungen sind auch naturwissenschaftlich meist in der Ganzheit des Menschen zu erklären. Daher ist der Begriff Ganzheitsmedizin als Monopol für die komplementäre oder alternative Medizin abzulehnen, da sonst die naturwissenschaftliche Medizin als *Halbheitsmedizin* oder ähnliches abgetan würde.

Die Diskussion zwischen den beiden Grundlinien der Medizin, einerseits der Gruppe der medizinischen Empiristen (Sydenham, 1626) und anderseits der naturwissenschaftlichen Mediziner (William Harvey, der den Blutkreislauf entdeckte) ist uralt und wird am besten durch den Wittenberger Professor Daniel Sennert 1628 beschrieben, der da sagt: »Die wahre Mitte halten die Glücklichen, in dem Maße, wie sie erkennen, daß man sich nicht fürchten braucht, die von den Vorfahren gesetzten Grenzen zu verändern, die Freiheit und die Wahrheit zu lieben.« Er setzte sich zum Ziel, »... das Alte zu wandeln, das Neue zu erproben, und eher bedächtig und zögernd als kühn und unbesonnen zu sein« und führte mit diesen Worten die Chemie in die Medizin ein. Oder als weiteres Beispiel der Entdecker der Digitaliswirkung, William Withering, der als klassischer Mittler zwischen Empirie und wissenschaftlicher Analyse die Beobachtung machte, daß die Landbevölkerung bei Wassersucht oft zu einer Kräuterarznei Zuflucht nahm, die sich als Fingerhutblätter herausstellte. Er beschrieb 1787 in Birmingham 163 Fälle aus seiner eigenen Praxis, in der er *mit* oder *ohne* Erfolg Digitalis anwendete, und zeigte damit den Weg der neueren medikamentösen Therapie der Herzinsuffizienz durchaus kritisch auf.

Seit urdenklichen Zeiten hat die Bevölkerung Kenntnis über medizinische Wirkungen mancher Heilkräuter oder tierischer Produkte gesammelt, die von Generation zu Generation tradiert worden sind. Natürlich gab es dabei auch Auswüchse. So wird etwa 1666 in der Scultetus-Ausgabe erwähnt, daß Dachsschmalz, gekochtes Mastix-Öl, Spicken-Öl, destilliertes Wacholder-Öl unter Beiziehung von Wegwarte und Huflattich, »Mausöhrlein«, Roßschwanz sowie Regenwürmer-Öl zur Linderung der Hüftschmerzen verwendet worden sind, dennoch hat die sogenannte Volksmedizin, die heute noch in einzelnen Publikationen angeführt wird, ohne Zweifel ihren Wert und wurde nach meiner Auffassung in neuerer Zeit durch die gleichzeitige Auflösung der Großfamilie zu Unrecht vernachlässigt. (Wer kennt nicht noch vor allem in ländlichen Gegenden die Großmutter, die über derartige Rezepturen noch Bescheid wußte.) Daraus ergibt sich ein eklatantes Manko im Vorfeld der Medizin, das auch von den Ärzten nicht lückenlos abgedeckt werden kann. Dazu fehlt es in der gegenwärtigen Medizinerausbildung ohne Zweifel an Grundlagenkenntnissen der Botanik, die noch die Vatergeneration vor dem Zweiten Weltkrieg im ersten Studienabschnitt rigoros erlernen mußte.

In diesem Bericht ist meines Erachtens eine Renaissance der Kenntnisse einfacher Heilmittel zielführend, und es sollte eine entsprechende Ausbildung auch unter den Medizinern wieder aufgenommen werden. Auch Kenntnisse über Ernährungsphysiologie, psychosomatische Zusammenhänge und über die Wirkung des Gesprächs in der Betreuung kranker Menschen sollten in der Medizinerausbildung vermehrt eingebaut werden.

Es besteht aber kein Zweifel darüber, daß die sogenannte *Apparatemedizin* in der modernen Krankenbetreuung ihre unbestreitbaren Meriten hat und daß die Fortentwicklung der Medizin insgesamt auch tatsächlich zur Verlängerung der Lebenserwartung beigetragen hat. In der Ergänzung beider Formen besteht meines Erachtens der echte Fortschritt. So zeigen auch moderne Standardwerke sogenannter *Schulmediziner* die sehr präzise Überlegung einer Vernetzung von Leib und Seele, wie etwa am Beispiel Dieter Noltes im Kapitel *Asthma und Psyche* eindeutig belegt werden kann (1984).

Es ist daher aus meiner Sicht notwendig und richtig, daß sich die naturwissenschaftliche Medizin wieder um das Wissen der Volksmedizin sowie der Ernährungsphysiologie und ähnliche oben angeführte Kenntnisse erweitert und selbst Gesundheitserziehung und Gesundheitsbildung ausübt, aber auch, daß die naturwissenschaftliche Medizin in den Dialog mit der Komplementärmedizin eintritt.

Voraussetzung dazu ist auch eine Vereinheitlichung der Nomenklaturen.

Wie ja die Befassung des Obersten Sanitätsrates in jüngster Zeit mit der Anerkennung der Akupunktur gezeigt hat, ist dazu eindeutig die Bereitschaft vorhanden. Die Dialogbereitschaft darf jedoch nicht als Selbstverleugnung aufgefaßt werden, sondern als Suchen nach einem gemeinsamen Weg. Ich bin überzeugt, daß sorgfältig überprüfte empirische Methoden in der Hand des Wissenden einen Segen für die Bevölkerung darstellen können, in der Hand des Unwissenden jedoch zu unsinniger Konkurrenzierung führen können; und dies wäre meines Erachtens ein extremer Schaden für unsere Bevölkerung.

Wenn also nicht im Sinne Daniel Sennerts die wissenschaftlichen Methoden mit den empirischen Methoden verknüpft werden können, wenn also nicht im Sinne Sir Charles Poppers die empirischen Methoden sich einer wissenschaftlichen Diskussion stellen, also sich auch einer Falsifikation unterziehen, so ist weiterer gemeinsamer Fortschritt unterbunden und die Basis eines Dialogs entzogen. So es aber zu diesen Gesprächen und diesen Formen der Zusammenarbeit kommt, kann in der Wiederbelebung des volksmedizinischen Wissens, der Einführung überprüfbarer empirischer Medizin-Methoden und der Kombination mit der naturwissenschaftlichen Medizin, eventuell auch über Vermittlung eines neuen Hausarzttypes, des Familiendoktors, ein Grundstein für eine sinnvolle Kooperation gelegt werden.

PHILOSOPHIE DER KRANKHEIT

Statement von Univ.-Doz. Dr. Gerhard Schwarz, Wien

Die Heilungsäquivalenztheorie
Anläßlich eines Forschungsprojektes über die Bedeutung von Krankheit und Medikamenten ergaben sich interessante Einsichten in das Verhältnis von Arzt und Patient. Die Methode der *mehrdimensionalen Ursachenforschung* arbeitet mit auf Tonband oder Video aufgenommenen Interviews, die das Material für das zu erforschende Thema (in diesem Falle Krankheit) liefern und es im Gesamtzusammenhang des jeweiligen Lebensentwurfes darstellen. Die Interviews werden verschriftet und von verschiedenen wissenschaftlichen Modellen her analysiert (soziologisch, psychologisch, psychoanalytisch, ethologisch usw.). Die Koordination dieser verschiedenen Sichtweisen ist ein philosophisches Problem.

Die auf dem Kongreß für Ganzheitsmedizin in Wien vorgetragene und im folgenden beschriebene Heilungsäquivalenztheorie ist eine erste Hypothese, deren Verifikation, Modifikation oder Falsifikation noch aussteht. Wir suchen für diese Forschung noch einen Träger. Ebenfalls noch nicht geleistet ist die Operationalisierung: Wie wendet man diese Ergebnisse in der Praxis des Arztes an?

Es wäre hilfreich, wenn Leser (Ärzte, Patienten und alle, die etwas mit Krankheit zu tun haben) Hinweise auf Beobachtungen in diesem Zusammenhang geben könnten.

Sollte sich diese Theorie verifizieren lassen, dann wäre nicht nur eine Erklärung für die vielfältige Frustration im Verhältnis Arzt-Patient gefunden, sondern auch ein Weg, diesen Frust abzubauen.

Bei den Interviews berichteten Ärzte immer wieder, daß sie bei bestimmten Personen erfolgreich wären, bei anderen nicht. Die wenigsten hatten dafür eine Erklärung. Manche Ärzte wiederum meinten, sie hätten bei bestimmten Krankheitsbildern Erfolg — bei anderen nicht. Die Befragung der dazugehörenden Patienten ergab dasselbe Bild. Eine nähere Analyse der erfolgreichen und nicht erfolgreichen Arzt-Patienten-Kontakte ergab nun, daß sowohl Patienten als auch Ärzte einen bestimmten, aber doch jeweils verschiedenen *Begriff* von Krankheit haben können. Mit *Begriff* ist gemeint, daß Krankheit einen bestimmten Sinn des menschlichen Daseins definiert. Nicht nur für veschiedene Personen, sondern auch zu verschiedenen Zeiten kann dieser Sinn bei ein und derselben Person verschieden sein.

So empfinden manche Menschen die Krankheit als Folge einer Schuld. Sie kommen niedergedrückt und kleinlaut zum Arzt, der dann auch wirklich mit erhobenem Zeigefinger fragt: »Was haben wir denn wieder angestellt?« Der Patient erlebt die schmerzhafte Spritze oder die *schwere* Medikation (bittere Pillen) als gerechte Strafe für seine Missetat. Er nimmt die Strafe an und wird wieder gesund. Der Sinn der Krankheit (Schuld) und die dazupassende Rolle des Arztes (Richter) entsprechen einander (Heilungs-Äquivalenz). Der Vorgang von Erkranken und Heilen hat seinen Sinn im Gesamtgefüge der menschlichen Beziehungen.

Völlig anders sieht es aus, wenn für einen Menschen Krankheit nicht die Folge einer Schuld darstellt, sondern als Flucht vor der jeweiligen Situation verstanden wird. Er möchte (bewußt oder unbewußt) für eine Weile aussteigen, Ruhe haben. Ein Medikament braucht er als Alibi, damit alle sehen, daß er krank ist. Mehr Wirkung sollte dieses Medikament nicht haben. Der Arzt wird zum Fluchthelfer, der ihn eine Woche krankschreibt. Die Reaktion des oben beschriebenen Arztes würde dieser Patient als sehr unpassend und unangebracht empfinden. Eine schmerzhafte

Philosophie der Krankheit

Bestrafung — wofür? Die Krankheit ist sozusagen schwer erarbeitet und Selbstbelohnung. Der erhobene Zeigefinger des Arztes signalisiert Nicht-Verstehen, der Patient wird künftig anderswo seine Zuflucht nehmen. Sinn der Krankheit und Rolle des Arztes entsprechen in diesem Fall einander nicht.

Nachdem wir diesen Zusammenhang entdeckt hatten, ergab sich zunächst die Theorie der Heilungsäquivalenz. Jede Krankheitsauffassung erfordert eine bestimmte Rolle des Arztes, die er dem Patienten gegenüber darstellen muß. Entspricht der Arzt mit seiner Rolle dem Krankheitsbegriff des Patienten, dann sind beide zufrieden und sie können mit der Krankheit in der gewünschten Weise umgehen. Entspricht er nicht, dann verschlimmert sich der Zustand subjektiv — auch unabhängig vom tatsächlichen Krankheitsstatus. Das Mißverständnis zwischen Arzt und Patient rüttelt an dem jeweiligen Welt- und Selbstbild beider Beteiligten. Der Patient stellt beim *unangebrachten* Rollenverhalten des Arztes dessen Autorität in Frage. Im Wiederholungsfall geht dieser Zweifel möglicherweise auf die ganze Ärzteschaft über — der erste Schritt zum Heilpraktiker oder Alternativmediziner ist getan. Auf seiten des Arztes führt dies zu einer Kränkung seiner Kompetenz, was bei Wiederholung im Extremfall zur zynischen Menschenverachtung führen kann.

Die Frage, die sich im Rahmen unseres Projektes nun aufdrängte, war die: welchen Sinn kann Krankheit für den Menschen haben und wieviele verschiedene entsprechende Rollen des Arztes gibt es?

Heilungsäquivalenz-Tafel

	Sinn der Krankheit	gesund	Heilung	Rolle des Arztes	Medikament
1.	Krankheit als Normabweichung	normgerecht	Reparatur	Organmechaniker	Ersatzteil Betriebsstoff
2.	Defizit an Symbiose subj. Krankfühlen	schmerzfrei	Symbiose	Mutter	Vater Droge
3.	Defizit an Selbstbestimmung, Krankheit als Regression	frei selbstbestimmt	Erziehung	Vater	Muttermilch
4.	Krankheit als Initiation Reifungskrise	wandelbar stabil	Verwandlung	Medizinmann	Symbol für Verwandlung
5.	Krankheit als Organschwäche	Funktionsfähigkeit der Organe	Kompensation	Gärtner Kumpan	Krücke Prothese
6.	Krankheit als Flucht »Aussteigen«	kein Bedürfnis nach Aussteigen	Wiedereinsteigen	Fluchthelfer Ausgebeuteter	Alibi Austrittskarte
7.	Symptomträger für soziale Konflikte	funktionsfähige Sozialstruktur	Konfliktmanagement	Sündenbock Sozialtherapeut	unnötig bzw. Repräsentanz d. A.
8.	Krankheit als Störung des Gleichgewichtes	Gleichgewicht	ausbalancieren	Priester	Ausbalancierungsmittel
9.	Krankheit als Schuld	entsühnt erlöst	Strafe	Richter	Sühneopfer Talisman
10.	Krankheit als Bewältigung der Todesangst	lebend	Überleben	Totenrichter	Nektar und Ambrosia

Philosophie der Krankheit

Eine erste Systematisierung ergab 17 verschiedene Krankheitsbegriffe, die wir dann auf 10 reduzierten. Die Liste der Krankheitsbegriffe ist sicher nicht vollständig — wir hoffen aber, die wichtigsten gefunden zu haben.

An *erster Stelle* steht der Krankheitsbegriff der Schulmedizin: krank ist der Mensch, dessen Werte von den Normalwerten stark abweichen. Dieser Krankheitsbegriff tritt in den Interviews bei Patienten selten auf (und wenn, dann bei Hypochondern, die ständig ihre physiologischen Meßwerte kontrollieren). Es gibt schon auch Patienten, die ihren Körper für eine Maschine halten und mit einem medikamtentösen Organservice zufrieden sind. Bei Ärzten wird dieser tradtionelle Krankheitsbegriff offiziell hochgehalten, bei längerer Diskussion stellt sich aber heraus, daß viele Ärzte noch zusätzliche Krankheitsbegriffe entwickelt haben. Leider bleiben diese Gedanken meist privat — es gibt wenig öffentliche Diskussion unter Ärzten über die Sinnauffassungen von Krankheit.

Sehr häufig traten hingegen die an *zweiter und dritter Stelle* angeführten Krankheitsbegriffe auf:

Man ist den ständigen Kampf des Erwachsenendaseins leid und möchte wieder einmal — wie ein Kind — gepflegt werden, sich in ein warmes Bett kuscheln und die längst verlassene Symbiose wieder aktivieren. Diese Bedeutungsdimension der Krankheit ist vermutlich kulturspezifisch (unsere anonyme Industriegesellschaft legt dies nahe) und klimaspezifisch: der kalte Norden z. B. bringt im Winter mehr Krankheiten als im Sommer. Der Arzt muß hier die Rolle der Mutter übernehmen. Der Patient will angenommen werden und das Gefühl haben, daß ihm jemand helfen will. Im Zentrum stehen die Gefühle und Bedürfnisse des kranken Menschen. Die Technik sowie alle rationalen Erklärungen werden als feindselig erlebt. Sie verschlimmern die Krankheit.

Krankheit kann auch mit zu großer Infantilisierung des Menschen einhergehen. Heilung steht ja auch immer in der Dialektik, daß auf der einen Seite man sich selbst nicht mehr helfen kann — auf der anderen Seite, *nur* wenn man sich selbst helfen kann, kann man wieder gesund werden. Vermutlich irgendwann während der Krankheit schlägt dieses Bedürfnis in sein Gegenteil um. Man hat nicht mehr ein Defizit an Symbiose, sondern ein Defizit an Selbstbestimmung. Man ist an ein Bett gefesselt, seiner Umwelt ausgeliefert, ist immobil wie ein Kleinkind, das möglicherweise die Motorik noch gar nicht beherrscht. Man ist geschwächt, durch Fieber verwirrt, kann sich nicht richtig artikulieren usw.

Durch die körperliche Einschränkung ergibt sich auch eine psychische: der Patient hat forderndes Verhalten (wie ein ungezogenes Kind), ist lästig, uneinsichtig und nur auf sich selbst konzentriert. Menschen, die krank sind, werden daher oft von den Pflichten des Erwachsenen entbunden und nicht ganz voll genommen. Dieser absichtlich oder unabsichtlich herbeigeführte Zustand des unverantwortlichen Kindes wird, wie gesagt, durch besonderes Behütetwerden und Gepflegtwerden, durch größere Aufmerksamkeit von Familie, Umwelt und Arzt belohnt. Selbst wenn in diesem regressiven Zustand die Möglichkeit geboten wird, versäumte Lebensabschnitte nachzuholen, so schlägt dieser Zustand irgendwann in das Bedürfnis um, wiederum erwachsen zu werden.

In diesem Fall hat der Arzt seine Mutterrolle gegen eine Vaterrolle zu wechseln. Der Vater ist nicht derjenige, der wie die Mutter auf Bedürfnisse eingeht, sondern dieser will vom Menschen Leistung. Väterliche Autorität wird in unserem Kulturkreis übersteigert in Gottvater gesehen und interessanterweise werden auch die Ärzte als Götter in Weiß bezeichnet, als allmächtig erlebt und ihren Anweisungen ist unbedingt Folge zu leisten. Der Arzt weiß, wo es lang geht und ist in der Lage, die Eigeninitiative des Menschen anzuspornen. Damit wird auch die Quadratur des Kreises dieser Arztrolle ausgesprochen, denn ohne Autorität kann der Mensch

Philosophie der Krankheit

nicht gesund werden — mit zuviel Autorität kann er es auch nicht, soferne er die gesamte Heilungskapazität dem Arzt überträgt. Hier ist der erzieherische Aspekt das Zentralproblem des Heilungsprozesses.

Wie wir festgestellt haben, zeigt das Medikament bei dieser Krankheitsauffassung Reste von symbiotischer Bedeutung: es wird lieber flüssig als fest eingenommen, was mit der seinerzeitigen Funktion der Muttermilch erklärt werden kann.

Die in *Punkt 4* angeführte Sinndimension der Krankheit — nämlich Krankheit als Initiation und als Reifungskrise des Individuums, ist ein uralter und in allen Kulturen bekannter Sinn von Krankheit. Krankheit wird oft als Todesnähe verstanden — im Volksmund spricht man vom *kleinen Tod*. Damit ist nicht gemeint, daß Krankheiten tatsächlich oft zum Tod führen, sondern Krankheit wird als Verwandlung des alten Menschen, der stirbt, aufgefaßt, und Gesundung als Wiedergeburt, als kleine Auferstehung gefeiert. Eine Krankheit durchgestanden zu haben, macht reifer und stärker. Deswegen ist das Verhältnis von Krankheit und Heilung immer auch ein Symbol für Tod und Auferstehung, und insofern als geeignet für Initiationsriten aufgefaßt worden. Der eine Zustand stirbt, und ein neuer, besserer wird geboren. Manche Initiationsriten helfen der Krankheit sogar nach. Es werden schmerzhafte Vorgänge wie Beschneidung und künstlich durch Gifte erzeugtes Fieber dem zu Initiierenden zugeführt. Nach der Gesundung sprechen auch viele Kranke in unserem Kulturkreis von den ausgestandenen Schmerzen. Es gibt Fälle, wo ein Wettstreit darüber entbrennt, wer mehr durchgestanden hat bei Operationen usw. Die Anthroposophen vertreten die Theorie, daß Krankheit der Kinder und der Erwachsenen wertvolle Entwicklungsschübe bringt. Man hat festgestellt, daß geimpfte Kinder, die bestimmte Krankheiten daher nicht bekamen, deutlich in der Entwicklung zurückblieben gegenüber Kindern, die diese Krankheiten durchgestanden haben.

Der Arzt ist bei diesem Krankheitsbegriff derjenige, der über die Zeremonien dieser Initiation bzw. dieser Auferstehung verfügt — somit eine Art Medizinmann. Der Medizinmann ist je nach Kulturkreis ein kleinerer oder größerer Zauberer, der über die geheimnisvollen mystischen Hintergründe und Zusammenhänge der Riten verfügt — meist aufgrund einer langen Tradition. Magisches Denken ist in unseren Tagen keineswegs ausgestorben und viele Ärzte sind verwundert über die Wirkung ihrer Medikamente, die vom naturwissenschaftlichen Ursache-Wirkungsbegriff her oft gar keine reale Wirkung haben (Placebo, Homöopathie etc.). Für den nicht Eingeweihten ist ja das ganze Klimbim und Klimborium, die offiziellen Zeremonien der heutigen Medizin — von der Untersuchung über die Therapiemethoden ohnehin nur eine Nachfolge der alten klassischen Priester- und Medizinmanntradition. Die Wissenschaft hat ja heute die Rolle übernommen, die ehedem die Kirche hatte.

Die Verwandlungshilfe, die der Arzt so wie der Medizinmann früher dem einzelnen angedeihen ließ, gipfelt vor allem darin, daß der Mensch seinem neuen Leben nun einen neuen Sinn gibt. Dieser Sinn kommt aus ihm selbst heraus — allerdings unter der Geburtshilfe des Arztes. Das Medikament wäre der Zaubertrank, der in vielen Märchen auftritt, und mit dessen Hilfe man von einer Existenz in eine andere hinüberwechseln kann. Eine solche Zaubertrankfunktion wollen die Patienten sehr oft von den Ärzten mit Hilfe des Medikamentes.

Punkt 5: Fast jeder Mensch hat irgendwo Organschwächen, besondere Punkte von Sensibilität und Anfälligkeiten — sei es vererbt, sei es erworben. Es ist auch durchaus möglich, daß sich Umwelteinflüsse in bestimmte Empfindlichkeiten umsetzen. Dieser locus minoris resistentiae sollte jedem Menschen bekannt sein. Es ist dies jener Punkt, bei dem sich bei Überlastung oder bei Verlust des Gleichgewichts eine Störung oder eine Organschwäche entwickelt. Der Arzt hat hier die

Philosophie der Krankheit

Aufgabe, diese Organschwächen dem Patienten darzustellen, mit ihm gemeinsam die Minderwertigkeit des betreffenden Organs zu kompensieren und eigentlich die Rolle des *Gärtners* anzunehmen. Er wird nicht nur die Entwicklungsgeschichte des einzelnen Organs und seiner Schwäche durch ausführliche Anamnesen, Lebensscriptvorstellungen usw. analysieren. Er wird auch feststellen, was im Rahmen der übrigen Organabstimmung der Stärkung des betroffenen Organs dient, und er wird auch die Umwelteinflüsse, Dauerbelastungen unter die Lupe nehmen. Insbesondere hat die Vorbeugemedizin hier einen wichtigen Ort, nämlich insoferne, als man bei Organschwächen von Haus aus Krankheiten zu vermeiden trachtet. Medikament hat hier die Funktion einer zeitweiligen oder dauernden Prothese zur Stützung von Organen.

Wie man sieht, hat der Arzt eine jeweils unterschiedliche, aber doch immer genau definierte soziale Rolle, auf die er übrigens im Medizinstudium viel zuwenig vorbereitet wird.

Punkt 6: Die Krankheit als Flucht wurde oben schon angeführt.

Punkt 7: Am deutlichsten ist dies bei Krankheiten, die in Familien oder in Gruppen auftreten, weil die Konflikte sich an einer bestimmten Person konkretisieren. Hier muß der Arzt, will er Erfolg haben, die Kunst des Konfliktmanagements beherrschen. Die Symtome bloß zum Verschwinden zu bringen, gleicht dem Kampf mit der Hydra: sie treten immer wieder auf, wenn auch möglicherweise in anderer Form.

Der Verlust der Mehrgenerationsfamilie, die Anonymisierung unserer Gesellschaft scheint dem Arzt eine Reihe von Funktionen zu übertragen, die er früher in diesem Ausmaß nicht gehabt hat, und die weder der Medizinmann noch der klassische Arzt früherer Epochen übernehmen konnte. Viele Ärzte der Gegenwart scheinen damit auch ziemlich überlastet zu sein. Insbesondere, wenn der Arzt auch bei korrektester Abstinenz dennoch in einem Sozialgebilde eine bestimmte Rolle zugewiesen bekommt, wie etwa die Rolle des Sündenbocks, in die man als Sozialtherapeut nur allzu leicht geraten kann. Der Arzt, der sehr oft nicht gelernt hat, als Projektionsfigur dazustehen, versucht nur, sich aus dieser Situation wieder herauszukatapultieren. So bleibt oft das Gefühl bei den Betroffenen zurück, daß die Ärzte die Ursache für die Krankheit sind. Sehr viele Ärzte versuchen hier, an ihrer Stelle dem Medikament die Bedeutung zu geben, die Heilfunktion im Sozialgebilde zu übernehmen. Nicht immer natürlich ist dies von Erfolg gekrönt.

Punkt 8: Daß Krankheit auch als Störung des physiologischen wie psychischen Gleichgewichts aufgefaßt werden kann, ist Traditionsgut in vielen außereuropäischen Medizinschulen, besonders in der chinesischen. Die europäische Medizin ist dabei, sich dieses Wissen anzueignen.

Der wesentliche Sinn der Krankheit besteht in der Annahme, daß der Mensch sich in einem dynamischen und daher sehr labilen Gleichgewicht befindet, das ständig durch seine Initiative, durch die Realisierung seiner Freiheit aufrecht erhalten werden muß. Dabei muß eine Reihe von Gegensätzen ausbalanciert werden. Der Mensch hat nicht nur äußere Gegensätze wie Tag und Nacht, Winter und Sommer, Trockenheit und Regenzeit zu bewältigen, sondern auch Gegensätze, wie den von Mann und Frau, von männlichen und weiblichen Anteilen in ihm selbst, von Yin und Yang, von alt und jung usw. Immer dann, wenn die Balance einmal nicht gelingt, tritt eine Über- oder Unterdosierung einer bestimmten Substanz bzw. von Energie auf, die dann Schwäche und Mangelerscheinungen zur Folge hat. Viele Ärzte sprechen bei Konflikt- oder Streßsituationen von solchen Störungen des Gleichgewichtes.

Punkt 9: Diese Auffassung hat auch eine gewisse Nähe zur nächsten Dimension, nämlich die schon oben erwähnte Krankheit als Schuld. Auch die Schuld ist ja eine

Form, wie aus dem Sozialgebilde etwas aus dem Gleichgewicht gekommen ist. Der Arzt tritt in diesem Zusammenhang als Hüter der Ordnung, als Hüter des Gleichgewichtes auf. Er weiß auch jene Maßnahmen, mit deren Hilfe es möglich ist, das Gleichgewicht wieder auszubalancieren. Krankheit hat allerdings hier einen sehr starken positiven Bezug. Sie führt dazu, eine außer dem Gleichgewicht geratene Lebenssituation wieder einzubalancieren und die Funktion des Arztes besteht zunächst darin, die Situation akzeptieren zu helfen. Wird die Störung des Gleichgewichtes insbesondere mit einer großräumigen Störung des Sozialgebildes oder gar der kosmischen Ordnung in Zusammenhang gebracht, dann zeigt sich die eigentliche Priesterfunktion des Arztes, der den Zusammenhang mit der größeren Ordnung herstellen kann.

Punkt 10: Eine wichtige Funktion haben die Ärzte bei der letzten von uns angeführten Dimension der Krankheit, die für die Bewältigung der Todesangst steht. Zunächst stellt der Versuch, Alter in Krankheit umzufunktionieren, eine Erleichterung für den alten Menschen dar. Denn Krankheit ist heilbar, Alter aber nicht. Der Mensch gewinnt Hoffnung auf Besserung seines Zustandes. Langsam wird ihm aber der Arzt beibringen müssen, daß hier ein Alterungsprozeß vorliegt, der irreversibel ist. Stellt der Arzt dies zu früh fest, verliert er die Zuneigung und das Vertrauen des Patienten, stellt er es zu spät fest, versäumt er vielleicht kostbare Zeit, in der der Patient noch lernen kann, den Alterungsprozeß zu akzeptieren. Der Arzt ist hier in der Rolle des Totenrichters: er entscheidet, ab wann und welche Therapie für den alternden Menschen noch sinnvoll ist, und welche nicht und letztlich muß er auch entscheiden, wieweit nicht der Tod diesem Leben vorgezogen werden muß.

Primarius Dr. Friedrich Pesendorfer (Eggenburg) stellte die Heilungsäquivalenztheorie in den Zusammenhang der Ganzheitsmedizin. Er ging davon aus, daß jede Krankheit eingebettet ist in die ganzheitliche Situation des kranken Menschen — in seine Entwicklungsgeschichte, seine soziale und ökonomische Situation, in seine Beziehungswelt, Arbeitswelt, seine Lebenskrisen. Krankheiten sind immer existentielle Krisen. Der Mensch muß vor allem mit seinen geistigen, seelischen und körperlichen Fähigkeiten, mit Verlust und Versagung, Niederlage, aber auch mit Lust, Erfolg und Glück umgehen lernen. Es gibt viele Menschen, die mit dem Glück, aber auch letztlich mit dem Verständnis vom Tod nicht umgehen können. Tod und Leben ist das gleiche, denn die Polarität, in der wir leben, beinhaltet immer Tod und Leben zugleich, beinhaltet immer Gesundheit und Krankheit in einem. Es gibt keinen Menschen, der wirklich gesund ist und keinen, der wirklich nur krank ist. Als Arzt begegnet man einem Menschen, der ein Symptom zeigt. Dieses will aber verstanden sein als ein Ausdruck des ganzen Menschen, sozusagen als erstes Stück eines viel größeren Puzzles, das eventuell, wenn es fertiggestellt ist, ein ganz anderes Bild ergibt, als das erste Blättchen erscheinen läßt. Alle Punkte dieser Äquivalenztheorie stimmen und stimmen nicht, denn nie ist Krankheit nur Abweichung oder nur Regression oder nur Symptom eines sozialen Konfliktes. Es ist sehr oft dieses auch, aber meist viel mehr. Krankheit ist ein sehr vielschichtiger Prozeß, so wie das Sterben und der Tod ein Prozeß ist, der letztlich mit der ersten Krankheit oder mit dem Leben überhaupt beginnt.

Die Philosophie der Krankheit versucht zu ergründen, warum gerade diese Krankheit, gerade zu diesem Zeitpunkt, gerade an diesem Organ für den Menschen notwendig ist. Warum hat er gerade in dieser Art und Weise seine Krankheit organisiert, inszeniert und geschaffen? Manchmal sind die Leute böse, wenn ich sage: die Krankheit hast du dir selber organisiert. (»Meine Schwiegermutter unterdrückt mich! Mein Mann schlägt mich ... ICH soll mich ändern?« — »Natürlich, wer sonst? Auch wenn dich dein Mann schlägt, mußt DU dich ändern.«)

GRUNDLAGEN DES DIALOGES — DIE MEHRDIMENSIONALE MEDIZIN

Philosophie der Krankheit

Die Theorie der Krankheit versucht nun zu begreifen, welche Wandlung für den Patienten bevorsteht oder bevorstehen muß, damit er Heil und Heilung erfährt, die nur über das Selbstschöpferische, Selbstheilende geht. Ärzte können nur Begleiter, Wegweiser, manchmal Schiene, oder Retter im Augenblick sein.

Statement von Dr. Tamás Grynaeus, Budapest

Ethnologisch-Linguistische Aspekte

Ich möchte mich der Frage von der Seite der ethnologischen Linguistik nähern. Ein wichtiger Aspekt der Kommunikation zwischen dem Arzt und dem Kranken ist der entsprechende verbale Kontakt auf derselben Plattform. Sollte dies fehlen, wie in extremen Fällen bei einem Kranken, der eine für uns unbekannte Sprache spricht, oder bei Aphasie, kann die Diagnose viel schwerer gestellt werden, und der Kontakt wird viel ärmer. Offensichtlich können auch innerhalb einer Kultur *sprachliche* Schwierigkeiten bestehen, dahinter verbergen sich aber natürlich unterschiedliche philosophische, pathologische Ansichten, und dies kann zu tragischen Konflikten führen. Dies möchte ich an zwei selbst erlebten Beispielen erläutern:

Noch als Student habe ich in einer Ordination mit einem Arzt mittleren Alters gearbeitet. Eines Tages war ein etwa fünfzig Jahre alter Bauer mit einem neuen Verband zu versehen. Als dies geschehen war, hat er sich verabschiedet und ist zur Tür gegangen. Mein Kollege hat ihm höflich, aber ein wenig scharf nachgerufen: »Und Sie möchten auch *Danke* dafür sagen, nicht wahr?« Der Patient wandte sich um und sagte mit vollkommen verständnislosem Gesichtsausdruck: »Ich möchte mich dafür nicht bedanken, Herr Doktor, weil es ja dann nicht nützt...« und verließ die Ordination.

Eine Bäuerin sagte in der Abteilung für Nervenkranke bei der Aufzählung früherer Krankheiten, daß sie auch unter *Angriffen* gelitten habe. (Im von ihr gesprochenen Dialekt bedeutet *Angriff* auch Furunkel.) Die oberflächliche Kollegin hat nicht weiter gefragt, und da sie diese Bedeutung des Wortes nicht gekannt hat, schrieb sie in die Anamnese, daß die Kranke Verfolgungswahnideen hat. (Die Patientin war psychisch natürlich vollkommen intakt.)

Das Mißverständnis hatte in beiden Fällen tragische Folgen. Ich möchte diese Fälle kurz erklären:

Im ersten Fall hat sich der medizinisch gebildete, höfliche Arzt gemäß seinen eigenen Verhaltensmustern benommen. Er wollte den Kranken, der seiner Meinung nach einer Erziehung bedurfte, nebenbei noch sachte erziehen, hat aber die Betretenheit des Kranken nicht verstanden. Der Kranke stand auch völlig verständnislos der kritischen Bemerkung und der erzieherischen Haltung des Arztes gegenüber, da er die Verhaltensregeln seiner eigenen Kultur treu befolgt hatte. Laut dieser Regel soll und darf man sich für die Arznei nicht bedanken, weil sie dann nicht nützt, und dadurch fühlt sich auch niemand beleidigt. Dies war die Kollision von zwei verschiedenen Weltbildern, des traditionellen und des sogenannten *naturwissenschaftlichen* und der daraus folgenden Verhaltensnormen. Beide Partner waren zutiefst überzeugt, das Bestmögliche zu tun, und haben sich trotzdem gegenseitig mißverstanden. Eine wirkliche, einander verstehende Kommunikation konnte nicht zustande kommen, da die Partner das Weltbild, die Verhaltensnormen des jeweils anderen nicht kannten.

Im zweiten Fall ist es innerhalb derselben Sprache, zwischen einem Arzt und einer Kranken mit verschiedener Kultur, infolge des unterschiedlichen Sprachgebrauchs zu einem Mißverständnis gekommen. Da die Ärztin den betreffenden Ausdruck

Philosophie der Krankheit

der Volkssprache, des Dialektes, nicht gekannt hat, ist sie mit Hilfe ihres eigenen Begriffsystems — irrtümlich — zu einer falschen Diagnose gelangt. Hinter dieser Erscheinung steht die Tatsache, daß im ungarischen Sprachgebiet ungefähr seit dem 16./17. Jahrhundert eine Diskrepanz zwischen der *offiziellen* und der Volkssprache, bzw. zwischen der Kultur der qualifizierteren Berufe und der traditionellen Bauernkultur, entstanden ist. So hat sich auch der Sprachgebrauch der offiziellen Medizin von dem der Volksheilkunde immer mehr entfernt. Die offizielle Medizin hat den aktuellen Strömungen der verschiedenen wissenschaftlichen Epochen gemäß (Solidar-Pathologie, physiologische Richtung, biochemische Richtung) die Antwort auf die Ursache und den Zweck der Krankheit, der Symptome gesucht. Die traditionelle Volksheilkunde kann solche Fragen natürlich nicht stellen. Sie sucht die Ursachen anderswo, ferner, und ihre Antworten sind demgemäß in gewisser Hinsicht mehr philosophisch. Mit anderen Worten: hinter den sprachlichen und kulturellen Unterschieden verbirgt sich eine abweichende Philosophie. Sie führt die Ursache der Symptome meistens auf die Tätikeit böser Mächte oder böser Menschen zurück. (Die entsprechenden Fragen lauten: »Was befällt den Kranken?«, »Wer hat ihm etwas angetan?«) Die Volksheilkunde kann aber auch die Verletzung der moralisch-gesellschaftlichen Ordnung als Ursache betrachten.

Die offizielle Medizin unterdrückt und verfolgt die traditionelle Heilkunde. Wir können die Frage stellen: Warum? Kann es mit irgendwelchem projektiven Mechanismus oder mit schlechtem Gewissen erklärt werden? Die traditionelle Heilkunde greift nie an, sie verteidigt sich höchstens, und trotzdem lebt sie auch heute noch.

AKUPUNKTUR, NEURALTHERAPIE UND ANDERE ENERGETISCHE METHODEN

DAS WESEN DER AKUPUNKTUR
    Prof. Dr. Johannes Bischko 77

AKUPUNKTUR IST BEI ASTHMA BRONCHIALE ERFOLGREICH
    Dr. Ursula Wagner 82

KANN DAS TRADITIONELL-CHINESISCHE MEDIZINSYSTEM
GRUNDLAGE EINER MODERNEN GANZHEITS- UND
ALLGEMEINMEDIZIN SEIN?
    Univ.-Lekt. Dr. Georg König 85

THERAPEUTISCHE LOKALANÄSTHESIE
    Prim. Univ.-Doz. Dr. Hans Tilscher 92

REFLEKTORISCHE KRANKHEITSZEICHEN
    Univ.-Doz. Dr. Otto Bergsmann 100

ELEKTROAKUPUNKTUR NACH VOLL (EAV)
GANZHEITSDIAGNOSTIK UND GANZHEITSTHERAPIE
    Dr. Reinhold Voll 103

VERGLEICH ZWISCHEN EUROPÄISCHER UND ASIATISCHER
AKUPUNKTUR — WAS KANN MAN AUS DER TRADITIONELLEN
CHINESISCHEN GANZHEITSMEDIZIN ÜBERNEHMEN?
    Univ.-Prof. DDr. Paul U. Unschuld 111
    Dr. Alexander Meng 114
    OMedRat Dr. Ernst Peter Kollmer 118

GRENZBEREICHE/ENERGETISCHE METHODEN IN
DIAGNOSTIK UND THERAPIE
    Dr. Peter Kokoschinegg 120
    Univ.-Prof. Dr. Ulrich Warnke 123
    Dr. Hartmut Baltin 125
    OMedRat Dr. Otto Hauswirth 127
    Dr. Herbert Flaskamp 129
    Dr. Margarita Kokoschinegg 133
    Dr. Elisabeth Rozkydal 138

SCHMERZTHERAPIEN: NEURALTHERAPIE, TENS, AKUPUNKTUR
    OMedRat Prof. Dr. Franz Hopfer 140
    Dr. Michael K. H. Elies 143
    DDr. Robert Riegler 146

HERD- UND REGULATIONSFORSCHUNG (PISCHINGER)
  Dr. Felix Perger 148
  Univ.-Prof. Dr. Hartmut Heine 150

DAS WESEN DER AKUPUNKTUR

Prof. Dr. Johannes Bischko
Ludwig-Boltzmann-Institut für Akupunktur, Wien

Wenn man heute nach so vielen Jahren, wie ich in der Akupunktur tätig war (es sind langsam 35 geworden), den Dingen nähertritt, so sieht man eine sehr große Vorwärtsbewegung besonders auf dem Gebiet der Forschung. War zu meiner Zeit einzig und allein die Klassik maßgeblich, als einzige damalige philisophisch-wissenschaftliche medizinische Form, so hat das viele Kollegen, darunter auch mich, absolut gestört. Wir trachteten sehr bald, zu besseren Erkenntnissen zu kommen, die man auch mit Worten der normalen medizinischen Sprache und deren Begriffen erklären konnte. Das war eigentlich mein Lebenswerk, diese Form geschaffen zu haben. Sie war eine gute Form, denn sie erhielt in verschiedenen europäischen Ländern, so auch in Österreich, die Anerkennung seitens der entsprechenden Behörden und Universitäten.

Wenn man heute Akupunkturforschung ansieht, so wissen wir eine ganze Reihe. Wir wissen etwas über die Punkte, worauf ich noch kommen werde, wir wissen, daß sie Punkte elektrisch herabgesetzten Hautwiderstandes sind, daß Fremdströme, die auf sie aufgebracht werden, ein ganz anderes Kurvenbild liefern usw. Schon damals hat der Wiener Histologe Kellner versucht, ein histologisches Substrat darzustellen, sowohl für die Meridiane als auch für die Punkte. Um es vorwegzunehmen, ein solches gibt es nicht. Damit ist natürlich auch die gesamte Klassik ein bißchen in Schwierigkeiten gekommen, schon damals. Das einzige, was Kellner feststellen konnte, was mittlerweile von verschiedenen Autoren auch bestätigt wurde, war, daß an diesen Punkten an sich in der Haut vorkommende Regeleinrichtungen von Punkt zu Punkt verschieden in signifikanter Weise vorgekommen sind. Dazu zählen z. B., Kellner hat das in zwei Teile geteilt, die rezeptorischen und die effektorischen Punkte, bei den rezeptorischen besonders Krausesche Endkolben, Meißnersche Körperchen, Vater-Pazinische Körperchen und viele andere. Bei den effektorischen hingegen sind es vor allem die sogenannten Hoyer-Großer- oder Glomusorgane und in größter Menge Anhäufungen glatter Muskelzellen, die stets mit Lymphbahnen in Verbindung stehen.

Erst in jüngster Zeit sind Arbeiten von Heine zum Tragen gekommen, die zeigen, daß ein Gefäßnervenbündel durch die oberflächliche Fascie durchbricht, gepuffert durch einzelne, fast könnte man sagen, polsterähnliche Verbindungen, die hier einen Schutz darstellen, aber im Falle einer Beschädigung sofort komplett abbrechen. Es gibt also keine partielle Störung, sondern eine komplette oder gar keine. Diese Arbeiten, die mir Heine zur Verfügung gestellt hat, sind sehr aufschlußreich und interessant. Selbstverständlich ist wie immer eine kontraversielle Diskussion auch hierüber geführt worden, wie weiland schon bei den Arbeiten von Kellner. Aber auch Heine spricht, durch zahlreiche Untersuchungen untermauert, davon, daß es histologisch gesehen keine Meridiane gibt: also erneut ein Schlag gegen die Klassik.

Heute wird versucht, die Meridiane duch irgendwelche Widerspiegelungen z. B. im Kleinhirn- und Großhirnbereich zu erklären, es wird versucht, die Meridiane darzustellen als Übertragungslinien zwischen Dermatom, Myotom, Hygrotom usw. Es wird versucht, sie als Muskelketten anzusehen, sowohl im Bereiche der Extensoren als auch in Bereiche der Flexoren, was wieder die Kombination eines Yang mit einem Yin-Meridian und seine Verläufe an der entsprechenden Extremität erklären würde. Man hat immer wieder versucht, diese Meridiane ins Spiel zu bringen. Immer wieder hat man auch versucht, von einer Energie, die über sie flösse, zu sprechen. Wir halten dieses Vorgehen nicht für richtig. Man kann den Begriff *Energie,* im chischen CHI genannt, sicherlich nicht nur als Energie ansehen, man kann diesen Begriff nur teilweise verwenden, denn er hat verschiedenste Bedeutungen. Denken Sie z. B. daran, daß etwa der Herz-Meridian links genau auf den Millimeter der Ausstrahlung eines Angina pectoris-Schmerzes entspricht, auf der rechten Seite tut sich hingegen bei einem solchen Schmerzgeschehen nichts. Das Postulat ist aber der bilaterale Verlauf. Denken Sie daran, daß bei Ischias der Verlauf haargenau den untersten Verläufen des Blasenmeridians entspricht, aber praktisch nur auf einer Seite. Denken Sie daran, daß es bei einer Entzündung im Bereiche des Nervus superficialis femoralis lateralis zu einer Schmerzausstrahlung im Bereiche des Gallenmeridians kommt usw. Viele Meridiane haben also zumindestens teilweise einen Konnex zu ihrem Verlauf mit typischer Schmerzausstrahlung.

Nun müßte man auch homöopathisch denken, um zu sagen, wo der Schmerz ist, da muß auch ein positiver Fluß sein. Ich glaube, daß man diese Theorie heutzutage nicht mehr halten kann. Man kann auch das sogenannte Gefühl De-Qui heute nicht mehr halten, weil es nicht definiert ist. De-Qui, darunter wird verschiedenes verstanden, auch in China. So z. B. die Ausbreitung eines Wärme- und Schweregefühls, und ich werde Ihnen auch sagen, daß dieses dumpfe Gefühl mit der Herabsetzung des Muskeltonus zu tun hat, man kann heute ohne weiteres sagen, daß der schnelle harte und kurze Schmerz, der etwa einem elektrischen Schlag gleichkommt, von den Chinesen auch als De-Qui gewertet wird, obgleich dieser von der Berührung des Perineuriums kommt. Kurz, aus ganz verschiedenen Ursachen soll eine definitive und für die Behandlung angeblich furchtbar wichtige Sache entstehen, das ist nicht ganz im Sinne unserer modernen Wissenschaft. Wir haben daher in der Akupunktur in unserem Sinne, unserem westlichen Sinne, diese Begriffe ziemlich früh auf die Seite gestellt und betrachten heute die chinesische Klassik lediglich als eine Art Arbeitshypothese, die wir ohne weiteres beibehalten — so lange, bis wir eine Erklärung im Sprachgebrauch der normalen Schule haben, die diese Begriffe abzulösen in der Lage ist.

Als einen Basisbegriff für unsere Form der Akupunktur haben wir die Pathophysiologie genommen, und wir haben eine zweite Sache gemacht. Wir haben in den verschiedensten Versuchen Einzelpunkte untersucht, ob das, was in der alten Literatur über ihre Wirkungsmöglichkeit gesagt wurde, auch tatsächlich zutrifft. Dazu darf ich einige Beispiele geben.

Wir wissen z. B. heute genau, daß der Punkt G 37 von sich selber aus eine Verstärkung des Gallenflusses in überproportionalem Ausmaß gibt. Wir wissen weiter, daß z. B. der Punkt G 31 nicht nur auf Ischias wirken kann, sondern auch in die Fruchtbarkeit sehr deutlich eingreift, sowohl beim Mann als auch bei der Frau, und nicht nur, wie bisher in der Literatur angenommen, einen Punkt für das Klimakterium darstellt. Wir wissen über eine ganze Reihe von Punkten, daß sie wirken. Als wir im Jahr 1972 die ersten Operationen mit Akupunktur anstatt herkömmlicher Narkose durchgeführt haben, war das im Westen ein wenig infernal. Es begann damit, daß die Leute von weit und breit gekommen sind und ungläubig den Vorgängen zugesehen haben, die aber tatsächlich normal verlaufen sind.

Das war einer der Anstöße, daß die Forschung über den Schmerz neue Impulse bekommen hat, wie sie bisher nur in sehr geringem Maße vorhanden waren. Wir haben die Forschung durch diese Vorgänge und eine Reihe von Beobachtungen sehr deutlich befruchtet.

So kannte man z. B. in dieser Zeit, und das ist eigentlich die Überleitung zu den sogenannten gesunden vier Füßen, auf denen die Akupunktur steht, absolut die Tatsache, das myelinisierte und nicht-myelinisierte Fasern in der Schmerzleitung verschiedene Geschwindigkeiten aufweisen. Wir wußten weiter, daß myelinisierte Fasern A-delta z. B., einen schnellen Reiztransport haben und den hellen Schmerz,

Das Wesen der Akupunktur

etwa vom Einstich der Nadeln, transportieren, während der dumpfe organische Schmerz vornehmlich über die nicht-myelinisierten Fasern führt. Wir wußten weiter, und das ist heute durch Untersuchungen von LeBar sehr deutlich erwiesen, daß es hier auf der Höhe des Übergangs vom ersten zum zweiten Neuron zu einer Ausfilterung kommt und daß das nochmals im Bereiche des Thalamus und seiner Kerne ebenfalls der Fall ist. Wir wissen weiter, daß die verstärkte Anwendung von Endorphin und Enkephalin und eine Reihe anderer Substrate (deren Zahl heute schon eine sehr große ist; die Literatur über solche Transmitter füllt bereits große Säle) auch durch die Akupunktur deutlich gesteigert wird. Ein paar Diapositive mögen zur Schmerzforschung etwas sagen, wie sie sowohl am zweiten physiologischen Institut in Heidelberg als auch an unserer experimentellen Anästhesiologie gewonnen werden konnten. Die Bilder und deren Ergebnisse sind sicher sehr eindrucksvoll und geben eine Idee, wie stark Akupunktur wirksam sein kann. Hinzuzufügen wäre noch, daß dieselben Änderungen von Kurvenbildern auch durch die parenterale Zufuhr z. B. von Beta-Endorphin durchaus gegeben ist. Im Gegenbeweis sind beide Vorgänge, Akupunktur und parenterale Zufuhr, jederzeit durch die Gabe des Opiatantidots Naloxon reversibel, was z. B. bei einer Hypnose nicht der Fall ist. Diese kann durch Naloxon in keiner Weise beeinflußt werden. Das war wichtig, weil es ein Beweis war, daß Akupunktur keine induzierte Hypnose ist, wie das von vielen Seiten früher einmal angenommen wurde.

Aber nun lassen Sie mich zum dritten Fuß der Akupunktur kommen. Jeder Akupunkteur weiß, daß um die eingestochene Nadel ziemlich schnell ein roter Hof auftritt, der praktisch eine Erhöhung der Temperatur darstellt, einen vermehrten Blutfluß. Das ist meßbar durch Hauttemperaturmessungen in einfacher Weise. Aber derselbe Vorgang spielt sich auch im Zielgebiet der betreffenden Nadel ab.

Schließlich, das betrifft die Makrozirkulation, gibt es die Arbeiten von Kaada über die Mikrozirkulation, die sehr deutlich zeigen, daß von zehn verschiedenen Substanzen nur die sogenannten VIP (vascular intestinal polypeptides) als Steuerungsmechanismen für die Mikrozirkulation angesehen werden können. Auch diese werden im wesentlichen nur durch Akupunktur zu einer übersignifikanten Produktion angeregt, durch den Stich an bestimmten Punkten, und wir wissen, daß diese Mikrozirkulation heute bei sehr vielen Krankheiten der wesentliche therapeutische Bestandteil ist.

Das vierte Bein: Es kommt bei jeder Akupunktur zu einer Herabsetzung des Tonus der Muskulatur und des Turgors des Bindegewebes und wiederum nicht nur am Orte des Einstichs, sondern auch im Zielgebiet, das oft weit entfernt sein kann und nicht immer segmental der Regel folgen muß: der eingestochenen Nadel. Diese Tatsache ist besonders leicht festzustellen, indem man eine Palpation am Ort um die Nadel durchführt. Es existieren auch Arbeiten, die zeigen, z. B. an der Muskulatur des Zwerchfelles, die nur durch den Punkt B 17 angeregt werden kann, daß die Exkursionen um etwa 40% zunehmen. Wenn wir heute von diesen vier Füßen ausgehen und wenn wir weiters davon ausgehen, daß für uns als Basis die Pathophysiologie, wie sie an den Universitäten gelehrt wird, dient, dann kann man sagen, daß sich die Akupunktur eben in solchen Grenzen bewegt, die absolut medizinisch benannt werden können und die absolut medizinisch verständlich erscheinen. Es ist ja, und das darf man nie vergessen, bei einem Krankheitsbild immer eine Involution all dieser Vorgänge gegeben, mit ganz seltenen Ausnahmen, wo eventuell nur drei davon involviert sind. Sie könnten nun fragen: Wieso drei? Wenn z. B. eine Krankheit wie Asthma nicht mit Schmerz einhergeht, wozu brauche ich dann das erste und das zweite Standbein der Akupunktur?

Sie brauchen das sehr wohl, denn es ist ja bekannt, daß Endorphine und Enkephaline so ähnlich agieren wie Morphium, und die meisten Morphinisten nehmen ja

Das Wesen der Akupunktur

dieses Präparat nicht, weil sie Schmerzen haben, sondern sie nehmen es, um ein ausgeglichenes Gefühl zu haben. Das wird durch die Akupunktur ebenso vermittelt. Dieses ausgeglichene Gefühl, diese Ruhe, die auf den Patienten übergeht, ist z. B. bei der Behandlung des an sich nicht schmerzhaften Asthmas von größter Bedeutung.

Eine andere Blickrichtung möchte ich hier einschlagen und Ihnen zeigen, in welcher Weise Forschung bei uns betrieben wird. Wir hatten immer wieder Berichte aus China, daß es sogenannte verbotene Punkte während der Schwangerschaft gäbe. Wir konnten das nicht bestätigen, es war uns auch nicht möglich, aus einer Abteilung seinerzeit ein sogenanntes Aborteum zu machen. Das hat sich bei Versuchen gezeigt, die an der tierärztlichen Hochschule in Zürich unternommen wurden, daß man nicht in der Lage ist, eine richtige normale Schwangerschaft durch Akupunktur irgendwie zu stören. Wir haben solche Untersuchungen in folgender Anordnung unternommen. Zwei Kollektive von Kühen wurden nebeneinander behandelt, und zwar wurden Sensoren in die Mucosa und in die Muscularis eingepflanzt, sodann wurden die Tiere künstlich befruchtet, so daß man die Möglichkeit hatte, die ganze Schwangerschaft, die Geburt selbst und auch das Puerperium noch zu überwachen. Es hat sich dabei folgendes gezeigt:

Durch keinerlei Manipulation konnte die normale, nicht zum Abortus neigende Schwangerschaft gestört werden. Es hat sich aber auch gezeigt, daß ein anderes Faktum dadurch erklärt werden konnte, nämlich die Herabsetzung der Geburtszeit, nicht des Geburtsschmerzes. Wir machen das nämlich nicht während der Geburt selbst, denn da ist die Möglichkeit immer gegeben, daß die Wehentätigkeit zurückgeht oder sich stark vermindert, sondern wir haben bei diesen Versuchen getrachtet, festzustellen, warum dem so ist. Es gibt standardisierte Zeiten bei Primiparen für den Geburtsablauf von einer bestimmten Größe des Muttermundes bis zur Expulsion der Frucht, die im allgemeinen mit fünf Stunden sechsundvierzig beziffert wird, und es zeigte sich, auch wieder in einer Doppelblindstudie, daß es bei den Patienten zu einer Herabsetzung dieser Zeit auf zwei Stunden sechsundfünfzig kam, also nahezu auf die Hälfte. Man erspart also der Gebärenden nicht den Schmerz, aber man verkürzt ihn auf die Hälfte der Zeit. Der Grund dafür wurde bei dem gleichen Experiment gefunden. Es zeigte sich nämlich, daß es bei dem nicht behandelten Kollektiv von Tieren manchesmal und sehr häufig sogar zu zirkulären Wehenabläufen kam, die also keinerlei Geburtsvorarbeit geleistet haben, und daß es manchesmal sogar Wehen gab, die von der Cervix zum Fundus aufstiegen, also in die Gegenrichtung, während bei den vorbehandelten Tieren sich jede Wehe ausnahmslos nur in fundocervicaler Richtung propagiert hat. Das bedeutet, daß jede Tätigkeit des Uterus voll für den Fortgang der Geburt ausgenutzt werden kann, und das erklärt auch die sogenannte Zeitersparnis.

Daß die Akupunktur in der Lage ist, und das kann man heute mit ruhigem Gewissen sagen, eine ausgleichende Wirkung zu erzielen, das bezeugen wieder Experimente, wie sie z. B. Boschitsch durchgeführt hat. Er konnte feststellen, daß bei einem Kollektiv von vierzig Schwangeren ungefähr die Hälfte sehr hohe Ausgangswerte der siebzehn Ketosteroide hatte, die andere Hälfte hatte sehr geringe. Nun hat sich gezeigt, daß durch entsprechende Nadelung z. B. der Punkte N 8, N 3, N 6, und LG 16 sowie B 31 sofort ein Ausgleich entstand, daß die eine Gruppe zum Normwert herunter- und die andere hinaufgesetzt wurde. Das spricht für die ausgleichende Wirkung der Akupunktur, die wir notwendig brauchen und die eigentlich die Quintessenz der modernen Akupunktur darstellt.

Wir glauben also heute sagen zu können, daß es für die Akupunktur eine Reihe recht gut belegter Daten gibt, das ist nur eine ganz ganz kleine Auswahl davon, und daß weitere Arbeiten durchaus in der Lage sein werden, hier noch nähere Erkenntnisse zu finden.

Das Wesen der Akupunktur

Eines muß man aber mit Sicherheit heute schon sagen, daß man sich wegbewegen sollte von allzuviel philosophischem Beiwerk und daß man die Akupunktur als eine medizinische Methode nur als solche sehen sollte. Damit unterliegt sie aber auch in den Kriterien ihrer Beurteilung, in den Kriterien ihrer Machbarkeit, in der Lehr-und Lernbarkeit absolut den Anforderungen, wie sie heute von der Universität an Ärzte gestellt werden.

Hinsichtlich der Wirkung eines Akupunkturpunktes möchte ich noch ein kleines Beispiel erwähnen. Wir haben einmal bei einem sprungfaulen Stier versucht, diese seine darniederliegende Funktion über den Punkt B 31 in Schuß zu bringen. Das gelang in sehr eindrucksvoller Weise, und bei dem Tier, das in einem staatlichen Zuchtbetrieb war, konnte festgestellt werden, daß sich nach einer einzigen Akupunktur die Qualität und Quantität seines Samens drei Wochen lang in stetigem Anstieg befand, dann drei Wochen auf einer Art Plateau sich bewegte und dann langsam wieder abfiel. Eine nächste Behandlung hatte eine um etwa jeweils eine Woche längere Wirkung aufzuweisen. An unserem Institut werden z. B. sogenannte follow-up studies gemacht, die bis zu fünf Jahren andauern, soferne die Patienten mitmachen. Z. B. bei der Behandlung der Migräne oder des jugendlichen Asthmas arbeiten wir mit Werten positiver Art, die zwischen 70 und 85% gelegen sind, welche in zwei Drittel aller Fälle auch noch nach drei Jahren erhalten sind. D. h., daß eine allzu häufige Akupunktur nicht unbedingt notwendig erscheint und eher davon abzuraten ist. Wie weit man die Akupunktur nach ihrem ursprünglichen Zweck als echte Prophylaxe einbauen kann, das ist noch Zukunftsmusik. Ich glaube, erst wenn man allseits, an allen Universitäten, eingesehen hat, daß Akupunktur ein recht probates und einfaches Mittel darstellt, das für den Patienten, wenn es richtig angewendet wird und in steriler Form gereicht wird, keinerlei wie immer geartete schädliche Nebenwirkungen aufweist, daß man dann erst auf diese prophylaktische Wirkung zurückgreifen kann. Dann würde sich der Bogen zum alten China wieder schließen, wo eigentlich die Akupunktur vornehmlich prophylaktisch angewendet wurde, da ja der Arzt dort seinerzeit nur dann bezahlt wurde, wenn sein Patient gesund war und dieser die Zahlung in dem Moment eingestellt hat, wo er krank war oder sich krank fühlte. Dadurch waren die Kollegen gezwungen, eine echte Prophylaxe zu betreiben, die dann in der Lage war, den Gesundheitszustand des immerhin größten Volkes dieser Erde stetig und richtig zu erhalten.

AKUPUNKTUR IST BEI ASTHMA BRONCHIALE ERFOLGREICH

Dr. Ursula Wagner, Universitäts-Kinderklinik, Wien

Einleitung

Das Asthma bronchiale ist durch das Auftreten des Phänomens der konstanten bronchialen Hyperreaktivität gekennzeichnet[5]. Als passageres Phänomen wird die bronchiale Hyperreaktivität bei 50% der Infekte der oberen Lungenwege beobachtet[17].

Der Nachweis der bronchialen Hyperreaktivität selbst, bzw. das Ausmaß derselben, kann daher die aufgrund des Exercise-induced Asthma auftretende Symptomatik objektivieren und dokumentieren.

Pathophysiologische Grundlagen der Bronchokonstriktion

Die Bronchokonstriktion stellt eine physiologische Reaktion der Bronchialmuskulatur und -schleimhaut dar, die durch spezifische und unspezifische Reize wie Allergie und Infekte ausgelöst werden kann.

Die Bronchokonstriktion wird reflektorisch durch Erregung des N. vagus ausgelöst. Die sensiblen Endigungen des N. vagus, die »irritant receptors«, können durch mechanische, thermische, chemische Reizung der Bronchialschleimhaut und insbesonders durch Mediatoren wie Histamin, chemotaktische Faktoren, Proteasen, PAF (Plättchen-aggredierender Faktor), Prostaglandine und Leukotriene stimuliert werden. Nach Modulation im limbischen System kommt es durch Ausschüttung von Acetylcholin zu Bronchokonstriktion und Schleimhauthyperplasie[12].

Eine Störung der Kybernetik zwischen Rezeptoren der Bronchialmuskulatur (erhöhte Empfindlichkeit der »irritant receptors« oder »leaky junctions«, erhöhte Durchlässigkeit der Epithelbarriere), Reflexbahnen (nervale Imbalance zwischen Vagus und Sympathicus) und Freisetzung bzw. Bildung von Mediatoren verursacht eine Bronchokonstriktion mit charakteristischer Symptomatik[19, 23].

Ziel

Das Ziel dieser Arbeit war es, die klinisch subjektive Symptomatik des Exercise-induced Asthma und die durch Ganzkörperplethysmographie objektivierbare Messung der bronchialen Hyperreaktivität vor und nach zehn Akupunktursitzungen bei Patienten mit Asthma bronchiale zu vergleichen und Veränderungen mittels eines gepaarten t-Tests hinsichtlich signifikanter Unterschiede zu erfassen.

Patienten und Methode

Bei zehn Kindern im Alter von sechs bis fünfzehn Jahren, acht Knaben und zwei Mädchen, die in der pulmonologischen Ambulanz der Universitäts-Kinderklinik lange aufgrund eines Exercise-induced Asthma bekannt waren, wurde eine unspezifische, durch β_2-Mimetika reversible, bronchiale Hyperreaktivität nachgewiesen.

Die Patienten waren durch Voruntersuchungen mit der Technik der Lungenfunktionsuntersuchung vertraut. Nachdem die Patienten mit der Technik der Laserakupunkturtherapie konfrontiert wurden, wurde auch von den Eltern das Einverständnis bezüglich Akupunkturtherapie und der geplanten Lungenfunktionskontrolltests eingeholt.

Die Lungenfunktionstests wurden entsprechend den Angaben der österreichischen Gesellschaft für Lungenerkrankungen und Tuberkulose, Arbeitsgemeinschaft für Atemphysiologie vorgenommen[25]: Durch stufenweise Inhalation von Methacholin wurde das Vorliegen einer unspezifischen bronchialen Hyper-

Akupunktur ist bei Asthma bronchiale erfolgreich

reaktivität nachgewiesen. Atemwegwiderstand (Raw) und thorakales Gasvolumen (IGV) wurden im volumenkonstanten Ganzkörperplethysmographen (Fa. Jäger, Würzburg) nachgewiesen; der Atemstoßwert wurde pneumotachygraphisch gemessen. Eine Reaktion wurde als positiv gewertet, wenn FEV_1 gegenüber den Ausgangswerten um mehr als 20% abfiel[12].

Akupunktur

Während und mindestens sechs Wochen vor Therapiebeginn wurde keine antiasthmatische Medikation verabreicht. Nach dem ersten unspezifischen Provokationstest, in der oben beschriebenen Weise vorgenommen, wurde mit der Laserakupunktur begonnen. Bei allen Patienten wurden zehn identische Laserakupunkturapplikationen vorgenommen, wobei vorwiegend Lokalpunkte, die der Lunge zugeordnet sind, ausgewählt wurden. Zwei Akupunkturbehandlungen pro Woche wurden vorgenommen, die Bestrahlungsdauer betrug 15", es wurde das Gerät Akuplas der Fa. MBB verwendet.

Klinische Kontrolluntersuchungen und die Intervallanamnese wurden bei jeder Akupunktursitzung durchgeführt.

Nach zehn Laserakupunktursitzungen sowie nach einem therapiefreien Intervall von zwei Wochen wurde der Provokationstest mit Methacholin in identischer Weise wiederholt und jeweils mit der Gabe eines ß$_2$-Mimetikums beendet.

Ergebnisse

Klinik: Nach Abschluß der Therapie gaben neun von zehn Patienten eine wesentlich bessere körperliche Belastbarkeit an, wobei zwei Drittel dieser Patienten zu Therapieende am Turnunterricht ohne Einschränkung teilnehmen konnten; bei einem Drittel bestand eine gebesserte, jedoch eingeschränkte körperliche Belastbarkeit.

Lungenfunktionstests: Die Ergebnisse der Provokationstests vor und nach zehn Laserakupunktursitzungen und nach einem therapiefreien Intervall von zwei Wochen wurden mittels eines gepaarten t-Tests bezüglich signifikanter Unterschiede geprüft. Die Änderung der Reaktionsverläufe der Atemwegswiderstände und des forcierten Atemvolumens, weiters die signifikante Änderung der tolerierten Methacholindosis werden dargestellt (Abb. 1—3).

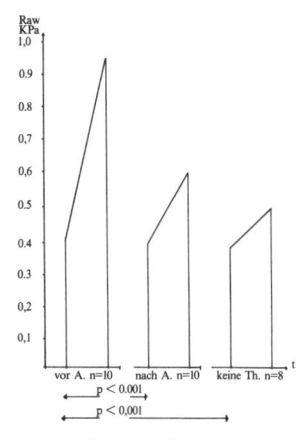

Abb. 1: Reaktionsverlauf Raw vor, nach Akupunktur, 2 Wochen später MCH Provokation

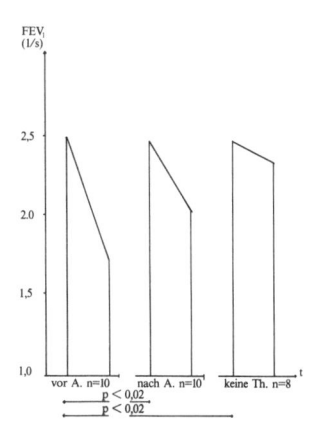

Abb. 2: Reaktionsverlauf FEV_1 vor, nach Akupunktur, 2 Wochen später MCH Provokation

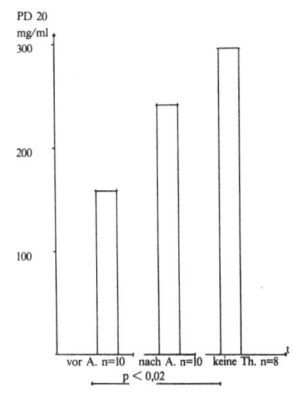

Abb. 3: kumulative Methacholindosis vor, nach Akupunktur, 2 Wochen später MCH Provokation

Akupunktur ist bei Asthma bronchiale erfolgreich

Abbildung 1 stellt die Ergebnisse der Mittelwerte, der Reaktionsverläufe, bezogen auf den Anstieg des Atemwegswiderstandes beim unspezifischen Provokationstest mit Methacholin vor und nach Akupunkturtherapie, weiters nach einem therapiefreien Intervall von zwei Wochen dar. Nach zehn Akupunktursitzungen wurde ein signifikant geringerer Anstieg des Raw beobachtet, $p < 0,001$; weiters wurde eine zusätzliche Abnahme des Anstieges des Raw nach einem therapiefreien Intervall von zwei Wochen registriert. Wie aus der Abbildung ersichtlich ist, waren die Ausgangswerte der Atemwegswiderstände bei den einzelnen Untersuchungen ident. Ergänzend möchte ich erwähnen, daß jeder Provokationstest mit Verabreichung eines $ß_2$-Mimetikums nach Erreichung des Ausgangswertes des Raw abgeschlossen wurde.

Abbildung 2 stellt die Ergebnisse der Mittelwerte der Reaktionsverläufe bezogen auf die Abnahme des forcierten Exspirationsvolumens pro Sekunde beim unspezifischen Provokationstest mit Methacholin vor und nach Akupunkturtherapie, weiters nach einem therapiefreien Intervall von zwei Wochen dar. Nach zehn Akupunktursitzungen zeigte sich eine signifikante Abnahme des Abfalles des FEV_1, $p < 0,02$; darüber hinaus zeigte sich nach dem therapiefreien Intervall von zwei Wochen eine weitere Abnahme des Abfalles des FEV_1 post provocationem.

Abbildung 3 zeigt die Änderung der Mittelwerte der kumulativen Methacholindosis beim unspezifischen Provokationstest mit Methacholin vor und nach Akupunkturtherapie, weiters nach einem therapiefreien Intervall von zwei Wochen. Nach zehn Akupunktursitzungen und einem therapiefreien Intervall von zwei Wochen wurde eine signifikant gesteigerte Methacholindosis verabreicht, $p < 0,02$; nach dem therapiefreien Intervall wurde eine noch größere Methacholindosis toleriert.
Klinik und Lungenfunktionstests zeigten übereinstimmende Ergebnisse: Jene Patienten, die dem Turnunterricht nach Akupunkturtherapie-Ende ohne asthmatische Beschwerden folgen konnten, zeigten auch in den Provokationstests die größte Zunahme der bronchialen Toleranz.

Diskussion

Das Asthma bronchiale ist durch eine konstante bronchiale Hyperreaktivität charakterisiert[5, 17]. Durch die Messung der unspezifischen bronchialen Hyperreaktivität in Provokationstests kann das Ausmaß der bronchialen Hyperreaktivität und damit des zugrundeliegenden Exercise-induced Asthma objektiviert werden[18]. Methacholin wurde als Agens gewählt, da dieses über die cholinergen Rezeptoren der glatten Muskulatur wirkt und die geringsten Nebenwirkungen aller Cholinergika zeigt[16].

Vielfache ethnomedizinische Berichte aus China befürworten die Akupunktur als erfolgreiche Therapiemethode beim Asthma bronchiale. Da die ausgleichende Wirkung der Akupunktur bei gestörten Regelkreisen bekannt ist[9], war der Ansatzpunkt unserer Überlegung die Beeinflussung des Gleichgewichtes zwischen N. Vagus und N. Sympathikus, wobei der dominierende Einfluß der Vagusaktivität auf den Bronchotonus experimentell nachgewiesen werden konnte [11], das non-cholinerge antagonistische System jedoch nicht sicher, vor allem bezüglich der Rolle der Neurotransmitter, identifiziert wurde[1].

Weitere mögliche Mechanismen der Wirkung der Akupunktur werden diskutiert. Yu postuliert eine Verminderung der Erregbarkeit der »irritant receptors« nach Akupunktur im Sinne einer direkten Vaguswirkung[24]. Andere Autoren wiesen einen Anstieg der AMP und cAMP nach Akupunktur nach[3, 8]; analog den Verhältnissen bei der Akupunkturanalgesie könne die Akupunktur die Synthese anderer Neurotransmitter aktivieren [13, 15].

Bei unseren Patienten mit Exercise-induced Asthma zeigten sich gute klinische Erfolge, die mit den Ergebnissen der Lungenfunktionsuntersuchungen übereinstimmten. Bronchospasmolytische Effekte bei Asthma bronchiale sind in der Literatur im Erwachsenenalter nach mehreren Akupunktursitzungen bekannt (Bischko, Nolte; [2, 4, 7]), auch nach einmaliger Körperakupunktur durch Lungenfunktionsänderungen nachgewiesen [20–22]. Einmalige Akupunktur am Ohr scheint beim Asthma bronchiale nicht wirksam zu sein[6].

Zusammenfassend scheint die Akupunktur bei Kindern mit Exercise-induced Asthma einen protektiven Effekt zu haben und somit als adjuvante Therapie ihre Berechtigung und Bedeutung zu haben, insbesondere, da die enge Beziehung zwischen respiratorischen Erkrankungen in der Kindheit und einer chronisch obstruktiven Lungenerkrankung im Erwachsenenalter bekannt ist[14].

Literaturhinweise siehe Seite 375

KANN DAS TRADITIONELL-CHINESISCHE MEDIZINSYSTEM GRUNDLAGE EINER MODERNEN GANZHEITS- UND ALLGEMEINMEDIZIN SEIN?

Univ.-Lekt. Dr. Georg König, Wien

Als Wiener begrüße ich den Mut, hier in Wien diesen Dialog zwischen einer allgemein anerkannten und einer noch nicht anerkannten Wissenschaft zu führen. Man befürwortet sowohl *Wissenschaft* als auch *Ganzheitsmedizin*, wenngleich der einzelne unter diesen Begriffen ganz verschiedenes, ja gegensätzliches versteht. Ich möchte daher versuchen, beide Begriffe zu skizzieren und eine praktische Realisierbarkeit der Ganzheitsmedizin vorstellen, damit diese nicht ein Schlagwort bleibt.

Was ist Wissenschaft?

Die *Encyclopaedia Britannica* gelangt am Ende einer zehnseitigen Abhandlung zu dem Schluß, Wissenschaft sei ein so umfassender Begriff, daß er nur aus seiner Geschichte heraus verstanden werden könne.

In urgeschichtlicher Zeit oblag es besonders begabten Personen — meist intuitiv —, zu heilen. Mit zunehmender Erfahrung wurden diese — oft suggestiven — Methoden durch physikalisch oder pharmakologisch wirksame Verfahren erweitert. Alten Hochkulturen, z. B. der herrschenden Schichte der Priester-Ärzte Ägyptens, war es möglich, eine *Ganzheitsmedizin* zu realisieren. Als Priester verfügten sie über geistige, als Herrscher über weltliche Macht, kraft derer sie die Umwelt und andere gesundheitsbezogene Faktoren — natürlich beschränkt auf Wissen und Können ihrer Zeit — beeinflussen konnten.

Hippokrates wollte »allgemeine Erfahrung als zu subjektiv und zu leicht täuschbar« durch den kritischen Verstand kontrollieren.

Auf *Descartes* geht das Denkmodell vom *Menschen als Maschine* und auch das Bestreben zurück, alles zu analysieren und in immer kleinere Teile zu zerlegen (je kleiner, desto besser erforschbar). Jede Wirkung sollte *kausal* anhand chemisch-physikalischer Ursachen erklärt werden. Das Experiment, ein *isolierter Teil der vielfältigen Wirklichkeit*, hat seither *eindeutig, widerspruchsfrei und begründbar* zu sein; das Resultat meß- und reproduzierbar. Diese von Europa ausgehende Methode brachte den großen technischen Fortschritt; die Physik und ihre Methoden wurden zur *Naturwissenschaft schlechthin*.[1]

Kann das TCM-System Grundlage einer modernen Ganzheits- und Allgemeinmedizin sein?

Naturwissenschaftliche Medizin

Die erfolgreichen Methoden der Physik wurden zu Recht und mit Erfolg von der Medizin übernommen und sind weiterhin teilweise unentbehrlich. Das cartesianische Denkmodell ist zur *Reparatur* eines Organismus (Entfernung bzw. Ersatz einzelner Teile) durchaus geeignet; es gibt dazu *keine* vollwertige Alternative, wohl aber Ergänzungen, da *jede* Methode auch Grenzen hat.

Die Diagnosestellung hat in jedem Behandlungsfall nach den Gesichtspunkten der modernen naturwissenschaftlichen Medizin zu erfolgen; zum Wohle des Patienten gleichermaßen wie auch — aus forensischen Gründen — zum Wohle des Arztes.

Grenzen der Naturwissenschaft

Das isolierte Experiment eignet sich für die kausalanalytische Methode, für die es entwickelt wurde. Umso weniger geeignet erscheint es für die Abklärung polyätiologischer Vorgänge.

Auch eine Wetterprognose ist nicht etwa deshalb falsch, weil die Gesetze der Thermodynamik unrichtig sind; die komplexen Wechselwirkungen sind nicht mehr berechenbar, auch wenn noch so viele Einzelmessungen exakt und richtig sind[1]. Das Einmalige, Nicht-Reproduzierbare entzieht sich der kausalanalytischen Methode[3], ebenso das Nicht-Isolierbare oder das nicht chemisch-physikalisch Begründbare.

Das *Noch-Nicht-Meßbare* stellt eine weitere Grenze für die naturwissenschaftliche Methodik dar. Mimik, Gestik und Verhalten sind zwar nicht meßbar[2], für den Arzt jedoch sichtbar und relevant. *Das Ganze ist mehr als die Summe seiner Teile.* Der komplizierte, nicht vom Menschen konstruierte Organismus ist aus seinen Einzelteilen allein nicht zu begreifen (Molekularbiologie); und nicht einmal das Wesen einer menschlichen Erfindung, z. B. einer mechanischen Uhr, kann aus den Molekülen eines einzelnen Zahnrades erschlossen werden. Die Analyse allein ist also oft zu wenig, um komplexere Vorgänge zu erfassen.

Grenzen des Messens

»Das Messen hat seine Grenzen, sobald der Meßvorgang das Meßobjekt im Wesen verändert oder zerstört[3].« Kausalität u. v. a. mehr haben für den subatomaren Bereich keine Gültigkeit.

Subjektives, Psychisches, kurz, alle höheren geistigen Funktionen, aber auch schon der Schmerz sind nicht objektiv meßbar und quantifizierbar. Bis heute ist noch nicht ein Lebensvorgang physikalisch-chemisch erklärt.

Leben ist »auch, aber nicht nur Chemie und Physik«[2]. Für die anorganische Welt gelten die Gesetze der Chemie und Physik. Sie gelten für Lebendes auch, aber zusätzlich noch eigene, grundsätzlich andere, die Gesetze der Biologie.

Für Gefühl und Emotionen gelten die Gesetze der Physik, der Biologie, aber zusätzlich weitere. Für Verstand, Familie, Sozietät und für Kulturen gelten jeweils auch immer die zugrundeliegenden Gesetze der Physik, der Biologie usw., aber es kommen jeweils weitere, grundsätzlich andere Gesetzmäßigkeiten dazu[4].

Die Physik des 20. Jahrhunderts hat daher längst andere Denkansätze — relativistische, holistische, kybernetische u. v. a. — in ihre Methodik miteinbezogen, und viele dieser Denkarten finden wir schon vor Jahrtausenden u. a. auch im alten chinesischen Medizinsystem.

Medizin ist geistes-, nicht naturwissenschaftlich begründet

Sie will Leben verlängern, Leiden heilen oder lindern, bzw. diesen vorbeugen. Dieses finale, zweckgerichtete Denken ist humanitär, philosophisch oder religiös, mit Sicherheit jedoch nicht chemisch-physikalisch-kausal begründbar — sehr wohl

Kann das TCM-System Grundlage einer modernen Ganzheits- und Allgemeinmedizin sein?

jedoch bedient sich die Medizin naturwissenschaftlicher Methoden als Hilfsmittel.
Technischer Fortschritt brachte auch ein nahezu unüberblickbares Wissen über das Objekt Mensch, über den materiellen Anteil seines Körpers, aber dies auf Kosten unseres Wissens über das Subjekt Mensch, sein Fühlen, Hoffen und Wollen.

Diese Realität hat schon Platon bedauert: Es wäre der größte Fehler der Medizin, Ärzte für den Körper und solche für den Geist zu haben, da doch beides nicht zu trennen sei.

Trotz besseren Wissens besteht diese Trennung noch heute; es entspricht wohl einem praktischen Bedürfnis, daß der Somatiker Psychisches (und damit für ihn schwierig zu Behandelndes) überweist und umkehrt.

Zweifelsohne gibt es Fälle, in denen eine somatische Therapie das Entscheidende ist, und andere, deren psychische Behandlung Spezialkenntnisse erfordert. Dennoch liegt in dieser rein schematischen Trennung eine große Schwierigkeit, denn die Mehrzahl der Kranken bedarf sowohl einer somatischen als auch einer psychischen Behandlung, und der Erfolg einer somatischen Therapie setzt das Vertrauen des Patienten, einen psychischen Faktor, voraus.

In der traditionell-chinesischen Medizin kommt dieser Dualismus, diese scharfe Trennung in Körper und Geist, viel weniger stark zum Ausdruck: Psychische Störungen werden hier über körperliche, somatische Störungen über psychische Methoden (QI-GONG) behandelt.

Moderne oder traditionell-chinesische Medizin (TCM)?

Zunächst: gibt es wirklich *verschiedene Medizinen*? Nahezu für jede naturwissenschaftliche Disziplin entstand im Laufe der Zeit eine weltweit einheitliche Wissenschaft. Gab es früher z. B. eine altchinesische, eine altgriechische usw. Astronomie, entstand daraus im Laufe des 17. Jahrhunderts eine moderne, universelle Astronomie, die das Gesamtwissen früherer Kulturen umfaßt und teilweise natürlich übertrifft[5]. Viele meinen, auch in der Medizin gäbe es seit Anwendung der naturwissenschaftlichen Methode weltweit nur Übereinstimmung, und damit sei alles Alte oder Andere entweder integriert oder verworfen.

Wie gesagt, kennt die Medizin jedoch Phänomene, die naturwissenschaftlichen Methoden unzugänglich bleiben. Die o. a. *geisteswissenschaftlichen* Aspekte der Medizin sind, wie andere geisteswissenschaftliche Disziplinen auch, von weltweiter Übereinstimmung noch weit entfernt. Die Verflechtung von Geistes- und Naturwissenschaft in der Medizin ist mit ein Grund, daß wir noch lange nicht von einer weltweit einheitlichen Medizin werden sprechen können. Wir werden also weiterhin von *verschiedenen Medizinen* sprechen müssen, zumal es mehrere alte Medizinsysteme gibt, die unbestritten Heilerfolge erzielen können, wenngleich die moderne Medizin keinerlei Notiz davon nehmen möchte. Am Beispiel der *Nadelsensation* wird dies besonders deutlich: Dieses jederzeit reproduzierbare, fühl- und meßbare Phänomen ist den meisten modernen Medizinern nicht einmal dem Namen nach bekannt, obwohl das Hervorrufen derselben eine der häufigsten ärztlichen Handlungen darstellen dürfte, die je in der Menschheit vorgenommen wurden.

Ganzheitsmedizin muß mehr als naturwissenschaftlich sein

Unser zunehmendes Wissen zwingt uns, viele uns liebgewordene Denkansätze zu revidieren. So wird z. B. die Vorstellung von Hirn-*Zentren* zunehmend durch neuere Erkenntnisse abgelöst. Nach Seitelberger[6] wird ein Sinneseindruck in der gesamten Großhirnrinde registriert, nur ist er in bestimmten Regionen — den früheren *Zentren* — stärker ausgeprägt.

Die Akupunktur gab einen wesentlichen Anstoß dazu, unser Schmerzmodell neu zu überdenken. Vor allem HAN jisheng zeigte, daß es außer einer Schmerzperzeption auch eine Schmerzmodulation (Hemmung bzw. Förderung) gibt; dies gilt als experimentell abgesichert und wurde inzwischen international bestätigt.

Der analytischen Methode verdanken wir den Großteil unseres bisherigen medizinischen Fortschritts, aber dennoch wird das Einbeziehen psychischer, umweltbedingter u. a. Faktoren immer dringender, wie dies nicht zuletzt durch die Zunahme von Depressionen und psychosomatischen Störungen deutlich wird.

Die analytische Methode hat aber vor allem einen systemimmanenten Nachteil, die zunehmende Spezialisierung:
1. Mehr Wissen erfordert mehr Spezialisten
2. Jedes *analytisch* gelöste Problem schafft mehrere neue Probleme. Das Wissen nimmt zwar zu, aber das Unwissen noch mehr.
3. In die Welt gesetztes Wissen werden wir nicht mehr los (vgl. Atombombe).
4. Die Wissenszunahme zwingt zur Aufteilung der Spezialfächer in immer speziellere Fächer in immer kürzerer Zeit; und
5. dies erfordert *Spezialistensprachen*, gefolgt von Verständigungsschwierigkeiten zwischen den einzelnen Spezialdisziplinen.

Es handelt sich hier um eine typische Scherensituation (Aporie): Etwas wird immer notwendiger, gleichzeitig jedoch immer weniger durchführbar. In der Praxis scheitert dieses System zuallererst an den explosionsartig ansteigenden Kosten. Wir alle kennen die Berechnungen, wonach das Gesundheitswesen bei gleichbleibender Weiterentwicklung bald mehr als das gesamte Bruttosozialprodukt verschlingen würde (ein Drittel, maximal die Hälfte des Realeinkommens ist tatsächlich zumutbar).

Diese Scherensituation ist mit dem bisherigen Denkansatz nicht zu lösen, daher ist ein neuer, anderer zu suchen[1]. Das Problem, eine Überfülle von Einzeldaten überschaubar machen zu wollen, ist in der Wissenschaft nicht neu und ließe sich vielfach durch ein System lösen, anhand dessen sich eine Vielzahl von etwas auf weniges zurückführen läßt. (So etwas läßt sich die Vielzahl chemischer Verbindungen auf etwa 100 verschiedene Atome zurückführen, die im Mendelejewschen Periodensystem geordnet und dadurch überblickbar sind.)

Die Vorteile eines ordnenden Systems ließen sich auch auf die Medizin übertragen: Es gibt nahezu unzählige Streß-Arten, aber nur wenige Streß-Reaktionen des Organismus, eine Vielzahl von Allergenen, aber nur wenige allergische Reaktionen; das Ricker'sche Stufengesetz basiert auf immer ähnlichen Gefäßreaktionen (Verengung/Erweiterung), die durch die verschiedensten Reiz-Arten ausgelöst werden[7].

Welches System einer Ganzheitsmedizin?

Es gibt zwei Möglichkeiten, ein ordnendes System zu schaffen:
1. Ein neues, noch nie dagewesenes System schaffen. Dagegen spricht, daß es generationenlanger Überprüfung und Erfahrung bedürfte, ehe sich Wert oder Unwert desselben herausstellen könnte.
2. Ein bereits vorhandenes System adaptieren. Diese Möglichkeit ist zweifellos den ad hoc von einzelnen entworfenen Versuchen einer Ganzheitsmedizin vorzuziehen, da letztere infolge der Überfülle und Unübersichtlichkeit des Wissens höchst unvollkommen und individuell unterschiedlich wären.

Das System der TCM hat nun folgende Vorteile:
1. Seit langem bekannt und bewährt
2. Bereits für mehr als ein Viertel der Menschheit an offiziell anerkannten Universitäten gelehrt[8].
3. Reich an Therapie-Arten: pharmakologische, reflektorisch-regulatorische, psychische, physikalische, diätetische, und vor allem prophylaktische.
4. Viele Teile des Systems wurden bereits experimentell-naturwissenschaftlich über-

Kann das TCM-System Grundlage einer modernen Ganzheits- und Allgemeinmedizin sein?

prüft und bestätigt. Der Oberste Sanitätsrat hat kürzlich eine Reihe von Therapiemethoden der Akupunktur als Heilverfahren anerkannt[9].

5. In allen Ländern der Welt gibt es bereits Ärzte und Organisationen, die das TCM-System — zumindest einzelne Teilgebiete wie z. B. die Akupunktur — kennen; in Japan werden 30% der chinesischen Pharmaka nach traditionellchinesischer Diagnose rezeptiert und von Pharmakonzernen industriell erzeugt[10].

Die vier Grundlagen des TCM-Systems sind unter folgenden Namen bekannt:

— *YIN-YANG:* ein binäres System (auch der Computer basiert auf einem solchen);
— *Meridian-System:* Segmentphysiologie (König/Wancura)[11] und Muskelfunktionsketten[13];
— *Fünf Funktionskreise:* Wechselwirkung innerer Organe untereinander[12] sowie mit der Körperoberfläche (cutano-myo-viszerale Regulation) für innere (psychische), äußere (physikalische) und biorhythmische (Organuhr) Faktoren.
— *QI*, Summe der Lebensfunktionen (im Gegensatz zur unbelebten Materie): ermöglicht Koordination diätetischer, reflektorischer, regulatorischer u. v. a. Faktoren. Als QI-GONG zur psycho-physischen Belastbarkeitssteigerung millionenfach angewandt.

In Europa wurde die TCM lange nicht verstanden, teils aufgrund der Übersetzungen und weil so vieles *ganz anders* ist: andere Behandlungstechniken (Nadel), andere Einteilungssysteme und andere Denkansätze.

Die anderen Behandlungstechniken

Allgemein bekannt und auffallend war und ist die Akupunktur-Nadel: mit ihr war bereits vor 2000 Jahren auch eine Reizung in der Tiefe möglich (wie Infiltrationstherapie).

Akupunktur ist die richtige Reiz-ART die richtige Reiz-STÄRKE und der richtige Reiz-ORT[14], also eine lokal ansetzende Reiz-Therapie über besonders empfindliche Stellen (Punkte).

Zur Reiz-ART: Die Akupunktur (lat. Kunstwort europäischer Schiffsärzte) heißt in China ZHEN JIU, *das Nadeln, das Erwärmen*. Damit sind viele *verschiedene* lokale Reizarten gemeint, z. B. Mikro-Aderlaß, Punktmassage, elektrische oder LASER-Reizung u. v. a.

Zur Reiz-STÄRKE: Die zu erwartende Reaktion des Patienten auf den Reiz *vorherzusehen,* ist bei jeder Reiztherapie wichtig: Ein zu schwacher Reiz wirkt nicht, ein zu starker führt oft zu einer Verschlimmerungsreaktion.

Zum Reiz-ORT: Er findet sich lokal (Schmerzstelle), segmental (nach dem Meridiansystem) und nach dem Konstitutionstyp (fünf Funktionskreise).

Akupunktur ist reflektorisch und regulatorisch anwendbar:

Reflektorische, kurzfristig schmerzhemmende Effekte sind experimentell leicht erzeugbar, ihr Wirkmechanismus ist erforscht und tierexperimentell bestätigt. Die reale Existenz dieser Phänomene steht außer Zweifel[8, 15, 16]. Frühere ablehnende Haltungen (*nur psychisch*) sind somit unhaltbar. *Regulatorische* Langzeiteffekte sind viel schwerer nachprüfbar, tierexperimentell kaum reproduzierbar, jedoch durch klinische Erfahrung bestätigt.

Reflektorisch-regulatorische Methoden werden von mehr als 80% der europäischen Ärzte ebenfalls angewendet: Als Neuraltherapie, Infiltrations- oder Heilanästhesie (= Akupunktur mit der Wassernadel in der chinesischen Terminologie), bei der physikalischen Therapie usw.

Das Denk-System der TCM

ist wenig bekannt und kaum verstanden, auch *Chinesische Philosophie* genannt. (Immerhin gilt die Philosophie als die Mutter aller Wissenschaften, also auch der Geistes-, Formal- und Naturwissenschaften.)

Kann das TCM-System Grundlage einer modernen Ganzheits- und Allgemeinmedizin sein?

In das TCM-System sind folgende Behandlungen integriert:
Äußere: die verschiedenen Reizarten der Akupunktur, Massage, manuelle Therapie, Bäder u. a.
Innere: Ernährung (»das wichtigste Medikament«!), Heilnahrung, Pharmaka, QI-GONG (Atem-, Konzentrations- und Bewegungsübungen) u. a.
Alle Behandlungen erfolgen nach dem gleichen System und nach einheitlichen Denkmodellen:
Diagnose als Erkennen einer Abweichung von der Norm (Homoiostase).
Therapie als Rückführung zur Norm von Funktion und Substrat (Materie).
Die inneren Organe, Muskeln, Gefäße und Skelett können zuwenig oder zuviel Funktion (Tonus) haben.
Blut, Flüssigkeit, Fett u. a. materielle Bestandteile des Körpers können zuwenig oder zuviel sein.
Dieses System ordnet also nach Normabweichungen und eher unspezifischen Ursachen (physikalischen, psychischen) als nach lokaler und spezifischer Ätiologie.

QI und QI-GONG

QI ist ein zentraler Denkansatz im TCM-System, wie VIN-YANG oder LOGOS (der Bibel) nicht eindeutig zu übersetzen. QI ist mehrdeutig (Luft, Odem, Lebenskraft...).
Die kausalanalytische Erklärung für *Leben* als *durch eine Kraft dazu* ist das klassische Beispiel für Tautologie.
Für *Leben* gibt es meß- und wägbare Faktoren, ebenso für die Immunabwehr; aber es gibt auch nicht meßbare Faktoren wie Glaube, Lebenswille u. v. a.
Betrachten wir QI als die Summe aller das Leben erhaltender Faktoren, so kann in der modernen wie in der TCM alles in praktisch brauchbarer Weise zusammengefaßt werden, was geeignet ist, eine verringerte Lebenskraft zu stärken oder eine überschießende zu dämpfen.

QI als subjektive Wahrnehmung

Bei der richtigen (tiefen) Nadelung nimmt der Patient die Nadelsensation wahr, eine Empfindung des Anschwellens, der Hypästhesie, der Schwere und Wärme; man sagt, der Patient *spürt das Ankommen des QI.* Die Nadelsensation ist an bestimmten Punkten besonders leicht auslösbar und kann vom Arzt durch bestimmte Nadeltechniken jeweils in die gewünschte Richtung gelenkt werden. (*QI zur erkrankten Stelle senden.*) Erreicht die Nadelsensation das erkrankte Areal, kommt es zur Muskelentspannung und zur Schmerz- oder Entzündungsminderung[8].
QI kann darüber hinaus auch objektiviert werden (Haut-Temperatur und -Widerstand, Infrarotabstrahlung usw.).

QI-GONG

Durch Wille, Konzentration und Atemtechnik kann QI, allein und ohne Instrument, ebenfalls gelenkt und verstärkt werden. QI-Gong beruht auf denselben Regeln (Meridiane, Funktionskreise) wie die anderen Theapieformen der TCM — nur ist es hier in erster Linie die Leistung des Patienten selbst, der sein eigenes QI lenken, mehren und in den Meridianen fühlen kann.
Eine Vorstudie am Pulmologischen Zentrum der Stadt Wien sollte erweisen, inwieweit eine Qi-GONG-Therapie von Spitalspatienten erlernt und somit akzeptiert werden könne. Die bisherigen Erfahrungen waren — bei richtiger Unterweisung durch einen Lehrer — durchaus positiv. Die Erfolge bedürfen jedoch noch weiterer Untersuchungen und einer staatistischen Sicherung zu ihrer Objektivierung[17].
Eine QI-GONG-Therapie und -Prophylaxe schwerer chronischer Erkrankungen ist, nach chinesischen Angaben, möglich; weitere diesbezügliche Studien sind mit

Kann das TCM-System Grundlage einer modernen Ganzheits- und Allgemeinmedizin sein?

Unterstützung des österreichischen Bundesministeriums für Wissenschaft und Forschung im Gange.

Zur praktischen Durchführung der TCM

Eine Ganzheitsmedizin im Sinne des TCM-Systems wird seit mehr als zehn Jahren in Kursen gelehrt, ist in Büchern[11] beschrieben und entspricht der Praxis in China.
1. Diagnose nach der modernen Medizin (wie regional üblich)
2. Diagnose nach der TCM.

Die moderne Anamnese ist zu erweitern; ebenso wird die — ohnehin übliche — Befundung von Zunge, Puls und Druckschmerzpunkten mehr interpretiert. Daraus ergibt sich, welcher Meridian und welcher Funkionskreis *betroffen* ist, sowie der Zustand von YIN, YANG und QI.

Nach Erstellung *beider* Diagnosen ist zu entscheiden, ob im konkreten Einzelfall moderne, traditionell-chinesische oder eine Kombination beider Medizin-Arten für den Patienten am günstigsten wäre. Meist wird — bei akuter und schwerer Krankheit — die moderne Medizin (Operation, Substitution) vorzuziehen sein; bei chronischen, multifaktoriell bedingten Leiden ebenso wie bei Regulationsstörungen, zur Prophylaxe und zur Gesunderhaltung die traditionell-chinesische Medizin.

Beide Arten der Medizin behandeln die gleichen Krankheiten und die gleichen Menschen. Beide verwenden reflektorische, regulatorische und pharmakologische Verfahren aufgrund von Therapie und Empirie. Dennoch sind die beiden verschieden, uns so wird dasselbe Problem von zwei verschiedenen Seiten gesehen.

Beide Arten der Medizin versuchen eine Vielzahl von Symptomen möglichst unter einen Hut zu bringen, auf eine Ursache zurückzuführen, um sie behandeln zu können.

Zusammenfassend läßt sich sagen, daß das TCM-System sehr wohl als System für eine praktikable Ganzheitsmedizin geeignet und in der Lage ist, vieles zu ordnen und überschaubarer zu machen. Es ist ein biokybernetisches und holistisch-ganzheitliches System, auch wenn es nicht komplett die Gesundheit erfassen kann; es erhebt weder Anspruch auf Vollständigkeit noch auf Widerspruchsfreiheit und ist sicherlich noch ergänzungs- und anpassungsbedürftig, trotz allem jedoch besser als gar kein System oder irgendein individuell erfundenes.

Literaturhinweise siehe Seite 376

THERAPEUTISCHE LOKALANÄSTHESIE

Prim. Univ.-Doz. Dr. Hans Tilscher
Orthopädisches Spital, Wien

Einleitung

Eines der wichtigsten Krankheitszeichen des Menschen ist der Schmerz. Ihm kommt als Zeichen, daß die Integrität des menschlichen Körpers gestört ist, eine große Bedeutung als Warner zu. Lediglich der Krebsschmerz und gewisse Formen von Neuralgien haben diese Warnerfunktion verloren und stellen eine letzten Endes sinnlose Geißel für die Menschheit dar. In der ganzheitsmedizinischen Erfassung des Schmerzpatienten ist die Behandlung des Symptomes Schmerz eine Vorbedingung für weitere Aktivitäten, die auf die Analyse der oft multikausalen Schmerzursachen hinzielt, um diese dann im Sinne der Rehabilitation auszuschalten. Der häufigste Schmerzdonator ist der gestörte Bewegungsapparat. Die dabei zu beobachtenden Schmerz- und Beschwerdephänomene sind das Ergebnis von vielen Störfaktoren. So ist zweifellos die statische Überbelastung eines für die Dynamik gedachten Bewegungsapparates ein wichtiges Trauma der Zivilisation. Die fehlerhafte Dynamik wie z. B. Fehlbewegungen im Alltag, eintönige Arbeitsvorgänge in der hochtechnisierten Industrie, aber auch falsch oder zuviel betriebener Sport wären ebenfalls zu nennen. In diesem Zusammenhang müssen aber auch entzündliche Erkrankungen, Zustände nach Traumen, aber auch viscerale Erkrankungen mit ihren reflektorischen Auswirkungen auf den Bewegungsapparat (viscerovertebraler Reflex) genannt werden. Letztendlich ist auch die gestörte Psyche mit ihren muskulären Aktivierungsvorgängen im Sinne der Verspannung zu nennen, die ebenfalls entsprechende störende Auswirkungen auf den Bewegungsapparat zeitigt (Abb. 1).

Nach der Feststellung der Schmerztopik ergeben sich entsprechende differentialdiagnostische Möglichkeiten, die im Sinne der Strukturanalyse eine nosologische Einordnung des vorliegenden Beschwerdebildes ermöglichen. Im wesentlichen handelt es sich dabei um Funktionsstörungen, gleichbedeutend mit Erkrankungen ohne pathomorphologische Veränderungen und Erkrankungen auf Basis von gestaltlichen Veränderungen des Bewegungsapparates.

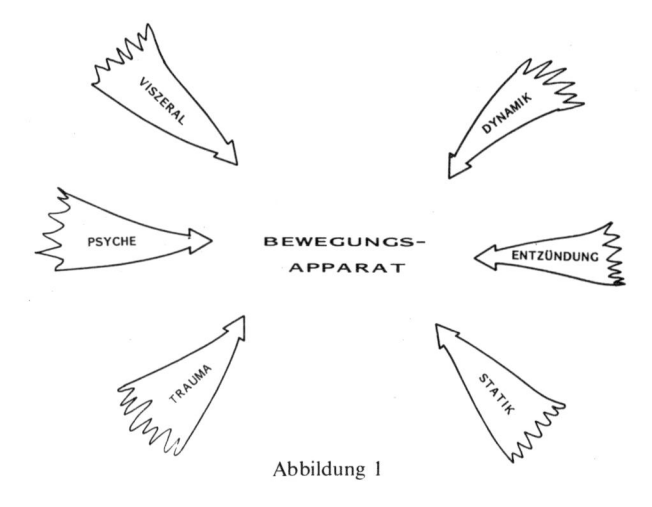

Abbildung 1

Therapeutische Lokalanästhesie

Behandlungsstrategien

Neben der Feststellung der Schmerztopik und der Strukturanalyse ergibt sich eine wichtige Indikation zur Therapie dieser Schmerzbilder aus der Aktualitätsdiagnose. Diese sucht vor allem das im Vordergrund stehende Störsymptom zu eruieren, um auf dieses dann entsprechend therapeutische Konsequenzen einzuleiten. Im wesentlichen ergibt sich auch eine Differenzierung der Therapie durch die Einleitung von Schmerzbildern in akut und chronisch.

Bei Akutschmerzen, die durch die Intensität des Beschwerdebildes, aber auch durch die oft weitgehende Immobilität gekennzeichnet sind, muß alles getan werden, um nozizeptive Reize zu vermeiden oder zu unterdrücken. Hier ergibt sich zweifellos die Indikation, die auftretenden Gewebshormone und Schmerzstoffe medikamentös zu beeinflussen. Dazu ist aber auch die Ruhigstellung ein weiteres Erfordernis. Eine sehr effiziente und in ihrem Indikationsspektrum sehr weite therapeutische Möglichkeit ergibt sich in der sogenannten therapeutischen Lokalanästhesie.

Diese Therapie findet nicht nur ihre Anwendnug bei Akutbeschwerden, sondern auch bei den für Störungen des Stütz- und Bewegungsapparates typischen, oft therapieresistenten und rezidivierenden Beschwerden.

Definition

Man kann die therapeutische Lokalanästhesie als die Verwendung von Lokalanästhetika zu therapeutischen Zwecken definieren (Tab. 1). Während bei der klassischen Lokalanästhesie für die Dauer der Einwirkung des Medikaments die An- oder Hypästhesie zu entsprechenden Eingriffen verwendet wird, ist das Charakteristikum der therapeutischen Lokalanästhesie, daß die An- oder Hypästhesie nach Abklingen der Einwirkzeit in eine langdauernde An- oder Hypalgesie übergeht. Es kann sogar festgestellt werden, daß bei Dosierungen, die noch keine Anästhesie erzeugen, doch eine An- oder Hypalgesie provoziert wird (Tab. 2).

Durch die Ausschaltung einer für die Schmerzsymptomatik verdächtigen Struktur ergibt sich aus der therapeutischen Lokalanästhesie auch eine diagnostische Möglichkeit, weshalb die Definition der therapeutischen Lokalanästhesie auch dahingehend erweitert werden kann, daß es sich hier um eine Möglichkeit der Anwendung von Anästhetika zu therapeutischen, aber auch diagnostischen Zwecken handelt (Tab. 3).

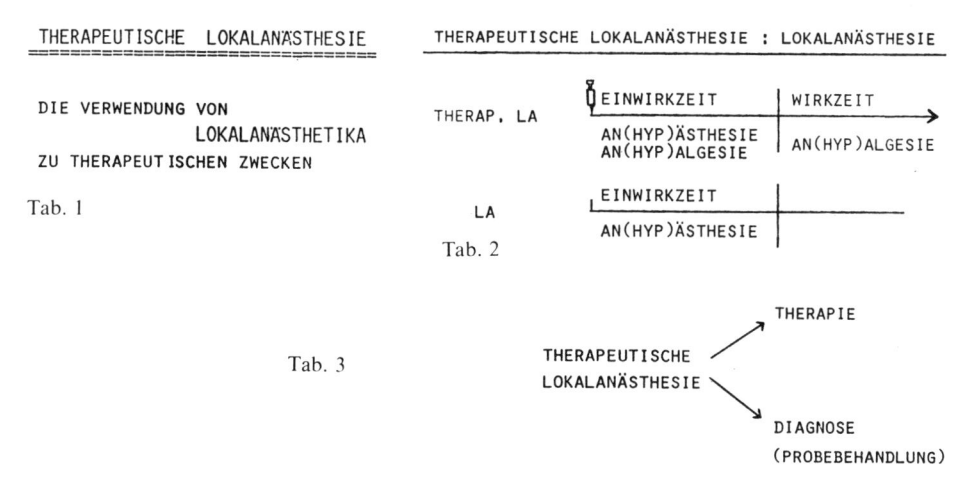

THERAPEUTISCHE LOKALANÄSTHESIE

DIE VERWENDUNG VON
LOKALANÄSTHETIKA
ZU THERAPEUTISCHEN ZWECKEN

Tab. 1

	EINWIRKZEIT	WIRKZEIT
THERAP. LA	AN(HYP)ÄSTHESIE AN(HYP)ALGESIE	AN(HYP)ALGESIE
LA	EINWIRKZEIT AN(HYP)ÄSTHESIE	

Tab. 2

THERAPEUTISCHE LOKALANÄSTHESIE → THERAPIE
↘ DIAGNOSE (PROBEBEHANDLUNG)

Tab. 3

Therapeutische Lokalanästhesie

Wirkungsweise

Vor Eingehen auf die Wirkungsweise des Lokalanästhetikums muß daran erinnert werden, daß jeder Schmerz, der im Körper entsteht, unter anderem zur Möglichkeit der topischen Zuordnung des Schmerzgeschehens kortikalen Strukturen zugeleitet wird, in welchen sehr oft das Phänomen der Schmerzprojektion in das zugehörige Dermatom entsteht, wodurch die dazugehörigen Hautareale hyperalgetisch werden, wie dies von den inneren Organen mit der Headschen Zone bekannt ist. Durch Aktivierung von Vorderhornzellen erfolgt die Verspannung von Muskeln, die mit der gestörten Struktur in funktionellem Zusammenhang stehen und die durch die in ihnen entstehenden Schmerzen zur Verstärkung und Verkomplizierung des Schmerzbildes beitragen. Die Schmerzreize erreichen aber auch die vegetativen Zentren im Seitenhorn (Abb. 2), wodurch einerseits eine Veränderung der Durchblutungsgröße, andererseits aber auch eine Herabsetzung der Schmerzschwelle verursacht wird, die ebenfalls die ursprüngliche Schmerzsymptomatik intensiviert und ausbreitet. Durch diese Phänomene werden auch andere Strukturen, einerseits durch die sich ausbreitenden muskulären Verspannungen, andererseits durch die den Beschwerdeort überschreitenden vegetativen Veränderungen, erfaßt, wodurch das typische Bild der Schmerzspirale entsteht — ein sich selbst perpetuierender Schmerzvorgang, der sowohl in der Intensität wie auch in der Ausbreitung fortschreitet. Mit der therapeutischen Lokalanästhesie soll nun nicht nur die primär gestörte Struktur beeinflußt werden, sondern auch die reflektorisch gestörten Strukturen, wie z. B. die muskulären Verspannungen, die vegetativ bedingten Unterhautzellverquellungen (Kiblersche Hautfalte) und schließlich auch die sekundär gestörten Strukturen (Tab. 4). Das Lokalanästhetikum kann die Membran vor Sensibilisierung gegen die sonst erfolgenden unterschwelligen Reize, die bei Verschiebung des Ruhepotentials in Richtung Depolarisation auftreten, über eine Absicherung des Membranpotentials schützen.

Die Art und Intensität der reflektorischen Schmerzbeantwortung hängt weitgehend von der Funktion des Hinterhornkomplexes ab, der selbst wieder durch absteigende Formationen in seiner schmerzvermehrenden oder schmerzdämmenden Wirkung beeinflußt wird. Es scheint also so zu sein, daß die therapeutische Lokalanästhesie an all diesen drei Schmerzursprüngen dem Hinterhorn die Möglichkeit zur Kompensation wieder schafft.

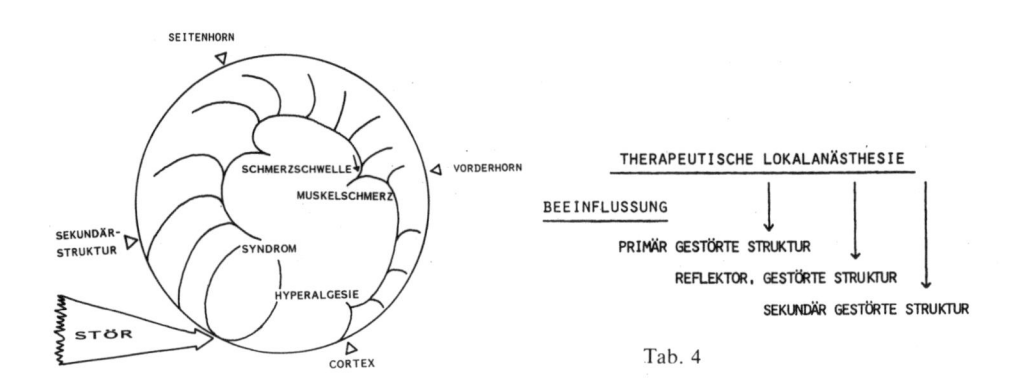

Abbildung 2

Tab. 4

AKUPUNKTUR, NEURALTHERAPIE, ENERGETISCHE METHODEN

Therapeutische Lokalanästhesie

Techniken (Tab. 5)

Aus der Aktualitätsdiagnose, das heißt, aus den Befunden der klinischen Untersuchung sowie aus Punkten der Anamneseerhebung, können die Form und der Ort der Anwendung des Lokalanästhetikums induziert werden. Im wesentlichen unterscheidet man die Therapie über die Haut, die Therapie über die Muskeln, über das vegetative Nervensystem, über die Sekundärstörungen wie die gestörten Gelenke und die Neuraltherapie. Daraus ergibt sich eine Behandlung über die Haut, eine Behandlung über die Muskulatur, eine Behandlung über die Gelenke, eine Behandlung in Form der Blockaden und schließlich die Neuraltherapie (Abb.3).

Die Therapie über die Haut (Tab. 6)

Im Vordergrund steht dabei die Behandlung mittels der sogenannten Quaddel, also einer Injektion des Lokalanästhetikums in das Korium, bis eine etwa kleinfingernagelgroße Quaddel entsteht. Die Theorie der Wirkung dieser Technik besteht vor allem darin, daß anscheinend die Afferenzen aus der hyperalgetischen Haut verringert werden und somit dem Hinterhorn, wie schon oben erwähnt, die Möglichkeit der Rekompensation dadurch gegeben wird, daß die Reizüberflutung eingedämmt wird. Es darf aber auch die Wirkung des Nadelstiches selbst nicht vergessen werden, der ja eine Reizung von Rezeptoren mit schnelleitenden a-delta-Fasern bedingt, von welchen bekannt ist, daß sie chronische Schmerzafferenzen, die über c-Fasern an das Hinterhorn geleitet werden, unterdrücken (Gate Control Theory nach Melzack and Wall).

Die Indikation dieser Therapie ist zweifellos einmal die Hyperalgesie, andererseits die sogenannten Projektionszonen tiefliegender Strukturen, seien es jetzt innere Organe (Headsche Zonen) oder tiefe Stukturen des Bewegungsapparates wie Wirbelbogengelenke, aber auch periphere Gelenke mit ihrem referred pain, das heißt mit dem Ausstrahlungsschmerz in das Dermatom. Wichtig ist auch die Kiblersche Hautfalte, die meistens paraspinös im Versorgungsbereich des Ramus dorsalis des entsprechenden Segmentalnervs zu tasten ist und als Ausdruck einer vegetativen Aktivierung mit einer Veränderung des Hautturgors zu betrachten ist. Auch Dysästhesien und Parästhesien sind dankbar mit der Quaddeltherapie zu behandeln. Eine sehr interessante Indikation ergibt sich in Form der Behandlung der Akupunkturpunkte.

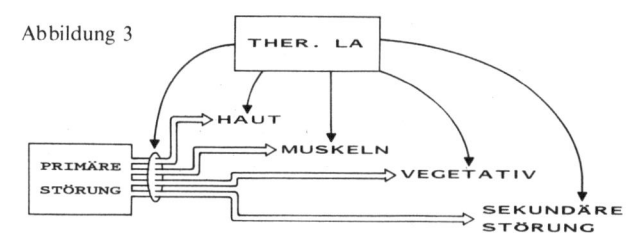

Abbildung 3

```
                    THER. LA
              ┌────────┬────────┐
              ▼        ▼        ▼
           ▷ HAUT
┌─────────┐ ▷ MUSKELN
│ PRIMÄRE │
│ STÖRUNG │ ▷ VEGETATIV
└─────────┘
           ▷ SEKUNDÄRE
             STÖRUNG
```

TECHNIKEN

A) HAUT
B) MUSKULATUR
C) GELENKE
D) BLOCKADEN
E) NEURALTHERAPIE

Tab. 5

TECHNIKEN

A) HAUT

QUADDEL (VERRINGERUNG DER AFFERENZEN AUS DER HYPERALGETISCHEN HAUT)
(NADELSTICH - GATE CONTROL)

INDIKATION: HYPERALGESIE
PROJEKTIONSZONE
(REFERRED PAIN, HEAD)
KIBLERSCHE HAUTFALTE
DYSÄSTHESIE
PARÄSTHESIE
AKUPUNKTURPUNKTE

Tab. 6

Therapeutische Lokalanästhesie

Die Therapie über die Muskulatur (Tab. 7)
Schmerzhafte Verspannungen im Bereich der Muskulatur ergeben sich vor allem als reflektorischer Ausdruck von nozizeptiven Reizen, aber auch als das Ergebnis von Fehlhaltungen. Jedes Abgehen von der Haltung als ökonomisches Prinzip zu unserer aufrechten Haltung im Schwerfeld der Erde muß entsprechend muskulärligamentär oder gelenkig kompensiert werden und bedeutet somit einen Störfaktor, der zum Angehen von Beschwerden beiträgt. Weitere Ursachen für muskuläre Überlastungen sind Fehlstereotypien, das heißt Bewegungsabläufe, die durch das Muster der dabei erfolgenden Muskelaktivierungen eine Überbelastung einzelner Muskelgruppen bedeuten können, wodurch in den sogenannten Muskeln Überlastungen, Verspannungen und damit auch Schmerzen entstehen können.
Letzten Endes ist es auch die Psyche, das heißt die innere Haltung, die sich im Haltungs- und Bewegungsmuster äußern kann. So ist die verspannte Persönlichkeit in einer gleichzeitigen Innervierung von Syn- und Anagonisten charakterisiert, die gleichzeitig mit vegetativen Aktivierungsvorgängen große Muskelareale befallen kann und dabei schmerzerregende bzw. schmerzverursachende Mechanismen innehält.
Die klinische Feststellung von muskulären Verspannungen erfolgt einerseits durch die Tastpalpation, das heißt das Erfühlen von muskulären Verspannungen mit Seitenvergleich, durch die Schmerzpalpation, daß heißt das Prüfen von umschriebenen Muskelarealen auf ihre Druckschmerzhaftigkeit, durch die Verkürzungsteste, das heißt der Nachweis von eingeschränkter Gelenkbeweglichkeit durch die verspannte Muskulatur, und schließlich durch die Muskelprovokationsteste, gleichbedeutend mit Auslösen oder Vermehren von einer schmerzhaften Muskelverspannung durch die isometrische Anspannung. Besonders durch die Tast- und Schmerzpalpation finden sich sehr häufig Triggerpunkte oder auch Maximalpunkte. Man versteht darunter Muskelpunkte der maximalen Spontan- und Druckschmerzhaftigkeit, bei deren Schmerzpalpation die lokale oder die ausstrahlende Schmerzsymptomatik ausgelöst oder verstärkt wird.
Zu nennen seien hier als Indikation der therapeutischen Lokalanästhesie auch die sogenannten Mackenzieschen Punkte, die als Ausdruck von nozizeptiven Reizen aus visceralen Organen innerhalb der Muskulatur gelten. Es handelt sich dabei zum Unterschied von den kutanen Projektionszonen innerer Organe, den sogenannten Headschen Zonen, um die reflektorischen muskulären Antworten einer inneren Störung.
Eine weitere ebenso wichtige Indikation der Behandlung über die Muskulatur ist die sogenannte Insertionstendopathie. Die Muskelinsertion bzw. die sehnigen Insertionen im Knochen zählen zu den überlastungsgefährdetsten Strukturen und pflegen dynamische und statische Überbelastungen vor allem einmal mit dem Auftreten von Schmerz zu beantworten. Bei fast allen Behandlungstechniken an der Muskulatur strebt die gezielte Therapie Knochenkontakt an, weil anscheinend dort sich ein Maximum an Schmerzrezeptoren befindet.

Die Therapie über die Gelenke (Tab. 8)
Als Indikation der Techniken über die Gelenke gelten Arthralgien mit und ohne Bewegungsstörungen, d. h. daß vor allem Gelenkschmerz nach Mikrotraumen, statischen und dynamischen Überlastungen durch die therapeutische Lokalanästhesie zu behandeln ist. Möglich ist diese Therapie auch bei der Bewegungseinschränkung des Gelenkes, wobei die intraartikuläre Injektion allerdings nur eine der Methoden der Wahl ist. Sowohl bei instabilen Gelenken als auch bei Beweglichkeitsvermehrungen zeigt sich besonders im Bereich des Kniegelenkes, aber auch im Bereich des Schultergelenkes, daß es vor allem ligamentäre Strukturen sind, die die

Therapeutische Lokalanästhesie

schmerzverursachende Wirkung besonders bei ihrem Ansatz am Knochen zeigen und dementsprechend therapeutisch berücksichtigt werden müssen. Bei peripheren Gelenken zeigt sich aus den ligamentären Strukturen eine oft sehr lang dauernde Schmerzsymptomatik, welche Monate, ja sogar Jahre andauern kann und deren Beendigung erst durch eine gezielte Reflextherapie der Maximalpunkte erfolgen kann. Im Wirbelsäulenbereich sind die Bänder ebenfalls meist als gestörte Sekundärstrukturen schmerzhaft, wie zum Beispiel das Interspinalband. Bei Instabilitäten, Olisthesen und hypermobilen Patienten sind es die großen Bandsysteme der Lenden-Becken-Hüftregion, die eine intensive lokale — und Schmerzausstrahlungssymptomatik verursachen und die eine besondere Indikation für die therapeutische Lokalanästhesie abgeben.

Bei der Behandlung der Gelenke ergibt sich sehr oft die Möglichkeit einer Kombination mit anderen Medikamenten, wie z. B. mit Kortison, welches allerdings in einer wesentlich geringeren Dosierung als üblich angewendet werden sollte. So genügen oft bereits ein bis zwei mg eines kristallinen Predinisolpräparates in einer 5-cc-Spritze mit einem Lokalanästhetikum, um den bei Gelenken mit synovitischen Reizzuständen erwünschten Effekt zu erbringen. Als besonderes cave gelten bei der Kortisonlokaltherapie die Achillessehnenbeschwerden und die intraartikuläre Injektion in das Hüftgelenk; erstere wegen der Tendenz, dadurch die Achillessehnenruptur zu beschleunigen, und beim Hüftgelenk, um die Gefahr einer Hüftkopfnekrose zu vermeiden. Sonst ist bei der Applikation des Kortisons an die üblichen Kontraindikationen zu denken.

Als wesentliche Kombination zur Behandlung von Ligamentschmerzen der Lenden-Becken-Hüftregion sei eine Mischung eines Lokalanästhetikums mit der sklerosierenden Lösung nach Hackett-Barbor zu nennen.

```
        T E C H N I K E N                          T E C H N I K E N

B) MUSKULATUR                              C) GELENKE
    INDIKATION: TRIGGER (-MAXIMAL)PUNKTE         INDIKATION: ARTHRALGIEN MIT UND OHNE
                (= MUSKELPUNKTE DER MAXIMALEN                BEWEGUNGSSTÖRUNGEN
                SPONTAN- UND DRUCKSCHMERZHAFTIGKEIT.         (EINSCHRÄNKUNG, VERMEHRUNG,
                SCHMERZPALPATION LÖST AUS ODER VER-          INSTABILITÄT)
                STÄRKT DIE LOKALEN UND/ODER DIE AUS-
                STRAHLENDEN SCHMERZEN)             ZIELSTRUKTUR: INTRAARTIKULÄR
                MACKENZIEPUNKTE                                PERIARTIKULÄR
                                                               KAPSEL(ANSÄTZE)
                INSERTIONSTENDOPATHIEN                         BAND(ANSÄTZE)
    Tab. 7                                         Tab. 8
```

Blockaden (Tab. 9)

Die Umflutung von großen nervösen Strukturen mit einem Lokalanästhetikum wie z. B. periphere Nerven (M. medianus, N. ischiadicus), von Nervenwurzeln wie bei radikulären Läsionen im Plexus lumbosacralis (Reischauerblockaden), von Ganglien wie das Ganglium stellatum oder der untere Grenzstrang bei der sogenannten postischialgischen Durchblutungsstörung, aber auch epidurale Injektionen bei der akuten Lumbago, um Störungen des hinteren Längsbandes zu beeinflussen, bis zur intratekalen Applikation von Medikamenten bei schwersten Schmerzzuständen hat besonders die Anzeige, wenn es sich um neuralgiforme Schmerzen handelt, d. h. Schmerzen mit intensivem Ausstrahlungscharakter. Sonst ist die Aufgabe der Blockade letzten Endes, gesteigerte Schmerzafferenzen, aber auch intensive reflektorische Efferenzen zu unterbinden. Unter Störtopik wird dabei besonders die Gegend des unteren Lumbalbereichs verstanden, und hier besonders Störungen im

Therapeutische Lokalanästhesie

Foramen intervertebrale. Schwerste Organopathien wie z. B. Karzinome können mit ihren intensiven Schmerzen durch entsprechende Blockaden an den N. splanchnicus etc. beeinflußt werden.

Die Neuraltherapie (Tab. 10)

Aus Gründen der Terminologie sollte der Ausdruck Neuraltherapie besonders für die lokale Applikation von Lokalanästhetika bei sogenannten Herden verwendet werden. »Herde« oder »Störstellen« sind meist chronisch entzündete Areale, wo die Solvatisierung und Eliminierung durch den menschlichen Körper nicht geglückt ist und die ein entzündliches Vorfeld nicht lokal, sondern im gesamten homolateralen Körperbereich aufgebaut haben. Durch die Veränderung des Reaktionsmusters, besonders im Bindegewebe, haben andere Erkrankungen in dieser Körperhälfte (Zweitschlag) oft Tendenz zur Chronizität. Wenn nun der sogenannte Herd mittels eines Lokalanästhetikums als Informationsgeber gleichermaßen abgeschaltet wird, kann es oft bei einer weitabgelegenen Erkrankung schlagartig zu einer Besserung des Krankheitszeichens kommen, was dann als Huneckephänomen bezeichnet wird (Abb. 4). Die Neuraltherapie stellt hierbei eine wichtige Therapie, aber auch eine Indikation für eine eventuelle operative Eliminierung des Herdes dar.

Mit Herden ist besonders im Kopfbereich zu rechnen, wie z. B. im Zahnbereich, im Tonsillenbereich, im Bereich der Nebenhöhlen, aber auch bei Narben und chronischen Entzündungen der Organe im kleinen Becken etc.

```
        T E C H N I K E N                                T E C H N I K E N

D) BLOCKADEN                                     E) NEURALTHERAPIE
     INDIKATION: NEURALGIEFORME SCHMERZEN             INDIKATION: "HERDE" MIT FERNSTÖRUNG
                 INTENSIVE SCHMERZAFFERENZ            ZIELSTRUKTUR: CHRONISCHE ENTZÜNDUNG
                 INTENSIVE EFFERENZ                                 NARBEN
                 STÖRTOPIK
                 ORGANOPATHIEN
     ZIELSTRUKTUR: PERIPHERE Nn.
                   NERVENWURZELN
                   GANGLIEN
                   EPIDURAL
     Tab. 9        INTRATHEKAL                        Tab. 10
```

Kontraindikationen

ergeben sich vor allem bei Blutungsneigungen, bei Allergien gegenüber dem Medikament, bei schweren Herz- oder Leberstörungen, bei eitrigem Infekt, aber auch beim sogenannten Neigen zum Nadelkollaps (Tab. 11).

Die Häufigkeit der Anwendung sollte 1- bis 2mal pro Woche, in seltenen Fällen pro Monat, in ganz akuten Fällen pro Tag, erfolgen (Tab 12).

Die Gefahren der therapeutischen Lokalanästhesie liegen vor allem in der intrapleuralen, intravasalen oder intraneuralen Injektion, die durch entsprechende Nähtechniken, aber auch durch die notwendigen anatomischen Kenntnisse vermieden werden können (Tab. 13).

TECHNIKEN

NEURALTHERAPIE

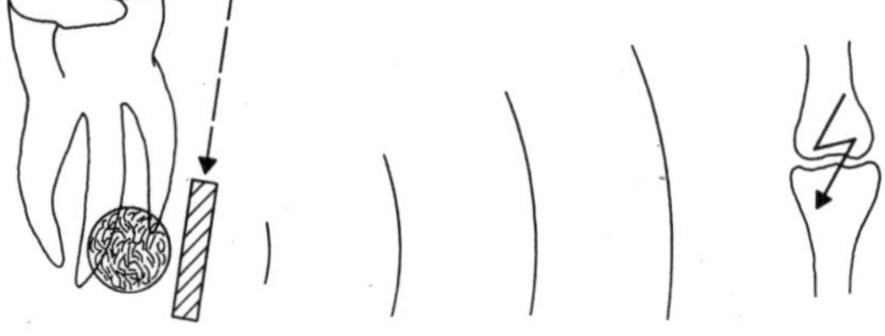

Abbildung 4

AKUPUNKTUR, NEURALTHERAPIE, ENERGETISCHE METHODEN

Therapeutische Lokalanästhesie

Vermieden werden sollte auch der routinemäßige Einsatz der therapeutischen Lokalanästhesie in zu großer Häufigkeit bei zuwenig Diagnose (Tab. 14).

Es wird damit verlangt, daß jedes Schmerzbild zuerst einmal strukturanalytisch und aktualitätsdiagnostisch abgeklärt werden sollte, bevor eine entsprechende Therapie zur Anwendung gelangt (Tab. 15).

Eigenerfahrungen

In den letzten 15 Jahren wurden an der Abteilung für konservative Orthopädie und Rehabilitation des Orthopädischen Spitals 87.316 Behandlungen mit 114.660 Einzeltechniken bei zwei nennenswerten reversiblen Komplikationen ausgeführt (Pneumothorax, Blutung aus einem Bauchgefäß mit einem entsprechenden Hämatom im homolateralen Bein). Bei den routinemäßig ausgefüllten Entlassungsfragebögen der Patienten dieser Station führte die überwiegende Zahl der Patienten ihre Besserung oder Heilung auf die Anwendung der Lokalanästhesie zu therapeutischen Zwecken zurück. Der Autor verwendet die therapeutische Lokalanästhesie auch seit 18 Jahen in der Praxis, wobei sie neben der Manuellen Medizin eines der Grundelemente der täglichen Therapie bei Schmerzsyndromen des Bewegungsapparates darstellt. Die therapeutische Lokalanästhesie ermöglicht gemeinsam mit den ärztlichen Händen ein Optimum an Diagnostik und Therapie und ist nach der Meinung des Autors ein unverzichtbarer Bestandteil ärztlicher Behandlung.

THERAPEUTISCHE LOKALANÄSTHESIE

VORTEIL:
WENIG KI: BLUTUNGSNEIGUNG
ALLERGIE
(HERZ)
(LEBER)
EITRIGER INFEKT

Tab. 11

THERAPEUTISCHE LOKALANÄSTHESIE

HÄUFIGKEIT   1 - 2 X PRO

MONAT | WOCHE | TAG

Tab. 13

THERAPEUTISCHE LOKALANÄSTHESIE

GEFAHR: INTRA | PLEURAL
VASAL
NEURAL

ERGO
MEMENTO   TECHNIK
ANATOMIE

Tab. 12

THERAPEUTISCHE LOKALANÄSTHESIE

VERMEIDE

ZU WENIG DIAGNOSE

ZU VIELE ANWENDUNGEN

Tab. 14

THERAPEUTISCHE LOKALANÄSTHESIE

BEI FUNKTIONSSTÖRUNGEN
REMEDIUM CARDINALE

BEI FUNKTIONSZERSTÖRUNGEN
REMEDIUM ADJUVANS

Tab. 15

Literaturhinweise siehe Seite 376

REFLEKTORISCHE KRANKHEITSZEICHEN

Univ.-Doz. Dr. Otto Bergsmann, Wien

Im Rahmen der ganzheitlichen Betrachtung des Patienten kommt den reflektorischen Krankheitszeichen ein hoher diagnostischer Stellenwert zu. Darüber hinaus ist für den jungen Arzt das Regulationssystem, über das diese Symptome ausgelöst werden, der beste Einstieg in eine regulationsphysiologische und regulationstherapeutische Betrachtung der Medizin. Die Projektionen erkrankter innerer Organe in die Körperhüllen ist ältestes medizinisches Erfahrungsgut.

Die erste Systematik dieser Projektionszonen wurde vor ca. hundert Jahren von Head und Mackenzie erarbeitet, wobei sich Head vor allem an den Hautsymptomen, und Mackenzie mit den Spannungsbereichen auseinandergesetzt hat. In der Zeit seither wurden die regulatorischen Zusammenhänge erforscht, und auch weitere Details erarbeitet. Die letzte Zusammenfassung dieser Problematik stammt von Hansen und Schliack aus dem Jahre 1963.

Symptome

Von inneren Organen angesprochene Reflexzonen zeigen die folgenden Symptome:
1. Erhöhte Sensitivität
2. Verquellung von Cutis und Subcutis
3. Erhöhung des Muskeltonus

Projektionsregeln

Das Entstehen und die Intensität dieser Projektionssymptome folgen bestimmten Regeln.
1. Regel der Dreifachprojektion, nach der jedes Organ eine Zone in den Thoracalsegmenten, den Cervikalsegmenten und im Trigeminusbereich aufweist.
2. Segmentregel: Jedes Organ projeziert primär in jene Segmente, an die es sensomotorisch angeschlossen ist.
3. Lateralitätsregel: Die Symptome treten immer homolateral zum auslösenden Prozeß auf.
4. Generalisationsregel: Mit zunehmender Schwere des Prozesses und/oder in Abhängigkeit von der Dauer der Erkrankung, kommt es zur Ausdehnung der Symptome bis zum *Halbseitenfernreflex.*
5. Treten bei einem streng einseitigen Prozeß kontralaterale Symptome auf, ist dies ein Zeichen für sekundäre Funktionsstörung des Achsenorgans.

Diagnostik

Palpation von Turgor der Haut und der Subcutis ist bei einiger Übung auch noch das optimale zeit- und kostensparende Diagnoseverfahren. Sowohl die thoracalen Zonen, wie auch cervikale und Trigeminuszonen sind so schnell erfaßbar.

Thermodiagnostische und Infrarot-Verfahren sind — allerdings mit erheblichem Kosten- und Zeitaufwand — ebenfalls zur Zonendiagnostik geeignet.

Die am häufigsten verwendeten Techniken sind aber elektrodiagnostischer Natur, wobei einerseits beim Elektrohauttest die Haut galvanisch gereizt wird, und aus dem Grad und der Ausdehnung der reaktiven Rötung auf der Zone geschlossen wird. Andererseits gibt es zahlreiche Verfahren von der Elektrodermatografie über die Elektropalpation, bis zur bioelektrischen Funktionsdiagnostik und der Decoderanalyse, die aus Status und Veränderung von Leitwert und Potentialdifferenz oft weitreichende Zonendiagnosen erstellt.

Reflektorische Krankheitszeichen

Allen Diagnoseverfahren liegt die Tatsache zugrunde, daß in den Zonen und ihren Maximalpunkten biologische Parameter verändert sind, und daß Testreize in der Zone anders beantwortet werden als im nicht angesprochenen Gebiet.

Aus regulationsphysiologischer Sicht besteht in der Projektionszone gegenüber den freien Arealen eine *regulatorische Desintegration* (Bergsmann). Diese hat weitreichende Wirkung insofern, als im Quadranten der Projektionszone durch reflektorische Änderung der Vasomotion auch die Blutparameter, wie z. B. Leukozytenzahl, venöser Oxyhämoglobingehalt, Elektrolyte, etc., verändert sein können. Im Rahmen einer Gesamtdiagnostik kommt der Palpation reflektorischer Krankheitszeichen ein hoher Stellenwert als Screeningmethode zu.

Beispiele der Organprojektionen

Eine vollständige Systematik der reflektorischen Krankheitszeichen würde den Rahmen dieses Referates sprengen. Es werden daher nur zwei typische Beispiele dargestellt.

1. Projektionssymptomatik der Gallenblase. Die Projektion in den Thoracaldermatomen liegt am rechten unteren Thorax und am Oberbauch, mit Puncta maxima über der anatomischen Projektion der Gallenblase, über dem Vorderende der elften Rippe und paravertebral in Höhe von BW 10 und 11. In diesem Bereich sind deutliche Verquellungen der Subcutis und Verspannungen der Muskulatur palpabel, wobei die Druckpalpation an den Puncta maxima schmerzhaft ist. Die Cervikalsymptomatik betrifft das Gebiet über der Pars horizontalis M. trapezius und auch den Muskel selbst, der verspannt ist. Dabei kann die Bewegung im Schultergelenk durch die Muskelspannung schmerzhaft sein.

Die Trigeminussymptomatik äußert sich nicht selten als Schmerz über der rechten Augenbraue, bzw. über dem rechten M. temporalis. Die Generalisation entspricht dem Vollbild der Gallenkolik, mit Verspannung der ganzen rechten Seite, funktioneller rechts-konkaver Skoliose und entsprechend gekrümmter Lagerung des Patienten. Dies ist das klassische Bild des *Halbseiten-Fern-Reflexes* nach Knotz.

Diagnostische Irrtumsmöglichkeiten: Die diagnostischen Fehlermöglichkeiten liegen vor allem in der Überschneidung von Reflexzonen verschiedener innerer Organe einerseits, und von Zonen innerer Organe mit der Reflektorik aus dem Bewegungsapparat, vor allem vertebragener Natur.

Hier muß die klinische Differentialdiagnostik durch Differenzierung des Beschwerdebildes weiterhelfen.

Für das Beispiel Gallenblase kommt im Bereich der Thoracalprojektion eine Überschneidung mit der Duodenalprojektion, aber auch mit der Reflektorik von funktionsgestörten Gelenken im Abschnitt BW 10, BW 11 in Frage.

Letzteres ist vor allem im Rahmen der Therapie von Postcholecystektomiesyndromen von besonderer Bedeutung. Im Cervikalbereich besteht die Verwechslungsmöglichkeit mit Umarthrosen und mit Funktionsstörungen in der unteren Halswirbelsäule.

Hinter jeder rechtsseitigen Kephalea kann sich eine Trigeminussymptomatik der Gallenblase verbergen, sie kann aber auch als ein Detail im Rahmen eines multifaktorellen Geschehens an der Auflösung der Kopfschmerzen beteiligt sein.

2. Projektionszonen im Hals-Nasen-Ohrenbereich. Subklinische, chronische Minimalbelastungen sind an der Pathogenese chronisch-degenerativer Leidenszustände oft ursächlich oder zumindest als Variationsfaktoren beteiligt.

Die Diskussion um ihre Relevanz wird vor allem durch diagnostische Schwierigkeiten in Gang gehalten, obwohl die NO-Organe wie innere Organe auch deutliche und stereotype Projektionszonen auslösen, die thermo- und elektrodiagnostisch, aber auch palpatorisch nachweisbar sind. Dabei erfordert die Palpation am Gesichtsschädel eine wesentlich subtilere Technik, und es muß darauf geachtet werden, daß die mimische Muskulatur des Patienten entspannt ist.

Tonsillen — Zustand nach Tonsillektomie: Vom Arcus mandibule reicht eine Verquellungszone nach distal, wobei bei langer Dauer der Belastung die Veränderungen so hart sein können, daß das Abziehen einer Hautfalte Schwierigkeiten bereitet. Reflektorische Fernzeichen sind ein Schmerzpunkt in der Mitte des oberen Trapeziusrandes und neben der Vertebra prominenz.

Kieferhöhle: Die Projektionszone liegt entsprechend der topischen Projektion über der Fossa canina und kann durch zarten Strich leicht erfaßt werden. Allerdings besteht hier die Möglichkeit der Verwechslung mit einer Ventralprojektion von gestörten Kopfgelenken. Als reflektorisches Fernzeichen werden Schmerzpunkte über HW 2 von E. Adler angegeben.

Stirnhöhle: Auch diese Projektion entspricht der topischen Projektion in die Stirnhöhlen. Die Dorsalprojektion liegt über dem HW 1.

Das Mittelohr projiziert in die Haut über dem Mastoid, deren Verschieblichkeit beeinträchtigt wird. Auch hier besteht eine Irrtumsmöglichkeit, da bei Funktionsstörungen der Kopfgelenke deren Lokalrefletorik bis in die Haut über den Mastoid verfolgt werden kann.

Die projektiven Informationssysteme

Jede Organerkrankung beginnt mit einer Funktionsstörung im Grundsystem nach Pischinger, wodurch einerseits der metabolische Strom von und zu den Zellen verändert wird. Andererseits sind die Proteoglycanstrukturen der Grundsubstanz nach Heine physikochemisch so labil eingestellt, daß die reizbedingte Depolarisation sich als Kettenreaktion im ganzen System ausbreitet. Nach Heine kann daher das Grundsystem als primäres Informationssystem aller sauerstoffabhängigen Organismen betrachtet werden. Darüber hinaus wird aber die Information an das vegetative und somatische Nervensystem weitergegeben.

Die sensomotorischen Funktions- und Verarbeitungssysteme sind weitgehend bekannt.

Der segmental-reflektorische Komplex ist das peripherste spinale Schaltsystem, über das alle angeschlossenen Substrate (vom inneren Organ bis zu den Schweißdrüsen) somatisch und vegetativ in funktioneller Beziehung stehen, so daß von Erkrankungen oder Funktionsstörungen in einem Detail stets alle anderen mitbetroffen werden. Dieses Schaltprogramm ist die Basis der Organprojektionen.

Selbstverständlich werden die Informationen auch über die vorgegebenen und bekannten Bahnen an die zentralen Verarbeitungsprogramme weitergegeben, um von dort wieder die peripheren Symptome und auch die Funktion des Auslösers zu modulieren (zentro-peripheres Feedback), wie auch die peripheren Symptome im Kreisverkehr auf den Auslöser rückwirken.

Auch dabei kommt der amphydromen Reaktion des Grundsystems eine entscheidende Rolle zu, denn die primäre, systemische Depolarisation wird durch die neuralen Reflexsignale in der Zone verstärkt, wobei dieser Reizerfolg wieder auf das Organ zurückwirkt. Damit kann sich — vor allem bei längerer Dauer — ein perfekter Circulus vitiosus aufbauen, der die eigentliche Ursache des Abgleitens in Chronizität mit der Selbstperpetuation chronischer Leidenszustände ist.

Die Stellung des Achsenorgans in Projektionssystem

Funktionsstörungen von Bewegungssegmenten der Wirbelsäule lösen lokale Veränderungen in Cutis und Subcutis aus, in wesentlich stärkerem Maße werden aber die Funktionsketten der Muskulatur angesprochen und verspannt. Die Spannungssymptomatik betrifft nicht nur die Rückenstrecker, sondern auch die Streckmuskulatur der Extremitäten. Andererseits wird die Wirbelsäule durch die inneren Organe insofern beeinflußt, als die Verquellung von Cutis und Subcutis wie auch der reflektorische Muskeltonus durch einseitige Zugkräfte die Bewegungssegmente im Bereich der Reflexsymptomatik mechanisch belasten. Auf dieser Basis können in Zusammenwirkung von statisch-dynamischen Sekundärfunktionen manifeste Funktionsstörungen entstehen, die ihrerseits in die Segmentalreflektorik rückkoppeln und die Reflexsymptome verstärken. Damit ist ein weiterer Circulus vitiosus mit der Möglichkeit zur Selbstperpetuation eines Leidenszustandes gegeben.

Abschließend kann gesagt werden, daß das System der Organprojektionen nicht nur für ein diagnostisches Screening eine wertvolle Hilfe ist, die Schaltsysteme, die an der Ausbildung der Reflexsymptome beteiligt sind, spielen auch in der Pathogenese chronischer Leidens- und Schmerzsymptome eine entscheidende Rolle.

Dabei kann eine Vielzahl von Feedback-Vorgängen aufgebaut werden, die zur Selbstperpetuation des Leidens führen.

ELEKTROAKUPUNKTUR NACH VOLL (EAV) GANZHEITSDIAGNOSTIK UND GANZHEITSTHERAPIE

Dr. Reinhold Voll, Plochingen, BRD

Nach über 35jähriger Forschungsarbeit auf dem Gebiet der Elektroakupunktur nach Voll (EAV), die darauf beruht, daß man die Akupunktur in ihrer energetischen Leistung meßbar gemacht hat, ist es der EAV gelungen, eine Ganzheitsdiagnostik und Ganzheitstherapie durchzuführen.

Für die Elektroakupunktur nach Voll wird ein elektronisches Meßgerät mit einer Anzeigenskala von 0 bis 100 verwendet. Das Diagnosegerät der EAV ist ein Widerstandsmeßgerät zur Messung der Hautwiderstände der Akupunkturpunkte. Der Akupunkturpunkt, etwa 2 mm unter der Hautoberfläche gelegen, unterscheidet sich von seiner Hautumgebung durch einen beträchtlich verminderten Widerstand gegen elektrischen Strom. Deswegen kann man die Akupunkturpunkte mit geringen Strömen orten, wenn man dieselben mit einem Gleichstrom von ca. 8—10 Mikroampere belastet. Bei dem Normwert 50 hat der Akupunkturpunkt 95 Kiloohm Widerstand, also etwa 100 Kiloohm mit einer Spannung von 870 Millivolt = 0,87 Volt. Bei Zeigerausschlag 90 ist 12 Kiloohm Widerstand und 135 Millivolt Spannung. (Die Eichkurve der Diagnostik ist in der Elektroakupunkturfibel, ML-Verlag Uelzen, 5. Auflage, von Dr. Fritz Werner auf Seite 243 abgebildet.)

Bei einem Normwert 50 ist der Punkt frei von pathologischen Störungen. Ausgetragene Neugeborene haben bei der Geburt, wenn sie gesund sind, alle 50er Werte. Normale Werte von 50—65 ohne Zeigerabfall sind normale Schwankungswerte bei physiologischen Reaktionen. Nicht mehr normale Irritationswerte sind Werte von 65—80 ohne Zeigerabfall. Werte von 82 bis 100 sind Entzündungswerte, und zwar von 82—88 partiell, Werte von 90—100 zeigen totale Entzündung eines Organes an; entsprechende Werte unter 50 sind Degenerationsmeßwerte der verschiedenen Stadien: 48—40 beginnende, 38—30 fortschreitende, 28—20 fortgeschrittene und unter 20 Endstadium der Degeneration.

Als diagnostisch sehr wichtiges Kriterium hat die EAV den Zeigerabfall (ZA).

EAV: Ganzheitsdiagnose und Ganzheitstherapie

Derselbe bedeutet, daß der AP-Punkt mit seinem Elektropotential nicht mehr in der Lage ist, einen gleichbleibenden Widerstand dem Meßstrom entgegenzusetzen. Der zunächst erscheinende Maximalwert fällt ab, um erst später zum Stehen zu kommen. Aus der Differenz vom maximalen Wert bis zum bleibenden Wert lassen sich diagnostisch sehr wichtige Schlüsse ziehen. So kann u. a. auch Entzündung und Degeneration zugleich gemessen werden, indem der Zeigerabfall von einem Entzündungswert über 80 bis in die Degenerationswerte unter 50 absinkt.

Meßpunkte eines großen Organs

Jedes große Organ hat vier klassische Meßpunkte am Anfang oder Ende seines Meridians und vier neue von der EAV gefundene Meßpunkte:
1. für die inneren Lymphgefäße
2. für den vegetativen Plexus
3. für die seriösen Häute
3a. für die Lymphgefäße des Peritoneums der Bauchorgane
3b. für die Lymphgefäße der Pleura
3c. für die Lymphgefäße des Pericards
4. Kontrollmeßpunkt.

Die Meßpunkte für das arterielle und venöse System eines jeden großen Organs sind zur Zeit in der Erarbeitung.

Verschiedene Arten der Meßpunkte

1. Kontrollmeßpunkt (KMP). Jeder klassische Meridian und auch die von der EAV gefundenen Gefäße an Händen und Füßen haben ihren Kontrollmeßpunkt. Mit einer Messung des KMP-Punktes kann man sofort feststellen, ob eine Funktionsstörung oder krankhafte Störung im Meridian oder EAV-Gefäß gegeben ist. (Darüber hinaus gibt es noch 2 zusätzliche Kontrollmeßpunkte nur für parasympathische Kopfganglien = 3a Nervendegeneration, einen anderen für die 12 Gehirnnerven = 4. Nervendegeneration.) Es sind somit 24 Kontrollmeßpunkte vorhanden.
2. Summationsmeßpunkte (SMP und p-SMP Punkte = 6). Bei Messung dieser Punkte holt sich der Untersucher Information über das vom Meßpunkt vertretene Gewebssystem, ob dort eine Funktionsstörung oder Erkrankung vorhanden ist. Zusätzlich gibt es noch partielle SMP = p-SMP. Diese Punkte umfassen mehrere kleine benachbarte Organe, die den ähnlichen Organleistung dienen.
3. Die Hinweispunkte haben den sehr wichtigen MP-Gaumenmandel einschließlich peri- und retrotonsillärem Raum am Nagelbettwinkel des Daumenendgliedes der radialen Seite. Dieser ist wichtig bei Tonsillektomierten; bei retrotonsillären Herden spielt ein beherdeter Lymphplaques unter der Basalmembran mitunter eine sehr wichtige Rolle. Dann den MP-Lymphabfluß des Ohres, den Kontrollmeßpunkt für den lymphatischen Rachenring, den MP für Lymphabfluß von Ober- und Unterkiefer, ferner den MP für den Lymphabfluß Auge und dem MP Lymphabfluß von Nase und Nebenhöhlen.

Diese 3 Punktarten gehören in der EAV zu den *synthetischen* Meßpunkten, weil man bei Messung derselben sofort den Hinweis erhält, wo der EAV-Untersucher nachfassen muß, um dann die *analytische* Diagnostik mit ihrer Differenzierung durchzuführen.

Leitlinie für die Diagnostik

Bei dieser großen Anzahl von Punkten kann keine schnelle Diagnostik gemacht werden. Der EAV-Untersucher braucht Leitlinien, um in der Diagnostik den Hin-

EAV: Ganzheitsdiagnose und Ganzheitstherapie

weis zu bekommen, wo er angreifen muß. Dafür sind vorhanden die Kontrollmeßpunkte (KMP) auf allen Meridianen und EAV-Gefäßen, wo ich mit einer Punktmessung feststellen kann, ob in dem Organ irgendwelche Störungen vorliegen oder nicht. Für die Gewebssysteme sind Summationsmeßpunkte (SMP) vorhanden, um sofort festzustellen, ob Störungen im Gewebssystem da sind. Außerdem Hinweispunkte (HW), die am Daumen, auf dem Lymphgefäß liegen, also leicht erreichbar sind, wo etwas über die wichtige Funktion des lymphatischen Rachenringes und des Lymphabflusses der Kopforgane meßbar eruiert werden kann.

Summationsmeßpunkte (SMP) — alphabetisch geordnet
SMP Arterien = 9. Kreislauf
p-SMP Auge vorderer Abschnitt = 21. Drei E
p-SMP Auge hinterer Abschnitt = 21. Gallenblase
SMP Diencephalon = 7. Gallenblase
SMP Gelenke obere Extremität = 15 Drei E
SMP Gelenke untere Extremität = 33. Gallenblase
SMP Gelenkdegeneration = 1b. Gelenkdegeneration
SMP Großhirn = 23—1 Gouverneur
SMP Halsganglien = 1a. Drei E
p-SMP Innenohr = 18. Drei E
SMP Knochenmark = 39. Gallenblase
SHP Knochensystem = 12. Blase
SMP Limbisches System = 23—2 Gouverneur
SMP Lymphsystem = 7b. Kreislauf
SMP Mesencephalon = 9. Gallenblase
p-SMP Mittelohr = 17. Drei E
SMP quergestreifte Muskulatur des gesamten Körpers = 36. Blase
SMP Muskulatur obere Extremität = 9. Dünndarm
SMP Muskulatur untere Extremität = 34. Gallenblase
SMP Nervensystem gesamtes vegetatives = 1a. Nervendegeneration
p-SMP Nervensystem vegetatives, Vagus = 10a Magen
p-SMP Nervensystem vegetatives, Sympathikus = 20. Gallenblase
SMP Pharynx = 3b. Magen
SMP Plexus hypogastricus inferior = 63. Blase
SMP Rückenmark = 13. Gouverneur
SMP Stammhirn = 2a. Blase
SMP Venen = 8. Kreislauf
SMP Wirbelsäule = 11. Blase

Gesamtzahl der Punkte

Die EAV besitzt am ganzen Körper auf beiden Seiten annähernd 1000 Meßpunkte und damit können ziemlich vollständig über die energetischen Funktionszustände unserer Organgewebe Aussagen durch Messungen gemacht werden. An Punkten kommen dazu die von der EAV geschaffenen Punkte der 6 verschiedenen Degenerationsgefäße und der beiden funktionssteuernden Gefäße, nämlich Lymphgefäß und Hautgefäß mit insgesamt 61 Punkten.
670 überlieferte klassische Akupunkturpunkte pro Körperseite,
380 Punkte erarbeitete Beziehungen von Punkt zu Organ und Gewebsanteil vorhanden,
276 von der EAV neu gefundene Punkte auf den klassischen Meridianen pro Körperseite.

EAV: Ganzheitsdiagnostik und Ganzheitstherapie

Energetische Beziehungen zwischen großen Organen und kleinen Kopforganen

Ein ganz neues Kapitel in Diagnostik und Therapie sind die durch EAV erstmals ermittelten energetischen Beziehungen zwischen den großen Organen und den kleinen Kopforganen:
Organe und Kieferabschnitte
Organe und Nasennebenhöhlen mit Paukenhöhle und pneumatisierte Zellen des Mittelohres
Organe und Tonsillen
Organe und Augenabschnitte.

Diese Beziehungen sind für den Therapeuten wichtig, wenn er die Erkrankungen obengenannter Organe im Kopfgebiet ätiologisch behandeln will und das irritierende große Organ im Körper sucht.

Energetische Beziehungen von Augenanteilen zu Organen

Die Ohrakupunktur beweist, daß alle Organe des menschlichen Körpers Organpunkte im Ohr haben. Diese Tatsache veranlaßte mich vor vielen Jahren, nach energetischen Beziehungen zwischen den Augenanteilen und großen Organen zu suchen und ich fand sie. Die gleichzeitige Behandlung des zum Augenanteil in Beziehung stehenden großen Organs ergibt therapeutische Resultate, wie man dieselben noch nie erlebt hat. (Solche Fälle sind nachzulesen im 2. Supplementband im vierbändigen Werk »Lage der Meßpunkte der Elektroakupunktur nach Voll (EAV)«, ML-Verlag, Uelzen, 1981.)

Niere	— Augenlid und Lidrand
Blase und Urogenitale	— Konjunktiva
Leber	— Hornhaut
Gallenblase und Gallengänge	— Iris
Magen	— Linse
Milz-Pankreas	— Ziliarkörper
Dickdarm	— Glaskörper
Lunge	— Makula
Dünndarm	— Retina
Herz	— Gefäßaderhaut

Energetische Beziehungen von Tonsillen zu Organen und umgekehrt

Tonsilla pharyngea	— Niere und Blase
Tonsilla palatina	— Leber und Gallensystem
Tonsilla tubaria	— Dickdarm und Lunge
Tonsilla laryngea	— Magen und Milz-Pankreas
Tonsilla lingualis	— Herz und Dünndarm

Energetische Beziehungen von Nasennebenhöhlen und pneumatisierten Zellen des Mittelohres zu Organen und umgekehrt

Stirnhöhle	— Niere und Blase
Kieferhöhle	— Magen- und Milz-Pankreas
Siebbeinzellen	— Dickdarm und Lunge
Keilbeinhöhle	— Leber und Gallensystem
Ohr	— Herz und Dünndarm

Energetische Beziehungen bestehen ferner von den Odontonen zu Organen und umgekehrt. (Ausführlich ist zu lesen im Buch »Wechselbeziehungen von Odontonen und Tonsillen zu Organen, Störfelder und Gewebssysteme«, ML-Verlag, Uelzen, 4. Auflage 1986.)

AKUPUNKTUR, NEURALTHERAPIE, ENERGETISCHE METHODEN

EAV: Ganzheitsdiagnostik und Ganzheitstherapie

Um den Körper im Ganzen meßbar zu machen, war es notwendig, die von der klassischen Akupunktur überlieferten freien Finger- und Zehenseiten zu bestimmen, was dahinter steckt.

Zahl der Meßpunkte auf den von der EAV gefundenen Gefäßen

An der Hand:
Lymphgefäß am Daumen radiale Seite	23 Punkte
Nervendegenerationsgefäß am Zeigefinger ulnare Seite	8 Punkte
Allergiegefäß bzw. Gefäßdegeneration am Mittelfinger ulnare Seite	5 Punkte
Organdegenerationsgefäß für parenchymatöse-epithdiale Degeneration 4. Finger radiale Seite	11 Punkte

Auf dem Fuß:
Gelenkdegenerationsgefäß an 2. Zehe tibiale Seite	6 Punkte
bindegewebiges Degenerationsgefäß an 3. Zehe tibiale Seite	5 Punkte
Hautgefäß an 3. Zehe fibulare Seite	6 Punkte
fettiges Degenerationsgefäß an 4. Zehe tibiale Seite	4 Punkte
Orbitalmeßpunkte je Auge	15 Punkte

Meßpunkte am Orbitalrand

Am Orbitalrand hat die EAV 15 Meßpunkte, um die einzelnen Anteile des Auges zu messen. (Ausführliches darüber im 2. Supplementband zum vierbändigen Werk »Topographische Lage der Meßpunkte der Elektroakupunktur nach Voll [EAV], Diagnostik und Therapie von Augenerkrankungen mit 15 neuen Meßpunkten für die Augenanteile Or Punkte« ML-Verlag, Uelzen, mit 147 Seiten und 11 Tafeln.)

Verwendung des Summationspunktes Plexus hypogastricus inferior = MP 63 Blase

Dieser Meßpunkt macht Aussagen über folgende vegetative Plexus: Plexus deferentialis, Plexus seminalis et prostaticus bzw. uterovaginalis = MP 49 Blase, ferner Plexus cavernosus penis bzw. Plexus clitoris = MP 50c Blase, der Urethra mit Anhangsorganen.

Bei chronischen Entzündungen der Harnröhre mit Anhangsorganen können durch eine gezielte getestete Plexustherapie die erforderlichen Medikamente nicht nur für die Harnröhre, sondern auch für ihre Anhangsorgane einschließlich vegetative Plexen getestet werden. Durch diesen neuen therapeutischen Weg kann man chronische Entzündungszustände in den Griff bekommen. Ich selbst habe seit 32 Jahren einen Dauerkatheter tragen müssen, nachdem 5 Harnröhrenoperationen ergebnislos waren. Ich habe in der ganzen Zeit immer erhebliche Entzündungen gehabt und mußte den Katheter alle 2 Tage wechseln. Nachdem ich die Plexuspunkte ausgeglichen habe, hatte ich keinerlei entzündliche Ablagerungen mehr bei Katheterwechsel selbst nach 8—10 Tagen. (Beobachtungszeit $1\frac{1}{2}$ Jahre.)

Lymphgefäßmeßpunkte

Wenn eine Methode den Anspruch auf Ganzheitsdiagnostik macht, dann muß sie zwei Gebiete ausführlich gelöst haben: die Differenzierung des Lymphsystems und der vegetativen Dystonie. Auf diesen beiden Gebieten hat die EAV jahrelang gearbeitet, denn in der klinischen Diagnostik sind diese beiden Gebiete nur wenig entwickelt.

Neben dem funktionssteuernden Lymphgefäß mit seinen 23 Punkten besitzt die EAV weitere Meßpunkte für Lymphgefäße und Lymphdrüsengruppen, mit beiden Gruppen zusammen insgesamt 161 Meßpunkte. Meßpunkte für die inneren Lymphgefäße der großen Organe, für die ableitenden Lymphgefäße der großen Organe bis zu ihren Lymphdrüsengruppen; Meßpunkte für die Lymphgefäße der seriösen

Häute. Diese Lymphgefäßmeßpunkte spielen eine besondere Bedeutung in der Frühdiagnostik eines malignen Geschehens, in der postoperativen Diagnostik und Therapie, aber auch in der Therapie des Herzmuskelinfarktes. Hier ist die Lymphstauung im Herzmuskel zu beseitigen, damit das Gefäßsystem des Herzens wieder leichter arbeiten kann. Bei anderen Organen kann auch eine lymphostatische Insuffizienz auftreten.

161 Lymphgefäßmeßpunkte
1. für die inneren Lymphgefäße der großen Organe
2. für die Lymphgefäße der seriösen Häute
3. für die Sammellymphgefäße des kleinen Beckens, des Bauch- und Brustraumes.

Ätiologische Therapie des Herzmuskelinfarktes
1. Odontogene Entherdung von allen vier Achterodontonen (Ober- und Unterkiefer) und von den beiden retromolaren Räumen des Oberkiefers.
2. Therapie der lymphostatischen Insuffizienz des Herzens mit seinen seriösen Häuten Pericard und Endocard.

Zweck der Lymphtherapie

1. Verbesserung der verlangsamten Strömungsgeschwindigkeit der Lymphe durch Beseitigung von Spasmen und Stasen
2. Behandlung der Symphangiitiden, die bei längerem Vorhandensein nicht nur bis zur nächsten Lymphdrüsengruppe, sondern darüber hinaus bis zur übernächsten Lymphdrüsengruppe fortgeleitet werden. Daraus entstehen Folgen der Lymphangiitiden, aber auch in den nicht erkrankten Organen, die zur gleichen Lymphdrüsengruppe ihren Lymphabfluß haben.

So können Folgen der Lymphangiitiden sogar in den nicht erkrankten Organen auftreten und so langsam die lymphostatische Insuffizienz an bislang noch normal funktionierenden Organen einleiten.

Medikamententestung

Durch Zufall im Frühjahr 1954 entdeckt in der Praxis eines damaligen Arztes in Elberfeld bei einer EAV-Demonstration von mir.

Jedes Medikament läßt sich testen außerhalb der Verpackung, wenn es in den Stromkreis von Patient und dem EAV-Gerät gebracht wird. Medikamente in Glasampullen können direkt getestet werden. Medikamente müssen zur Testung aus Kunststoffverpackung grundsätzlich herausgenommen werden. Nicht nur Art, auch die optimale Menge kann durch Testung bestimmt werden.

Die Medikamententestung ist der Schlüssel zur Ganzheitstherapie.

Unbekannte Arzneimittel können auf ihre positiven und negativen Auswirkungen untersucht werden.

Es können getestet werden:
1. allopathische, homöopathische, biologische Medikamente.
2. Ferner können auch Stoffe auf Allergiebelastung getestet werden.
3. Testung von Nahrungsmitteln und Getränken auf Verträglichkeit ist möglich. Dies ist wichtig für Patienten, die strenge Diät einhalten müssen.
4. Jedes neu zu testende Medikament ist mit den bereits gefundenen Medikamenten testmäßig abzustimmen.
5. Auch Salben kann man testen und ebenfalls gemischte Teesorten.
6. Auf Verträglichkeit können Lebensmittel und Getränke getestet werden, somit auch Allergene. Infizierte Lebensmittel lassen sich mittels Nosoden testen, womit man die Art der Infektionskeime bestimmen kann. Diese Testung hat ihre besondere Bedeutung bei den polybakteriellen Infektionen, denn infizierte Lebensmittel haben meist mehrere Erreger in sich. Diese Art der Testung der Erre-

EAV: Ganzheitsdiagnostik und Ganzheitstherapie

ger ergibt ein Sofortergebnis, was zur schnellen Therapie mit den Nosoden und homöopathischer Begleittherapie für den Patienten angewandt werden kann.
7. Für den Zahnarzt wichtig: alle zahnärztlichen Werkstoffe lassen sich vor Verarbeitung beim Patienten außerhalb seines Körpers, nur in den Stromkreis gebracht, auf Verträglichkeit testen. Auch kann der Zahnarzt das für den Patienten geeignete Lokalanästhetikum testen.

Meßpunkte vegetatives Nervensystem
1. für Parasympathikus = 16 MP pro Körperseite
2. für Sympathikus und Grenzstrang = 30 MP pro Körperseite
3. für vegetatives nervöses psychisches Regulationssystem = limbisches System = 4 MP auf dem Gouverneurgefäß
4. für das neuroendokrine System (Neurovegetativum) = 10 MP pro Körperseite
3 MP Hypophyse — 2 MP Nebenniere — 1 MP Epiphyse — 1 MP Schilddrüse — 1MP Nebenschilddrüse — 1 MP Thymusdrüse — 1 MP Keimdrüse.
Das limbische System ist übergeordnete Zentrale des endokrinen und vegetativ nervösen (psychischen) Regulationssystems.
Bei toxischer Irretation des limischen Systems können folgende Beschwerden auftreten: Nachlassen des Gedächtnisses, gesteigerte Reizbarkeit durch Umwelteinflüsse, hemmungslose Wutausbrüche auf kleine Reize-Steigerung von Verteidigungsreaktionen.
5. Meßpunkte vegetative Plexus des Sympathikus = 6 MP an der Hand
Plexus mediastinalis
Plexus hypogastricus superior
Ganglia cardiaca
Plexus cardiacus
Plexus mesentericus superior
6. Meßpunkte vegetative Plexus des Sympathikus = 5 MP am Fuß
Plexus coeliacus
Plexus hepaticus
Plexus renalis
Plexus suparenalis
Plexus hypogastricus inferior.

Jegliche chemische toxische Irretation verursacht vegetative Dystonie.
Chemische Toxine belasten vegetative Plexus. Psychosomatische Erkrankungen haben u. a. die Ursache in einer gestörten Funktion des Neurovegetativums. Die Wiederherstellung der vegetativen Eutonie läßt zwei wichtige therapeutische Ereignisse eintreten:
1. Abklingen chronischer Entzündungen
2. Heraufgehen der Degenerationspotenz um 2—3 Potenzgruppen, damit Abbau der Degenerationsbelastung.

Getestete Plexusmittel = chemische Toxine-Gruppenmittel:
Abgase, Rauch und Staub
Cancerogene
Desinfektionsmittel
künstliche Düngemittel
Farbstoffe
Fermentgift
Genußmittel
Insektizide, Herbizide, Fungozide, Biozide

Liste der getesteten Gruppen von Plexusmitteln:
  Farbstoffe
  Genußmittel
  Insektizide, Herbizide, Fungizide und Biozide
  Kunstdünger
  Konservierungsmittel
  Kosmetika
  Kunststoffe
  Lösungsmittel
  Intermediäre Stoffwechselprodukte
  Wachstumshemmer
  Waschmittel
  Weichmacher
  Zahnärztliche Werkstoffe
  Medikamente

Die Normalisierung der vegetativen Funktionen muß in vier Systemen erfolgen, in Parasympathikus, in Sympathikus, im neuroendokrinen und im limbischen System. Für alle diese vier Systeme sind ausreichend Meßpunkte vorhanden, um die Plexusirritationen auszugleichen. Als Ursache der Irritation fand ich chemische Noxen, die dann in potenzierter Form an den Plexuspunkten zum Ausgleich auf 50 getestet werden konnten.

Schlußbetrachtung

Durch die Ganzheitsdiagnostik und Ganzheitstherapie der EAV können heute den Menschen belastende Probleme wie Herdgeschehen, Störfeldgeschehen, Allergie, vegetative Belastungen und Umweltbelastungen erfolgreich diagnostiziert und therapiert werden.

VERGLEICH ZWISCHEN EUROPÄISCHER UND ASIATISCHER AKUPUNKTUR — WAS KANN MAN AUS DER TRADITIONELLEN CHINESISCHEN GANZHEITSMEDIZIN ÜBERNEHMEN?

Statement von Univ.-Prof. DDr. Paul U. Unschuld, München

Als Historiker befasse ich mich vornehmlich mit der geschichtlichen Entwicklung und dem theoretischen Hintergrund chinesischer Heilkunde im Vergleich mit der Geschichte der Medizin in Europa. Daher erscheint es mir angebracht, hier einige grundsätzliche Erwägungen zur Diskussion zu stellen.

Das gegenwärtige westliche Wissen um die chinesischen heilkundlichen Traditionen ist praxisorientiert. Das heißt, es geht in der Regel auf Bemühungen europäischer und amerikanischer Anwender zurück, chinesische therapeutische Ansätze in ihre eigene klinische Tätigkeit zu integrieren. Ein Bestreben um eine frühestmögliche praktische Anwendung chinesischer Medizin scheint Vorrang gehabt zu haben vor notwendigerweise langfristigen Bemühungen um ein Verständnis des geschichtlichen, kulturellen und theoretischen Hintergrunds der entsprechenden Verfahren. Aus diesem Grunde sollten wir unser gegenwärtiges Wissen als lediglich vorläufig ansehen.

Die besondere Schwierigkeit, die sich in Diskussionen wie der heutigen ergeben kann, liegt darin, daß wir es bei der chinesischen Medizin mit inzwischen drei verschiedenen Realitätsebenen zu tun haben.

Da ist zum einen die historische Realität einer vielschichtigen, dynamischen Heilkunde, die sich im Laufe der vergangenen zwei, drei Jahrtausende aus magischen und religiösen Anfängen heraus stets unter Aufnahme neuer Ideen und Kenntnisse und Beibehaltung alter Vorstellungen weiterentwickelt hat und die sich im zehnten Jahrhundert sehr von ihrer Wirklichkeit im ersten Jahrhundert und im 19. Jahrhundert sehr von ihrer Wirklichkeit im zehnten Jahrhundert unterschied.

Die zweite Realität bildet die chinesische Medizin der Volksrepublik China der letzten zwei, drei Jahrzehnte. Seit den fünfziger Jahren ist eine *Chinesische Medizin* entstanden, die sich vor allem durch Abgrenzung zu der westlichen Medizin als Alternative versteht und die zugleich alle die traditionellen Anteile nicht mehr aufweist, die unter heutigen marxistischen und auch wissenschaftlichen Kriterien als nicht mehr verantwortbar erscheinen.

Die dritte Realität schließlich bildet die Vielzahl der Interpretationsversuche westlicher Autoren in Europa und Amerika, die aufgrund eigener Vorkenntnisse, Erfahrungen und Schulungen bei vietnamesischen, japanischen oder chinesischen Lehrern jeweils unterschiedliche Modelle entwickelt haben, und sich in der Regel gegenseitig widersprechen.

Welche Realität meinen wir also, wenn wir von der *chinesischen Ganzheitsmedizin* sprechen — die Inhalte des Klassikers des Gelben Kaisers oder die Inhalte des ätiologischen Spezialwerks von Ch'ao Yüan-fang aus dem 7. Jahrhundert, oder die wieder sehr andersartigen Ausführungen von Hsü Ta-ch'un, dem vielleicht brilliantesten medizinischen Denker des zweiten Jahrtausends, aus dem 18. Jahrhundert[2]. Oder beschränken wir uns in unserer Sicht auf die Restanteile traditioneller chinesischer Heilkunde, die heute in der VR China als *Chinesische Medizin* definiert werden? Oder wollen wir von den manchmal recht eigenwilligen Deutungen chinesischer Heilkunde durch westliche Autoren ausgehen?

Greift man — über die jüngste Gegenwart und die chinesischen und westlichen Neudefinitionen *Chinesischer Medizin* hinaus — zurück in die Geschichte, so darf man grundsätzlich sagen, daß die chinesische Medizin, wie jede andere Medizin auch, nicht ökologisch war oder ist. Auch die chinesische Medizin hat Krankheit und frühen Tod niemals als natürliche, hinzunehmende Vorgänge angesehen. Gesundheit ist auch in China als dem Menschen für eine ganz bestimmte Zeitspanne zur Verfügung gestelltes Eigentum angesehen worden, ein Eigentum, das es gegen Feinde, das Böse oder das Pathogene, zu verteidigen gilt. Folglich hat die chinesische Medizin ebenso wie die Geschichte der westlichen Medizin drei Grundstrategien gekannt, die man in Betracht ziehen muß, wenn man sich über den ganzheitlichen Charakter chinesischer Heilkunde unterhält.

Der erste Ansatz, oder die erste Strategie, besteht in der sehr pragmatischen Verwendung von Substanzen oder Techniken, deren Nützlichkeit sich auf irgendeine heute nicht mehr nachprüfbare Weise ergeben hat, in der Vorbeugung und Behandlung von Kranksein. Ein Großteil der Arzneikunde, aber auch Massage, Bäder und Kleinchirurgie zählen hierzu. Ganzheitliches Denken spielt für diesen Ansatz keine Rolle.

Ein zweiter heilkundlicher Ansatz in der chinesischen Medizin ist als ontologisch-lokalistisch zu bezeichnen. Die Krankheit wird von diesem Ansatz als ein Wesen, als eigene Entität angesehen, und ganz bestimmte Körperregionen werden als Sitz der Krankheit und als Ziel einer Therapie erkannt. Die Therapie richtet sich immer gegen die gleiche Krankheit und braucht den Kranken selbst nicht in Betracht zu ziehen. Als Infektionstheorien, Bakteriologie und später Chemotherapie aus dem Westen nach China Eingang fanden, konnten solche traditionellen chinesischen Erkenntnisse nahezu übergangslos in das neue Wissen einmünden. Auch für diesen Ansatz ist ganzheitliches Denken ohne Bedeutung.

Der dritte heilkundliche Ansatz der traditionellen chinesischen Medizin ist als funktional oder individualistisch zu bezeichnen. Er beruht auf einer Einschätzung des menschlichen Körpers als ein System von Funktionseinheiten, die untereinander und mit der Außenwelt über ein dichtes Netz von Leitkanälen sowie über nicht faßbare Entsprechungen verbunden sind. Gesundheit bedeutet in dieser Sichtweise ein normales, ausgeglichenes Funktionieren der Funktionseinheiten und Leitkanäle im Organismus; Krankheit ist somit das Versagen einer oder mehrerer Funktionseinheiten oder Kanäle in Aufgaben, die als lebensnotwendig erachtet wurden, das ist vor allem die Aufnahme, Lagerung, Umwandlung, Verteilung und Ausscheidung von ch'i. Ziel der Therapie muß es sein, den menschlichen Organismus als Ganzes zu erfassen und wieder in ein Gleichgewicht der Funktionen zurückzuführen. Hier also begegnen wir der Vorstellung einer *Ganzheitsmedizin,* und nur dieser Ansatz wird heuzutage in der Regel als *Chinesische Medizin* definiert.

Der Begriff der *Ganzheitlichkeit* einer Medizin läßt sich nun in mehrere Ebenen unterteilen, und eine Diskussion über die Übertragbarkeit der chinesischen Ganzheitsmedizin im allgemeinen und über das therapeutische Medium der Nadelbehandlung im besonderen sollte zunächst einmal erörtern, auf welcher Ebene chinesische Ganzheitlichkeit im Vergleich zur Ganzheitlichkeit der westlichen Medizin angesiedelt ist.

Ganzheitsmedizin kann erstens auf einem Verständnis des Organismus als ein integriertes System beruhen, in dem Krankheitserscheinungen, die getrennt verschiedene Organe oder Körperbereiche zu betreffen scheinen, dennoch als Anzeichen einer Erkrankung des Systems als Ganzes gesehen werden. Eine solche Ganzheitssicht des Organismus beschränkt Diagnose und Behandlung nicht auf den vordergründig erkrankten Organteilbereich, sondern sucht zu ergründen, auf welcher gemeinsamen pathologischen Grundlage etwa vorhandene und scheinbar getrennte Leidenszustände stehen könnten; sie muß imstande sein zu erkennen, wo eine Erkrankung im Organismus entstanden sein mag und wo sie sich noch hin-

Vergleich zwischen europäischer und asiatischer Akupunktur

wenden könnte, und sie muß entsprechende therapeutische Schritte unternehmen, um geschwächte Funktionseinheiten zu stärken und bedrohte Funktionseinheiten vor einer Erkrankung zu schützen, das heißt, den Organismus als Gesamtsystem zu behandeln.

Die traditionelle chinesische Medizin, so wie sie uns in den vor dem 20. Jahrhundert verfaßten Schriftquellen entgegentritt, vertritt ohne jeden Zweifel von ihrer Theorie her einen ganzheitlichen Ansatz im Sinne dieser ersten der drei genannten Stufen, da das ihr zugrundeliegende Ideensystem der systematischen Korrespondenz (auf der Grundlage der Yinyang und der pentaphasischen Paradigmen) von einer Vernetzung der Funktionseinheiten des Organismus ausgeht.

Die Ganzheitlichkeit des individuellen Organismus wird auch durch die moderne Wissenschaft anerkannt. Die Vernetzung von Funktionseinheiten ist vor allem biochemisch beweisbar.

Das heißt, sowohl die traditionelle chinesische als auch die westliche Medizin besitzen eine theoretische Ganzheitssicht des Organismus und seiner Physiologie und auch Ätiologie. Im Unterschied allerdings zu der Tatsache, daß diese Ganzheitssicht in der täglichen Praxis der westlichen Medizin kaum zur Anwendung gelangt, beansprucht die traditionelle chinesische Medizin, ihre Ganzheitssicht des individuellen Organismus auch in der täglichen Praxis anzuwenden.

Eine zweite Ebene von Ganzheitsmedizin sieht den Organismus des einzelnen als eingebunden in eine physikalische und gesellschaftliche Umwelt an. Kranksein des Organismus kann in dieser Sichtweise ein somatischer oder psychischer oder psychosomatischer Ausdruck eines Leidens an dieser Umwelt sein. Eine solche Ganzheitlichkeit des Individuums und seiner Umwelt beschränkt Diagnose daher nicht auf den individuellen Organismus, sondern bemüht sich zusätzlich, möglicherweise pathogene Faktoren der physikalischen oder gesellschaftlichen Umwelt des Erkrankten zu ergründen. Die Therapie richtet sich darauf, entweder das Verhältnis des Individuums zu dieser krankmachenden Umwelt zu verändern oder durch gezielte Einzelmaßnahmen physikalisch- oder sozialumweltbedingte pathogene Faktoren zu beseitigen.

Auch Aspekte dieser zweiten der genannten drei Ebenen von Ganzheitlichkeit sind in der traditionellen chinesischen Medizin vorhanden, da sie die Einbindung des Individuums in seine geographische und gesellschaftliche Umwelt theoretisch anerkennt und die mögliche Pathogenität entsprechender Umweltfaktoren in Betracht zieht.

In der westlichen Medizin ist die Einbindung des Menschen in die Ganzheitlichkeit seiner physikalischen und sozialen Umwelt teilweise wissenschaftlich, teilweise im Rahmen traditioneller Vorstellungen anerkannt und findet ihren therapeutischen Ausdruck beispielsweise in der psychosomatischen/psychologischen Praxis.

Darüber hinaus gibt es in Europa seit Jahrhunderten Forderungen nach durchaus sozial-politischen Einzelmaßnahmen, denen direkte Auswirkungen auf die Gesundheit zugesprochen wurden. Gerade hier in Wien ist es beispielsweise angebracht, an Johann Peter Frank (1745—1821) zu erinnern, der sich mit noch heute revolutionär deutlichen Worten gegen die angebliche Gottgesandtheit von Kranksein wandte, den schlechten Gesundheitszustand der Bauern in der Lombardei allein auf deren wirtschaftliche und soziale Situation zurückführte und entsprechende Änderungen auf politischer Ebene verlangte.

Somit besitzen auch auf dieser zweiten, über das Individuum hinausreichenden Ebene von Ganzheitlichkeit sowohl die traditionelle chinesische als auch die westliche Medizin die entsprechenden theoretischen Grundlagen.

Allerdings gibt es für die traditionelle chinesische Medizin kaum Hinweise auf therapeutisch bedingte Notwendigkeiten, im Falle einer durch physikalische oder soziale Umwelt bedingten Erkrankung diese Beziehungen real anzusprechen oder gar die entsprechende Umwelt zu verändern. Tatsächlich richtet sich im klassischen Schrifttum (das heißt vor dem 20. Jahrhundert) die Therapie generell auf das Individuum und dessen somatische (und sehr selten psychische) Reaktion auf die krankmachenden Faktoren der Umwelt.

Die Therapie aller Erkrankungen erfolgt — wenn man einmal so sagen darf — »bio-technisch«, das heißt über Akupunktur oder Pharmaka. Techniken, die sich direkt an die Psyche der Patienten wenden, wurden in der orthodoxen traditionellen chinesischen Medizin nicht entwickelt; die Aufgabe, die die verschiedenen Gesprächs-, Gestalt- und sonstigen psychosomatischen Therapien am Rande der Schulmedizin wahrnehmen, wurde in China bis in die jüngste Gegenwart durch ähnlich marginale Heilverfahren, wie beispielsweise religiöse oder dämonologische Praktiken, wahrgenommen.

Als Fazit gilt es also festzuhalten, daß sowohl die westliche als auch die chinesiche Heilkunde eine gewisse Ganzheitlichkeit beinhalten. In der therapeutischen Praxis liegt die Betonung der Ganzheitlichkeit in der westlichen Medizin stärker auf den Beziehungen von Mensch und Umwelt — hier greift die traditionelle chinesische Medizin kaum ein —, während die traditionelle chinesische Medizin in der täglichen Praxis des individuellen Organismus eine Ganzheitlichkeit betont, die die Praxis der westlichen Medizin nicht nachvollziehen kann.

Eine Frage, die sich hier ergibt und die von den Befürwortern einer weiteren Verbreitung von Akupunktur und chinesischer Medizin zwar bereits positiv beantwortet ist, aus historischer Sicht jedoch eher offenbleiben muß, besteht darin, inwieweit Akupunktur die ganzheitlichen Prinzipien der traditionellen chinesischen Medizin in reale therapeutische Erfolge umzusetzen vermag. Damit verbunden ist aber auch die Frage, inwieweit Akupunktur tatsächlich in die theoretischen Grundlagen der traditionellen chinesischen Medizin eingebunden ist.

Es gilt überzeugend zu klären, ob die traditionellen diagnostischen Parameter ausreichen, um die subtilen Veränderungen festzustellen, die man vor einer Therapie in Betracht ziehen muß. Das heißt, obschon es unbestritten ist, daß die Anwendung von Akupunktur in vieler Hinsicht mit therapeutischen Erfolgen verbunden ist, daß es ungeklärt bleibt, inwieweit Akupunktur tatsächlich den theoretischen Erfordernissen nun gerade derjenigen Vorstellungen der traditionellen chinesischen Medizin gerecht zu werden vermag, die man als ganzheitlich bezeichnen kann.

Statement von Dr. Alexander Meng, Wien

Man versteht unter europäischer Akupunktur eine Therapieform mit der Nadel, welche nur von Ärzten und nur nach klarer schulmedizinischer Diagnose durchgeführt wird. Die Basis ist die hier im Westen übliche Pathophysiologie. Wir verwenden die Akupunktur nur, wenn nach der Diagnoseerstellung und nach bestem Wissen keine andere Therapie in Frage kommt. Außerdem muß die Störung der Akupunkturindikation entsprechen.

Die Indikation der Akupunktur kann man mit dem Lehrsatz von Dr. DeLa Fuye, ein Lehrer meines Lehrers Prof. Bischko, definieren:

Die Akupunktur verwendet Einstiche mit Nadeln an genau festgelegten Hautpunkten, die spontan oder auf Druck schmerzhaft sind, um Störungen zu diagnostizieren und/oder zu therapieren.

Unter asiatischer Akupunktur verstehen wir eine Akupunktur, welche in erster

Vergleich zwischen europäischer und asiatischer Akupunktur

Linie in Asien gepflegt wird, wo ja ein Großteil der Akupunkteure Nicht-Ärzte sind. Im Westen aber soll die Akupunktur als ein Teil der üblichen Medizin verstanden werden, daher sind wir streng dafür, daß nur Ärzte Akupunktur praktizieren. In der Bundesrepublik Deutschland nadeln auch Nicht-Ärzte, die sogenannten Heilpraktiker. Die bei uns übliche klare Diagnose wird oft mißachtet und nur eine traditionelle, chinesische Diagnose erstellt.

Immer wieder kommt es vor, daß die Akupunktur für alle möglichen und unmöglichen Beschwerden angewendet wird. Bekannte hilfreiche medizinische Therapien konnten nicht berücksichtigt werden. Patienten werden oft gefährlich tief und falsch mit der Akupunkturnadel traktiert. Deswegen lehnen wir die asiatische Akupunktur für den Westen ab.

Aus den Tabellen können Sie den Unterschied zwischen chinesischer (asiatischer) Akupunktur (traditionelle Medizin) und westlicher (europäischer) Akupunktur (moderne westliche Medizin) ersehen.

Tab. 1 — Vergleich TCM und europäische Medizin

	Traditionelle chinesische Medizin	Schulmedizin
im Altertum	naturheilkundlich	naturheilkundlich
bekannter Vertreter	Huangdi-Neijing	Hippokrates
Theorie	Yinyang 5 Wandlungsphasen etc.	Humoralpathologie von Säften etc.
ab dem 19. Jh.	Organlehre, Meridianlehre (AW), Yinyang-Lehre, 5 Wandlungsphasen, Pharmakologie, Akupunktur, Tuinatherapie etc. bleiben als Basis der TCM, die moderne westliche Medizin kam nach China	naturwissenschaftliche Grundlage und Forschung als Basis der modernen Medizin, die naturheilkundliche Medizin wurde zur »Volksmedizin« degradiert
Legitim und Anerkennung im 20. Jh.	nur in China, Korea (Japan nur bedingt)	Die TCM, besonders die Akupunktur, wurden in Europa mehr bekannt
Medizinsystem	nur in China 3 Medizinsysteme: TCM moderne westliche Medizin kombinierte TCM + moderne westliche Medizin Fernziel: Schaffung einer *Neuen Medizin*	weiterhin für den Westen das einzige Medizinsystem, aber die Naturheilkunde nimmt an Bedeutung zu
Therapie	Ein Syndrom wird behandelt; Patient wird als ein einzigartiges Individuum nach seinem aktuellen Zustand beurteilt und behandelt	Die Spezialisierung bringt Isolierung eines Symptoms vom ganzen Körper; Patient als gleichförmiges Individuum nach Befunden einem Modell zugeordnet und behandelt. Individuelle, konstitutionelle Unterschiede bleiben oft unberücksichtigt.
Arzneien	Mineralien, Stoffe aus Tier- und Pflanzenwelt	synthetische Reinsubstanzen

Vergleich zwischen europäischer und asiatischer Akupunktur

Die traditionelle chinesische Medizin:

Die chinesische Medizin war im Altertum eine naturheilkundliche Medizin, wie die westliche Medizin auch. Bedeutende Schriften dieser Zeit entstanden vor 2000 Jahren, wie z. B. das Buch der inneren Medizin (Neijing). In Europa waren es die Werke von Hippokrates. Die Grundlage der TCM war und ist noch immer die Lehre vom YINYANG, eine Lehre der Harmonie zwischen konträren Kräften, Eigenschaften etc. im Körper und im Zwischenspiel des Körpers mit seiner Umwelt. Die Organlehre, die Lehre von den fünf Wandlungsphasen, die Diagnostik, die chinesische Arzneidrogentherapie, die Akupunktur, die Tuinatherapie (eine Heilmassageform), das Schattenboxen (Taiji-Quan) etc. sind bis heute fester Bestandteil der TCM.

Der Einbruch der westlichen Medizin in China ab dem 19. Jahrhundert, mit ihrer Trennung von dem naturheilkundlichen Charakter, hat das Bestehen der TCM stark gefährdet. die TCM hat es aber immer verstanden, ihre Eigenart als Medizinsystem zu bewahren.

Tab. 2 — Asiatische und europäische Akupunktur

	Asiatische (chinesisch traditionelle) Akupunktur	Europäische Akupunktur (Akupunktur schulmedizinisch orientiert)
Ursprungsland und Geschichte	China ca. 2000 Jahre	Europa ca. 100 Jahre populär seit 17 Jahren
Ausübende	Medizinische Hilfspersonen Ärzte der TCM Ärzte der westlichen Medizin	Ärzte der westlichen Medizin (abzulehnen: Heiler ohne medizinisches Studium)
Schule	Fachschule und Hochschule, als Lehrling bei einem Meister	Seminare nach Promotion, Freifach während des Medizinstudiums, Lehrauftrag für Akupunktur gibt es an der Medizinischen Fakultät der Universitäten Wien und Innsbruck
Theoretische Grundlage	TCM (geringer Teil auch westliche Medizin)	westliche Medizin; Synonyme wie Schulmedizin, moderne Medizin, europäische Medizin etc.; Teilgebiete der TCM als Arbeitshypothese
Untersuchungsmethode (Diagnostik)	in erster Linie nicht apparative Methoden (mit den 5 Sinnesorganen, gering auch moderne Diagnostik)	möglichst mit allen modernen Einrichtungen (Röntgen, Labor etc.)
Therapie nach welcher Diagnose	TCM	schulmedizinische
Indikationen	sowohl akute wie auch chronische Fälle	in erster Linie therapieresistente chronische, funktionelle reversible Fälle
Kontraindikationen	keine	Systemerkrankungen, alle Erkrankungen, wo wirksame bzw. kausale Therapien bekannt sind
Stichtiefe	oberflächlich und tief	meist oberflächlich, aber auch tief

AKUPUNKTUR, NEURALTHERAPIE, ENERGETISCHE METHODEN

Vergleich zwischen europäischer und asiatischer Akupunktur

Die moderne westliche Medizin:
Wir können die moderne westliche Medizin als ein auf naturwissenschaftlichen Grundlagen fundiertes Heilsystem ansehen. Die Theorien basieren auf Biochemie, Biophysik, Neurophysiologie, Kybernetik etc. Es wird ständig versucht, objektive, exakte, reproduzierbare Beobachtungen, Ergebnisse und Gesetze zu erarbeiten. Man wendet Mikroskope, Laboruntersuchungen, Röntgenuntersuchungen etc. an, wobei Details analysiert werden. Eine Gleichförmigkeit des Individuums wird oft vorausgesetzt. Die naturheilkundliche Medizin wird als Volksmedizin abgewertet. Die westliche Medizin findet in der ganzen Welt Anerkennung und Verbreitung. Die Chirurgie, die Anästhesiologie, die Chemotherapie, die Fachabteilungen, wie Augenheilkunde, Nervenheilkunde etc. haben bei vielen Krankheiten eindeutige und absolute Indikationen erreicht. Patienten mit akuten Beschwerden werden, wenn die Möglichkeit gegeben ist, selbstverständlich mit moderner westlicher Medizin (= Schulmedizin) behandelt.

Was kann man aus der traditionellen chinesischen Ganzheitsmedizin übernehmen?
In manchen Indikationen hat die Schulmedizin auch gezeigt, daß sie insuffizient ist. Z. B. bei vielen chronischen Leiden, psychosomatischen Leiden, Schmerzpatienten wissen wir in der Schulmedizin oft nicht, was wir noch tun können. Gerade in den letzten Jahren nimmt die naturheilkundliche Medizin in Europa zu. Mit dieser gewinnt die Akupunktur auch größeres Interesse. Ganz besonders nach dem Nixon-Besuch in China 1972.
Die Schwäche der Schulmedizin ist gerade die Stärke der TCM!
Wir haben vorhin schon gesehen, daß der Einbruch der westlichen Medizin im 19. Jahrhundert in China die TCM nicht ablösen konnte. Beide Medizinsysteme existieren heute in China friedlich nebeneinander.
1. TCM
2. westliche Medizin
3. kombinierte TCM und westliche Medizin
Die Stärke der TCM ist es, daß sie eine Ganzheitsmedizin ist. Der menschliche Körper wird nicht nach Fachrichtungen zerteilt, der Arzt hat immer den ganzen Körper mit seiner Psyche und Umwelt zu untersuchen und zu behandeln. Man behandelt nicht Symptome, sondern Syndrome. Der individuelle, konstitutionelle Unterschied wird immer aktuell vom TCM-Arzt registriert und danach therapiert. Er kann nicht mit einem Rezept, einem Akupunkturprogramm als Modell für eine Diagnose (z. B. Migräne) arbeiten. Die Behandlungsmethode (Arzneimittel, Akupunktur etc.) ist nebenwirkungsfrei, was wir von manchen Chemotherapeutika ganz sicher nicht behaupten können.
Am Wiener Ludwig-Boltzmann-Institut für Akupunktur ist man unter der Leitung von Prof. Bischko seit über 30 Jahren bemüht, brauchbare Erfahrungen, Arbeitstheorien, Therapiekonzepte bezüglich der Akupunktur für das westliche medizinische Versorgungssystem zu erforschen und zu adaptieren. Eine lineare Übernahme aus dem Chinesischen ist, wie wir aus dem Vergleich *asiatischer* und *europäischer* Akupunktur sehen, gefährlich und daher auch abzulehnen. Die Anregungen und Erfahrungen müssen wir überprüfen und versuchen, diese in unser Medizinsystem einzugliedern. Eine Anerkennung diesbezüglich erfolgte im Herbst 1986, als der Österreichische Oberste Sanitätsrat die Akupunktur als eine wissenschaftliche Heilmethode anerkannt hat.

Literaturhinweise siehe Seite 376

Vergleich zwischen europäischer und asiatischer Akupunktur

Statement von OMedRat Dr. Ernst Peter Kollmer, Präsident der Österreichischen wissenschaftlichen Ärztegesellschaft für Akupunktur, Wolfsegg

Im Mittelpunkt aller Lebensvorgänge steht das elektrische Potential: diese Feststellung stammt von Prof. Pischinger, Wien. Das New-Age-Denken betrachtet den Körper als Energiefeld. Das sogenannte Zelle-Milieu-System wird von Pischinger als das Grundregulationssystem bezeichnet, es regelt das elektrisch-physikalische und chemische Milieu in unserem Organismus und ist die Basis für die Funktion der Organe. Wir wissen weiters von Prof. Kellner, daß Akupunktur (AKU) und Elektroakupunktur von Voll (EAV) über dieses Grundregulationssystem wirken. Die Bedeutung der traditionellen chinesischen Medizin (TCM) und EAV und Homöopathie für die heutige Medizin beruht in erster Linie auf der Kenntnis des Energieprinzips, der Krankheit und des Lebens überhaupt. Mit dem EAV-Gerät messen wir vor jedem Testvorgang den Leitwert (LW), dies entspricht dem Qi. Die EAV hat die klassische Akupunktur meßbar gemacht. Die R.C.-Meßmethode hat das dualistische Prinzip von Yang und Yin, von Sympathicus und Vagus meßbar gemacht. Der Normwert des GLW in der EAV soll zwischen 80—85 liegen. Die R.C.-Meßmethode wird durchgeführt mit der von Prof. Kracmar, Wien, Ing. Werner, Stuttgart und OMR. Dr. Kollmer geschaffenen R.C.-Meßbrücke. Dem Normwert des GLW von 80—85 entspricht der Normwert der R-Werte, zwischen 8 und 15 K-Ohm und der C-Werte zwischen 0,15—0,25 Mikrofarad als Norm. Mit Hilfe der Leitwert- und R.C.-Messungen ist es also möglich, die vegetative Ausgangslage der Patienten schnell zu erfassen und jede Therapiemaßnahme sofort zu kontrollieren, indem wir vor der Therapie und nach der Therapie diese Messungen durchführen. Es war mir mit dieser Methode unter anderem möglich, die oft unglaublichen Wirkungen des Qi-Gong (der chinesischen Atem- und Bewegungstherapie) zu messen. Mit Hilfe der Leitwert- und R.C.-Meßmethode, in den vier Ableitungen — 1. Hand-Hand bds, 2. linke Hand, linker Fuß (Fußelektrode), 3. rechte Hand, rechter Fuß (Fußelektrode), 4. Fuß-Fuß bds. (Fußelektrode) — ist es möglich, eine degenerative oder entzündliche Belastung in den dementsprechenden Quadranten des Körpers aufzufinden, so daß diese Methode als Schnelldiagnostik, als Hinweisdiagnostik in der Praxis geeignet erscheint. Was ist das Qi? Dies ist schwer übersetzbar und definierbar. Die frühere Übersetzung *Lebensenergie* wird heute von Sinologen und Ärzten als zu eng abgelehnt. Qi ist die *Summe aller Funktionen der Lebensvorgänge* als Gegensatz zu *Materie*. Für die Praxis genügt es, Qi als Denkmodell aufzufassen, so als ob es Qi gäbe. Mit dieser Vorstellung kann man praktisch arbeiten und vorausberechnen, welche Wirkungen zu erwarten sind. Ohne genügend Qi, LW unter 80, ist es nicht möglich, eine EAV-Testung lege artis durchzuführen. Auch in der klinischen Medizin sollte das Qi beachtet werden. Bei einem Qi-Defizit, wenn der LW in der EAV auf Werte unter 20—10 absinkt, sollten auch in der klinischen Medizin die Alarmsirenen erklingen. Die EAV ist die einzige Methode, mit der es möglich ist, äthiologisch die Umwelt zu erfassen. Schon in dem von mir 1962 im Haug-Verlag erschienenen Buch *EAV*, empfahlen Dr. Voll und ich, als Grundlage der gezielten Mesenchym-Entschlackung Nosoden, deren Ausgangsstoffe sterilisierte Krankheits-Produkte, Sekrete, abgetötete Mikrobenkulturen, Sera, Impfstoffe, Vakzinen usw. sind, und die in bestimmten Potenzierungen verabfolgt werden, nachdem ihre Erforderlichkeit elektroakupunkturmäßig getestet wurde. Die mesenchymale Abwehr kommt im Laufe des Lebens, durch die Summierung erworbener Toxine, immer mehr zur Einschränkung bis zur Blockierung. Daher ist es notwendig, die Toxine mittels der Nosoden aus dem Körper zu schaffen. Voll sagt, unser Körper, unser Mesenchym, vergißt nichts. Stellen wir uns einen Abfalleimer vor, wohin die im Laufe des Lebens stattgefundenen Belastungen des Mesenchyms hineinkommen, so daß sich langsam dieser Abfalleimer gegen das Lebensende zu

Vergleich zwischen europäischer und asiatischer Akupunktur

immer mehr füllt. Es handelt sich hier um Belastungen, die der einzelne, wenn er gewillt ist, korrigieren kann: Genußgifte, Mißbrauch von Medikamenten, chemisch veränderte Lebensmittel. Aber schon den Insektizid- und Pestizidbelastungen, durch Einatmen oder durch Essen und Trinken, kann man kaum ausweichen. Der schlechten, durch Chemie belasteten Luft, schlechter Wasserqualität, Strahlungsschäden können nur wenige Menschen aus dem Wege gehen. Der Abfalleimer enthält auch Toxine, die im Laufe des Lebens erworben werden. Hierher gehören auch die Erb-Toxine oder Toxine, die bei Erkrankung der Mutter während der Schwangerschaft erhalten wurden. Dann Toxine als Hinterlassenschaft von überstandenen Säuglings- und Kinderkrankheiten. Einen weiteren großen Raum nehmen ferner die Toxine von Herd- und Störfelderkrankungen ein — bei den heute oft vielfach beherdeten Patienten. Nach jeder überstandenen Infektionskrankheit verbleiben also im Organismus Toxinreste, Antigene genannt, die durch Antitoxine bzw. Antikörper neutralisiert werden. Diese Antitoxine sind nur reversibel angelagert. Sinkt nun der LW, die Abwehrkraft, das Qi (einfach ausgedrückt: der Energiespiegel), dann verlieren die Antitoxine ihre Haftfähigkeit, die Toxine treten in Erscheinung und machen pathologische Reaktionen. Hier liegt eine grundsätzliche, wesentliche Bedeutung des Qi. Die Nosoden, d. h. die getesteten Toxine, sollen nach Voll die haptophore Bindung der Toxine an das Zelleiweiß zu lösen vermögen und eine Eliminierung bewirken — somit eine Entgiftung. Dies ist das Prinzip der Mesenchymentschlackung nach Voll. Auf diesem Prinzip beruht auch die Wirkung der Kochsen Molekular-Therapie. Es gibt drei bevorzugte Mülldeponien im menschlichen Organismus, die wir in der EAV zur Testung benützen: 1. die Keilbeinhöhlen, MP auf dem Sekundärgefäß zwischen Di 20 und BL 1 gelegen, hier an der Knorpelknochengrenze, hier in der Nasolabialfalte. 2. die Pankreas, 3. MP Sinus cavernosus, sog. Brillensteg-Punkt nach Beisch. Hier werden nun die Nosoden nach Voll getestet. Ich weise hier darauf hin, daß die Belastung durch Umwelttoxine bei den Patienten eine immer größere Rolle spielt. An welche chemisch potenzierte Noxen der Medikamententester denken muß, darüber besteht ausführliche Literatur (ML-Verlag, Uelzen). Am Ende einer sogenannten Mesenchym-Entschlackung muß bei der letzten Out-Put-Messung der MP Pankreas 4.A (in der EAV also re Mi Pa Meridian) Normwert 50 erreichen. Dieser Meßpunkt Pankreas 4.A ist ein Repräsentationspunkt für das gesamte Grundregulationssystem nach Pischinger. Nun dieser MP 4.A auf dem Milzmeridian, in der EAV also links gelegen, ist der wichtigste MP für das geopathogene Störfeld. Hier kann man Vertrauen zu dem Phänomen Medikamententest bekommen (reproduzierbar); MP 4.A li Mi Pa Meridian 80 mit deutlichem Zeigerabfall — Hinweis auf geopathogene Belastung bei dem Patienten. Nun geben Sie eine Ampulle Silicca D 60 in den Meßvorgang und sind erstaunt, wie schlagartig sich der Wert auf der Skala auf 50 einstellt. Weiters ist es möglich, über diesen MP 4.A Mi Pa li eine radioaktive Belastung eindeutig zu testen mit dem Präparat Rad. bromat D 1000. Dies war nach Tschernobyl sehr wichtig und bedeutsam. Sie können ja alles, was wir in der EAV lehren, jederzeit selber nachprüfen, im Gegensatz zu vielen anderen Behauptungen, die uns angeboten werden, die wir aber nicht nachprüfen können.

GRENZBEREICHE/ENERGETISCHE METHODEN IN DIAGNOSTIK UND THERAPIE

Statement von Dr. Peter Kokoschinegg,
Institut für Biophysik und Strahlenforschung, Wien/Salzburg

Biophysikalische Aspekte

Der Mensch besteht zu zwei Dritteln aus Wasser. Wasser ist jedoch nicht ein so passiver Stoff, wie man allgemein annimmt. Im biologischen System bildet er in Verbindung mit dem vegetativen Grundsystem ein aktives Kommunikationssystem, über das alle Lebensprozesse ablaufen. Es gibt keine Verbindung zwischen Organzelle und Nerv. Alle Informationen werden über die extrazelluläre Flüssigkeit weitergeleitet. Diese Flüssigkeit besteht nicht nur aus einer Anzahl von chemischen Verbindungen, sondern besitzt auch eine *quasikristalline* Struktur, die durch Felder und auch Medikamente beeinflußbar ist.

Was ist unter einer *quasikristallinen* Struktur zu verstehen? Zur Erklärung dieses Begriffes zieht man am besten den Übergang zwischen Eis und Wasser heran. Im Zustand des Eises hat das Wasser eine fixe Anordnung der Atome im Raum. Jede Anordnung kann auch als Struktur und Information angesehen werden. Beim Schmelzen des Eises kommt es jedoch nicht sofort zur Lösung aller kristallographischen Bindungen, sondern es bleiben gewisse Bindungen bestehen, die auch beim *flüssigen* Wasser noch zu Strukturelementen führen. Daß diese Vorstellungen nicht nur theoretischer Natur sind, haben sowohl physikalische als auch biologische Untersuchungen gezeigt.

Neben Struktur-Effekten im Medium Wasser dürften auch noch Bioplasma-Prozesse im lebenden Organismus, wie sie Injushin angeregt hat, eine gewisse Bedeutung besitzen. Darauf zielen sowohl HF-Untersuchungen als auch gewisse Reaktionen des biologischen Systems auf das Magnetfeld hin.

Man kann es mehr und mehr als erwiesen ansehen, daß das Wasser in lebenden Zellen einen gewissen Ordnungsgrad besitzt. Bei der Betrachtung der physikalischen Haupteigenschaften des Wassers muß man vor allen die große Beweglichkeit der Ladungsträger im strukturierten Wasser berücksichtigen. Zwischen flüssigem und festem Eis besteht eben eine Reihe von ganz massiven Unterschieden. Eine sehr wesentliche Eigenschaft flüssigen Wassers ist der hohe Ordnungsgrad an der Oberfläche nichtpolarer Stoffe, d. h. nichtpolare Stoffe führen zur Steigerung der strukturellen Organisation des Wassers.

Besonders bemerkenswert ist die Rolle der Na- und Ca-Kationen bei der Leitfähigkeit von Nerven. Es ist erwiesen, daß im Verlauf der Ionenübertragung entlang dem Konzentrationsgradienten eine Leitung des Nervenimpulses stattfindet. Es wird vorausgesetzt, daß die Ionen und das Lösungsmittel Wasser unter den Bedingungen des Raumes der lebenden Materie dasselbe sind wie im physikalisch-chemischen Bereich. Eine solche Behauptung ist entschieden in Frage zu stellen. Anscheinend spielt Wasser bei den Übertragungserscheinungen geladener Teilchen eine sehr große Rolle. So vermutet Klotz, daß die Fähigkeit des Na-Ions, die Membran der Nervenzelle zu durchdringen, eher an eine Strukturänderung des Wassers gebunden sei. In Nervenfasern, die sich im Ruhezustand befinden, hat das Wasser in den Membranen eine eisähnliche Struktur und in einem solchen Fall ist die Durchdringungsfähigkeit für Na-Ionen sehr gering. Beim Übergang strukturierten Wassers in den flüssigen Zustand steigt die Beweglichkeit der Na-Ionen auf das 10^5 bis 10^6fache. Folglich ist anzunehmen, daß das Wasser mit den Lipiden, Eiweißstoffen und Nukleinsäuren so etwas wie ein Skelett der lebenden Materie darstellt, deren labilster Teil die freien geladenen Teilchen (Elektronen, Protonen und Ionen) sind.

Diese Vorstellung von einem Bioplasma, d. h. von freien Teilchen, die unabhängig von atomaren und molekularen Strukturen sich in einem Medium fortbewegen können, ist ein wesentliches Konzept des Lebendigen, wie es Injushin darstellt.

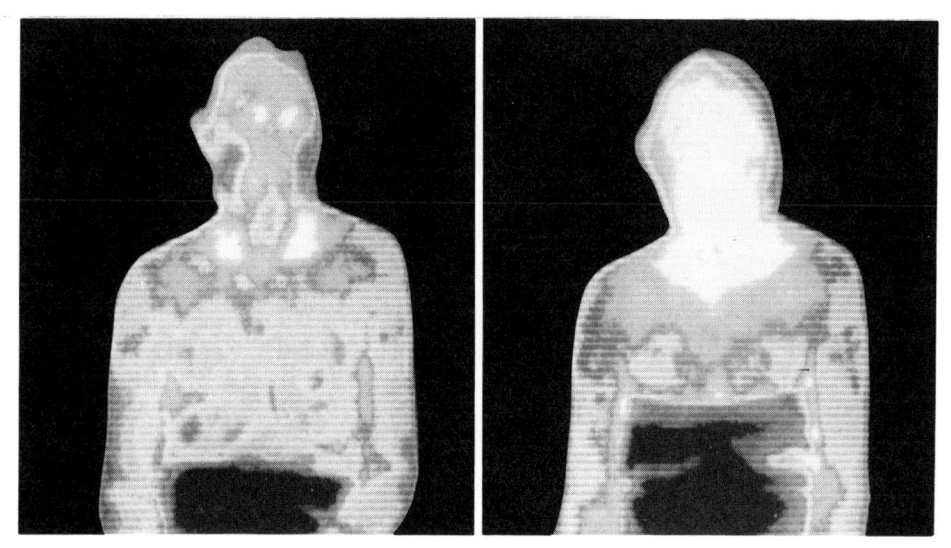

Fig. 1

Wendet man statische magnetische Felder zu therapeutischen Zwecken beim Menschen an, so ergibt sich eine Änderung in der Durchblutung, eine Schmerzreduktion und eine Änderung im zellulären Stoffwechsel. Der Effekt der Durchblutungssteigerung läßt sich auch sehr gut im Infrarotbild zeigen. Fig. 1 zeigt eine Infrarotaufnahme einer Person mit einem Cervikalsyndrom zu Beginn und 30 Minuten nach Applikation von Magnetfolien. Die Folien (60 x 100 mm) wurden zwischen C7 und Th1 und an die Spitze des linken Deltoideus aufgeklebt. Im rechten Bild sieht man, daß sich eine Farbverschiebung in Richtung höherer Temperatur ergibt, die als Durchblutungssteigerung interpretierbar ist. Die Durchblutungssteigerung ist auch nicht lokal, wo die Folien aufgeklebt sind, sondern erstreckt sich über den gesamten Kopf und Schulterbereich.

Fig. 2 zeigt die Wirkung einer Magnetfolie auf ein Narbenkeloid. Die Patientin hatte von einer gynäkologischen Operation eine sehr starke Keloidbildung und starke Narbenschmerzen. Die Narbenschmerzen verschwanden in Tagen, das Keloid bildete sich in etwa 6 Monaten (rechtes Bild) zurück.

Wenn man die Magnetfolien auf Akupunkturpunkten anwendet, sieht man, daß es reflektorisch eine Durchblutungssteigerung in großen Arealen gibt, die nicht von der Folie bedeckt sind. Magnetfolien haben sich bei Durchblutungsstörungen, rheumatischen Beschwerden und Narbenkeloiden in der Praxis bewährt.

Um die Wirkung von Magnetfeldern auf biologische Systeme weiter zu objektivieren, wurden Pflanzenversuche gemacht, wobei das Magnetfeld nur auf das Gießwasser einwirkte. Bei dem Versuch wurde eine mit der entsprechenden Wasserqualität gefüllte Flasche auf einen Blockmagneten gestellt, wobei jeweils der N- oder S-Pol zur Flasche gerichtet war. Die Pflanzen wurden unter wissenschaftlichen Rand-

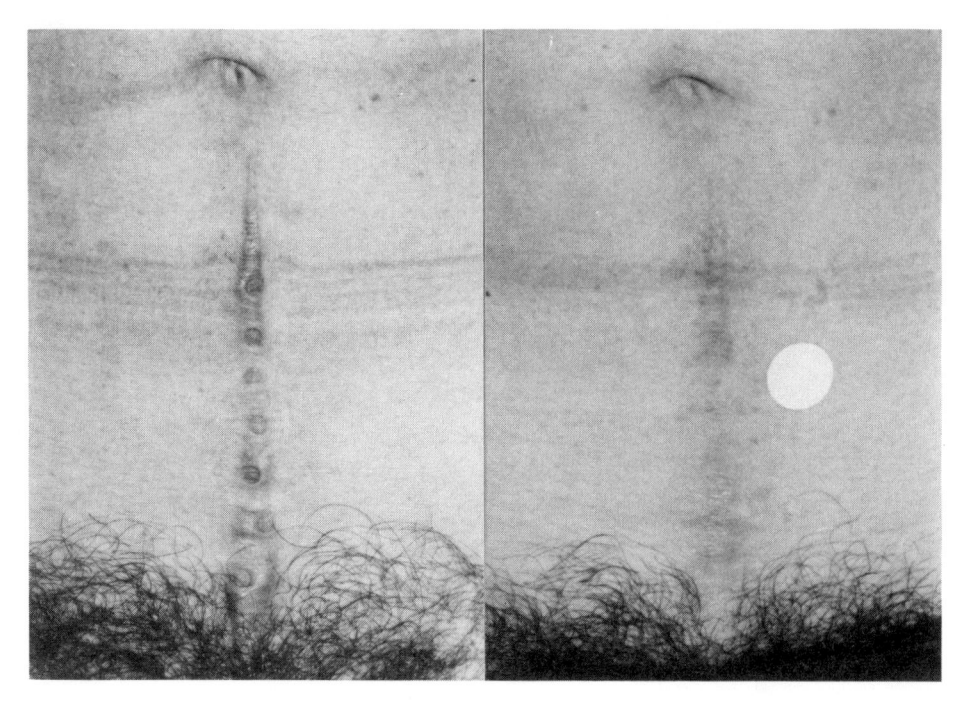

122 AKUPUNKTUR, NEURALTHERAPIE, ENERGETISCHE METHODEN
Grenzbereiche/Energetische Methoden in Diagnostik und Therapie

Fig. 2

bedingungen gehalten und jeden zweiten Tag mit diesem Wasser gegossen. Es ergaben sich reproduzierbare Ergebnisse auf den Pflanzenwuchs. Die Pflanzen, die mit *S-Pol-Wasser* gegossen wurden erfuhren eine Intensivierung des Wachstums, die Pflanzen mit *N-Pol-Wasser* eine Dämpfung. Die Idee, die sich hier realisiert hat, ist, daß ein chemisch identes Wasser durch physikalische Beeinflussung zu unterschiedlichen biologischen Reaktionen führt. Als Ursache sehen wir die Struktur des Wassers an.

Kirlianaufnahmen von Händen scheinen auch sehr geeignet, energetische und subtoxische Zustände am Menschen darzustellen. Braunanteile im Bild sind zur Subtoxizität korrelierbar, die Gelbanteile zur Vitalität. Weiters ist eine polare Auswertung möglich, die Hinweise auf Erkrankungen liefert. Bereitet man diese Daten statistisch auf, so zeigt sich, daß Besserungen in der Weise ablaufen, daß chronische Zustände abnehmen, akute Zustände zunehmen, es aber gleichzeitig zur Zunahme an unbewerteten Faktoren, d. h. zur Gesundheit, kommt.

Zusammenfassend kann man sagen, daß das Wasser als zentraler Lebensfaktor einzustufen ist, daß Wasser auch im flüssigen Zustand bis zur Temperatur des Lebens von 37^0 C eine Struktur besitzt und daß diese Struktur durch äußere Felder — wie Magnetfelder — beeinflußbar ist. Es wäre auch für die gesamte Medizin sehr wichtig sich dieser Tatsache bewußt zu werden und das Wort Pasteus' »Wir trinken 90% unserer Krankheiten« auch im täglichen Leben zu berücksichtigen.

Statement von Univ.-Prof. Dr. Ulrich Warnke, Saarbrücken

Mechanismen zur Wirkung pulsierender Magnetfelder auf den Menschen

Die Literatur über Berichte von biologischen Wirkungen, ausgelöst durch diverse magnetische Feldformen und Energien, ist in den letzten zehn Jahren exponentiell gestiegen. Die physikalisch-physiologischen Wirkungsmechanismen sind — soweit bekannt — je nach räumlicher, zeitlicher und energetischer Belegung des Feldes am Wirkort spezifisch und unterschiedlich. Von rein magnetischen Wirkeffekten sind die induktiven elektrischen Effekte zu unterscheiden, und schließlich wirken auch beide Mechanismen z. B. bei der NMR zusammen.

Erstaunlich sind die Darstellungen und die Ergebnisse eigener Versuche, wonach noch Energien in der Größenordnung des thermischen Rauschens zu massiver Beeinflussung der Struktur organischer Materie mit physiologischen Folgeprozessen führen kann. Wie bei allen physiologisch-pathologischen Wirkkomponenten sind auch hier Dosiseffekte registrierbar. So zeigen eine Reihe von epidemiologischen Studien die hochsignifikante Tendenz eines erhöhten Krebsrisikos, wenn technischmagnetische Felder chronisch über die Umgebung einwirken[1].

Auf der anderen Seite werden seit vielen Jahren spezifische magnetische Felder empirisch zum therapeutischen Nutzen verwendet. Die sogenannte Schulmedizin in Deutschland tendiert dazu, die therapeutischen Effekte einem Placeboeffekt zuzuschreiben[2]. Dies mag für bestimmte Fälle zutreffen; auch kann eine biologische Wirksamkeit nicht gleichgesetzt werden mit Therapie. Dennoch sind aus einzelnen Mechanismenketten direkte therapeutische Konsequenzen kalkulierbar. Der Ansatz zur Beweisführung setzt aber in einem Teilaspekt der Arbeitshypothese einige wissenschaftlich unkonventionelle Bereitschaften voraus:

— die teilweise Nichtreproduzierbarkeit des Einzelexperiments ist allein infolge unerkannter bzw. nichtregistrierter Wirkparameter gegeben;
— die applizierten Energien in der Größenordnung des thermischen Rauschens können durch Encoder auf verschiedene Ebenen (molekular, quantenmechanisch, kybernetisch) selektiv verstärkt werden und wirken so informationssimultan entropievermindernd;
— die Informationskanäle haben charakteristische Fenster für bestimmte Amplituden, Impulsformen und Impulsfrequenzen. Außerhalb dieser Fenster sind nur relativ starke Energien mit unspezifischen Wirkungen und anderen Wirkungsmechanismen effektvoll.
— die Informationsaufnahme und die Wirkung sind abhängig vom aktuellen Ist-Zustand des Systems, und deshalb kann die gleiche Energieform und -dichte diametral entgegengesetzte Wirkungen triggern.

Wirkungskaskade in Experimenten mit spezifischen pulsierenden Magnetfeldern[3]

In Elektrolytbahnen wie Blutgefäßen und interstitiellen Räumen wird im pulsierenden Magnetfeld eine Umlaufspannung induziert. Dabei wird das induzierte Feld über den Elektrolyt auf umschriebene Orte der Blutgefäßwand zusammengeschoben; die Gefäßwand wird polarisiert. Durch geeignete Wahl der magnetfelderzeugenden Stromparameter und unter Berücksichtigung verschiedener organisch-physikalischer Relaxationsmomente kann über der Gefäßwand ein sehr hohes elektrisches Feld aufgebaut werden, das durch intramembrane Ionenfluxe und Zetapotentialverschiebungen vor allem auch durch Blutstromänderungen moduliert wird.

In diesem elektrischen Polarisationsfeld wirken verschiedene Kraftkomponenten, die hauptsächlich auf relative dielektrische Differenzmomente zurückzuführen sind sowie auf Leitfähigkeits- und Kapazitätsphänomene. Die Folge der Krafteinflüsse sind Feldverstärkungsprozesse an Wandstrukturen mit nachfolgend stärkeren lokalen Kraftmomenten. Eine Reihe von Krafkomponenten wirken unabhängig von der jeweiligen Polarität des Feldes wie z. B. von uns nachgewiesene Elektrostriktionsschwingungen und ausrichtende Kraftwirkungen auf dielektrische Gebilde.

Will man kontrollierte Verschiebungen dielektischer Größen pro Zeiteinheit erreichen und somit elektomechanische Änderungen der Feldwirkung, so stehen zwei physikalische Parameter zur Verfügung:
— Veränderung der Frequenz der Anregung oder
— Amplitudenveränderung des quasistatischen Magnetfeldes am Ort des Experiments.

Die vermuteten physiologischen Folgen der molekularen Beeinflussung der Blutgefäßwand sind zahlreich: Änderungen der Enzymtätigkeit, Rezeptoraktivität, Transmitterfunktion.

Getestet wurde aber bisher von uns nur eine Wirkung in vivo:

Magnetisch-induktiver Körperschall zur Stimulierung von Barorezeptoren — eine medizinische Anwendung

Aus jahrelangen Versuchen mit Menschen heraus entwickelten wir ein optimiertes Reiz-Reaktions-Magnetfeld, wobei der physiologische Meßindikator die Reduzierung der Aktivität des sympathischen Teils des vegetativen Nervensystems war.

Die Größen des Magnetfeldes werden über eine Feedbackschlaufe aus dem Organismus heraus automatisch geregelt. Die magnetisch induzierten elektrischen Stimulationsparameter (Magnetfeld senkrecht zu elektrischem Feld) erfüllen u. a. folgende Anforderungen:

— Rezeptorpotentiale der Barorezeptoren werden über die Zeitkonstante aufsummiert;
— die Reizfrequenz der Barorezeptoren ist adäquat und entsteht über mechanische Resonanz der Blutgefäßwandkomponenten;
— um mechanisch ausgerichtete polaritätsresistente Molekülstrukturen in der Wand laufend in Bewegung zu halten, kann der Vektor der induzierten elektromotorischen Kraft mit Hilfe der Erregerspule in Rotation gebracht werden.

Die Folge der Barorezeptorstimulierung sind[4]
— periphere Dilatation der Arteriolen
— Erhöhung des tc pO_2
— Kreislaufbeeinflussungen

Die Reduzierung des Sympathicustonus ist bei verschiedenen pathologischen Störungen ein gewünschter Therapiemechanismus. Im Gegensatz zu der Wirkung der α- und β-Rezeptorenblocker ist die Wirkung des pulsierenden Magnetfeldes sehr stark abhängig vom aktuellen Tonus des vegetativen Nervensystems und der interindividuell unterschiedlichen Ansprechbarkeit der Gefäßrezeptoren.

Die weiteren Folgen der Gefäßwandpolarisation im pulsierenden Magnetfeld müssen noch untersucht werden.

Literaturhinweise siehe Seite 377

Grenzbereiche/Energetische Methoden in Diagnostik und Therapie

Statement von Dr. Hartmut Baltin, Rosenheim, BRD

Konstitution in Diagnostik und Therapie

Das Problem in unserer modernen Medizin ist, daß wir mit irgendwelchen in-vitro-Diagnosen konfrontiert werden, aus denen wir therapeutische Konsequenzen zu ziehen haben, und der Überbau, der uns aus unserer naturwissenschaftlichen Ausbildung mitgegeben wurde, reicht nicht aus, um daraus schnell eine sinnvolle therapeutische Konsequenz zu ziehen. Und das Reflexmuster *die und die Diagnose, das und das Medikament,* so hat es sich mittlerweile in breiten Kreisen herumgesprochen, ist sehr unbefriedigend und teilweise sehr nebenwirkungsreich. Deswegen habe ich mich in den letzten Jahren mit dem Konstitutionsgedanken beschäftigt. Ein großer Konstitutionstherapeut, der alte Verfahren wieder ausgegraben hat, war Aschner, ein Wiener Gynäkologe. Es gibt über die Konstitution sehr viel Literatur, und in allen Medizinkulturen ist man immer wieder konfrontiert mit dem Konstitutionsgedanken: Wenn die alten Griechen von den Cholerikern, Phlegmatikern und Sanguinikern reden oder die Chinesen die verschiedenen Typologien analog zu den verschiedenen Meridianen setzen, oder wenn wir die Kretschmersche Psychophysiologie ansehen, wonach drei Konstitutionstypen — der Astheniker, der Athletiker, der Pykniker — gefordert werden, oder wenn man die homöopathische Literatur unter dem Aspekt der verschiedenen Konstitutionsmittel betrachtet, dann sieht man da sehr viele Parallelen, oder besser, denselben Wein in verschiedenen Schläuchen. Kretschmer unterteilte die Konstitutionstypen in den Astheniker, den Pykniker und den Athletiker. Um die Jahrhundertwende haben Huter und Amandus Kupfer eine neue Psychophysiognomie entwickelt und drei Grundtypen unterschieden: den Ernährungstyp, den Empfindungstyp, den Bewegungstyp. Der Empfindungstyp entspricht dem Astheniker, der Bewegungstyp dem Athletiker und der Ernährungstyp dem Pykniker Kretschmerscher Prägung. Im französischen Schrifttum gab es einige Autoren, die diese verschiedenen Konstitutionstypen den drei Keimblättern zuordneten: den Astheniker oder Empfindungstypen dem äußeren Keimblatt, dem mittleren Keimblatt den Bewegungstypen oder Athletiker und dem inneren Keimblatt den Ernährungstypen. Sie haben diese Typen Exodermen, Mesodermen und Endodermen genannt, und es fällt auf, daß man diese Typen sehr gut vergleichen kann mit dem Chinesischen Nieren-Herz-Typen, dem Milz-Pankreas-Lunge-Typ und dem Lebertyp. Man kommt immer auf drei Typen, die sich in den Krankheitserscheinungen, die sie haben, und in den Wesenserscheinungen, wie sei einem gegenübertreten, genau mit diesen drei Grundtypen decken. Natürlich gibt es überall fließende Unterschiede und Übergänge. Aber wesentlich ist, daß wir eine Struktur haben, an der wir uns besser orientieren können.

Niere-Herz entspricht dem Astheniker, der Lebertyp entspricht dem Athletiker, der Pankreas-Lunge-Typ entspricht dem Pykniker. Jetzt kann man weitergehen in der homöopathischen Literatur und die verschiedenen Konstitutionstypen herauskristallisieren. Wenn man den Pykniker im Kretschmerschen Sinn betrachtet, dann kommen hier einige wenige Arzneimittel als Konstitutionsmittel in Frage, ich erinnere nur an den Calcium-Carbonicum-Typ, gerade bei Kindern als ausgeprägtes und bewährtes Konstitutionsmittel bekannt. Es gibt zusätzlich aus der japanischen Schule die Bauchdiagnostik. Man kann damit weitergehen und seine diagnostischen Vorstellungen dadurch erhärten, daß man den Patienten an den Bauch greift und palpatorisch in verschiedenen Strukturen herausfindet, ob die Diagnose stimmt oder durch den Bauchbefund korrigiert wird. Relativ häufig findet man die Milz-Magen-Leere, man spürt oberhalb des Nabels eine bindfadenartige Verhärtung, länger oder kürzer, wodurch bestätigt ist, daß eine Milz-Magen-Leere vorliegt, was dementsprechend zu behandeln ist.

Im Idealfall also zieht man therapeutische Konsequenzen nur aus der visuellen Betrachtung und dem abdominellen Palpationsbefund. Es ist sehr nutzvoll, daß sich die verschiedenen Betrachtungsweisen so schön abdecken. Ein weiteres Beispiel ist die Nieren-Milz-Pankreas-Leere, ein Zustandsbild, welches man häufig bei chronisch Kranken findet: da ist oberhalb und unterhalb vom Nabel eine bindfadenartige Verdickung, genau in der Mittellinie. In dem Bereich ist das ganze Bindegewebe schwach, der Bauch ist sehr leicht eindrückbar, wie bei einer Schwangeren direkt nach der Geburt, der Rektus ist bindegewebig schwach strukturiert; diese Krankheitsbilder findet man vornehmlich bei schwer therapierbaren chronisch Kranken.

Bei der sogenannten Nierenleere, die sich auch relativ schnell beheben läßt, da fühlt man ganz begrenzt um den Nabel herum Pulsationen der Aorta. Man unterscheidet jetzt: wenn die Pulsation oben wäre, wäre es eine Milz-Leere, weiter unten wäre es eine Nieren-Leere. Man findet bei dem Nierentypus sehr häufig Besonderheiten, wenn er in Verbindung mit einer Milz-Pankreas-Schwäche auftritt, die ja eine große Affinität zum Bindegewebe hat. Sehr häufig sind da Empfindungsstörungen oder Besonderheiten im Bereich der Niere. Bei Frauen ist es sehr häufig, daß sie auf der rechten Seite eine Absenkung der Niere haben, und besonders auffällig ist, daß sie auch Besonderheiten im Bereich der Weisheitszähne haben. Auf Röntgenbildern sieht man den typischen Befund solcher Nieren-Typen: die linke Niere ist noch ungefähr in ihrer Stellung, die rechte hingegen rutscht irgendwo unten im Becken herum. Wenn ich solch einer Frau jetzt auf den Bauch fassen würde, dann hätte ich den Befund, den ich vorher gehabt habe: völlig schlaffe Bauchdecke oberhalb und unterhalb vom Nabel.

Wieder eine andere Betrachtungsweise, die nicht in die Dreiheit hineinpaßt, sind konstitutionsmäßige Hinweise durch die Irisstruktur. Die Irisstruktur gewährt Einblick in das Bindegewebe, in die Struktur des Bindegewebes. Man kann aufgrund der Farbe von Einlagerungen in der Iris, die sich im Laufe des Lebens verändern und in den letzten 20 bis 30 Jahren bei den meisten unserer Wohlstandsbürger zu dem schmutzigen Gelb hin wechseln, gewisse diagnostische Schlüsse ziehen. Der Mißbrauch, der mit solchen Methoden getrieben wird, liegt darin, daß jemandem tief in die Augen geschaut und gesagt wird, du hast das und das. Mit etwas psychologischem Feingefühl kann man da jemanden völlig hörig machen, mit solchen Faszinationen kann man diese Methoden sehr schnell in Verruf bringen. Man sieht z. B. an sogenannten Krampfringen, die konzentrisch verlaufen, eine erhöhte spastische Bereitschaft, so daß man da in irgendeiner Weise an Magnesium- oder Calcium-Salze oder allopathische Medikamente zu denken hat. Aufgrund von Pigmentierungen, die ins Bräunliche gehen, sieht man, daß auf jeden Fall der Leberstoffwechsel angeregt oder verbessert werden soll. Man sieht an der sogenannten Darmkrause, die etwas verdickt ist, daß da eine Dysbakterie im Darm vorliegt. Man hat also bei so einem Typen schon sehr viele Hinweise, was man therapeutisch und diagnostisch weiter tun kann, ohne bereits eine genaue Diagnose zu haben.

Diese Art der Diagnostik stellt eine ungeheure Bereicherung zu unserer technokratischen Vorgehensweise in Diagnostik und Therapie dar. Richtig eingebettet in unsere moderne medizinische Kultur und in ihrem diagnostischen Aussagewert nicht überstrapaziert, stellen sie keinen Gegensatz — nichts paramedizinisches —, sondern eine wertvolle Ergänzung gerade in den Fällen dar, wo wir mit neuen Methoden nicht mehr weiter kommen und uns wieder auf das Althergebrachte besinnen müssen.

Grenzbereiche/Energetische Methoden in Diagnostik und Therapie

Statement von OMedRat Dr. Otto Hauswirth, Wien

Zeileistherapie und elektrische Bestimmung der Konstitution, HF-Therapie und R/C-Messung

Krankheiten sind zwar meistens lokale Ereignisse, aber daß sie sich entwickeln können, muß die Ganzheit, das Leben, die Vitalität erlauben. 1761 veröffentlichte Morgagni sein berühmtes Werk *De sedibus et causis morborum,* mit dem er den lokalen Sitz der Krankheiten mit ihrer Ursache gleichsetzte. Leider wirkt dies bis in unsere Zeit nach. *A. Bier* lehrt, das Wesen der Belebung sei die sogenannte Seele mit ihrer ganzheitlichen, bioelektrischen Dynamik, womit er einen Schritt von der Biochemie zur *Biophysik* tat, die nicht so teilbar ist wie die stoffliche. Die Grundlage der ganzheitlichen Allgemeinmedizin ist die Psychosomatik. Die Lokalpathologie wurde schon von Bernhard Aschner zugunsten der ganzheitlichen Konstitution aufgegeben und es ist nur logisch, daß die verschiedenen Therapien jetzt versuchen, ihre Gemeinsamkeiten zu finden. Unser Dialog soll den Nenner aller Heilbestrebungen endlich klarstellen. Die mehrdimensionale Medizin kann nur eine ganzheitliche sein, und eigentlich hat es mich gewundert, daß die physikalische Medizin bei uns nicht mehr Raum zugeteilt erhielt. Die Akupunktur ist allerdings ohne die Kraft Chi, die in den Meridianen kreist, nicht denkbar. Und die Homöopathie führt durch die Potenzierung überhaupt von der materiellen Ebene direkt in die umfassendere, elektrische Energiekraftwelt. Für die moderne Physik ist Kraft und Stoff nicht mehr verschieden. E(nergie) = Masse M mal c (Lichtgeschwindigkeit^2, nach Einstein).

Ich möchte hier besonders auf Valentin Zeileis aufmerksam machen, der durch seine D'Arsonval-artige Hf-Strahlentherapie einen spektakulären Welterfolg erzielen konnte. Ohne große Gelehrsamkeit gründete er in Gallspach (Oberösterreich) ein Institut, dessen psychosomatische Fundamente fast 40 Jahre nach seinem Tod noch immer — und wohl noch lange — unerschüttert bestehen. Da ich mit diesem Mann, jetzt durch seine Enkelsöhne vertreten, 7 Jahre lang (1927—34) zusammengearbeitet habe, glaube ich, ihn richtig verstanden zu haben. Er schöpfte seine Erkenntnisse aber nicht aus Büchern — er besaß eine große Bibliothek —, sondern aus angeborenem Wissen. Leben war für ihn etwas Über-Materielles, -Sinnliches und die Elektronen lagen ihm ebenso am Herzen wie Popp die Photonen. Er war ursprünglich Magnetiseur und bewies damit die seelische Lebenskraft, von deren Überschuß er an Kranke heilend abgeben konnte (Resonanz). Er sagte mir, daß er nach etwa zehn solchen Kraftübertragungen so erschöpft sei, daß er nach einem Bioenergie-Ersatz Ausschau halten mußte. Er fand ihn in der D'Arsonvalisation, suggestionsfrei, da auch bei Tieren wirksam. So gekräftigt, konnte er auch mehreren seiner schwachen kranken Mitmenschen wieder zu ihrer verlorenen Gesundheit verhelfen. Sein Vitalitätsüberschuß, sein magnetisches Fluidum (Biolumineszenz) wirkte als eine Art physikalischer Therapie, ganzheitlich, liebevoll auf die Patienten ein. Die Wirkprinzipien (Bühring) waren für ihn trotz äußerer Verschiedenheit ganz ähnlich, bioelektrisch, immunologisch, durch Wellen und Teilchen. Diese sind entweder positiv oder negativ, sauer oder alkalisch und ihre Wirkung kann das, was der Konstitution des Patienten fehlt oder zuviel ist, durch den Wirkungsmechanismus des Heilmittels (konstant) gezielt ausgleichen.

Wie kann man aber feststellen, was der Körper *an Plus- oder Minus-Energie* braucht, um wieder in die Normotonie der Gesundheit zurückzufinden? Mit dieser Frage habe ich mich seit 1957 beschäftigt, und das Resultat ist jetzt der Therapie-Kompaß von Boucke in Tübingen, der auf RC/Basis (Wheatstonesche Brücke) ziffernmäßig genau anzeigt, was fehlt. Das Aktinische kann dabei auch stofflich ausgeglichen werden. Ich fand dabei, daß die aufscheinenden R-Werte des Apparates (Widerstand) den Vagustonus anzeigen, und die C-Werte (Kapazität) den Sympathikustonus. Dadurch wird auch entschieden, ob Reiz-Therapie (bei hohem R = V+), Immunstimulation oder Schon-Therapie (bei hohem C = S+), Immunsuppression indiziert ist. Durch diese vegetative Reaktometrie braucht man sich nicht mehr auf sein Gefühl oder die unsichere Erfahrung verlassen. Schematisch wird dabei der Mensch als ein inhomogenes, geschichtetes Dielektrikum aufgefaßt, bestehend aus R-Widerständen, meßbar in KΩ, und G-Kapazitäten meßbar in μF. Dieses energetische Medizinverständnis dürfte Hahnemann schon durch seine Miasmenlehre eingeleitet haben. Die Hand-Handelektroden zeigen die periphere Reaktionsweise an, und die Nackenelektrode (Na) die zentrale. Gegenregulation unterscheidet sich von der normalen durch entgegengesetzte Werte. Die psychische Lebenskraft ist entweder aktiv (im Wachsein, Funktion, Bewegung oder Arbeit) oder passiv (in der Ruhe, im Schlaf oder Erholung). Schleich nennt sie *Von Selbst* und den besten Doktor.

Der theoretische Physiker Charon *(Der Geist der Materie,* Zsolnay 1979) schreibt überzeugend, daß zwischen Elektronen und Geist eigentlich kein wesentlicher Unterschied bestehe. Unsere wirkliche Umwelt sei nur Sinnestäuschung, *Maya,* was schon die altindische Metaphysik lehrt. Auch Pietschmann verkündigt mit seinem *Ende des naturwissenschaftlichen Zeitalters* (Zsolnay 1980) die Aufhebung der Grenzen zwischen Materialismus und Spiritualismus zugunsten einer allumfassenden Ganzheit (Blut-, Nerven-, Lymph-, Immunsystem) und Grundregulation. Durch den Therapie-Kompaß können die Lebensströme (meist negativ, da die positiven vorwiegend pathologisch sind, reduzierend, nicht oxydierend) rationell durch den Wirkungsmechanismus der Heilmittel normalisiert werden, gestützt auf Schrödingers Wellenmechanik; Pischinger, *System der Grundregulation* (Haug, 5. Auflage 1985); Presman, *Electromagnetic Fields and Life* (plenum press 1971); Fritjof Capra, *Das Tao der Physik* (Scherz, 8. Auflage 1986); Szent Györgyi, *The Living state and cancer* (Dekker, New York and Basel 1978) und C. Kesztyus, *Immunität und Nervensystem* (Akademiai Kiado 1967).

Wie kommt es nun, daß gleiche Krankheiten ceteris paribus einmal gesunden, und dann wieder nicht? Die Konstitution ist die Variable — das Heilmittel ist *fix*! Der vegetative Biotonus ist geteilt in Yin (Vagus)- und Yang (Sympathikus)-Potentiale, die mit den angebotenen Heilkräften reagieren müssen. Tun sie das nicht, entstehen unerwünschte Nebenwirkungen und Allergien, die oft schwer schaden können. Watzlawiks linke Gehirnhälfte ist für die *Yang*tätigkeit fixiert, und die rechte für die auch konstante *Yin*richtung. Der Habitus zeigt die Reaktionsfähigkeit schon formal an, aber die Laien sind mit ihren Temperamentskenntnissen den Ärzten oft voraus. Davon aber hängt die so wichtige Verträglichkeit aller Therapien ab. Die schönste Behandlung ist nutzlos, wenn der Patient darauf nicht reagiert, und daher ist die richtige Erfassung der Konstitution und des Wirkungsmechanismus der Heilmittel die Toperkenntnis der heutigen Medizin, zu der die Ganzheitsforschung wesentlich beitragen wird.

AKUPUNKTUR, NEURALTHERAPIE, ENERGETISCHE METHODEN

Grenzbereiche/Energetische Methoden in Diagnostik und Therapie

Statement von Dr. Herbert Flaskamp, Wasserburg, BRD

Das Krankheitsbild der Allergie in ganzheitsmedizinischer Sicht
Wir leben in einer Zeit, da sich in der Ausprägung und der Morbidität vieler Erkrankungen ein deutlicher Gestaltwandel erkennen läßt. Infektionskrankheiten sind seltener geworden, degenerative Erkrankungen nehmen zu und Systemerkrankungen aus dem allergischen Formenkreis — Rheuma, Gicht, Pollinose, Nahrungsmittelallergien — nehmen überproportional zu, so daß nach neueren Statistiken bereits jeder 5. Bundesbürger davon betroffen ist. Der Sinn meines Vortrages soll darin bestehen, die eingetretene Situation ganzheitlich zu beleuchten, d. h. die Position sowohl von seiten der Schulmedizin wie von der Sicht der biologischen Medizin her abzustecken und nach einer Grundlage zu suchen, von der aus eine Behandlung oder auch eine Heilung des kranken Menschen möglich ist oder erscheint.

Allergische Erkrankungen wurden bereits vor Tausenden von Jahren beobachtet und beschrieben. Man nannte dies damals Idiosyncrasie und verstand darunter eine individuelle, krankhafte Säftemischung, wodurch sonst normale Reize krankhaft beantwortet wurden. Bekannt und beschrieben ist eine Wespenstichallergie: Einer der ägyptischen Pharaonen, Menes, starb um das Jahr 2900 v. Chr. daran durch einen Kreislaufschock. Im Papyrus von Ebers (1568 v. Chr.) wird die Atemnot beim Bronchialasthma erwähnt und Hippokrates beschreibt mehrere Fälle von Nahrungsmittelallergien, so auch das Auftreten von Nesselsucht nach dem Genuß von Kuhmilch.

Allergie hat seinen Wortstamm im Griechischen und sagt soviel aus wie *abweichende Reaktion*. Beim gesunden Menschen sind die normalen Lebensvorgänge im Sinne von Actio und Reactio im Gleichgewicht — das Regulationssystem ist voll funktionsfähig und damit besteht eine Toleranzgrenze gegenüber Umwelteinflüssen, die relativ hoch angesetzt ist. Die Realität liegt heute darin, daß das Immunsystem als Träger dieser Regulationseinrichtung des Organismus im Rahmen der sogenannten toxischen Gesamtbelastung in zunehmendem Maße mit Reiz- und Fremdstoffen belastet wird. Bei normaler Reaktionsweise dieses Immunsystems werden von außen eingedrungene Fremdstoffe mit der Lymphe in die Zentren abgeleitet, wo spezielle Zellverbände, vor allem eine Population von kleinen Lymphozyten, für die Entgiftung und für den Abbau verantwortlich sind. In einer zweiten Phase, wenn dies nicht ausreicht, wird vom Immunsystem mit der Bildung von Antikörpern begonnen, die mit den sogenannten Mastzellen eine labile Verbindung eingehen und bereitstehen, bis mit einem spezifischen Allergen eine Reaktion zustandekommt. Parallel hierzu werden im Verlaufe des Abwehrkampfes Stoffe wie Histamin und Serotonin gebildet, die lokal oder im System wirksam sind, z. B. zu einer Kapillarerweiterung führen oder zu einer Steigerung des Gewebestoffwechsels. Beim Allergiker sinkt als Folge einer veränderten Reaktionslage die Toleranzgrenze immer mehr ab und willkürlich können Gegenstände aus der Umwelt — Kunstprodukte ebenso wie Substanzen aus der natürlichen Umwelt, ja sogar der eigene Körper — als Allergen wirksam werden. Die veränderte Reaktionsbereitschaft beim Allergiker führt rascher zur Sensibilisierung, worunter man eine Bildung von Antikörpern versteht. Bei hoher Empfindlichkeit genügen oft Spuren des spezifischen Allergens, um eine überschießende, ganzheitliche Reaktion des Organismus auszulösen, die bis zu Schockreaktionen reichen kann. Das klinische Bild korreliert hierbei zu den immunologischen und histologischen Untersuchungen.

Über die Fakten hinaus gesehen weist das Krankheitsbild der Allergie jedoch einen wesentlich breiteren, ganzheitlichen Aspekt auf. Daß psychische Einflüsse bei der Allergie von Bedeutung sind, ist allgemein anerkannt, wenn auch der Kranke sich dieses Zusammenhanges am wenigsten bewußt ist. Aufgrund ihrer Reaktionsweise können völlig verschiedene Krankheiten, die aber gemeinsam eine allergische Grundlage aufweisen, verständlich werden — zu nennen ist nicht nur die Pollinose, sondern die Colitis, die Sprue, das Asthma bronchiale, die Vielzahl von allergischen Hauterkrankungen einschließlich der Neurodermitis, das Rheuma oder die Vielzahl der Medikamentenallergien. Übereinstimmend findet sich, daß diese Krankheiten in einem Grenzbereiche erfolgen — bei der Pollinose am Übergang Nasenschleimhaut—Luft, beim Asthma bronchiale Schleimhaut—Atemluft, bei Colitis und Sprue Schleimhaut und Darminhalt und bei der Neurodermitis zwischen Haut und Luft oder Kontaktstoffen. Die erniedrigte Toleranzschwelle sowie die Überreagibilität führt beim Allergiker dazu, daß er in seiner Lebens- und Vertrauensbasis immer mehr geschwächt wird und im Wesenskern angstbesetzt bleibt. Aus dieser Grundstruktur kommt es im weiteren Verlaufe zu einem Spannungszustand mit Überreiztheit und Aggressivität, wobei dem Kranken die Zusammenhänge nicht bewußt sind und er diese überreaktive Haltung auf körperlicher Ebene auslebt. Damit wird für den Beobachter auch verständlich, warum mit Vorliebe harmlose Objekte — Blütenpollen, Tierhaare, Staub und andere Stoffe — zum Gegner erklärt werden. Allergene haben selten primär eine stofflich-chemische Wirkung. Meistens ist der symbolische Aussagewert sowohl für das Verstehen der Krankheit wie für die Fehlhaltung des Patienten wesentlich bedeutsamer. Wie komplex die Zusammenhänge sind, zeigt sich daran, daß die Aktualität des allergischen Geschehens im Narkosezustand abnimmt bis verschwindet — d. h., daß asthmatische Zustände sich bessern, ein Heuschnupfen sistiert oder ein hartnäckiger Pruritus verschwindet. Ein Gestaltwandel der Allergie wurde auch im Verlaufe einer Psychose beobachtet. Umgekehrt vermögen bereits Abbildungen, z. B. das Foto einer Katze, bei sensibilisierten Allergikern Anfälle auslösen.

Wesenszüge der allergischen Erkrankung ist nicht nur eine Sensibilisierung, eine Erniedrigung der Toleranzgrenze und eine veränderte Reaktionslage, sondern auch eine Überreiztheit und aggressive Grundhaltung. In meinen folgenden Ausführungen möchte ich deutlich zu machen versuchen, wie der Symbolwert in das allergische Geschehen einzuordnen ist, zum anderen, wie die Grundstruktur und Fehlorientierung sich beim Allergiker ganzheitlich äußert. Gegenstände aus der Umwelt mit Symbolcharakter, auf die der Patient allergisch reagiert, haben einen direkten Bezug zur Fehlhaltung und veränderten Reaktionslage. Pollen sind immer ein Fruchtbarkeitssymbol, was auch bedeutet, daß vom Kranken die Auseinandersetzung mit diesem Problem, z. B. in der Polarität, vermieden wird. Tierhaare können auch eine Kontaktschwäche ausdrücken, und eine Nahrungsmittelallergie läßt auch die Aussage zu, daß bestimmte Dinge im Leben nicht verdaut werden können. Eine Auseinandersetzung mit dem Symbolcharakter des spezifischen Allergens ist deshalb für den Arzt wie für den Patienten wichtig. Nach den Hermetischen Prinzipien muß sich eine Aggressionshaltung auch ganzheitlich äußern, in letzter Konsequenz bis in den Zellstoffwechsel, aber auch am Gesicht, an den Händen, Ohren und dem Schriftbild des Erkrankten. Eine Hilfe beim Verständnis der Zusammenhänge vermögen die Bücher und Vorträge von Herrn Markgraf, aber auch die Skripten von Herrn Hueter oder Herrn Bänziger sein. Lassen Sie mich darauf kurz eingehen. Als ein Grundgesetz des Lebens ist das Prinzip der Dreiheit anzusehen — erfahrbar sowohl in religiösen Werken, der Bibel, der Kabbala bis hin zur Musik, Architektur und Mathematik. Im medizinischen Bezug ist dieses Prinzip der Dreiheit dokumentiert im Gesicht, an den Händen, den Ohren usw. Überträgt man dieses Prinzip der Dreiheit auf die Physiognomie, so mag es eine Hilfe sein, wenn man das Gesicht an einer senkrechten und einer waagrechten Ebene zu erfassen versucht. Bei dieser Methodik findet sich ein Hinweis dazu, wo die Schwächen und die Stärken eines Menschen liegen und konsequenterweise, was auf geistiger oder auf körperlicher Ebene betont abläuft.

Grenzbereiche/Energetische Methoden in Diagnostik und Therapie

Die waagrechte Ebene vermag einen Hinweis auf den Links-Rechtsbezug, auf die Polarität zu geben, wobei sich erfahrungsgemäß links die Anlagestruktur eines Menschen, rechts die aktuelle Situation darstellt. Eine Aggressionshaltung wird verstärkt durch eine Betonung des dritten Prinzips, sichtbar an der Betonung des Kinns oder am angewachsenen Ohrläppchen, im Schriftbild an der Ichbetonung mit eckigen, steilen Buchstaben, beim Lüscherfarbentest an der Stellung der Farbe rot oder gelbrot im System. Die Grundkonzeption des Menschen, das Gesetz, unter dem er angetreten ist und das es zu erfüllen gilt, läßt sich mit Hilfe der Astrologie erfassen, wobei zum Allergiker zu sagen ist, daß Menschen mit dieser Erkrankung ihre Lebenslinie verloren haben, sich selbst verkennen und aggressiv auszubrechen versuchen. Ganzheitlich zeigt sich die Fehlorientierung bis in die Beurteilungsmöglichkeit bei der Dunkelfeldmikroskopie, wobei neben einem vermehrten Besatz an Chondriten nach Enderlein eine Tendenz zur Verklumpung und Geldrollenbildung auffällt, was aussagt, daß sich eine aggressive Fehlhaltung bis in die kleinste Zelle und jeden Blutstropfen hin auswirkt. Diagnostische Hilfen für den Therapeuten zur Auffindung des spezifischen Allergens ergeben sich aus der Kinesiologie oder der Physioenergetik, einer Reflexarmlängentestung, woraus sich das spezifische Allergen nachweisen läßt, der craniosakralen Therapie, einer Methode, den körpereigenen Rhythmus zu begreifen und zu beeinflussen oder beim RAC, der Ohrakupunktur.

Der logische Schluß ist, daß die veränderte Reaktionslage bei der Allergie und das klinisch faßbare Bild nur den äußeren Aspekt darstellt — mit Sicherheit liegt eine tiefgehende strukturelle Fehlorientierung des Patienten und Kranken vor, die sich so ganzheitlich zum Ausdruck bringt. Dies beinhaltet auch, daß die Wechselbeziehung zur Umwelt durch die Fehlorientierung gestört ist. In dieser gestörten Wechselbeziehung wird ein weiteres Grundgesetz der hermetischen Prinzipien deutlich, das der Resonanz. Dieses besagt, daß nicht die Umwelt für die Erkrankung verantwortlich ist, sondern der Mensch, der durch sein Fehlverhalten dafür sorgt, daß die Umwelt sich verändert. Im Sinne der nicht verarbeiteten Krankheit erfolgt eine Projektion der Fehlhaltung nach außen. Da die Umwelt nur Spiegel sein kann, verändert sie sich auch, ist aber nie primär als Krankheitsursache anzusehen. Therapeutisch muß der Allergiker deshalb aus seiner Umweltdominanz gelöst und zu sich selbst zurückgeführt werden. Das heißt letztlich, daß dem Kranken geholfen werden muß, seine Lebenssituation besser zu erkennen, sich seines Lebensauftrages bewußt zu werden, sich danach neu zu orientieren und zu Gelassenheit und zum inneren Frieden zurückzukehren. Symbolisch findet sich dies in der Zahl 1, dem Punkt im Kreis. Dieses Symbol ist von einer immer wieder in der Praxis erfahrbaren Bedeutung, denn es ergibt sich daraus die Entscheidung, entweder in die eigene Mitte zu gehen oder sich in der Umwelt, in Konvention, Vorstellungen und Erziehung zu verlieren. Mit dem falschen Programm und der nicht erfolgten Lebensbeantwortung wird der Mensch krank, entwickelt Aggressionen und kann so auch zum Allergiker werden. Der Kreis, der sich um diesen Punkt dreht, ist auch als ein Zeichen der Unruhe anzusehen, denn im Zentrum, an diesem Punkt, beginnt eine neue Dimension, eine neue Dynamik in dreidimensionaler Schau, die bildlich als Spirale anzusehen ist und den Menschen bewußtseinsmäßig und ohne viel Aufwand auf eine andere Ebene bringt.

Lassen Sie mich im folgenden die therapeutischen Möglichkeiten, die bei der Allergie in Verwendung sind, kurz betrachten. Nach logischer Schlußfolgerung wird dem Patienten in der Regel geraten, Allergene, die bei der Anamnese und nach Austestung als krankheitsinduzierend erkannt wurden, zu meiden und entsprechende Lebensbereiche auszusparen. Mit dieser Maßnahme wird, auch wenn vorübergehend Symptomfreiheit erreicht wird, der Lebensraum eingeengt, Verbote werden erlassen, und der noch bestehende Angstkomplex wird verstärkt. Ein Bewußtwerden wie eine Auseinandersetzung mit der Krankheit wird vermieden. Die nicht erkannte Bedeutung der Krankheitssymbolik und die Ursache für die Fehlhaltung muß zwangsläufig in anderer Form und auf einer anderen Ebene deutlich werden. Auch dürfte klar geworden sein, daß die Verordnung von Cortisonpräparaten, Calcium und Antihistaminika im Notfall gerechtfertigt sein mögen, aber keine echte Behandlung der Grundkrankheit darzustellen vermögen.

Dem gegenüber handelt es sich bei der Desensibilisierung um ein wesentlich tiefgehenderes Behandlungsprinzip. Der Kranke wird mit dem als Allergen erkannten Stoff so konfrontiert, daß stufenweise Verdünnungen des Allergens injiziert oder inhaliert werden mit dem plausiblen Hintergedanken, daß stufenweise und schonend eine Immunisierung erfolgt, so daß der Kranke einem akuten Allergeneinfluß mit ausreichend Antikörpern gegenübersteht. Bedeutsamer als diese mechanische Interpretation ist, daß es sich dabei um das uralte Heilprinzip der Ähnlichkeitsregel nach Hahnemann handelt, wobei statt mit Potenzierung mit Verdünnungen gearbeitet wird. Entscheidend ist, daß der Kranke bei dieser therapeutischen Anwendung mit seiner Krankheit konfrontiert wird, was wiederum besagt, daß nicht die materielle Form des krankmachenden Stoffes, sondern die neue Bewußtseinsebene zur Heilung beiträgt. Noch tiefergehend und den bereits erwähnten Bewußtseinsweg bei Arzt und Patient mitvollziehend ist der spagirische Weg, wobei im Medikament wie im Bewußtsein der Weg der Neuorientierung und der Heilung parallel vollzogen wird. Spagirisch (Trennen und Vereinigen — Analyse und Synthese) besagt, daß der Mensch in die Lage kommen soll, seine Lebenssituation zu erkennen. Damit geschieht eine Lyse aus der Verspannung und Aggression. Wenn dies in Lauterkeit geschieht, vollzieht sich die Synthese von selbst. Mit diesem Heilsweg haben sich die Großen der Menschheitsgeschichte, Mathematiker, Chemiker und Ärzte schon immer beschäftigt — von Hippokrates über Paracelsus bis heute. Auf dieser hohen Bewußtseinsebene lassen sich Medikamente herstellen mit einer Wirkung, an die kein Alternativpräparat aus der Chemie und Pharmazie auch nur annäherungsweise herankommt, die aber auch nur Einzelzubereitungen sein können.

Ergänzend und abschließend zur Therapie ist im biologischen Sinne auch zu erwähnen, daß eine sinnvolle Herdbehandlung bei der Allergie notwendig ist, eine Reflexzonenbehandlung, Nosodentherapie, eine Eigenblutbehandlung, Autourotherapie, die Homöopathie hilfreich sein kann ebenso wie die Gegensensibilisierung nach Theurer oder eine Akupunktur.

Vergessen sollte man nicht, daß bei jedem Menschen, der an einem allergischen Krankheitsgeschehen leidet, individuelle Verhältnisse vorliegen, die nicht ohne weiteres übertragbar sind. Auch ist und bleibt es ärztliche Kunst, daß der Kranke Mensch vom Therapeuten geleitet und zur rechten Zeit eine sinnvolle Therapie in angemessener Dosierung eingesetzt wird. Über eine alleinige Symptombehandlung sollte der Therapeut hinaussehen können, wobei es gleichgültig ist, ob diese Symptombehandlung auf schulmedizinischer oder biologischer Basis erfolgt. Der Weg sollte dahingehend sein, daß dem Allergiker geholfen wird, Vertrauen in seinen Lebens- und Schicksalsweg zu bekommen. Auch stellt diese Richtlinie den Weg des Therapeuten zu einem Arztsein dar, bei dem etwas weniger gemacht wird, dafür im Schauen der Sinnzusammenhänge des menschlichen Schicksals Heilung und Heilwerden geschieht.

Grenzbereiche/Energetische Methoden in Diagnostik und Therapie

Statement von Dr. Margarita Kokoschinegg und Dr. Thomas Kroiss
Institut für Biophysik und Strahlenforschung, Wien/Salzburg

Die Bedeutung der Vincent-Messung

In der Medizin herrscht vor allem ein biochemisches Denken vor. Die Kostenexplosion in der Medizin zwingt jeden Arzt dazu, mit einem möglichst geringem Aufwand sich ein Gesamtbild vom Patienten zu verschaffen. In diesem Fall kann auch die Biophysik Hilfestellung leisten.

Zur Milieubestimmung bei chronischen Erkrankungen eignen sich besonders die Parameter pH, rH_2 und r in Blut, Speichel und Urin. Der französische Professor Louis-Claude Vincent hat sich bereits in den fünfziger Jahren intensiv mit diesen Problemen auseinandergesetzt und eine solche Messung mit anschließender Verknüpfung der Parameter durchgeführt. Er hat hier wirklich Pionierarbeit geleistet und man spricht heute, wenn man solche Messungen durchführt, von der Vincent-Messung.

Der von Sorenson eingeführte Faktor pH ist bekannt als der negative dekadische Logarithmus der Hydroxoniumionen-Konzentration. Für Hydroxonium H_3O^+ gibt man der Einfachheit halber nur das Proton H^+ an und spricht vom negativen dekadischen Logarithmus der Wasserstoffionen-Konzentration oder auch des Wasserstoffpotentials. Exakt gilt diese Definition nur, wenn pH nicht größer als 9,2 und nicht kleiner als 4.0 ist, sie gilt damit für den biologischen Bereich, in dem $-\log_{10} \cdot \sqrt{H^+}$ m_{H^+} dem pH gleichgesetzt werden kann. Die pH Skala reicht von 0—14.14. Der Neutralwert liegt bei 7.07. Da ein Wasserstoffion gleichzeitig ein Proton ist, bezeichnet der pH-Wert auch die Anzahl der in der Lösung vorhandenen Protonen. Protonen sind die geladenen Masseteilchen im Atomkern. Entsprechend der Definition dekadischer Logarithmen enthält eine Flüssigkeit gegenüber einem pH von 8 bei pH7 das zehnfache und bei einem pH6 das 100fache an Protonen. Diese Unterschiede veranschaulichen, daß bereits pH-Differenzen von einem Zehntel in der Biologie verschiedene Milieus darstellen und berücksichtigt werden müssen.

Unter rH_2-Wert versteht man den Wasserstoffdruck aus der Lösung auf die Kathode, den Grad an Oxidation oder Reduktion oder auch den Grad an Polarisation. Da Oxidation gleich Verlust an Elektronen ist und Reduktion Zugewinn an Elektronen, bezeichnet der rH_2-Wert die Menge der in der Lösung vorhandenen Elektronen. Die rH_2-Skala reicht von 0 bis 42. Bei 0 besteht der höchste Wasserstoffdruck, die größte Reduzierung, d. h. es sind die meisten Elektronen vorhanden. Bei 28 besteht Neutralität, d. h. Gleichgewicht zwischen Oxidation und Reduktion. Der Faktor rH_2 ist vom pH abhängig und umgekehrt. Im biologischen Geschehen besteht jedoch kein linearer Zusammenhang zwischen pH und rH_2. Der rH_2-Wert ergänzt den pH-Wert.

Potentialträger in biologischen Flüssigkeiten und Geweben ist das reversible Redoxsystem Dehydroascorbinsäure/Ascorbinsäure, wie zuerst für das Blutserum erkannt wurde. Im Vollblut ist auch die Reduktionsintensität des Erythrozytenstoffwechsels wirksam.

Der dielektrische Faktor r zeigt den spezifischen Widerstand eines Elektrolyten an. Er wird in Ohm-cm gemessen. Der r-Faktor ist ein Maß für den osmotischen Druck und die dielektrischen Eigenschaften biologischer Flüssigkeiten, d. h. er gibt an, wie viele gelöste Mineralsalze in einer Lösung enthalten sind.

Alle Erkrankungen und auch Erreger können nur unter ganz bestimmten biologischen Bedingungen bestehen. Ändert man das Milieu, so entzieht man die Grundlage für diesen Zustand. Umgekehrt kann man auch aus Abweichungen von der Norm sehr frühzeitig die Entwicklung gewisser Krankheiten erkennen.

Die Normalwerte beim Menschen sind:

	pH	rH$_2$	r
Blut	7.1—7.4	21—24	220—170
Speichel	6.4—6.7	21—24	130—170
Urin	6.5—7.1	23—26	25—40

Für das venöse Blut hat Vincent vor etwa 30 Jahren bei einer umfangreichen Reihenuntersuchung in einer französischen Sporthochschule pH-Werte von 7.1 erhalten. In unserer Zeit wird dieser Idealwert nur noch selten gefunden. Es kann als Tatsache angesehen werden, daß steigende Blut pH-Werte als Degeneration gewertet werden können. Hauptsächlich bei Krebspatienten wird von Werten über 7.5 berichtet. Wir waren sehr erstaunt, als wir ebenfalls bei einer Reihenuntersuchung an 50 18jährigen Versuchspersonen Werte zwischen 7.4 und 7.7 gefunden haben. Interpretiert man dieses Ergebnis im Sinne der Milieuvorstellungen von Vincent, so kommt man zu dem Schluß, daß alle Personen einem hohen Entartungsrisiko ausgesetzt sind.

Die folgende Tabelle zeigt Werte, wie sie bei einem fortgeschrittenen Degenerationsprozeß, z. B. bei einem Malignomträger, gefunden werden können.

	pH	rH$_2$	r
Blut	7.50	33	121
Speichel	7.05	29	235
Urin	5.45	19	127

Berücksichtigt man im Diagramm nach Vincent beim Blut und Speichel gleichzeitig pH und rH$_2$, so lassen sich in Anlehnung an das Milieukonzept Bernards vier biologische Bereiche abgrenzen (Fig. 1). Die Milieuzonen entsprechen den vier Quadranten. Der 1. Quadrant (sauer-reduziert) begünstigt das Leben höherer Organismen. Hier findet man grüne Algen, Mikroben und Symbionten. Der 2. Quadrant (sauer-oxidiert) disponiert zu bakteriellen Infektionen und Pilzbefall. Hier fühlen sich auch Flechten und Pilze wohl und damit auch Mykosen, Tuberkel- und Leprabazillen. Der dritte Quadrant (alkalisch-oxidiert) begünstigt Viruserkrankungen und degenerative Prozesse. Der vierte Quadrant (alkalisch-reduziert) ist dem Leben höherer Organismen abträglich. Hier finden sich ausgesprochen pathogene Keime, wie Pneumokocken, Thyphus-, Cholera- und Pestbazillen, aber auch die braunen Algen. Betrachtet man aus dieser Sicht die zivilisatorische gesundheitliche Entwicklung der Bevölkerung, so fällt einem auf, daß mit zunehmenden Einsatz von Sulfonamiden und Antibiotika die Terrains 1 und 2 zugunsten von 3 und 4 aufgegeben werden. Bakterielle Infektionen verlieren an Bedeutung und statt dessen treten virale und degenerative Prozesse immer häufiger auf.

Man kann diese 9 Parameter jedoch nicht nur einzeln betrachten, sondern auch Verknüpfungen herstellen, bei denen gewisse biologische Aspekte besonders gut dargestellt werden können. Folgende Verknüpfungen werden in der Regel vorge-

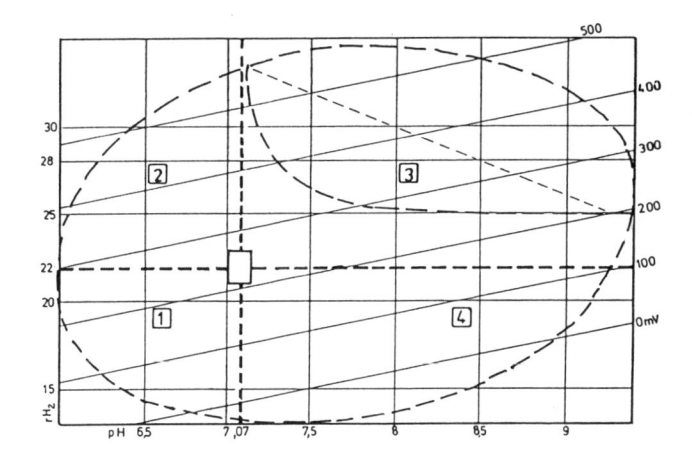

Grenzbereiche/Energetische Methoden in Diagnostik und Therapie

Fig. 1: Milieuzonendarstellung nach Vincent. Der 1. Quadrant begünstigt das Leben (grüne Algen, Mikroben und Symbionten). Der 2. Quadrant disponiert zu bakteriellen Infektionen (TBC und Mykosen). Der 3. Quadrant begünstigt Viruserkrankungen (Viren). Der 4 Quadrant ist dem Leben höherer Organismen abträglich (Typhus-, Cholerabazillen).

nommen: *Energetische Quantifikation von Blut, Speichel und Urin.* Daraus können im besonderen die Ausscheidesysteme betrachtet werden.

Aus der einfachen Formel

$$V = 30 \cdot (rH_2 - 2.pH) \quad [mV]$$

kann aus pH und rH_2 das Redoxpotential V ermittelt werden. Aus den Gleichungen

$$V / r = I \quad und \quad W = V \cdot I$$

kann ein Wert W ermittelt werden, der in der Vincent-Messung als Leistung, gemessen in mW, interpretiert wird. Dies kann für Blut, Speichel und Urin geschehen. Bei der Annahme von den Normalwerten in B, S, U, ergeben sich folgende Normalwerte für die energetische Quantifikation:

	ph	rH_2	r	V	I	W(mW)
Blut	7.1	22	210	236	1,12	262
Speichel	6.5	22	140	270	1,93	520
Urin	6.8	24	30	312	10,4	3244

Aus diesen Normalwerten erkennt man bereits die Bedeutung dieser Betrachtungsweise. Den höchsten Wert soll der Urin besitzen. Falls die Werte des Urin zurückgehen und höhere Werte im Blut vorhanden sind, so ist dies im Sinne eines Energiestaus interpretierbar.

Abwehrfaktor oder auch Vitalitäts-Faktor
Beide Namen stehen in Verwendung und charakterisieren seine Bedeutung. Der Abwehrfaktor ist eine Bewertungszahl für den Gesamtorganismus. Beim Abwehr-

AKUPUNKTUR, NEURALTHERAPIE, ENERGETISCHE METHODEN
Grenzbereiche/Energetische Methoden in Diagnostik und Therapie

faktor werden alle 9 Grundparameter nach bestimmten Formeln miteinander verknüpft. Die bewerteten Werte für pH, rH_2 und r werden als pHp, rHp und rp bezeichnet. Aus diesen Größen läßt sich mittels eines Diagramms der Faktor C gewinnen. Unter dem Abwehrfaktor versteht man dann das Produkt aus C mit rp.

$$AF = C \cdot rp$$

Als Vergleichswerte gelten:

	c	rp	AF
Volle Gesundheit	10	10,5	105
Krebs reversibel	v 1	v 5,5	v 5,5
Krebs irreversibel	v 0,35	v 2,85	v 1
Tod	v 0,1	v 1	v 0,1

Energiepotential oder Aktives Potential

Unter dem aktiven Potential versteht man dasjenige Energiepotential, das der Organismus im Augenblick der Messung zur Verfügung hat. Die energetische Quantifikation ist die Grundlage für die Berechnung des Energiepotentials.

Nun einige Beispiele für die Vincent-Messung.

Fig. 2 zeigt die Normalwerte, wie sie Vincent vorgefunden hat. Im Vergleich dazu zeigt Fig. 3 die Werte, die man heute bei *gesunden* Personen findet. Man sieht ganz deutlich, daß ein höheres Entartungsrisiko und eine Tendenz zu einer mesenchymalen Azidose vorliegt.

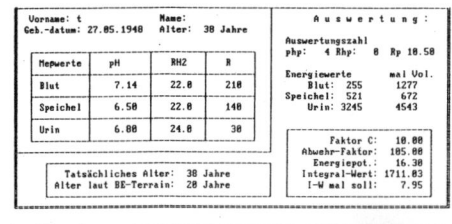

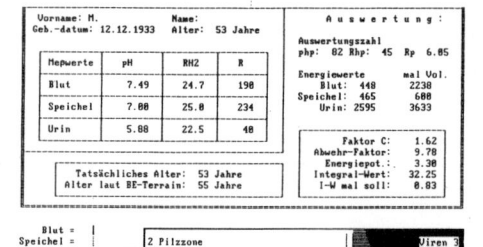

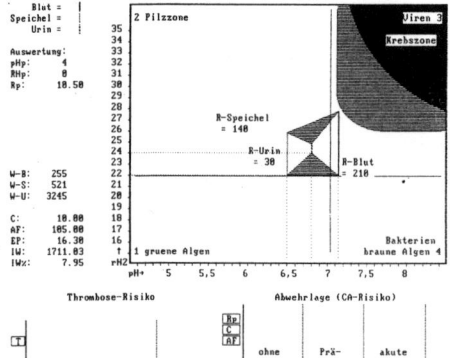

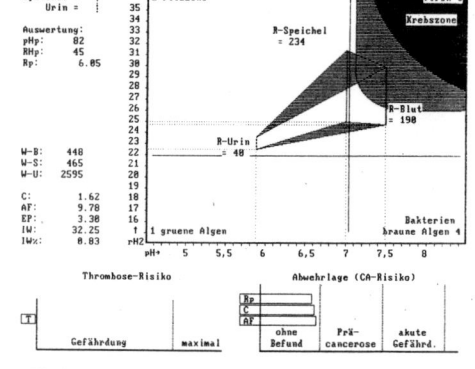

Fig. 2: Vincentmessung mit den Normalwerten von Vincent

Fig. 3: Vincentmessung mit den Werten einer Durchschnittsperson 1987

AKUPUNKTUR, NEURALTHERAPIE, ENERGETISCHE METHODEN

Grenzbereiche/Energetische Methoden in Diagnostik und Therapie

Fig. 4: Vincentmessung einer Patientin mit einem Mamma-Ca mit Lymphknotenmetastasen. Einsetzen einer biologischen Therapie. Datum: 17. Feber 1987

Fig. 5: Situation der Patientin von Fig. 4 am 23. März 1987

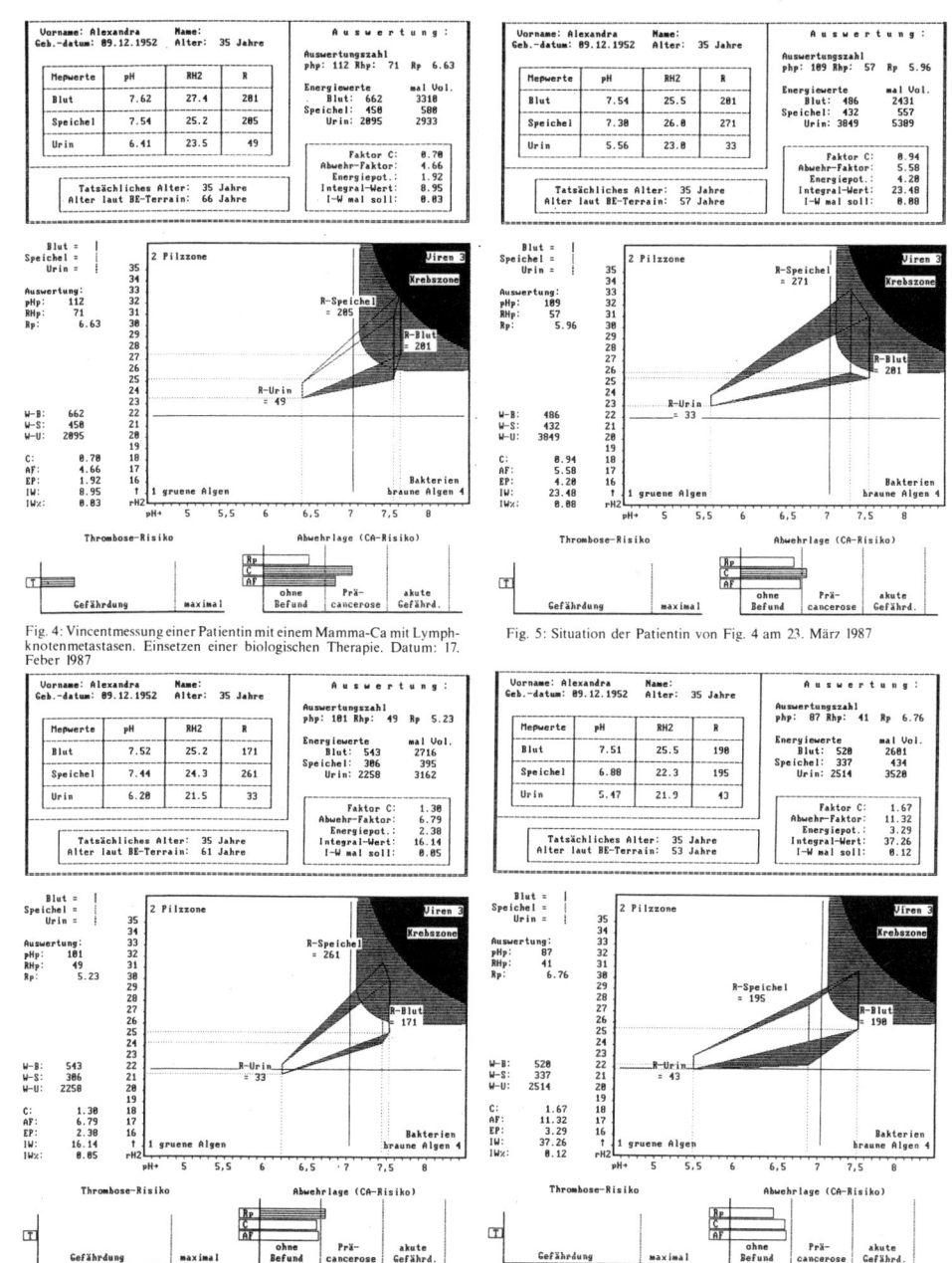

Fig. 6: Situation der Patientin von Fig. 4 am 2. April 1987

Fig. 7: Situation der Patientin von Fig. 4 am 13. April 1987

Fig. 4 bis 7 zeigt die Veränderung der Parameter einer Patientin mit einem Mammacarinom mit Lymphknoten Metastasen unter einer biologischen Therapie. Fig. 4 zeigt die Ausgangssituation am 17. Feber 1987. Vor allem der Blut pH-Wert von 7.62 stellt einen physiologisch sehr hohen Wert dar. Fig. 5 zeigt die Situation am 23. März

1987. Der Blut-pH-Wert konnte bereits erheblich gesenkt werden und der Abwehr-Faktor von 4.66 auf 5.58 angehoben werden. Fig. 6 zeigt die Situation am 2. April 1987 und Fig. 7 am 13. April 1987. Vergleicht man die Fig. 4 und 7, so sieht man, daß in nur zwei Monaten eine erhebliche Milieuverbesserung stattgefunden hat. Sehr deutlich drückt sich diese Verbesserung auch in den Verknüpfungswerten aus. Der Faktor C ging von 0.7 auf 1.67, der Abwehrfaktor von 4.66 auf 11.32, das Energiepotential von 1.92 auf 3.29 und der Integralwert von 8.95 auf 37.26. Obwohl diese Werte noch von den Normalwerten entfernt sind, verbesserte sich die subjektive Situation der Patientin erheblich.

Selbstverständlich sollte man alle anderen klinischen Untersuchungen nicht außer acht lassen, aber gerade in der Behandlung von Krebs ist jede zusätzliche Hilfe ein Gewinn für den Patienten. Die Betrachtung des Milieus ist ein sehr wichtiger Gesichtspunkt, der seit der übermäßigen Fokussierung der Medizin auf die Zellularpathologie nach Virchow verlorengegangen ist. Insgesamt ist zu dieser Methode zu sagen, daß sie ganzheitlich den Menschen erfassen kann und im Sinne einer Frühdiagnostik bereits Tendenzen erkennen läßt, bevor es noch zu einer manifesten chronischen Erkrankung kommt. Es wäre sehr wünschenswert, wenn sich auch die Klinik in verschiedenen Bereichen solcher biophysikalischer Methoden bedienen würde, um rechtzeitig die erforderlichen Maßnahmen zum Wohle des Patienten setzen zu können.

Statement von Dr. Elisabeth Rozkydal, Wien

Definition der Mora-Therapie

Biologische Systeme und Stoffe senden elektromagnetische Strahlungen aus. Dies beweisen physikalische Messungen, wobei elektromagnetische Abstrahlungen experimentell gemessen werden können. Wenn solche Strahlungen gemessen werden können, können diese Emissionen auch elektronisch aufgenommen und physikalisch umgesetzt werden.

Aufgrund dieser Tatsachen wurde 1975 von Dr. F. Morell und Ing. E. Rasche ein Test-Sende-Empfängersystem entwickelt, das die elektromagnetische Ausstrahlung von Medikamenten bei der Elektro-Akupunkturmessung elektronisch überträgt und somit als Funkbrücke zwischen Medikament und Meßgerät fungiert. Es zeigte sich schnell, daß sich durch geeignete Verstärkung von Medikamenten therapeutische Erfolge am Menschen einstellten. Gleichzeitig erkannte man, wie die Schwingungsinformationen von Medikamenten durch Begrenzung mittels elektronischer Filter das Verhalten dahingehend veränderten, daß sie wie eine Hochpotenz wirkten.

Fazit: Wenn Medikamente artspezifische, elektromagnetische Information beinhalten und im menschlichen Körper therapeutisch wirken, kann davon ausgegangen werden, daß alle Lebewesen einem elektrodynamischen Organisationsschema unterliegen.

Akupunkturpunkte lassen sich nicht nur über den Leitwert messen. Sie emittieren auch organbezogene Schwingungen. Sie spiegeln die energetische Situation der Organe wider. Diese energetischen Beziehungen, unter Zuhilfenahme der Bestätigung durch die asiatische Medizin, sind die Grundlage der MORA-Therapie.

Wie funktioniert die MORA-Therapie nun technisch? Wir nehmen über geeignete Elektroden — das können Handelektroden, Punktelektroden oder flexible Flächenelektroden sein — die Energiefelder des menschlichen Körpers ab und führen sie

Grenzbereiche/Energetische Methoden in Diagnostik und Therapie

einem empfindlichen Verstärkersystem zu. Die Signale werden optisch entkoppelt, so daß bei der Rückführung des Signals an eine andere Stelle des zu behandelnden Körpers keine galvanischen Ströme fließen. Nach der galvanischen Entkopplung wird das Signal über elektronische Aktivfilterstufen, die als Hoch- oder Tiefpaß zu schalten sind und die Übertragungsfrequenzen gegen OHz und höhere Frequenzen begrenzen, Verstärkerstufen zugeführt, die das Signal in ihren Phasenlagen um 180 Grad invertieren oder auch phasengleich verstärken können.

Die invertierte Phasenlage des abgenommenen Signals und deren Rückführung an den Körper soll einen Auslöschungseffekt pathologischer Schwingungen bewirken — diese Hypothese wurde hier zugrunde gelegt.

Diese Hypothese stellte sich bald als scheinbar richtig heraus, weil gesicherte Therapieerfolge zu verzeichnen waren. Auf die Frage, was mit den gesunden Schwingungen passiert, konnte in diesem Stadium keine befriedigende und plausible Antwort gefunden werden. Verglichen wurde diese Auffassung mit homöopathischen Mitteln, die man dem menschlichen Körper anbietet, ohne die Gewißheit zu haben, ob sie wirklich benötigt werden. Der Körper nimmt sich auch hier das Schwingungsspektrum heraus, welches er zur Gesundung benötigt.

Die Weiterentwicklung des MORA-Therapiegerätes führte dahin, daß man die physiologischen Schwingungen von denen der pathologischen zu trennen versuchte. Dieses Problem wurde gelöst unter Zugrundelegung nachfolgender Erfahrungstatsachen: Schwebungsfrequenzen von Molekülschwingungen stellen nicht ein breites Frequenzband dar, sondern lediglich über das Band verteilt diskrete Frequenzen, die von Stoff zu Stoff in einem weiten Wertebereich verstreut liegen können. Wie mit jedem elektromagnetischen Gebilde lassen sich damit auch Saugkreise, wie in der Elektronik, aufbauen. So haben z. B. Festkörper, wie Ferrite, bestimmte Eigenresonanzen, die zum Tragen kommen, wenn man sie als Spulenkern verwendet. Solche Materialien entziehen dem Spulensaugkreis Energie, wenn die Eigenresonanz gedämpft ist. Die Energie wird meist in Wärme umgesetzt.

Im menschlichen Organismus treten diskrete Schwebungsfrequenzen der Molekülschwingungen auf, deren Frequenzen von der Größe der zwischenmolekularen Kräfte bestimmt werden.

Hämoglobin z. B. hat im gesunden Blut solche bestimmten Eigenfrequenzen, wobei sich im Krankheitsfall die Abstände zwischen den Großmolekülen ändern und damit die Eigenfrequenz. Zu sehen sind solche Veränderungen an pathologischen histologischen Schnitten unter einem Elektronenmikroskop. Hämoglobin könnte z. B. für diesen Fall als Resonanzmolekül für gesundes Blut herangezogen werden. Das Molekularfilter bzw. der Breitbandmolekularsaugkreis des MORA-Therapiegerätes beinhaltet einen organisch-anorganischen Mineralkomplex, welcher den physiologischen und pathologischen Schwingungsbereich breitbandig abdeckt. Durch Resonanzschwingungen können nun selektiv die pathologischen oder auch toxischen Schwingungen durch die Signalinvertierung gelöscht, die physiologischen wieder zugeführt werden. So treten kybernetische Regelkräfte in Funktion, die eine Heilung induzieren.

In der praktischen Anwendung lassen sich die Schwingungskomponenten unabhängig voneinander verstärken. Dadurch kann man als Beispiel H (physiologisch) ausschalten und nur D (pathologisch) verstärken. Der therapeutische Effekt wird in diesem Fall wie eine Autonosode. Durch die Trennung der biologischen Eigenschwingungen des Patienten in die beiden Komponenten H und D und, daß $H+\overline{D}$ getrennt auf den Patienten zurückwirken, wird somit durch den harmonischen Anteil H eine Mitkopplung und durch den invertierten disharmonischen Anteil $\overline{D}$ eine Gegenkopplung geschaffen. Damit befinden sich Patient und Therapiegerät gemeinsam in einem geschlossenen therapeutischen Regelkreis.

Das dynamische Regelverhalten eines solchen Regelkreises stellt je nach Zustand des Patienten die betragsmäßige Zusammensetzung von $\overline{D}$ und H in der Therapieschwingung selbsttätig ein.

Am Beispiel des Therapieregelkreises läßt sich erkennen, daß die Tendenz zur Heilung unumgänglich aktiviert und stimuliert wird. Jede durch die Therapie erfolgte Änderung des Gesundheitszustandes wird sofort erfaßt und bestimmt dann selbständig die jetzt notwendig gewordene Therapie.

Den Unterschied zu den auto-isopathischen biochemischen Therapieverfahren wie z. B. die Eigenblut- oder Eigenharnbehandlung, hat die biophysikalische Auto-Isopathie den Vorteil, daß eine kontinuierliche Anpassung der Therapie von Moment zu Moment stattfindet.

Das Eigenschwingverhalten des therapeutischen Regelkreises bestimmen die kolloidalen und zellulären Zustände des Patienten. So bedeutet eine hohe Leitfähigkeit des humoralen Systems eine schwache Anfachung des Resonanzverhaltens von Patient und Therapiegerät, und entsprechend umgekehrt.

Durch die Wiederherstellung der biologischen Vitalfunktionen des Organismus werden nicht nur die Therapieerfolge erklärt, sondern auch die Begleitbehandlungen mit anderen Methoden beschleunigen die Heilung.

SCHMERZTHERAPIEN: NEURALTHERAPIE, TENS, AKUPUNKTUR

Statement von OMedRat Prof. Dr. Franz Hopfer, Wien

Die Neuraltherapie nach Huneke stellt ein ideales Bindeglied zwischen der Lehrmedizin und den komplementären ganzheitlichen Methoden dar. Dieses Verfahren fußt auf klinischen Erfahrungen. Ein Großteil der neuraltherapeutischen Injektionstechniken entspringt der klassischen Medizin und scheint im Standardwerk *Lokalanästhesie und Lokalanästhetika* von Hans Killian auf. Bekannte Namen wie Ricker, Leriche, Speranski, Wischnewsky, Scheidt und andere sind mit dieser Methode eng verbunden.

Diesen klinischen lokalen Behandlungsmethoden stehen die Phänomene der Neuraltherapie gegenüber. Sie fand man empirisch, außerhalb der Klinik. Neben der Lokalbehandlung sind sie die zweite Komponente der Neuraltherapie.

Anfangs beobachtete man lediglich diese Phänomene und objektivierte sie erst später. Heute trachtet man nach einer wissenschaftlichen Konsolidierung und Anerkennung durch die Lehrmedizin. Aber gerade die Phänomene stellen das Ziel der Kritik dar.

Um die Phänomene verstehen zu können, bedarf es eines *Umdenkens* auf Kausalitätsprinzipien und auf die Denkkategorien des Fokalgeschehens. Vielleicht gibt dieser Dialog einen Impuls, um Mißverständnisse und Vorurteile abzubauen.

Was versteht man unter Neuraltherapie?

Die Neuraltherapie ist ein Verfahren, das sowohl zur Diagnose, zur Differentialdiagnose als auch zur Therapie ausschließlich Lokalanästhetika anwendet.

Selbstverständlich wird dieses Postulat Skepsis auslösen. Der Gedanke befremdet,

Schmerztherapien: Neuraltherapie, TENS, Akupunktur

mit nur einem Mittel eine Unzahl chronischer und therapieresistenter Beschwerdebilder erfolgreich zu behandeln. Das Lokalanästhetikum hat darüber hinaus nicht die Qualifikation eines Medikaments. Vergleicht man dies mit dem Arsenal der angebotenen Heilmittel, so verstärkt sich der Drang zur Kritik.

Das Umdenken hat in mehreren Punkten zu erfolgen, um die verschiedenen Vorgänge zu verstehen.

1. *Die Lokalanästhetika* wirken nicht über die Pharmakologie, sondern beeinflussen regulierend die Organe und ganze Systeme. Der Transmitter sind die verschiedenen Nervenbahnen und vor allem das Vegetativum. Auf das vegetative Nervensystem selbst wird in den folgenden Vorträgen ausführlich eingegangen.
2. *Eine analgetische Unterdrückung* von Schmerzzuständen durch das Lokalanästhetikum ist irrelevant. Die niedrige Prozentualität — wir verwenden das 1%ige Xyloneural — und die Applikation geringer Mengen rechtfertigen in keiner Weise die lange Wirkungsdauer.
3. *Die Fokalerkrankung* ist ein sehr wichtiges Kapitel der Neuraltherapie. Die obsoleten und antiquierten Dogmen eines bakteriellen oder bakteriell-toxischen Vorganges sind zu revidieren. Sie haben der derzeit gültigen Definition des Herdes — bzw. synonymen Begriffs Störfeld — zu weichen. Sie lautet:
»Unter einem Herd oder Störfeld versteht man alle Stellen oder Organe, die pathologisch verändert sind oder einmal pathologisch verändert waren und die die Eigenschaft angenommen haben, über die nächste Umgebung hinaus, Krankheiten auszulösen und zu unterhalten.«

Das Entscheidende dieser Definition ist die nachgewiesene Fernwirkung, nicht aber der lokale Befund. Deshalb darf einer entzündlich veränderten Tonsille, Adnexe oder einem Zahn mit erkennbaren Granulom nicht a priori das Attribut *Herd* zugewiesen werden. Erst der Nachweis der Fernwirkung rechtfertigt diese Bezeichnung.

Der pathogenetische Informationsfluß vom Herd zur gestörten Stelle kann *nur* durch das Huneke-Sekunden-Phänomen bewiesen werden. Dabei unterbricht das Lokalanästhetikum kurzschlußartig die krankmachenden Impulse.

Die Definition des Herdes macht aus *jedem* Menschen einen Träger potentieller oder möglicher Störfelder mit der Gefahr der Herdbelastung. Eines der ersten potentiellen Störfelder ist der Nabel, der eine Narbe und somit eine pathologische Veränderung darstellt. Dessen Entzündung oder darin impaktierte Puder-Silikatkristalle präformieren eine Störstelle. Die Praxis zeigt, daß der Nabel vielfach ein Säuglingsekzem oder ein kindliches Asthma bronchiale verursacht. Auch andere Erkrankungen des Kleinkindes lassen sich oft über das Störfeld Nabel eliminieren.

Otitiden oder Enteritiden des Säuglings oder Kleinkinds können Störfelder hinterlassen und somit schon frühzeitig Schäden setzten.

Der Herd muß als eine im Vegetativum verbliebene Information — als sogenanntes *Engramm* — verstanden weden. Es kann über Jahre stumm bleiben, um plötzlich, entweder ohne erkennbare Ursache oder durch einen Additivreiz, aktualisiert zu werden.

Die außerordentlich häufigen Herderkrankungen konnten erst durch das Huneke-Sekunden-Phänomen verifiziert werden. Das darauf aufgebaute wissenschaftliche Diagnose- und Therapiekonzept löste die früheren Spekulationen ab.

Herderkrankungen stellen vielfach chronische Geschehen dar. Symptomatisch ausgerichtete Therapien sind deshalb wirkungslos. Aus diesem Grund und wegen der Unwissenheit um diese Vorgänge vermutet man oft eine psychosomatische Genese.

Markante Hinweise auf ein Herdleiden sind:
1. die Therapieresistenz einer Erkrankung

2. das Reaktionsphänomen, die passagere Verschlechterung nach lokalen Behandlungen
3. der Halbseitenbefall; Beschwerden betreffen in auffallender Weise nur eine Körperhälfte
4. normale Laborbefunde bei glaubwürdigen Beschwerden.

Das Huneke-Sekunden-Phänomen selbst muß mehrere Bedingungen erfüllen. Die Injektion eines Lokalanästhetikums an ein vermutetes Störfeld läßt davon ausgehende Fernbeschwerden
— *sofort*
— für mindestens *20 Stunden* fortfallen.
— Nach Wiederkehr der Symptome muß dieser Vorgang *reproduzierbar* sein.

Treffen alle Bedingungen zu, so liegt mit an Sicherheit grenzender Wahrscheinlichkeit die Ursache der Beschwerden im getesteten Störfeld. Die Therapie ist mit entsprechenden Wiederholungen an dieser Stelle anzusetzen.

Dieses Phänomen wurde von Pischinger, Stacher, Kothbauer, Schwamm, Maresch und Bergsmann wissenschaftlich objektiviert. Trotzdem unterschiebt man dieser präzisen Antwort des Organismus immer wieder psychogene Hintergründe.

Die Neuraltherapie läßt sich in der Praxis außerordentlich vielseitig einsetzen. Sie ist jedoch nicht, wie der Name vermuten ließe, ausschließlich eine Behandlungsmethode. Vielmehr lassen sich damit Diagnosen, Differentialdiagnosen und Prognosen über den Wert und Unwert von operativen Eingriffen erstellen. Weiters kann man den Erfolg vorgesehener Kuren prognostizieren sowie eine Beschleunigung der Rehabilitation und eine Prophylaxe erzielen.

Die Indikationen sind mannigfaltig. Besonders wirkungsvoll ist die Neuraltherapie bei Erkrankungen und Beschwerdebildern
— des rheumatischen Formenkreises
— der Wirbelsäule
— des Oberbauches
— der Genitalregion
— bei Neuralgien
— bei Allergien
— und bei Leiden, denen die Attribute *idiopathisch, essentiell* oder *unbekannte Genese* anhaften.

Die Neuraltherapie ist bei folgenden Erkrankungen kontraindiziert:
— Geisteskrankheiten
— Mangelzuständen (Avitaminosen, Diabetes und ähnliche)
— Tumorleiden, Tbc und die MS
— Narbenendzustände (Leberzirrhose, Nephrosklerose)
— Störungen der Blutgerinnung.

Die Neuraltherapie ist ein risikoarmes, biologisches und ganzheitliches Regulationsverfahren, vorausgesetzt, man beherrscht die Anatomie, die Injektionstechniken und beachtet die klinischen Kontraindikationen.

Schmerztherapien: Neuraltherapie, TENS, Akupunktur

Statement von Dr. Michael K. H. Elies, Laubach, BRD

Transkutane elektrische Nervenstimulation (TENS)

Die Zahl von Patienten mit chronischen Schmerzzuständen steigt weltweit an. Allein in der Bundesrepublik Deutschland leben derzeit etwa drei Millionen Menschen mit chronischen Schmerzen, bei 12% dieser Patienten wird das Leiden als therapieresistent eingestuft[6]. Es erscheinen alle Versuche gerechtfertigt, bestehendes Leiden zu lindern und gemäß dem Leitsatz »Befinden behandeln und Befunde vermeiden« eine Verschlimmerung der Schmerzsymptomatik (iatrogen!) zu vermeiden. Die Behandlung des Befindens hat bei chronischen Schmerzzuständen einen besonderen Stellenwert, da durch die Schmerzverarbeitung nicht selten Stimmungsschwankungen, Antriebslosigkeit und depressive Verstimmungszustände bis zu den Extrembildern des algogenen Psychosyndroms und der Melancholia hyperalgetica resultieren[6]. Aktivierung des Patienten ist hier ein wesentliches Ziel der Therapie. Die transkutane elektrische Nervenstimulation (TENS) erfüllt die Forderung nach Aktivierung des Patienten, da diese Methode zur Selbstbehandlung geeignet ist und eine aktive Mitarbeit des Patienten erfordert.

Prinzip

Bei der transkutanen elektrischen Nervenstimulation (TENS) handelt es sich um die Schmerzbeeinflussung durch Stimulation von Haut-, Sehnen- oder Muskelnerven mittels geringer Stromimpulse, die an definierten Hautarealen über flexible Elektroden repetitiv appliziert werden.

Grundlagen

Die physiologischen Wirkungen des elektrischen Stroms bestimmen Auswahl und Einstellung der einzelnen Parameter. Die Stromimpulse werden in kleinen, tragbaren batteriegetriebenen Generatoren erzeugt. Zumeist finden Konstantstromquellen mit einer Maximalstromstärke von 70 mA Anwendung, da hierdurch hautbedingte Änderungen der Elektroden-Haut-Impedanz gut kompensiert werden[3]. Als Impulsform haben sich monophasische Rechteckimpulse bewährt, gelegentlich finden auch biphasische Impulse Anwendung (Abb. 1).

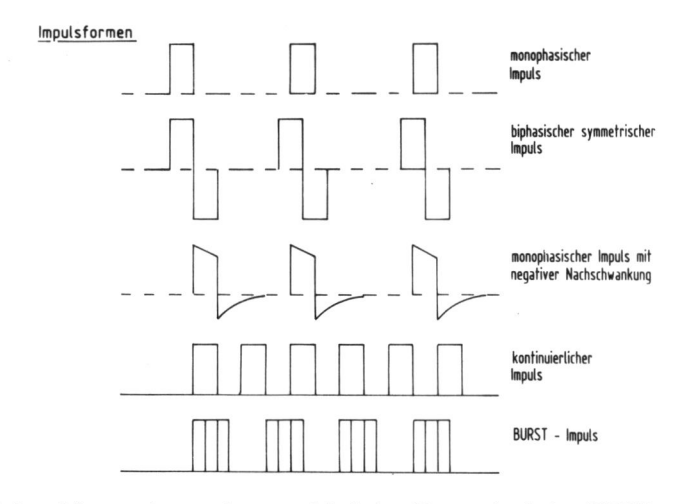

Abbildung 1: Impulsformen der transkutanen elektrischen Nervenstimulation (TENS)

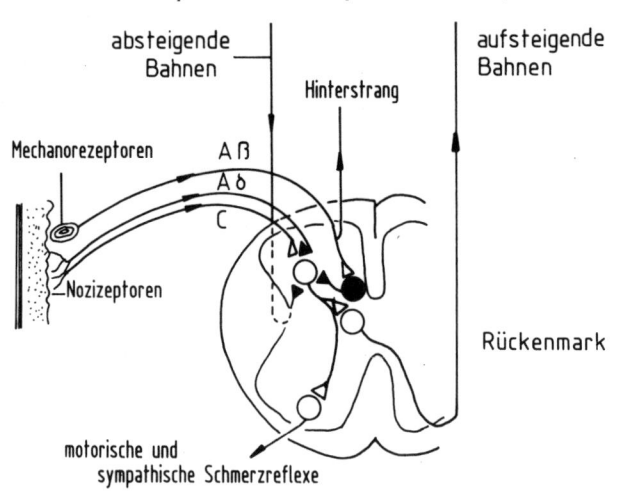

Schmerztherapien: Neuraltherapie, TENS, Akupunktur

Abbildung 2: Schmerzverarbeitung auf segmental-spinaler Ebene (vereinfacht); hemmende Synapsen schwarz hervorgehoben

Die zur Erregung eines Nervs im Gewebe notwendige Stromdichte ist neben Stromstärke und Anstiegssteilheit des Impulses (Rechteckimpuls) abhängig von der Impulsdauer. Häufig werden Impulse von 0,2 msec Dauer verwandt. Je größer dabei der Gleichstromanteil des Impulses ist, desto eher sind bei längerer Applikation von Impulsserien Verätzungen unter den Elektroden zu erwarten. Bei monophasischer Impulsform sollte aus diesem Grund die Elektrodengröße mindestens 10—15 cm^2 betragen[1]. Von besonderer Bedeutung für die Wirkung der transkutanen elektrischen Nervenstimulation ist die Impulsfrequenz. Prinzipiell läßt sich eine — auch als *konventionell* bezeichnete[5] — Stimulation mit Frequenzen von 30—100 Hz unterscheiden von einer akupunkturähnlichen mit langsamen Frequenzen von 1—9 Hz. Die konventionelle TENS erregt myelinisierte A-Fasern aufgrund von deren im Vergleich zu den nicht myelinisierten C-Fasern geringeren longitudinalen Widerstand. Auf spinaler Ebene führt dies zu einer Hemmung der Fortleitung von Schmerzreizen aus C-Fasern (Abb. 2). Die schmerzausschaltende Wirkung läßt nach Stimulationsende relativ rasch nach. Die Wirkung akupunkturähnlicher TENS hingegen hält nach Beendigung der Stimulation an; supraspinale und humorale Mechanismen werden hierfür verantwortlich gemacht. Neurophysiologische Untersuchungen ergaben die Freisetzung von Endorphinen durch akupunkturähnliche TENS, die Wirkung der Nervenstimulation mit langsamen Frequenzen ist durch Naloxon hemmbar[5]. Voraussetzung für eine wirksame akupunkturähnliche TENS ist die Auslösung von Muskelkontraktionen. Da hierzu relativ starke Einzelimpulse nötig sind, die vom Patienten als schmerzhaft empfunden werden, wurde die Technik der Stimulation mit Brust-Impulsen entwickelt[1]. Einzelimpulse mit einer Frequenz von 50—100 Hz werden hierbei zu Impulszügen zusammengefaßt, die eine Frequenz von 1—4 Hz haben (Abb. 1).

Die Stromapplikation erfolgt über flexible Elektroden. Die Polung wird in der Regel so erfolgen, daß die Anode schmerznah plaziert wird, um den über eine Repolarisationshemmung beruhigenden Anodeneffekt zusätzlich zu nutzen.

Anwendung

Vor Einleitung der Therapie muß dem Patienten das Prinzip der TENS erläutert werden. Entsprechend der klinischen Indikation (Tab.1) erfolgt dann die Wahl der

Schmerztherapien: Neuraltherapie, TENS, Akupunktur

Stimulationsfrequenz und die Elektrodenplazierung. Bei konventioneller TENS können die Elektroden am Locus dolendi segmental oder paravertebral angeordnet werden, eine bilaterale Stimulation ist ebenso möglich wie die unilaterale (ipsi- oder kontralateral). Eine Sonderform der konventionellen TENS stellen die elektrischen Nervenblockaden nach Jenkner[3] dar. Hierbei wird durch eine sehr kleine Anode (2—5 cm^2) in Kombination mit einer großen Kathode (100 cm^2) eine so hohe Felddichte erzielt, daß passagere Nervenblockaden resultieren. Sympathikusblockaden lassen sich mittels dieser Methode durchführen. Bei akupunkturähnlicher Stimulation kann die Elektrodenplazierung auch schmerzfern (über Akupunkturpunkten) erfolgen, wichtig ist bei dieser Stimulationsform die Erzeugung von Muskelkontraktionen. Die Dauer der Einzelbehandlung wird zwischen 5—20—60 Minuten betragen. Bei monophasischen Strömen ist auf mögliche Verätzungen bei langfristigem Stromfluß zu achten. Die Stimulation sollte keine Schmerzen hervorrufen (auch die Muskelkontraktionen dürfen nicht als unangenehm empfunden werden), da sonst über spinale Reflexe (Angiospasmen) eine Verschlechterung der Schmerzsymptomatik resultiert. Der Patient ist darauf hinzuweisen, daß ein anhaltender Therapieerfolg erst bei wiederholter Anwendung eintritt. Die Wiederholungsintervalle sowie die Einstellung der Parameter am Impulsgenerator müssen dem Einzelfall individuell angepaßt werden. Transkutane elektrische Nervenstimulation kann bei zahlreichen Krankheitsbildern zur Schmerzlinderung eingesetzt werden. Die in Tabelle 1 aufgeführten Indikationen werden von einzelnen Autoren unterschiedlich bewertet[1,2,3,4,5], sind aber klinisch bewährt.

Schmerzen den Bewegungsapparats
Stumpf- und Phantomschmerzen
Neuralgien
arterielle Durchblutungsstörungen
Karzinomschmerzen

Tab. 1: Bewährte Indikationen der transkutanen elektrischen Nervenstimulation (TENS)

Demand-Schrittmacher
Hautläsionen im Bereich der Elektroden
große Metallimplantate
mangelnde Compliance des Patienten

Tab. 2: Kontraindikationen der transkutanen elektrischen Nervenstimulation (TENS)

Als Kontraindikationen gelten Demand-Schrittmacher, Hautläsionen im Bereich der Elektroden und große Metallimplantate (Tab. 2). Die Compliance des Patienten muß als wichtiger Faktor in die Durchführung der TENS eingehen. Zahlreiche Therapieversager sind auf falsche oder fehlende (!) Handhabung der Geräte durch den Patienten zurückzuführen[2]. Der Patient muß daher in regelmäßigen Abständen hinsichtlich der Therapiedurchführung kontrolliert werden.

Literaturhinweise siehe Seite 377

Schmerztherapien: Neuraltherapie, TENS, Akupunktur

Statement von DDr. Robert Riegler, Wien

Schmerztherapie durch Akupunktur

Die Klinik für Anästhesie und Allgemeine Intensivmedizin der Universität Wien (Vorstand: Prof. DDr. h. c. mult. O. Mayrhofer) besitzt seit 1972 eine eigene Akupunkturambulanz. In der Zeit von 1972 bis 1985 wurden etwa 18.000 Patienten mit Akupunktur behandelt. Das Verhältnis Männer:Frauen betrug 1:2. Die Indikationen bei unseren Patienten sind unterschiedlich. Akupunkturbehandlungen werden an unserer Klinik grundsätzlich nur nach vorheriger klinischer Abklärung vorgenommen (z. B. Akupunkturtherapie bei Mastodynie nach Vorliegen einer Mammographie etc.).

1. Bei 33% unserer Patienten akupunktierten wir *Schmerzzustände bzw. Störungen des Bewegungsapparates* (z. B. Peitschenschlag, Cervicalsyndrom, Tennisarm, chron. Polyarthritis, Spondylarthrosen, Gonarthrosen, Ischias etc.).
2. 20% aller Patienten litten unter *Migräne, Kopfschmerzen,* wobei hier stets mehr Frauen (70%) als Männer zur Behandlung kamen.
3. 10% betrafen Patienten mit *Asthma bronchiale.*
4. Bei den restlichen 37% der Patienten akupunktierten wir Neuralgien, neurologische und psychosomatische Erkrankungen, Erkrankungen des Herz- und Kreislaufsystems, des Verdauungsapparats, zur Gewichtsreduktion, zur Raucherentwöhnung usw.

In den letzten drei Jahren kamen drei neue Indikationen hinzu:
Spermiogrammverbesserung mit Akupunktur bei Subfertilität. Alle Parameter des Spermiogramms (Dichte, Gesamtzahl, Früh- und Spätmotilität) zeigten eine signifikante Verbesserung. Auch der Tierversuch an Stieren führte zu den gleichen günstigen Ergebnissen. Nadelungen an »absichtlich falschen Punkten« zeigten keine Spermiogrammverbesserung.[2, 5, 6, 7] Aufgrund unserer Akupunkturtherapie der Subfertilität des Mannes konnte eine Schwangerschaftsrate von etwa 15% erzielt werden.

Die Schmerztherapie mit Akupunktur bei der chronischen Mastopathie (Mastodynie) erbrachte zufriedenstellende Erfolge.[1, 4]

Zuletzt möchte ich noch die *Geburtsvorbereitung mit Akupunktur* erwähnen, wobei drei Wochen vor dem errechneten Geburtstermin in wöchentlichen Abständen akupunktiert wird. Diese Therapieform führt zur Verkürzung der Eröffnungsperiode (besonders deutlich bei Primipara!) bei der Geburt.

Ein therapeutischer Effekt von Akupunkturbehandlungen ist nachweislich dann gegeben, wenn es sich lediglich um *funktionelle, reversible Störungen* handelt, *nicht* jedoch bei *manifesten Organschäden*. Diese schließen wir von einer Akupunkturbehandlung aus (»Akupunktur hilft, wo etwas *gestört, nicht* wo etwas *zerstört* ist«). Die Nadelakupunktur ist auch sinnvoll, wenn ein übermäßiger Medikamentenverbrauch eingeschränkt werden soll.

Als *Kontraindikationen* gelten psychische Erkrankungen (endogene Depression, MDK), hämorrhagische Diathesen, Antikoagulantientherapie, Infektionen im Bereich der Akupunkturpunkte.

Wir führen ambulante Akupunkturbehandlungen meist in wöchentlichen Abständen durch. Bei bestimmten Indikationen (Mastopathie, Subfertilität, Raucherentwöhnung, chronischen Schmerzzuständen) wird zwei- bis dreimal pro Woche behandelt.

Pro Patient wird eine Serie von zehn Behandlungen vorgenommen, ausnahmsweise kann die Behandlung auf fünfzehn erweitert werden. Die Akupunktur führen wir in Gruppen, Männer und Frauen getrennt, durch (bis 20 Personen). Zur Akupunktur werden *sterile Einmal-Stahlakupunkturnadeln*

Schmerztherapien: Neuraltherapie, TENS, Akupunktur

verwendet, die 20—30 Minuten im Körper belassen werden. Danach werden die Nadeln von einer Ambulanzschwester entfernt. Unsere Behandlungen erfolgen auf Kosten des Sozialversicherungsträgers, wobei unseren Patienten keine zusätzliche finanzielle Belastung entsteht.

Die Akupunkturambulanz ist personell mit einem Oberarzt und jeweils zwei bis drei in Rotation zugeteilten Anästhesisten, die Interesse für diese Behandlungsmethode haben, besetzt.

Wir wenden an unserer Klinik hauptsächlich die Methode der *Ganzkörperakupunktur* ohne Stimulation an, wobei vorwiegend die in der chinesischen Literatur empfohlenen Punkte verwendet werden[8]. Bei Raucherentwöhnung, Gewichtsreduktion, Allergie u. ä. benutzen wir auch Ohrpunkte.

Die Elektrostimulations-Akupunktur (Elektrostimulation) verwenden wir vorwiegend bei Trigeminusneuralgie, VII-Paresen, Zosterneuralgien (vorwiegend im Gesichtsbereich), evtl. Phantomschmerzen u. a. m.

Die in früheren Jahren bei 550 Operationen durchgeführte *Akupunktur-Analgesie* zur Schmerzausschaltung bei Operationen (z. B. Tonsillektomie, Strumektomie, Sectio caesarea, Laparotomie, Appendektomie, Herniotomie, Schrittmacher-OP etc.) ist heute weitgehend verlassen. Als limitierende Faktoren haben sich folgende Punkte herausgestellt[3]:

1. inkomplette Analgesie
2. fehlende Muskelentspannung
3. notwendige Auswahl der Patienten und der Operationsart
4. besondere chirurgische Technik
5. keine Noteingriffe möglich
6. eine Reproduzierbarkeit von 65% bei strenger Schmerzausschaltung.

Bei unseren ambulanten Akupunkturpatienten konnte *ein sehr guter bis guter Behandlungserfolg* bei mehr als *50%* (50,6%) aller Patienten verzeichnet werden. Bei *22%* konnte eine *leichte* Besserung erreicht werden. Bei den restlichen Patienten (*27,4%*) war die Therapie *erfolglos*.

Durch die Anerkennung der Nadelakupunktur als wissenschaftlich anerkannte Heilmethode für Teilbereiche der Schmerztherapie durch den obersten Sanitätsrat (Erlaß des Bundeskanzleramts, Sektion VI vom 9. Juni 1987) wurde die Akupunktur nun endgültig aus der Diskussion genommen, eine Außenseitermethode zu sein. Ausdrücklich wird festgestellt, daß die Nadelakupunktur nur von entsprechend ausgebildeten Ärzten angewendet werden darf.

Literaturhinweise siehe Seite 377

HERD- UND REGULATIONSFORSCHUNG (PISCHINGER)

Statement von Dr. Felix Perger, Wien

Der Verlauf einer Krankheit wird von zwei Voraussetzungen bestimmt:
1. durch die Spezifität und Intensität der spezifischen Noxen,
2. durch die Qualität und die Intensität der körpereigenen Abwehrleistungen.

Während man über spezifische Noxen und spezifische Immunreaktionen heute weitgehend informiert ist, sind die Vorgänge in einem Organismus, die die Immunfunktionen in Gang setzen, meist nur in Umrissen bekannt. An den Abwehrleistungen ist nicht nur das, was unter dem Begriff Immunsystem zusammengefaßt ist, beteiligt. Auch eine ganze Reihe anderer Regelsysteme sind in diese Vorgänge involviert.

So ist für das Anlaufen der Immunreaktionen zunächst einmal Energie notwendig, zum zweiten organische Substanz wie Aminosäuren, Proteine und zellige Elemente und drittens eine Reihe von Enzymen wie z. B. Adenosin-Triphosphatase zur Energiefreisetzung und RNS-Polymerasen zum Aufbau spezifischer Antikörper, die wieder — viertens — Mineralstoffe und Spurenelemente zu ihrer Aktivierung benötigen.

Und darüber hinaus sind neben dem Immunsystem noch das Gefäßnervensystem, das Hormonsystem und vor allem das System der Grundregulationen beteiligt.

Das Gefäßnervensystem steuert die Durchblutung auch kranken Gewebes: Man denke nur an die akute rote und chronische blasse Entzündung. Das Hormonsystem steuert mit der Hypophysen-Nebennierenrinden-Funktion mit, und das Beispiel des Cortisonismus zeigt, daß ein Minimum an Cortison für die Antikörperbildung Voraussetzung ist. Und das Grundsystem nach Pischinger steuert mit dem Wasser-, dem Sauerstoff-, dem Säure-Basen- und dem Elektrolyt-Haushalt die Lebensgrundfunktionen.

Die Forschungen über die Zwischenzellsubstanz haben eine mehr als 200jährige Geschichte, die mit Bordeu/Paris 1767 beginnt. Aber praktisch-klinische Bedeutung hat ihr erstmals Eppinger (1949) zugeschrieben, u. zw. in seinem posthum erschienenen Werk *Die Permeabilitätspathologie als die Lehre vom Krankheitsbeginn*. Und erst mit Pischinger trat die Funktion und Bedeutung der Zwischenzellsubstanz für den Verlauf einer Krankheit in Diskussion — wenn hier auch vielfach kontroverse Meinungen vertreten werden, von begeisterter Zustimmung bis zur völligen Ablehnung. Dennoch bestehen bereits objektive und reproduzierbare Ergebnisse, die von Pischinger und seinen Mitarbeitern, von denen vor allem Kellner genannt sei, erbracht wurden:
1. die Transmitterfunktion der Grundsubstanz, die auch Hauss und Junge-Hülsing 1961 beschrieben haben, da weder Kapillare noch vegetative Nervenendfasern direkten Kontakt mit den Organzellen haben
2. der Verbund der Fibroblasten, von Pischinger noch als Synzytium beschrieben, nach heutiger Kenntnis aber kein echtes Synzytium, sondern eine offene Verbindung über Zellausläufer (Nexus bzw. »Gap junctions«). Diese berühren sich durch stempelartige Ausläufer und stehen so in Informations- und Stoffwechsel-Austausch zueinander. Unter Reizeinfluß lösen sich die Fibroblasten aus dieser Verbindung und nehmen Form und Funktion verschiedener Blutzellen an: die großen Retikulumzellen werden zu Histiozyten und Monozyten, die kleinen Retikulumzellen zu T- und B-Lymphozyten und z. T. auch zu Plasmazellen, die sich bei früheren Infektionen gebildet und in den Verbund eingefügt haben
3. die Bedeutung der Fibroblasten für die Aufrechterhaltung des Gewebspotentials,

Herd- und Regulationsforschung (Pischinger)

   da die beiden Fibroblastenformen, die große und kleine Retikulumzelle, eine gegensätzliche elektrische Ladung aufweisen
4. die völlig unspezifische Reizbeantwortung in diesem System, die dem Schema der Alarmreaktion nach SELYE entspricht — die aber auch dazu führt, daß sich verschiedenartigste Reize zu pathologischen Reizgrößen summieren können
5. die Abhängigkeit der O_2-Versorgung der Organzellen von der Transmitterfunktion der Grundsubstanz
6. die Steuerung des Säure-Basen-Haushaltes, der durch Zerfall der Fibroblasten im sauren und durch Zellvermehrung im alkalischen Milieu erfolgt
7. die Existenz grundsubstanzeigener Stoffe, die entsprechend ihrer Konzentration die zellulären und humoralen Immunvorgänge zumindestens zum Teil steuern
8. eine relativ hohe lokale Autonomie bei gesunder Grundfunktion, die viele geringe Reize ohne Mitbeteiligung der Gesamtabwehr schon peripher abwehren und ausregulieren kann

Ein Hemmnis für die Akzeptanz der Grundfunktionen war aber das Fehlen von exakten Vorstellungen der Transmitterfunktion und der Energiefreisetzung. Man konnte zwar an Hand der Mineralstoffschwankungen die einzelnen Phasen der unspezifischen Abwehrvorgänge und ihre pathologischen Entgleisungen erfassen. Wie dies aber im speziellen vor sich geht, war zunächst unbekannt.

Diese Fragen wurden durch Heine geklärt, der 1979 erstmals die Funktion des Molekularsiebes der Proteoglykane in der Zwischenzellsubstanz erkannte. Die erstmals von K. Meeyer beschriebenen Proteoglykane bilden in der Grundsubstanz ein echtes Synzytium, das durch Wasseraufnahme und -abgabe befähigt ist, u. zw. durch Ionenaustausch (Na, K gegen Ca, Mg), die Porengröße dieses Netzes oder Siebes zu verändern. Dadurch variiert die Durchlässigkeit dieses Siebes beträchtlich und läßt so die Transmitterfunktion plastisch begreifen.

Weiters konnte Heine (1985, 1986) nachweisen, daß die Energiegewinnung für die ersten Abwehrvorgänge lokal in der Glykokalix erfolgt. Hier wird durch Abbau von Adenosin-Triphosphorsäure zu Adenosin-Diphosophorsäure durch die AT-Phosphatasen die benötigte Energie freigesetzt. Und dabei spielen Ca als Aktivator und Mg als Inhibitor der AT-Phosphatasen eine wichtige Steuerungsfunktion. Und man weiß, daß z. B. in einer humoralvegetativen Schockphase das Ca in der Grundsubstanz verringert, das Mg aber deutlich erhöht ist — in der nachfolgenden Gegenschockphase ist dann das Verhältnis genau umgekehrt.

Es ist auch bekannt, daß für RNS-Polymerasen, die u. a. auch Immunglobuline synthetisieren, Zink als Co-Ferment unbedingt erforderlich ist, daß aber in den letzten zehn Jahren immer häufiger ein beträchtlicher Zn-Mangel festgestellt werden muß.

Wenn man berücksichtigt, daß durch die heutigen Lebensbedingungen — so durch die Umweltverschmutzung, die Fehlernährung, den dauernden Dystreß und das häufige Bestehen stummer chronischer Entzündungen etc. — die an der Abwehr beteiligten Regelsysteme schon vielfach vorgeschädigt sind und Mangelzustände an Mineralstoffen und Spurenelementen immer häufiger gefunden werden, sind Konsequenzen für die Therapie daraus zu ziehen. Man sollte sich nicht mehr darauf beschränken, eine aktuelle, im Vordergrund stehende Erkrankung nur spezifisch zu behandeln, sondern sollte auch eine Wiederherstellung normaler Abwehrleistungen anstreben. Dies gilt in besonderem Maße für jene chronisch-rezidivierenden und chronisch-progredienten Krankheiten, deren Ursachen man heute noch nicht einwandfrei kennt — für die entzündlichen Systemerkrankungen und für die Krebskrankheiten.

In der Lehre von den Grundregulationen nach Pischinger liegt bereits ein vielfach objektiv untermauertes Wissen vor, das durch Ergänzungen durch Heine plastisch vorstellbar wurde. Damit läßt sich Spreu und Weizen der sog. Außenseitermethoden voneinander scheiden, so daß den seriösen Methoden der Weg in die Schulmedizin geöffnet werden kann. Aber darüber hinaus ist noch ein weites Feld für weitere Forschungen gegeben, da jede neue Erkenntnis neue Fragen aufwirft.

Literaturhinweise siehe Seite 377

Statement von Univ.-Prof. Dr. Hartmut Heine, Herdecke, BRD

Das Virchowsche Zellularparadigma — eine Revision
»Der Zellbegriff ist genau genommen nur eine morphologische Abstraktion. Biologisch gesehen kann er nicht ohne das Lebensmilieu der Zelle genommen werden«. Mit diesen Worten hat Pischinger (zuletzt 1983) die Schwäche des derzeit gültigen Paradigmas der Virchowschen Zellenlehre erkannt. Virchow (1858) hatte in seiner Schrift zur Cellularpathologie den Begriff der Krankheit ausschließlich auf Störungen im Gefüge der einzelnen Zelle bezogen. Dem liegt die Vorstellung zugrunde, daß jede der etwa 50 Billionen Zellen des menschlichen Organismus einen *Elementar-Organismus* darstellt, der eingehüllt und abgegrenzt durch die Zellmembran zunächst für sich allein existiert, jedoch eingebunden in einen arbeitsteiligen Organismus zur Funktion des Ganzen seinen Teil beiträgt (Frese 1985). Dieses lineare Ursache-Wirkungsdenken, von Galilei (1564—1642) in die europäische Naturwissenschaft eingeführt, hat zur Konsequenz, daß Organismen, analog zu technischen Geräten als komplizierte zelluläre Funktionseinheiten gesehen werden, die bei Defekten entsprechend repariert werden können. Letztlich komme es nur darauf an, das krankmachende Molekül in einer Zelle zu finden. Derzeit glaubt man dies bereits in Punktmutationen einzelner Aminosäuren beobachtet zu haben. Diese Linearität im medizinischen Denken hat weitreichende Konsequenzen in den schulmedizinischen Therapieschemata: Ein Pharmakon muß an einen geeigneten zellulären Rezeptor koppeln, wobei eine Reaktion nur dann ausgelöst wird, wenn die Reaktanten wie *Schlüssel* und *Schloß* zusammenpassen. Dabei unterliegt man dem Zwang, um an einfachen Ursache-Wirkungsbeziehung festhalten zu können, das akute Ereignis aus dem vernetzten biologischen Zusammenhang als Syndrom isolieren und therapieren zu müssen. Es ist evident, daß besonders bei chronischen Erkrankungen und Tumoren der Unterschied von Wirkung und Wirksamkeit dann kaum noch wahrgenommen werden kann (Fülgraff 1985). Diese kausalanalytische Linearität hat somit Einfluß auf die Methodenlehre der klinischen Prüfung und Arzneitherapie. Das individuelle Phänomen des Krankseins wird einem Typ von Krankheit subsumiert. Dieser wird in einem Modell objektiviert und damit kausalanalytisch instrumentell zugänglich. Die Wirklichkeit wird durch Modelle ersetzt, die um so reduzierter sein müssen, je komplexer die Wirklichkeit ist. »Ärztliche Erfahrung wird insoweit gar nicht mehr gebildet, weil sich das Handeln am Modell orientiert und nicht an der Wirklichkeit« (Fülgraff 1985). Im Modell stehen weder Parameter für individuelle biologische Determinanten noch für Lebensqualität zur Verfügung.

Da zusätzlich hinter gleicher Symptomatik unterschiedliche Krankheiten verborgen sein können, kann der randomisierte, doppelblind durchgeführte klinische Versuch nur eine Methode zur Erkenntnisgewinnung sein. Es ist zweifellos falsch, ihn zur alleinigen Methode zu stilisieren, da Kasuistik und Erfahrungsberichte gerade das können, was der *objektive*, kontrollierte klinische Versuch nicht kann: das Individuelle der Krankheit in den Vordergrund ärztlichen Bemühens zu stellen. Das Virchowsche Zellularparadigma ist in der modernen Medizin deshalb so erfolgreich geworden, da sich besonders für akute und durch Mikroorganismen verur-

Herd- und Regulationsforschung (Pischinger)

sachte Erkrankungen einzelne objektivierbare Ursachen finden lassen, die sich unmittelbar ausschalten oder reparieren lassen. In der derzeitigen Situation relativ zunehmender chronischer Erkrankungen und Tumore gelingt dies jedoch kaum mehr.

Vor dem Siegeszug der Virchowschen Zellenlehre wurde das Individuelle einer Erkrankung in Veränderungen der Körpersäfte gesehen. Vorstellungen darüber gehen bis in archaische Zeiten zurück. Alkmaion, Hippokrates, Galen und deren Schüler unterscheiden vier Körpersäfte: Blut, Schleim, gelbe und schwarze Galle; ihre richtige Mischung (Eukrasie) sei die Grundlage für Gesundheit, eine gestörte Mischung (Dyskrasie) die für Krankheit. Die Säfte sah man auch als die Träger der Körperkonstitution an. Die Humorallehre wurde von einem Zeitgenossen Virchows, dem Wiener Pathologen Rokitansky zu einer Krasenlehre ausgebaut, die jedoch als Humorpathologie damals nicht die gleichen handgreiflichen Beweise wie die Virchowsche Zellularpathologie vorweisen konnte und in der Folgezeit verdrängt wurde. Erst Pischinger und seine Mitarbeiter haben seit 1945 in Österreich die Säftelehre als System der Grundregulation einer rationalen, medizinisch-naturwissenschaftlichen Methodologie zugeführt. Sie haben die durch Virchow isolierte Zelle aus ihrer Abstraktion in die Trias Kapillare — Grundsubstanz — Zelle als kleinsten gemeinsamen funktionellen Nenner des Lebens eines Wirbeltierorganismus gestellt.

Die etwa zur gleichen Zeit aufkommende Kybernetik (Wiener 1963) und Entwicklung der Theorie der *Thermodynamik energetisch offener Systeme* haben gezeigt, daß biologische Systeme keine Linearität zeigen, sondern hochvernetzt sind und einem biologischen Fließgleichgewicht (v. Bertalanffy 1952) unterliegen. Das heißt, biologische Systeme sind energetisch offen und daher in der Lage, mit ihrer Umgebung Energie und Materie auszutauschen. Die dabei auftretenden Ordnungszustände sind jedoch nicht stabil. Sie schwingen fernab von einem thermischen Gleichgewicht, das im allgemeinen eine Rückkehr zum Ausgangszustand nicht erlaubt (trotzdem können wie z. B. im Erbmaterial Stabilitäten erreicht werden, die sonst nur Mineralien zukommen). Offene Systeme zeigen im Unterschied zu klassischen abgeschlossenen sog. Newtonschen Systemen, daß bei Zufuhr geeigneter Energie (nicht-chaotischer Energie, z. B. Nahrungsstoffe) sich diese schlagartig über das gesamte System ausbreiten kann, wobei sich autokatalytisch Strukturen zu höherer Ordnung weiter entfalten können.

Die Berücksichtigung kybernetischer Zusammenhänge zwingt den Boden monokausalen Denkens zu verlassen. Zumeist ist bei biologischen Systemen kein kausaler Zusammenhang zwischen steuernden Eingaben und Ergebnissen an den Ausgängen zu beobachten (z. B. unterschätzte Nebenwirkungen von Medikamenten). »Wer aber eindimensionale Kausalketten auf vernetzte Systeme anzuwenden versucht, kann für seine Arbeiten nicht mehr den Anspruch der Wissenschaftlichkeit erheben« (Thomas 1984).

Die Schwierigkeiten, lineare Ursachen-Wirkungsbeziehungen in Organismen zu finden, liegen somit in der Tatsache begründet, daß es sich dabei um hoch vernetzte energetisch offene Systeme handelt. Die geeignetste Energieform, einem biologischen System Struktur und Ordnung zu verleihen und zu erhalten, ist Informationszufuhr und -verarbeitung. Die große Bedeutung von Information als nicht-chaotischer Energieform liegt darin, daß sie an keinen bestimmten Energieträger gebunden ist (z. B. Schallwellen der Luft, Informationsübertragung auf die Gehörknöchelchen im Mittelohr, weiter auf die Sinneszellen der Schnecke, von dort auf den 8. Gehirnnerv, schließlich Übertragung auf entsprechende Neuronenfelder des Gehirns). Information ist daher in lebenden Systemen der geeignetste Energieträger, um sowohl nahwie fernreichweitige interzelluläre Wechselwirkungen auszulösen (Fischer 1985). Dies entspricht dem Ziel eines Organismus, sich im Ganzen zu erhalten. Es ist zwar notwendig, die einzelnen Bedingungen dazu kausalanalytisch zu ermitteln, aber im

Zeichen zunehmend chronischer Erkrankungen muß nach den Bedingungen eines übergeordneten Ordnungsprinzips gesucht werden, das dem Streben nach Erhalt eines Organismus als Grundlage dient.

Dieses Prinzip ist durch die Grundsubstanz und ihre Regelmechanismen gegeben (Pischinger 1954, 1974). Entsprechend durchzieht die Grundsubstanz die Extrazellulärräume des gesamten Organismus, erreicht jede Zelle und reagiert stets einheitlich. Wo in epithelialen Zellverbänden oder der Hirnmasse der Extrazellulärraum auf minimale Spalten reduziert wird, bildet die Grundsubstanz die Interzellularsubstanz. Biochemisch bildet die Grundsubstanz ein Maschenwerk aus hochpolymeren Zucker-Protein-Komplexen, in denen die Proteoglykane überwiegen, gefolgt von Strukturglykoproteinen (Kollagen, Elastin, Fibronectin, Laminin u. a. m.). Proteoglykane und Strukturglykoproteine bilden ein Molekularsieb, durch das der gesamte Stoffwechsel von der Kapillare zur Zelle und umgekehrt hindurch muß (*Transitstrecke*). Moleküle ab einer gewissen Größe und/oder Ladung unterliegen einem Ausschlußeffekt. Die Porengröße des Filters wird durch die jeweilige Konzentration an Proteoglykanen im betreffenden Gewebskompartiment, durch deren Molekulargewicht sowie durch Elektrolyte und resultierenden pH-Wert bestimmt. Von entscheidender funktioneller Bedeutung ist dabei die Negativladung der Proteoglykane, wodurch sie zur Wasserbindung und Ionenaustausch ein- gegen zweiwertige Kationen befähigt sind. Sie sind damit die Garanten für Isoionie, Isoosmie und Isotonie in der Grundsubstanz (Hauss et al. 1968). Der dadurch etablierte elektrostatische Grundtonus reagiert auf jede Veränderung in der Grundsubstanz mit Potentialschwankungen. Die auf diese Weise verschlüsselten Informationen können sich wiederum als Potentialschwankungen der Glykokalyx der Zellmembran mitteilen und dort, falls sie stark genug sind (Informationsselektion!), über Depolarisation der Zellmembran (z. B. Muskel- und Nervenzellen) zu einer Zellreaktion führen oder wie bei allen anderen Zelltypen über Aktivierung membranständiger zweiter Boten (zyklisches Adenosinmonophosphat, Inosittriphosphat u. a. m.) die in die Grundsubstanz codierte Information auf cytoplasmatische Enzyme übertragen. Diese gelangen in den Zellkern und können letztlich das genetische Material des Zellkerns an geeigneter Stellen anstoßen. Darauf erfolgt die Transkription entsprechender DNS-Abschnitte (Gene) in die verschiedenen RNS-Typen. Nach Transfer in das Cytoplasma starten die verschiedenen RNS-Typen an den Schläuchen des endoplasmatischen Retikulum die Übersetzung der Information in zelleigene Produkte (Übersicht bei Heine und Schaeg 1979).

Durch die netzförmige makromolekulare Überstruktur der Proteoglykane wird auch der mechanische Zusammenhalt der Gewebe wesentlich bestimmt (Balsz und Gibbs 1970, Buddecke 1977). Dadurch geraten z. B. auch die terminalen Axone vegetativer Nervenfasern unter eine ganz bestimmte Spannung und können mit Freisetzung von Neurotransmittersubstanzen und Neuropeptiden reagieren. Proteoglykane bilden ein schockabsorbierendes System, das wie ein Gleitmittel wirkt (Gelenkschmiere), das bei starker und wiederholter mechanischer Beanspruchung in ein viskoelastisches System übergeht. Dieses ist in hohem Maße elastisch verformbar und wirkt dadurch energieverzehrend. Zur Verschlüsselung von Informationen in der Grundsubstanz gehören somit auch die an biochemische Veränderungen gekoppelten rheologischen (Heine und Schaeg 1979).

Da die Grundsubstanz über die Kapillaren an das System der endokrinen Drüsen und über die blind in der Grundsubstanz endigenden peripheren vegetativen Nervenfasern an das Zentralnervensystem angeschlossen ist und beide Systeme im Gehirnstamm miteinander verschaltet sind, können über die Grundsubstanz übergeordnete Regelzentren beeinflußt werden. Da sich Kapillaren, vegetative Nervenfasern und die die Grundsubstanz regulierenden Bindegewebszellen über wandernde

Herd- und Regulationsforschung (Pischinger)

Bindegewebszellen (Makrophagen, Leukozyten, Mastzellen) gegenseitig *informativ* über freigesetzte Zellprodukte (Prostaglandine, Interleukine, Interferone, Proteasen, Proteaseninhibitoren u. a. m.) beeinflussen können, ergibt sich ein ungeheuer komplexes vernetztes humorales System, dessen historischer Vorläufer in der klassischen Säftelehre zu suchen ist. Der Vorteil derart vernetzter Systeme liegt in einer erheblichen Steigerung der Anpassungs- und Leistungsfähigkeit und der Möglichkeit immer wieder völlig neu auftretender Eigenschaften, die aus der bloßen Summierung der Einzeleigenschaften der Komponenten nicht zu erzielen sind. Trotz hoher Spezialisierung von Subsystemen (z. B. Immunsystem) und damit bedingter Anfälligkeit liegt der evolutive Nutzen hochvernetzter, biologischer Systeme in ihrer Redundanz. Das bedeutet, »daß das System den Ausfall einzelner Komponenten oder Untersysteme dadurch kompensiert, daß andere Komponenten oder Untersysteme ganz oder teilweise, auf Dauer oder gegebenenfalls zeitweise bis zur Reparatur die Aufgabe der defekten Komponente übernehmen können« (Thomas 1984).

Die Grundsubstanz ist phylogenetisch älter als das Nerven- und Hormonsystem. Entsprechend wird sie in ihrem Auf- und Abbau von einem sehr ursprünglichen Zellsystem kompensatorisch geregelt: dem Fibrocyten-Makrophagen-System. Während Fibrocyten in der Lage sind, situationsgerecht innerhalb von Sekunden mit einer quantitativ und qualitativ angepaßten Synthese von Proteoglykanen und Strukturglykoproteinen zu reagieren, können Makrophagen im Normalfall Grundsubstanz durch Phagozytose wieder abbauen. Da der Fibrocyt nicht zwischen *Gut und Böse* unterscheiden kann, entwickelt sich bei dessen chronischer Alteration zunehmend eine unphysiologisch strukturierte Grundsubstanz, die wesentlich durch ihre Beeinflussung aller zellulären Elemente zur Entwicklung chronischer Erkrankungen bis hin zu Tumoren beitragen kann (Heine 1985). Die Zuckerpolymeren der Grundsubstanz eignen sich somit aufgrund ihrer hohen Wasserbindungs- und Ionenaustauscherfähigkeit zur Informationsleitung und -speicherung in der Grundsubstanz. Anders als bei dem den genetischen Code konservierenden Biopolymer DNS geht es in der Grundsubstanz nicht um Informationskonservierung mit der Möglichkeit der Informationsweitergabe durch Transkription und Translation, sondern um schnelle geordnete Informationsleitung und -verteilung im Sinne der aktuellen Regelung der Homöostase.

Die Strukturkombinationen aus Wasser und Zuckerbiopolymeren stellen meiner Meinung nach das älteste Informations- und Abwehrsystem sauerstoffatmender ein- und mehrzelliger Lebewesen dar (wobei sich bei Einzellern, Bakterien und Viren die Zuckerpolymeren als äußere Hülle mit der Zellmembran verbinden). Diese Polymeren sind außerdem geeignet, die latente Entzündungsbereitschaft des Bindegewebes als Redoxsystem, durch Elektronenaufnahme und -abgabe, auf dem Niveau der Homöostase regulieren zu helfen (Levine und Kidd 1985). Aufgrund dieser Redoxeigenschaften kann jede den elektrischen Tonus der Grundsubstanz verändernde Situation als Information codiert und weitreichend wechselwirkend im Organismus verbreitet und verarbeitet werden. Gleichzeitig können überschüssige extrazelluläre Elektronen und Protonen in Form von Sauerstoff- und Hydroxylradikalen, die bei allen enzymatisch gesteuerten Umsetzungen auftreten, durch Wasser und Zuckerpolymere abgefangen werden. Die dabei entstehende Wärme ist wiederum zur Anregung biologischer Prozesse notwendig. Der Regelfähigkeit der Grundsubstanz kommt daher im Krankheitsgeschehen größte Bedeutung zu. Bei allen akuten und chronischen Erkrankungen sowie Tumoren lassen sich daher Regulationsstörungen und ultrastrukturelle Veränderungen der Grundsubstanz nachweisen (Pischinger 1983, Perger 1983, Heine 1985).

Die Zuckerpolymeren der Grundsubstanz erfahren im Verlauf der Evolution eine Bindung an ein Proteinrückgrad, woher sich die Bezeichnung Proteoglykane ableitet (nur Hyaluronsäure bildet eine Ausnahme), oder werden an die Außenseite der Zellmembranen durch Membranproteine und -lipide gebunden (Glykoproteine und -lipide des Zuckeroberflächenfilms (Glykocalyx) der Zelle). Ebenso erfahren alle Strukturproteine (Kollagen, Elastin, Fibronectin usw.) eine Glykosilierung.

An den meisten enzymatischen Reaktionen in der Grundsubstanz und in den Zellen sind Zucker als Bestandteil der Coenzyme beteiligt. Nucleotide sind aus einer Base, einem Monosaccharid (fast immer eine Ribose) und Phosphorsäure aufgebaut. Gerade weil Coenzyme zwischen verschiedenen Enzymen vermitteln, kommt ihnen im Stoffwechsel als Bindeglied besondere Bedeutung zu, wodurch dieser überhaupt erst möglich wird. Der Terminus Nucleotide weist darauf hin, daß diese zuerst als Bausteine der Nucleinsäuren (DNS, RNS) gefunden wurden. Auch bestimmte den extra-intrazellulären Informationstransfer vermittelnde zweite Boten, wie das cAMP, cGMP und Inositphosphat, enthalten ein Mononucleotid. In diesem durchgehenden *Zuckerprinzip des Lebendigen* scheint sich ein uraltes präzelluläres Evolutionsgeschehen widerzuspiegeln.

Die Wasser-Zucker-Biopolymeren sind evolutorisch immer modern geblieben. Mit Aufkommen der Metabolisierung von Sauerstoff als Lebensgrundlage wurde sofort auch die Janusköpfigkeit dieses evolutiven Schrittes offenbar. Einerseits ist für höher organisierte Lebewesen die Energiegewinnung aus Sauerstoff über die Bildung von ATP entlang der mitochonrialen Atmungskette lebensnotwendig, andererseits müssen die dabei entstehenden entzündungsfördernden Sauerstoffradikale unschädlich gemacht werden. Die bei den antioxidativen enzymatischen Vorgängen freiwerdende Energie kann von den Wasser-Zuckerpolymeren der Grundsubstanz abgefangen werden, wodurch nicht nur eine Kühlung des organismischen *Reaktors* erfolgt, sondern gleichzeitig die zur Aufrechterhaltung der Homöostase nötige Energie bereitgestellt wird. Ähnlich verhält es sich mit hochenergetischen Elektronen, die im wesentlichen aus dem oxidativen Aufbruch von Kohlenstoff-Wasserstoff-Verbindungen stammen, wie sie z. B. bei der Glucosespaltung entstehen (Levine und Kidd 1985). Dabei sind im Verlauf der Evolution wichtige intra- und extrazelluläre Antioxidansysteme entstanden, wie z. B. die intrazelluläre Superoxiddismutase, Catalase, Glutathionperoxidase und im Extrazellulärraum die Ascorbinsäure, Vitamin A und E u. a. m. Prinzipiell führen die bei der enzymatischen Sauerstoffmetabolisierung auftretenden Elektronen- und Protonenverschiebungen zu vielfältigen Radikalbildungen. Deren Energie wird über die Grundsubstanz in das physiologische Redoxpotential des Organismus eingespeist. Werden die für den Elektronen- und Protonentransfer verantwortlichen enzymatischen Schritte gestört, was zunächst durchaus fokal z. B. durch unzureichende Blutversorgung erfolgen kann, kommt es zu einem Anstau von Radikalen. Die daraus resultierende unphysiologische Veränderung des Redoxpotentials der Grundsubstanz führt bei längerer Dauer zur Gefahr der Entwicklung chronisch entzündlicher Erkrankungen bis hin zu Tumoren (Pischinger 1974, Perger 1983).

Das System Wasser-Zucker-Polymere erfährt in allen Organismen eine energetische Stabilisierung durch Bindung an ein Proteinrückgrad, das seinerseits über Verbindungsproteine an Hyaluronsäure gebunden ist (Abb. 2, 3). Diese Proteoglykan-Biopolymeren bekommen durch Sulfatierung und Aminierung sowie endständiges Anfügen von Acetylneuraminsäure (Sialsäure) erhöhte Elektronegativität (Übersicht bei Heine und Schaeg 1979). Wichtig für das Verständnis der funktionellen Beziehungen zwischen Wasser- und Proteoglykanmolekülen ist deren molekularer Aufbau. Proteoglykane haben eine bürstenähnliche Struktur, wobei das ca. 300 nm lange Proteinrückgrad den Bürstenstiel, die Polysaccharidketten aufgrund gegenseitiger elektronegativer Abstoßung die gestreckten ca. 60 nm bis 100 nm langen Borsten darstellen. Ihr gegenseitiger Abstand am Bürstenstiel liegt etwa zwischen

Herd- und Regulationsforschung (Pischinger)

10 bis 10 Dalton (Hascall und Hascall 1983). Diese Molekularform ist offenbar besonders zur Bindung von Wasser geeignet, wodurch ein einzelnes Proteoglykanmolekül schließlich einen gegenüber dem Molekulargewicht sehr großen Raum (*Domäne*) einnehmen kann. Die *Domäne* bestimmt wesentlich den *Molekularsiebcharakter* sowie das viscoelastische, stoßabsorbierende und energieverzehrende Verhalten der Grundsubstanz (Übersichten bei Balasz 1970, Heine und Schaeg 1979, Hay 1983).

Die molekulare Form des Gewebswassers ist eingehend von Trincher (1978) untersucht worden. Die besondere Eignung vernetzter Wassermoleküle als Informationsleiter und -speicher zwischen den Zellen ist nach Trincher (1978) auf deren molekulare Struktur zurückzuführen, die bei Körpertemperatur zu ca. 50% aus Flüssigkristallen besteht. Um Wasser in diesem Zustand zu halten, soll es bei $37,5^0$ C den geringsten Energiebedarf haben (Trincher 1978). In den Flüssigkristallen gespeicherte Fehlinformationen könnten entsprechend durch Temperaturerhöhung und damit Übergang zu mehr homogener Flüssigkeit wieder gelöscht werden (Trincher 1978). Auch die (von Popp 1976) angegebene Biophotonenemission von Zellen könnte über diese flüssigkristallinen interzellulären *Brücken* zu fernreichweitigen informativen Wechselwirkungen beitragen.

Kennzeichnend für kristalline Flüssigkeiten ist die Bildung parallel und zweidimensional angeordneter Molekülschwärme, die auf kleine Bezirke beschränkt und zeitlich nicht stabil sind. Sie befinden sich in ständiger Bildung und Auflösung und weisen relativ zueinander statisch ungeordnete Lagen auf. Die Größe dieser Schwärme liegt etwa im Lichtwellenbereich. Bereits schwache äußere Kräfte genügen, um einen höheren Ordnungszustand hervorzurufen (Hollemann-Richter 1962).

Die Basis aller interzellulären nah- und fernreichweitigen Wechselwirkungen in einem mehrzelligen Organismus stellen offenbar die Wasser-Zucker-Biopolymeren der Grundsubstanz dar, die aufgrund ihres chemischen Baues zur Informationsleitung und -speicherung befähigt sind. Das System ist energetisch offen und zur Entsorgung der bei allen metabolischen Prozessen anfallenden Energie aus Radikalreaktionen befähigt. Die dabei auftretenden Energieschwankungen können sich ab einer gewissen Größe durch Änderung der Zustandsform flüssigkristallinen Wassers schlagartig über die Grundsubstanz ausbreiten und von den Zellen als Information genutzt werden. Dazu reichen, wie es z. B. das Stichphänomen nach Pischinger (1974) und das Sekundenphänomen der Neuraltherapie nach Huneke (1983) zeigen, schon geringste Energiemengen aus. Die auf diese Weise ausgelösten Energieverschiebungen brauchen biochemisch nicht nachweisbar sein, sie können jedoch biophysikalisch u. a. als Schwankungen des Redoxpotentials des Bindegewebes meßbar werden. Es ist daher folgerichtig, daß vor allem bei chronischen Erkrankungen und Tumoren, die offenbar immer mit Veränderungen des Proteoglykanmusters in der Grundsubstanz einhergehen (Heine 1986), ein verändertes, therapeutisch häufig nicht regulierbares Redoxpotential der Grundsubstanz vorliegt (Pischinger 1974, Perger 1983).

Besonders eindrucksvoll stellt sich das lebenserhaltende Prinzip der Grundregulation im Vergleich zu der in Tumoren dar. Ganz anders als die Regelung normaler Grundsubstanz schnüren Tumorzellen membranumschlossene Vesikel ab (*Tumormatrixvesikel*), die mehr oder weniger das gesamte Spektrum von Zellbestandteilen erhalten können. Freigesetzt in den Extrazellulärraum führt das überhöhte Maß an Zellorganell- und Membranabbauprodukten (Prostaglandine, Leukotrine, Peroxide, Hydroxylionen, freigesetzten Nukleotide, Lipide, proteolytische Enzyme u. a. m.) zu einer Zerstörung regulärer Grundsubstanz und verstärkter tumoreigener Regelung über *Tumormatrixvesikel*. Dies wiederum scheint förderlich für das Tumorwachstum zu sein. In der Tumorgrundsubstanz verlieren gleichzeitig immunkompetente Zellen jedes Erkennungs- und Orientierungsvermögen. Da alle Chemotherapeutika und Zytostatika, um ihr Ziel erreichen zu können, die Grundsubstanz passieren müssen, wird dabei zwangsläufig die Regulation normaler Grundsubstanz angegriffen. Die frustranen Ergebnisse schulmedizinischer, an der einzelnen Tumorzelle ausgerichteter Tumortherapien bestätigen dies. Es wäre daher zu überlegen, ob nicht die Stärkung des gesunden Gewebes z. B. durch Aktivierung der Fibrocyten (*paramune Stimulation*, u. a. Phytotherapeutika) adjuvant zu den etablierten Therapien sinnvoller wäre. Dies kann auf die kurze Formel gebracht werden, den Tumor vom gesunden Gewebe aus zu bekämpfen.

In den Zuckerbiopolymeren scheinen sich die wesentlichen Elemente einer präzellulären Evolution widerzuspiegeln. Ausgehend von Karbohydraten können durch einfache oxidative Schritte Aldehyde (u. a. Polysaccharide) und Karbonsäuren entstehen. Letztere lassen sich wiederum durch einfache chemische Reaktionen leicht zu Proteinen und Fetten umwandeln. Entsprechend quantenchemischen Untersuchungen von Goldanskii (1986) sowie Hoyle und Wickramasinghe (1984) ist unter den extremen Bedingungen des interstelaren Raumes eine Entwicklung von Polysachariden möglich. Es braucht dabei nämlich nicht das für derartige Reaktionen unter normalen Temperaturen benötigte Energieniveau erreicht zu werden, es kann quantenchemisch umgangen, das heißt der dafür nötige Energieberg untertunnelt werden. Tunnelprozesse erlauben somit chemische Reaktionen bei außerordentlich tiefen Temperaturen (Goldanskii 1986). Wie die genannten Forscher zeigten, hat der auf diese Weise interstellar nachweisbare Formaldehyd besondere Bedeutung, da er, wie experimentell gezeigt wurde, sich unter diesen extremen Bedingungen zu Ketten von Formaldehyd-Polymeren zusammenschließen kann. Derzeit steht in Diskussion »ob interstellare Formaldehyd-Moleküle sich nicht tatsächlich in stabile Polysaccharide wie Zellulose und Stärke verwandeln können« (Goldanskii 1986). Es gibt bereits Hinweise, daß in Biopolymeren auch unter physiologischen Temperaturen quantenchemische Tunneleffekte auftreten können (Goldanskii 1986). Es berührt daher eigentümlich, daß damit naturphilosophische Gedanken von Giordano Bruno, Schelling und Goethe von der kosmischen Allgegenwart des Prinzips Leben einen naturwissenschaftlichen Unterbau erhalten.

Literaturhinweise siehe Seite 378

HOMÖOPATHIE UND ANDERE KOMPLEMENTÄRE HEILMETHODEN

DIE BEDEUTUNG DER HOMÖOPATHIE IN DER HEUTIGEN MEDIZIN
   Dr. Karl-Heinz Gebhardt 159

DIE HOMÖOPATHIE IN ÖSTERREICH
   Dr. Helga Lesigang 165

EFFEKTE HOMÖOPATHISCHER PRÄPARATIONEN IM ZELLSTOFFWECHSEL
   Univ.-Prof. Dr. Günther Harisch 169

PHYTOTHERAPEUTIKA
   o. Univ.-Prof. Dr. Wolfgang Kubelka 178

DIE ANTHROPOSOPHISCH ORIENTIERTE MEDIZIN
   Dr. Peter Heusser 183

MÖGLICHKEITEN DES ARZNEIMITTELNACHWEISES IN DER HUMAN- UND VETERINÄRMEDIZIN, FORSCHUNG UND DOKUMENTATION
   Dr. Hamisch W. Boyd 190
   Univ.-Prof. Dr. Günther Harisch 193
   Dr. Franz Swoboda 194

DIE LEHRBARKEIT DER HOMÖOPATHIE
   Dr. Peter König 196
   Dr. Helga Lesigang 199
   Dr. Ulrich D. Fischer 201

ENZYMTHERAPIEN UND MÖGLICHKEITEN DER IMMUNMODULATION
   Univ.-Prof. Dipl.-Ing. Dr. Ernst-Johannes Menzel 203

ELEKTRISCHE DIAGNOSTIK, ARZNEI- UND HERDTESTUNG
   Dr. Reinhold Voll 207
   Dr. Wolfgang Schmitz-Harbauer 211
   Dr. Erwin Schramm 214

KLINIK UND BIOCHEMIE DER OZON-SAUERSTOFFTHERAPIE
   MedRat Dr. Ottokar Rokitansky 218
   Dr. Renate Viebahn 223
   Dr. Eleonore Blaurock-Busch 229

DIE BEDEUTUNG DER HOMÖOPATHIE IN DER HEUTIGEN MEDIZIN

Dr. Karl-Heinz Gebhardt, 1. Vorsitzender des deutschen Zentralvereins homöopathischer Ärzte, Karlsruhe

Einleitung

Die Homöopathie existiert seit fast 200 Jahren. Sie wurde im neuen deutschen Arzneimittelgesetz von 1978 mit eigenen Paragraphen verankert. In der Bundesrepublik Deutschland gibt es sogar ein eigenes amtliches homöopathisches Arzneibuch. Dennoch gilt diese Heilmethode bei vielen Vertretern der klinischen Medizin als unwirksam, bestenfalls als unreine Placebo-Therapie, wie es Spitzy hier in Wien einmal formuliert hat. Erst an wenigen deutschen Universitäten werden zögernd offiziell Vorlesungen über Homöopathie angeboten. Woher kommt diese Zurückhaltung, und hat die Homöopathie therapeutisch und wissenschaftlich wirklich so wenig zu bieten? Zur Beantwortung dieser Fragen ist zunächst eine Betrachtung der Möglichkeiten und Grenzen der heutigen Medizin erforderlich.

Möglichkeiten und Grenzen der modernen Medizin

Die heutige klinische Medizin ist erst knapp 150 Jahre alt. Sie trat ihren Siegeszug als naturwissenschaftliche Medizin an, und so versteht sie sich auch noch heute. Am extremsten hat das Virchow in seiner Rede am 3. Mai 1845 ausgedrückt:
»Die neueste Medizin hat ihre Anschauungsweise als die mechanische, ihr Ziel als die Feststellung einer Physik der Organismen definiert. Sie hat nachgewiesen, daß Leben nur ein Ausdruck für eine Summe von Erscheinungen ist, deren jede einzelne nach den gewöhnlichen physikalischen und chemischen (d. h. mechanischen) Gesetzen vonstatten geht.«
Naturwissenschaft in dieser radikalen Form steht auf den Erkenntnissen von Galilei und Newton. Alle Abläufe sind dabei in Kausalketten verbunden und vorausberechenbar sowie mathematisch definierbar. Ergebnisse und Begleitfaktoren sind meßbar und wägbar. Mit großer Konsequenz hat die moderne Medizin diesen Weg verfolgt und den objektivierbaren Befund zum fast alleinigen Maßstab ihres Handelns erhoben.

Bei einer solchen Betrachtungsweise wird allerdings übersehen, daß intakte biologische Systeme aufgrund ihres Gedächtnisses mit der Fähigkeit einer daraus abgeleiteten modifizierten Reaktion auf den 2. Reiz oft ganz anders als auf den 1. reagieren, im Gegensatz zu den Gesetzen der Mechanik, wo auf dieselbe Actio immer die gleiche Reactio folgt.

Der Erfolg schien der streng naturwissenschaftlichen Medizin jedoch zunächst recht zu geben. Die Entwicklung der Bakteriologie und Hygiene erlaubte Einblicke in wesentliche Entstehungsbedingungen der Infektionskrankheiten und eröffnete Möglichkeiten der Prophylaxe. Mit den Chemotherapeutica und Antibiotika war erstmals eine aktive Bekämpfung infektiöser Erkrankungen möglich, wenn auch der Traum von der Therapia magna sterilisans aufgegeben werden mußte.

Ein weiteres bewundernswertes Ergebnis der mechanistischen Denkweise im Sinne des jungen Virchow ist die großartige Entwicklung der Medizintechnik. Dadurch ergaben sich nicht nur immer neue diagnostische Möglichkeiten, sondern auch nie gekannte therapeutische Wege. Erwähnt seien hier nur die moderne Chirurgie, die Intensivmedizin, Dialyse und der Organersatz.

Während so die Kindersterblichkeit drastisch gesenkt, die meisten akuten Krankheiten verhütet oder sicher beherrscht, und auch eine Reihe von bisher unheilbar chronisch Kranken wesentlich gebessert, ja zum Teil geheilt werden konnte, wie z. B. bestimmte Formen der Lymphogranulomatose und der akuten Leukämie, gibt es auf der anderen Seite immer mehr chronisch Kranke mit und ohne Organbefunden, für die eine rationale Therapie nicht existiert. Ich nenne hier nur chronische Lebererkrankungen, die chronisch-rezidividierende Pyelonephritis, multiple Sklerose, chronische Polyarthritis, viele Arten von Krebserkrankungen, chronische Gefäßleiden, vegetative Regulationsstörungen, psychosomatische Krankheiten. Die Entstehungsursachen vieler dieser Leiden und Möglichkeiten zu ihrer Prophylaxe sind noch ungenügend erforscht. Der einseitige, streng naturwissenschaftliche Denkansatz versagt hier offenbar. Und in der Tat ist der Mensch ja ein mehrdimensionales Wesen. Mit seinem Körper ist er den Gesetzen von Physik und Chemie unterworfen. Der psychische Bereich ist dagegen nur mit geisteswissenschaftlichen Methoden zu erforschen und zu behandeln. Es besteht aber eine massive Wechselwirkung zwischen Soma und Psyche. Für die unsterbliche Seele ist die Theologie zuständig. Daraus folgt, daß auch die heutige Medizin niemals rein naturwissenschaftlich sein kann. Sie ist mindestens ebensoviel Geisteswissenschaft und zu einem Teil sogar noch Theologie. Dieser Erkenntnis hat sich die klinische Medizin aber bisher weitgehend verschlossen. Zumindest wird ihr naturwissenschaftlicher Teil einseitig überbetont. Erst allmählich hält mit der Psychosomatik auch die geisteswissenschaftliche Seite Einzug in das offizielle Lehrgebäude.

Prinzipien der Homöopathie

Als Hahnemann 1796 die Homöopathie konzipierte, benutzte er dabei ein bereits von Hippokrates erwähntes Heilprinzip, das nur in den vergangenen Jahrhunderten nicht weiterentwickelt worden war. Grundlage der Homöopathie bildet die Simileregel:

Similia similibus curentur. Das bedeutet: Ein Arzneistoff, der beim Menschen eine dem vorliegenden Krankheitsbild ähnliche Symptomatik zu erzeugen vermag, kann zur Heilung dieser Krankheit verwendet werden.

Erste Voraussetzung für ein solches Vorgehen ist eine genaue Kenntnis der grob- und feintoxikologischen Wirkungen einer Arznei auf den Menschen. Zur Erforschung der letzteren baute Hahnemann die Arzneimittelprüfung an gesunden, reaktionsfähigen Versuchspersonen systematisch aus. Er war damit der erste klinische Pharmakologe. Die zweite Voraussetzung bildet die genaue Kenntnis des vorliegenden Krankheitsbildes mit allen objektiven und subjektiven Symptomen. Eine subtile Anamnesetechnik und sorgfältige Untersuchung sind hierzu erforderlich. Auch darüber machte Hahnemann im Organon der Heilkunst detaillierte Angaben. Für die Mittelwahl entscheidend sind dabei streng individuelle Symptome und Zeichen, deren Herausarbeitung den schwierigsten Teil der homöopathischen Arzneifindung darstellt.

Die homöopathische Pharmazie schließlich legt durch ein besonderes Verfahren der stufenweisen Verkleinerung der Arzneidosis die Wirkkräfte der Arzneisubstanzen erst frei und erlaubt die streng individuelle Anpassung der Dosis für den Kranken.

Möglichkeiten und Grenzen der Homöopathie

Während in der klinischen Medizin die dort verwendeten großen Arzneidosen aufgrund der chemischen Energie, die sie im Körper entfalten, wirken, stoßen die kleinen, streng individuell ausgewählten homöopathischen Arzneidosen die körpereigene Regulation zur Heilung der Krankheit an. Daraus folgt, daß eine Indikation für die Homöotherapie nur dort besteht, wo die körpereigene Regulation noch intakt ist. Ist sie dagegen blockiert oder zusammengebrochen, müssen die Mittel der klinischen Medizin eingesetzt werden.

Die Bedeutung der Homöopathie in der heutigen Medizin

Schon Hahnemann wies darauf hin, daß eine Behandlung nach der Ursache, die leider auch in der heutigen Medizin noch die Ausnahme darstellt, selbstverständlich Vorrang hat. Das gleiche gilt für eine notwendige Substitutionstherapie, z. B. bei der Perniciosa, oder für erforderliche unterstützende Maßnahmen wie bei einer chronischen Herzinsuffizienz mit Digitalis.

Andererseits läßt sich homöopathisch bereits dort behandeln, wo im Vorfeld einer Erkrankung erst Befindensstörungen vorliegen und mangels Befund noch keine Diagnose gestellt werden kann. Auch gibt es zahlreiche Krankheitsbilder, die zwar mit einem mehr oder minder zutreffenden Diganoseetikett versehen sind, für die jedoch keine rationale Therapie existiert. Hier lassen sich mit Hilfe der Homöopathie oft noch phänomenologische Anknüpfungspunkte für eine erfolgreiche Therapie finden.

Die Bedeutung der Homöopathie für die moderne Medizin

Nach Brockhaus ist »Wissenschaft der Versuch, Tatsachen zu erklären, wobei Begründbarkeit, Darstellbarkeit und Ergänzbarkeit der Ergebnisse grundsätzlich unterstellt werden... Ihre Aussagen sind wahre, wenn — dann — Sätze... Sie verlangt zu ihrer Sicherung eine vorgängige philosophische Besinnung auf Möglichkeiten und Grenzen der benutzten Verfahren im Rahmen einer Wissenschaftstheorie... Durch Vermittlung von Hypothesen werden allgemeine Gesetze gefunden, die die beobachteten Vorgänge erklären und voraussagbar machen.«

Es soll nun untersucht werden, welche Bedeutung die Homöopathie im Rahmen dieses Wissenschaftsbegriffes für die moderne Medizin hat. Dabei ist zu berücksichtigen, daß die Medizin eine Wissenschaft ist, deren Ziel praktisches Handeln zum Wohle des kranken Menschen ist. Wenn man eine Methode innerhalb der Gesamtmedizin beurteilen will, muß man daher fragen:
1. Was leistet sie für die Theorie der Medizin?
2. Was leistet sie für die Praxis der Medizin?

Der praktische Beitrag der Homöopathie zur Therapie wurde bereits skizziert. Sie stellt eine wirksame Ergänzungstherapie dar, mit der sich zahlreiche therapeutische Probleme lösen lassen.
Indikationen für die Homöopathie sind:

1. Akute Krankheiten, z. B. Grippe, Bronchitis, Kinderkrankheiten, Erysipel, Herpes zoster. Die Erfolge sind hier gleich gut wie bei der klinischen Medizin, jedoch mit erheblich weniger Nebenwirkungen und preiswerter zu erreichen.
2. Chronische Krankheiten, z. B. Hautkrankheiten, Rheuma, chronische Magen-Darm- und Lebererkrankungen, Allergien. Besonders in leichteren und mittelschweren Fällen lassen sich befriedigende bis gute Ergebnisse erzielen.
3. Psycho-somatische Krankheiten: Hier ist die Homöopathie in vielen Fällen der klinischen Medizin überlegen. Die Heilung erfolgt oft sogar schneller und wesentlich preiswerter als mit einer Psychotherapie.

Neben diesen praktischen Ergebnissen wird der Beitrag der Homöopathie zur Theorie der Medizin leicht übersehen. Er ist aber eher noch wichtiger, zumal sich auch daraus praktische Konsequenzen ergeben.

Im Unterschied zur klinischen Medizin, deren Anknüpfungspunkt die Diagnose ist, stützt sich die Homöopathie primär auf die vorhandene Krankheitssymptomatik. Sie benötigt die Diagnose zwar auch, aber nur, um entscheiden zu können, welche Behandlung im vorliegenden Falle durchgeführt werden muß. Ist eine Homöotherapie indiziert, spielt die klinische Diagnose keine Rolle mehr, allein die individuellen Symptome und Zeichen bestimmen die Arzneimittelwahl. Dieses Vorgehen setzt eine äußerst subtile Beobachtung des Patienten nicht nur zu Beginn der Therapie, sondern

Die Bedeutung der Homöopathie in der heutigen Medizin

Der kranke Mensch

Subjektive Symptome / objektive Symptome (Zeichen)

Krankheitsbild (betrifft den ganzen Menschen)

Klinische Diagnose (erfaßt nur Teilaspekte des Krankseins)

Selektion geeigneter Therapieverfahren

Erforschung der Pathogenese

Homöopathie

biochemische „*rationale*" Therapie
1. Nach der Ursache (selten erreicht)
2. Zur Beseitigung unerwünschter Symptome (Regelfall)

individuelles Symptom § 153 Organon

Simileregel

homöopathische Arznei

individuelle Dosis

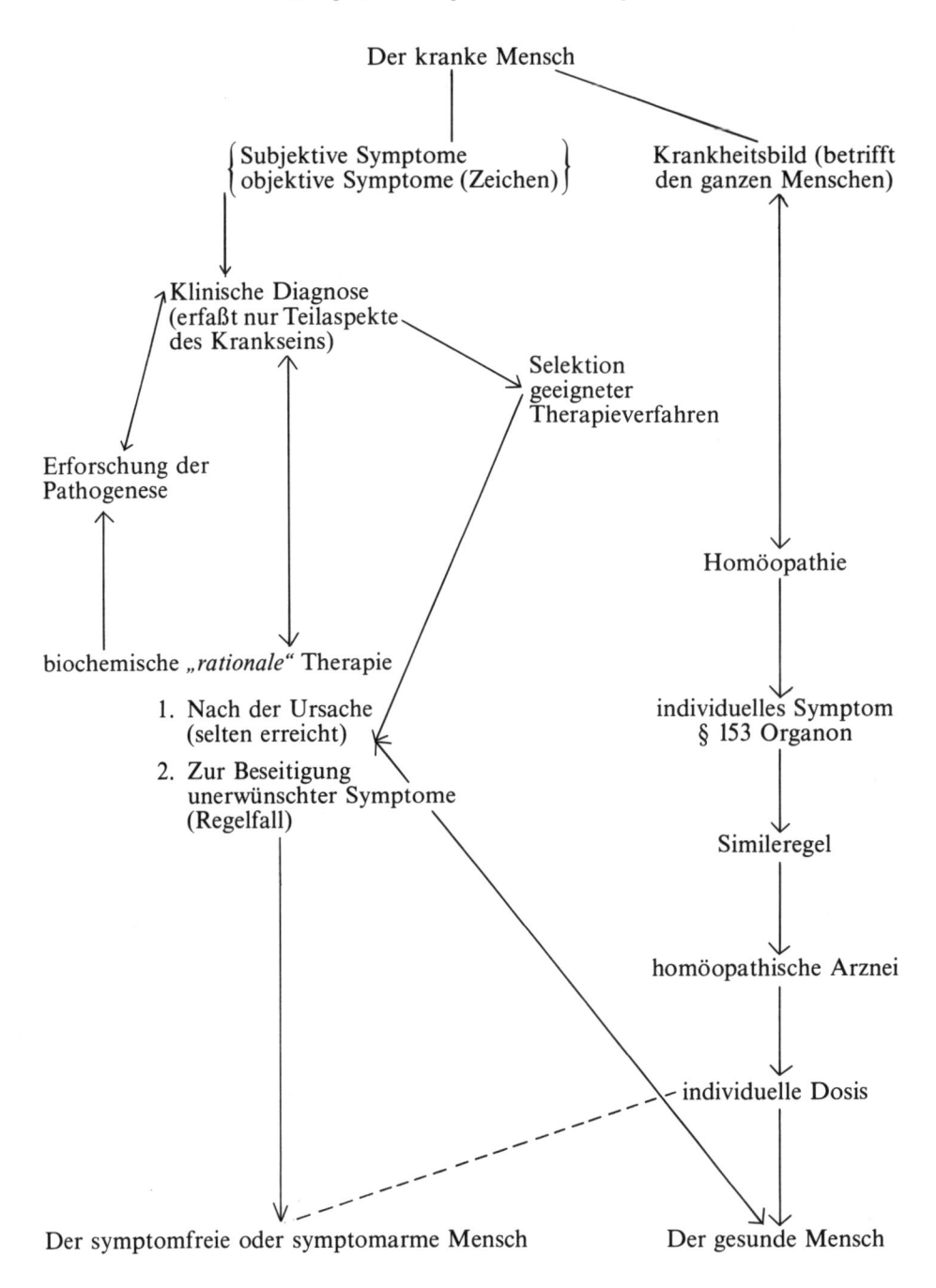

Der symptomfreie oder symptomarme Mensch

Der gesunde Mensch

Abbildung 1: Unterschiede bei Diagnostik und Therapie zwischen Homöopathie und klinischer Medizin.

Die Bedeutung der Homöopathie in der heutigen Medizin

auch in allen Phasen des Krankheitsverlaufs voraus. Daraus ergaben sich aber bereits für Hahnemann und seine ersten Schüler neue und auch heute noch bedeutsame Erkenntnisse über Entstehung und Verlauf von Krankheiten. Die wichtigsten sind:

1. Die Heringsche Regel

Constantin Hering, ein Schüler Hahnemanns, fand folgende Gesetzmäßigkeit: Die Krankheiten heilen von oben nach unten und von innen nach außen. Die Symptome verschwinden in der umgekehrten Reihenfolge ihres Entstehens, die zuletzt aufgetretenen also zuerst, alte dagegen später. Von oben nach unten bedeutet, daß zunächst eine subkutive Besserung im seelisch-geistigen Bereich einsetzen muß, erst danach die körperliche. Bessern sich dagegen erst somatische Symptome, z. B. Gelenkschmerzen, bei gleichzeitiger Verschlechterung des Allgemeinbefindens und der Stimmung, so ist die Therapie quoad sanationem unwirksam. Heilung von innen nach außen bedeutet, daß z. B. eine Hautkrankheit erst dann definitiv verschwinden kann, wenn die inneren Bedingungen für ihre Entstehung beseitigt sind.

2. Unterdrückungskrankheiten

Diese Erkenntnis ergibt sich zwanglos aus der Heringschen Regel. Wird z. B. eine Hautkrankheit durch Cortison-Salben scheinbar geheilt, d. h. nur von der Haut vertrieben, kann sich der Körper ein anderes Erfolgsorgan als Ventil für die in ihm unvermindert ablaufenden krankhaften Prozesse suchen. So können Asthma bronchiale oder eine chronische Colitis die Folge sein. Durch das oft erhebliche zeitliche Intervall werden diese Zusammenhänge in der heutigen Medizin meist nicht mehr erkannt. Dabei spielt dieser Mechanismus bei der Entstehung chronischer Krankheiten eine wichtige Rolle.

3. Entstehung chronischer Krankheiten

Mit diesem Problem hat sich Hahnemann sehr eingehend beschäftigt. Er fand als Ursache verschiedene Noxen, die, angeboren oder erworben, die normale Regulationsfähigkeit des Organismus verändern können und den Krankheitsverlauf maßgeblich bestimmen, wodurch sich die Hauptformen chronischer Krankheiten ergeben:
 a. entzündliche
 b. proliferative
 c. destruktive.

Zur Umsetzung der Vorstellungen Hahnemanns in die moderne medizinische Nomenklatur hat Dorcsi hier in Wien einen entscheidenden Beitrag geleistet. Für Prognose und Therapie sind diese Vorstellungen, die in hochdifferenzierter Form in der homöopathischen Literatur niedergelegt sind, von ausschlaggebender Bedeutung.

4. Prävention

Es leuchtet ohne weiteres ein, daß erst die Kenntnis dieser Fakten eine wirksame Prävention ermöglicht. Bei Übernahme dieses homöopathischen Gedankenguts durch die klinische Medizin könnte die allgemeine Volksgesundheit sicher entscheidend verbessert werden.

5. Wissenschaftstheorie

Die Akzeptanz der Homöopathie durch die klinische Medizin ist noch immer sehr gering. Die Gründe liegen in wissenschaftstheoretischen Unterschieden, die nach einer Analyse von Thomas Kuhn die gravierendste Hemmschwelle auf dem Wege zu einer Verständigung zwischen Vertretern unterschiedlicher wissenschaftlicher Auffassungen darstellen. Jede Wissenschaft besitzt als Fundament unantastbare Prämissen, von Kuhn Paradigmata genannt. Sie lassen sich nur sehr schwer verändern.

Die unterschiedlichen Paradigmata in klinischer Medizin und Homöopathie zeigt Abb. 2. In der klinischen Medizin wird die Therapie aus Diagnose und Pathogenese abgeleitet, dann aber die immer gleiche Behandlung für alle Patienten mit derselben klinischen Diagnose angewandt, wobei die Arzneistoffe in relativ großen Dosen ver-

Die Bedeutung der Homöopathie in der heutigen Medizin

Paradigmata

Klinische Medizin	Homöopathie
1. Diagnose — Paradigma	Symptom — Paradigma
2. Pathogenese — Paradigma	Arzneiwirkungs—Paradigma
3. Kollektivtherapie — Paradigma	Individualtherapie — Paradigma
4. Wirkstoff — Paradigma	Signalsteuerungs — Paradigma

Abbildung 2

abreicht werden, da ihre Wirkung von der chemischen Energie abhängt, die sie im Körper entfalten.

Im Gegensatz dazu stützt sich die Arzneimittelfindung in der Homöopathie ausschließlich auf die individuelle Symptomatologie des Kranken und die Kenntnis der ebenso individuellen Ergebnisse der Arzneimittelprüfungen. Daraus folgt, daß ein so gefundenes Arzneimittel nur bei dem Patienten helfen kann, für den es individuell ausgesucht wurde. Die dabei verwendete Dosis ist oft so niedrig, daß man keine grobstoffliche Wirkung mehr, sondern eine Signalsteuerung annehmen muß, wofür Gutmann und Resch hier in Wien zahlreiche Indizien geliefert haben.

Selbstverständlich ergeben sich aus diesen grundlegend verschiedenen Therapiekonzepten von klinischer Medizin und Homöopathie auch gänzlich andere Voraussetzungen bei dem Problem des Wirksamkeitsnachweises. Die Homöopathie stellt damit aber eine echte wissenschaftstheoretische Herausforderung der klinischen Medizin dar, der sich diese stellen sollte. Nur so werden sich in Zukunft beide Disziplinen befruchten und wirksam ergänzen, damit aber die therapeutische Palette des Arztes zum Wohl des Patienten wesentlich erweitern.

Literaturhinweise siehe Seite 379

DIE HOMÖOPATHIE IN ÖSTERREICH

Dr. Helga Lesigang, Wien

Wien hat für die Homöopathie in mehrfacher Hinsicht eine besondere Bedeutung. Am Ende des 18. Jahrhunderts hatte sich hier ein Wandel im medzinischen Denken und in der medizinischen Ausbildung vollzogen. Van Swieten und DeHaen, beide Schüler von Boerhave, hatten eine neue Studienordnung an der Wiener Universität inauguriert. Es gab Chemieunterricht für die Studenten, es gab einen eigenen botanischen Garten, in dem Heilpflanzen gezogen wurden, und es gab vor allem die praktische Unterweisung am Krankenbett im sogenannten Bürgerspital. (1784 wurde dann das Allgemeine Krankenhaus als Universitätsspital errichtet.) In diese Blütezeit der Ersten Wiener Medizinischen Schule kam nun 1777 ein junger Student aus Leipzig, Samuel Friedrich Hahnemann. Bisher war er von seinem Studium enttäuscht gewesen (er soll einmal gesagt haben, während der zwei Jahre in Leipzig habe er keinen einzigen Kranken gesehen), hier erlebte er nun eine Medizin, wie sie damals wohl auf der ganzen Welt nicht besser vorstellbar war. Sein unmittelbarer Lehrer wurde Joseph von Quarin, der Leibarzt der Kaiserin Maria Theresia und später Josephs II. Quarin war damals Leiter des Krankenhauses der Barmherzigen Brüder und nahm sich des Studenten Hahnemann besonders an. Dieser sagte später: »Quarin verdanke ich alles, was an mir Arzt genannt werden kann.« Die Grundlagen für die Entwicklung der Homöopathie erwarb sich Hahnemann aber bei einem Mitarbeiter von Quarin, Anton von Störck. Störck führte für die damalige Zeit revolutionäre klinisch pharmakologische Versuche mit Heilpflanzen durch. Diese Versuche wurden nach genauen Richtlinien durchgeführt. Untersucht wurden teils bekannte, teils noch nicht medizinisch in Verwendung genommene, oft sehr giftige Pflanzen wie Conium (der Schierling), Aconitum (der Eisenhut), Hyoscyamus (das Bilsenkraut), Datura stramonium (der Stechapfel), Colchicum (die Herbstzeitlose) und ähnliche. Zur Herstellung des Mittels wurden die frischen Pflanzen aus dem Botanischen Garten verwendet. In Tierversuchen wurde dann die wirksame, nicht mehr toxische Dosierung festgestellt, im Selbstversuch die Unschädlichkeit der Arznei noch überprüft und dann erst Versuchsreihen an Kranken angestellt. Über diese Versuche wurde sehr sorgfältig Buch geführt. Dabei entstanden Fragen, die auch heute noch nicht restlos beantwortet sind, z. B.: Nach welchen Regeln setzt man eine Arznei gezielt ein? Wie kann man die Art einer Arzneiwirkung im voraus erkennen? Warum wirkt dieselbe Arznei nicht in jedem gleichartigen Fall? Zur Beantwortung vor allem der letzten Frage forderte Störck eine genaue klinische Beobachtung, um differentialdiagnostische Zeichen, Hinweise auf ein bestimmtes Arzneimittel zu erfahren. Diese Frage nach der Affinität hat Hahnemann jahrelang beschäftigt. Er fand die Antwort in der sogenannten Similregel: *similia similibus curentur (Ähnliches soll durch Ähnliches geheilt werden)*. Auf dieser Regel baut die Homöopathie auf.

Substanzen, die bei einem beschwerdefreien Menschen Symptome hervorrufen, können bei Kranken mit ähnlichen Symptomen als Heilmittel eingesetzt werden. Auch in der Frage der Dosierung folgt Hahnemann seinem Lehrer Störck. Dieser hat ja schon eine möglichst niedrige Dosierung gefordert, um die Giftwirkung hintanzuhalten. Hahnemann entwickelt ein ganz besonderes Verfahren, die sogenannte *Potenzierung*, bei dem eine Substanz schrittweise immer mehr verdünnt und zusätzlich — das ist das Revolutionäre an der Methode — entweder mit dem Lösungsmittel verschüttelt oder verrieben wird. Auf diese Weise gelingt es, trotz minimalster Konzentration ein Optimum an Wirkung zu entfalten. Erst heute —

mit den Möglichkeiten der modernen Physik — ist man dabei, dieses Phänomen zu erklären, welches das Genie Hahnemann vor 200 Jahren entdeckte und in die Therapie einführte.

Die Homöopathie als Heilmethode hat eine große Verbreitung auf der ganzen Welt gefunden. Es gab homöopathische Krankenhäuser, Lehrstühle an Universitäten, bedeutende Forschungen zur Erweiterung der Materia Medica. Mit den technischen Errungenschaften unserer heutigen Medizin und der Entwicklung hochwirksamer Medikamente wie der Antibiotika, der Cortisonpräparate, der hormonellen Substitution hat sie lange Zeit sehr an Attraktivität verloren. So vieles schien plötzlich machbar zu sein. Grenzen der Therapierbarkeit waren verschoben. Heute schlägt das Pendel wieder in die andere Richtung aus. Hochpotente Mittel haben eben oft auch ziemlich gefährliche Nebenwirkungen und wollen sehr sparsam und gezielt eingesetzt werden. Infektionskrankheiten haben viel an Gefährlichkeit verloren, aber die Morbidität ist nicht geringer geworden. Die Zahl der Patienten in den Wartezimmern der Ärzte ist ja ein deutlicher Hinweis dafür, daß die Menschen nicht weniger krank geworden sind; geändert hat sich die Lebenserwartung und die Art der Krankheiten, mit denen wir es vorwiegend zu tun haben. Sehr oft sind es chronische Krankheiten, bie denen der Einsatz von Medikamenten mit Nebenwirkungen wegen der voraussichtlich längeren Therapiedauer überhaupt problematisch ist. Allergien sind generell im Zunehmen, speziell auch Allergien auf Medikamente und ihre Abbauprodukte. Da bietet sich dann als unschädliche Therapiemöglichkeit die Homöopathie an. Speziell von seiten der Patienten ist in den letzten zehn Jahren viel zur Verbreitung der Homöopathie in Österreich getan worden. Immer mehr Menschen suchten nach Ärzten, die diese Methode praktizieren. Trotz der Tatsache, daß auf keinem unserer Ordinationsschilder das Wort Homöopathie steht, daß in den Telefonbüchern dieser Hinweis nicht aufscheint, suchen und finden Patienten den homöopathischen Arzt.

In Österreich hat die Homöopathie einen ähnlichen Entwicklungslauf genommen wie sonst auch überall auf der Welt.

Trotz des Verbots im Jahre 1819 fand die Methode begeisterte Anhänger. Im Spital der Barmherzigen Schwestern wurde vorwiegend homöopathisch behandelt. Der Leiter dieses Spitals, Dr. Fleischmann, wurde als Dozent für den praktischen Unterricht für Homöopathie an der Universität Wien geführt. Im Jahr 1837 wird das Verbot der Homöopathie aufgehoben, trotzdem sind die Vertreter dieser Richtung vielen Anfeindungen, vor allem aus der anders orientierten Kollegenschaft ausgesetzt. Unter diesem Druck wird 1842 der 1. Verein homöopathischer Ärzte gegründet, eine eigene Österreichische Zeitschrift für Homöopathie wird herausgegeben, und zahlreiche Arzneimittelprüfungen werden durchgeführt. In Prag, Wien und Budapest wird die Homöopathie an der Universität gelehrt, in vier Spitälern der Barmherzigen Schwestern in Österreich wird homöopathisch behandelt. Mit der Entwicklung der modernen Medizin geht auch in Österreich diese erste Blütezeit der Homöopathie zu Ende, die nachkommenden Generationen sind fasziniert von den neuen Entdeckungen und Möglichkeiten. Erst in der Zwischenkriegszeit beginnt, dem Beispiel Deutschlands folgend, wieder ein Umdenken. Trotzdem wird die Homöopathie aber in der öffentlichen Lehrmeinung totgeschwiegen oder gar lächerlich gemacht. Wer Medizin studierte — und das war bis vor kurzem so — hat im Laufe seines Studiums höchstens einmal, meist im Rahmen der Pharmakologie, die Homöopathie erwähnt gehört mit der mitgelieferten Erklärung der Placebowirkung. Zu gleicher Zeit war aber das Wissen um die Herstellung der homöopathischen Arznei Teil der Pharmazeutenausbildung — wie genau, vermag ich allerdings nicht zu beurteilen.

Es gab und gibt ein offizielles Homöopathisches Arzneibuch, in dem vom Gesetzgeber genaue Richtlinien für die Arzneimittelherstellung vorgeschrieben sind.

Die Homöopathie in Österreich

Einzelne Kollegen in Österreich haben das Wissen um die Homöopathie durch die Zeit der Kriegswirren durchgetragen und konnten einer Gruppe von jungen Ärzten noch ihre Erfahrung weitergeben. So wurde auch eine umfangreiche Literatursammlung der alten Vereinsbibliothek bewahrt und ist heute Bestandteil der Bibliothek der Gesellschaft. Vor allem Frau Dr. Maria Schreiber war da das wesentliche Bindeglied. 1953 kam es zur Gründung einer neuen Ärztegesellschaft für Homöopathie in Österreich. Von Anfang an ist der Kontakt zu anderen Ländern ein sehr intensiver, vor allem zu den deutschsprachigen Homöopathen in Deutschland und in der Schweiz. Jahrelang werden gemeinsame Fortbildungsveranstaltungen abgehalten, aber auch internationale Kongresse finden in Österreich statt (1958 in Salzburg, 1973 und 1983 in Wien). Es gelingt in Österreich, vor allem durch den intensiven Erfahrungsaustausch und die persönlichen Kontakte der einzelnen Vertreter, eine Spaltung innerhalb der Gesellschaft zu vermeiden — eine Entwicklung, die leider in anderen Ländern nicht aufzuhalten war und der Homöopathie großen Schaden zugefügt hat. Es hat eigentlich von Anfang an in der Homöopathie eine mehr naturwissenschaftlich orientierte Richtung gegeben, bei der eher niedere Potenzen verwendet wurden, und eine sogenannte *klassische* Richtung, die Hochpotenzen in eher seltenen Gaben verordneten. Beide berufen sich auf Hahnemann. Die Wiener Schule führt diese Gegensätze wieder zurück auf das, was sie ursprünglich waren, zwei Möglichkeiten mit bei beiden durchaus legitimen, aber eben verschiedenen Anwendungsbereichen. Wir lernen und verordnen beides, eben je nach der Art der Erkrankung und je nach der Möglichkeit unseres Zugangs zum Patienten.

Die Homöopathie hat in Österreich seit 1953 eine rasante Entwicklung genommen. In der Rückschau würde ich die erste Zeit vor allem als ganz intensive Lernzeit betrachten, als eine Besinnung und Entwicklung dessen, was jetzt als Frucht geehrt werden kann. Die Mitglieder der Gesellschaft waren noch nicht viele. Ihr Einsatz und ihre Begeisterung für die Methode waren enorm. Sie mußten sich noch alles an Hand der Literatur selbst erarbeiten. Ausbildung in dem Sinn, wie wir sie heute haben, gab es noch nicht. Die Lernprogramme, die Didaktik unserer Schule, wurden ja erst schrittweise entwickelt und mußten sich bei jeder Fortbildung neu bewähren. Ein eigener Arbeitskreis unter der Leitung von Prof. Dr. Dorcsi befaßte sich vor allem mit der Frage der Ausbildung. Im Jahr 1973 wurden die ersten Ausbildungsskripten veröffentlicht. Die Zeit danach möchte ich als Öffnung nach außen sehen. Durch die regelmäßige Abhaltung der Kurse (seit 1975 in Baden bei Wien) konnten Hunderte von Kollegen mit der Homöopathie vertraut gemacht werden. Auch die, die selbst die Methode in der Praxis nicht anwenden wollen oder können, wissen zumindest, worum es sich handelt, und werden gegebenenfalls auch zur Zusammenarbeit bereit sein. Die Gründung eines Ludwig-Boltzmann-Institus für Homöopathie 1975 war eine weiterer wichtiger Schritt. Die Homöopathie konnte einfach nicht mehr nur belächelt oder totgeschwiegen werden, man mußte sich jetzt schon mit ihr auseinandersetzen. Im Rahmen dieses Boltzmann-Institutes wird seit 1975 regelmäßig eine Ambulanz geführt worden, anfangs in der Wiener Poliklinik, später, als Prof. Dr. Dorcsi das Primariat für Physikalische Medizin im Krankenhaus Lainz übernahm, dort auf seiner Abteilung. Es konnte sich eine Zusammenarbeit mit anderen Abteilungen entwickeln, Patienten werden zur homöopathischen Behandlung zugewiesen, der Homöopath wird bei bestimmten Fragestellungen auf manchen Stationen zugezogen. Diese Ambulanz wurde teilweise als Lehrambulanz geführt, um Kollegen, die die Homöopathie erlernen wollen, in die Praxis der Methode einzuführen. Untersuchungen über die Wirksamkeit der homöopathischen Terapie bei bestimmten klinischen Fragestellungen sind durch das Interesse und die Zusammenarbeit anderer Abteilungen möglich geworden. Um Prof. Dr. Dorcsi hat sich ein Schülerkreis gebildet, der aktiv um Aus- und Fortbildung bemüht ist. Die Schüler

Die Homöopathie in Österreich

der ersten Zeit auf der Poliklinik sind jetzt zum Teil selbst schon als Lehrer und Vortragende tätig. In ganz Österreich werden jährlich zahlreiche Einführungs- und Fortbildungsveranstaltungen durchgeführt. Besonders wichtige Referate aus diesen Veranstaltungen werden gesammelt und in einem Jahrbuch, den *Documenta Homöopathica* im Haug Verlag herausgegeben. Vertreter der Östereichischen Gesellschaft für Homöopathische Medizin nehmen regelmäßig aktiv an internationalen Kongressen teil. So konnte ich im März dieses Jahres gemeinsam mit Prof. Dorcsi und den Kollegen Drexler, Gnaiger, Resch und Swoboda Österreich beim Ligakongreß in Washington vertreten.

Als im Vorjahr von Herrn Stadtrat Prof. Stacher das Projekt *Medizin und Gesundheit 2000* initiiert wurde, war das Interesse der Wiener Ärzte gerade auch für den Bereich der Alternativ- oder Komplementären Medizin (wie dieser Arbeitskreis später hieß) besonders groß. Vertreter der Homöopathie haben an diesem Arbeitskreis sehr gerne teilgenommen, glauben wir doch, gerade für die brennenden Fragen unserer Zeit Lösungsmöglichkeiten anbieten zu können. Es scheint doch so zu sein, daß unser Gesundheitssystem zunehmend in eine Sackgasse gerät. Wir können immer mehr und immer aufwendiger untersuchen, die unwahrscheinlichsten chirurgischen Glanzleistungen gelingen, wir starten Impfaktionen und Vorsorgeuntersuchungen — alles sicher großartige Leistungen, die aber volkswirtschaftlich kaum mehr zu bezahlen sind. Und trotzdem, trotz dieser höchst eindrucksvollen Erfolge vor allem der Spezialkliniken, sind unsere Patienten zunehmend unzufrieden. Sie fühlen sich vom Arzt nicht genügend angenommen, angehört, verstanden, als Person, als Individuum mit ganz persönlichen Nöten und Beschwerden. Eine *Ganzheitsmedizin* wird gefordert zum Unterschied zur sogenannten Organmedizin — beides sicher mehr Schlagworte in Diskussionen als der Realität entsprechende Begriffe. Aber: der einzelne Kranke will nicht nur das Herz, die Lunge, die Leber, die Psyche behandelt bekommen! Er erlebt sich ja selbst als Einheit und will auch als solche vom Arzt angesehen werden.

Die Homöopathie war immer eine Ganzheitsmedizin. Um die Methode erfolgreich anwenden zu können, muß man als Arzt am Patienten, wie Hahnemann sagt, die *Totalität der Symptome* erfahren — das heißt, man muß alles beobachten und auch für die Arzneimittelwahl verwenden, was der Patient selbst über sich aussagt oder was wir an ihm wahrnehmen oder über ihn erfahren. Wenn ein Patient z. B. an einer Gastritis leidet, kann ich nicht einfach nach dieser Indikation das entsprechende homöopatische Mittel verordnen, sondern ich muß eine Vielfalt von Faktoren bei meiner Arzneimittelwahl berücksichtigen, die mir Aufschluß über die individuellen Züge, die Einzigartigkeit meines Gastritispatienten geben können (Konstitution, Temperament, Auslösung der Schmerzen, Zeit, Art, Ausdehnung, Verlauf der Schmerzen, bessernde oder verschlechternde Umstände, sonstige körperliche oder psychische Auffälligkeiten, frühere Krankheiten). Nur dann kann ich einen bleibenden Erfolg erwarten. Das heißt, die Methode fordert vom Arzt eine Vorgangsweise, die dem entspricht, was sich der Patient heute vom Arzt wünscht. Dazu kommt noch, daß die homöopathischen Arzneien nebenwirkungsfrei sind — die Patienten heute sind diesbezüglich ja sehr kritisch geworden — und daß sie verhältnismäßig billig sind. Die homöopathische Therapie wird derzeit in Österreich nicht oder nur in Ausnahmefällen von den öffentlichen Versicherungsträgern bezahlt. Das liegt zum Teil daran, daß man sich auf den Standpunkt stellte, nur *wissenschaftlich anerkannte* Methoden zu bezahlen, zum anderen an der Befürchtung, daß unter dem Decknamen Homöopathie Geschäftemacher am Werk sein könnten. Letzterem tritt die Österreichische Gesellschaft für Homöopathische Medizin dadurch entgegen, daß wir sowohl eine Definition der homöopathischen Methode als auch eine Liste von Ärzten, die unseren Ausbildungskriterien genügen, bei den Ärztekammern hinterlegt haben. Der erste Einwand wird hoffentlich mit dem zunehmenden Einsatz der Homöopathie auch an den Spitälern, mit dem zunehmenden Gespräch zwischen Homöopathen und sogenannten Schulmedizinern und mit der Weiterführung der Vorlesungen an der Universität Wien entkräftet werden.

Es war das Bestreben der österreichischen Homöopathen, schon von der Gründung des Ärztevereins 1953 an, die Homöopathie wieder in den Gesamtbereich der Medizin zurückzuführen. Wir sind keine Außenseiter, die Homöopathie ist auch keine Außenseitermethode, wir wehren uns auch gegen Bezeichnungen wie Grenzgebiete der Medizin. In Österreich wird die Homöopathie von Ärzten praktiziert, die die gleiche Ausbildung erfahren haben wie alle anderen Kollegen auch. Wir haben uns zusätzliche Kenntnisse auf einem speziellen Gebiet angeeignet, die andere nicht haben, so wie uns wiederum Zusatzkenntnisse abgehen, die andere erworben haben. Bleiben wir doch, im Interesse unserer Patienten, im Gespräch und ergänzen wir uns dort, wo unsere Möglichkeiten beschränkt sind. Das will die Homöopthie in Österreich, und das bietet sie an: Ergänzung und Erweiterung zu sein der traditionellen Medizin zum Wohle unserer Patienten!

Literaturhinweise siehe Seite 379

EFFEKTE HOMÖOPATHISCHER PRÄPARATIONEN IM ZELLSTOFFWECHSEL

Univ.-Prof. Dr. Günther Harisch und Dr. Michael Kretschmer, Hannover

Haben Sie bitte Verständnis, daß es nachfolgend nicht um Ganzheit geht, sondern, im Gegenteil, um Zergliederung. Dies ist aber der notwendige, absolut unverzichtbare *erste Schritt* auf dem Weg zur Etablierung der homöopathischen Heilweise. Daher wird im folgenden von mir keinesfalls ein komplettes Lehrgebäude über die wissenschaftlichen Grundlagen der Homöopathie vorgelegt. So weit ist die diesbezügliche Forschung weltweit noch nicht.

Bewahren Sie sich — und das folgt zwingend aus dem eben Gesagten — eine gewisse Skepsis, wenn Ihnen schlüssig klingende Theorien vorgestellt werden. Diese müssen in der Regel erst beweisen, daß sie einer Nachprüfung standhalten.

Die Erforschung des Wesens der Homöopathie muß *zwei* Schwerpunkte aufweisen. Zum einen bedarf der *Informationsgehalt* der Homöopathika einer Abklärung seiner Andersartigkeit gegenüber den stofflichen Mitteln, die üblicherweise zu therapeutischen Zwecken eingesetzt werden. Hier geht es nur um die Informationsqualität der homöopathischen Arznei. Diese Thematik ist dem Fachgebiet der *Physik* zugehörig. Die dort etablierten Methoden können erfolgreich zur Klärung eingesetzt werden.

Zum anderen muß die *Wirkungsentfaltung* einer homöopathischen Präparation aufgeklärt werden. Diese ist an das Vorhandensein zellulärer Funktionssysteme gebunden. Nur dort findet ein Therapeutikum seine ihm teleologisch zugeordneten Zielsysteme. Dieser Thematik muß sich die *Biochemie* und/oder die Pharmakologie zuwenden.

Aufgrund dieser Zuordnung betreffen die im folgenden vorgestellten Experimentalbefunde von meinem Fachgebiet, der Biochemie, her nur die Wirkungsentfaltung.

Grundsätzlich kann man sich dem Problem einer experimentellen Erforschung

Effekte homöopathischer Präparationen im Zellstoffwechsel

der Wirkungsentfaltung von Homöopathika auf zellulärer Ebene in verschiedener Weise nähern. Man kann bei laborüblichen Versuchstieren *vor* dem Setzen einer exogenen Noxe Homöopathika als Prohylaxe oder *nach* dem Setzen dieser Noxe als Therapie verabreichen.

Man kann versuchen, die Wirkung bei unbeeinflußten Versuchstieren nachzuweisen. Ferner kann man Einzelzellen oder Zellkulturen zum Einsatz bringen. Alle diese Möglichkeiten, die nicht gleichwertig sind, werden von uns verwendet bzw. geprüft.

Wesentlich ist, daß ein biochemischer Ansatz zum Nachweis der Wirkung eines Homöopathikums sich in keinem Punkt von einem konventionellen biochemischen Versuchsansatz unterscheiden darf. Es gibt also keine spezifisch homöopathischen Versuchsansätze.

Über einige der bei unseren Versuchen gewonnenen Erkenntnisse und erhaltenen Ergebnisse werde ich nun berichten.

Ich beginne mit den Versuchen, die wir mit Peritoneal-Mastzellen durchgeführt haben.

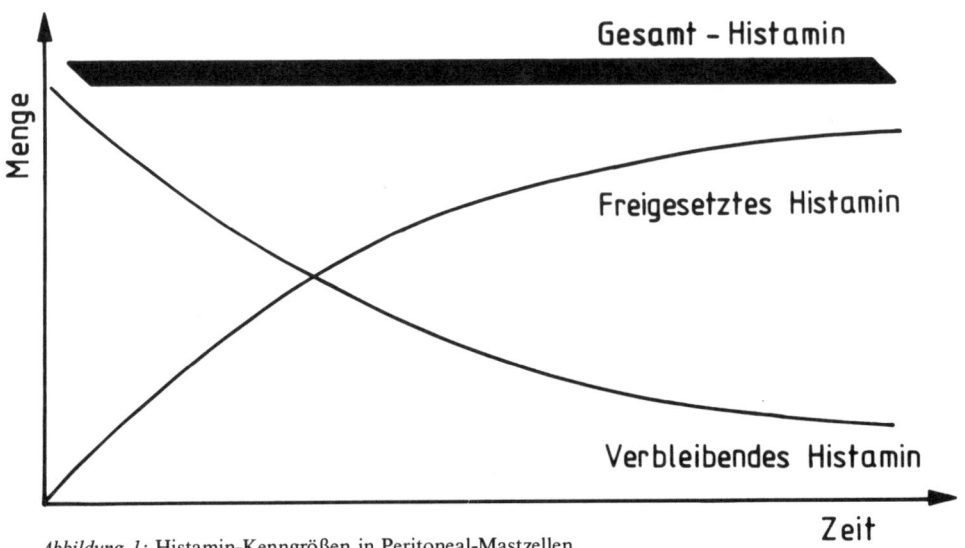

Abbildung 1: Histamin-Kenngrößen in Peritoneal-Mastzellen

Werden Mastzellen — in diesem Fall sind es Peritoneal-Mastzellen von Ratten — unter definierten Bedingungen isoliert und anschließend inkubiert, so erhält man, wenn man sich für den Parameter Histamin interessiert, einige charakteristische Kenngrößen.

Das Gesamthistamin für einen bestimmten Zeitpunkt ist die Summe des freigesetzten plus des in den Mastzellen verbleibenden Histamins. Es bleibt bei korrekter Messung und bei korrekter Aliquotierung für die Dauer der Inkubation konstant. Das freigesetzte Histamin wird in der Regel in Prozent vom Gesamthistamin angegeben. Zink-Ionen, hier als Zinkchlorid zugesetzt, beeinflussen den Histamin-Release, wobei man beachten muß, daß die Dosis-Wirkungs-Relation nicht linear ist.

Wenn man für die einzelnen Dosierungen etwa den Release nach 20minütiger Inkubation aufträgt, so sieht man diese Nicht-Linearität sehr deutlich.

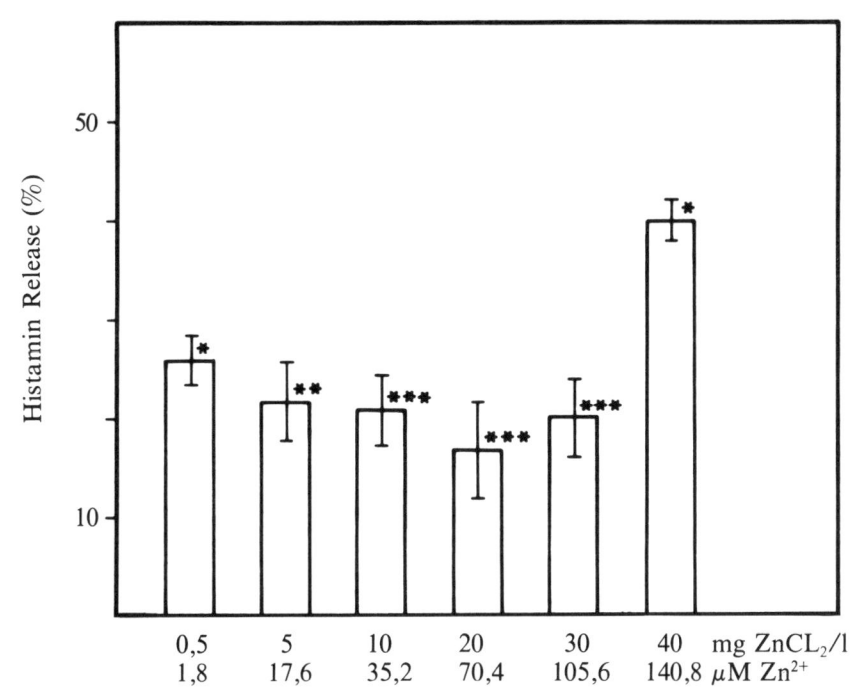

Effekte homöopathischer Präparationen im Zellstoffwechsel

Abbildung 2: Einfluß von Zinkchlorid auf den Histamin-Release aus Peritoneal-Mastzellen männlicher Wistar-Ratten (250± 10 g) nach 20-minütiger Inkubation bei 37°C; Versuchsgruppengröße: 6 Tiere; Mastzellzahl pro Aliquot: $1{,}5 \times 10^5$; Statistik: Vergleich zeitgleicher Werte versus Nullkontrolle (t-Test nach Student) * $p < 0{,}05$; ** $p < 0{,}01$; *** $p < 0{,}001$. Der Histamin-Release wird in Prozent vom Gesamt-Histamin angegeben.

Der Spontanrelease bei null Minuten ist hier subtrahiert. Das macht Vorteile bei Vorhandensein des Releasers im Inkubationsmedium. In anderen Fällen ist es ohne Vorteil.

Ähnliche Ergebnisse konnten auch mit Zinkorotat erhalten werden.

Es wurde überprüft, ob diese Versuchsanordnung geeignet ist, einen Wirkungsnachweis für homöopathisch aufbereitete Zinkpotenzen zu erbringen. Im folgenden ist dargestellt, wie die Vorbehandlung mit diesen Zinkpotenzen sich auf die Fähigkeit — oder, besser gesagt, die Willigkeit — der Mastzellen, Histamin freizusetzen, auswirkt.

Die Vorbehandlung erfolgte durch Verabreichung von entsprechenden Milchzuckertabletten an Ratten in Einzelhaltung. Die Tiere nehmen die Tabletten begierig selbst auf.

Es erfolgte eine siebenmalige Applikation an aufeinanderfolgenden Tagen jeweils um 9 Uhr.

Eine siebenmalige Vorbehandlung mit Zincum D 4 steigert die Histaminfreisetzung ganz beträchtlich gegenüber der Nullkontrolle, eine Vorbehandlung mit D 6 etwas weniger, und der Effekt einer D 8 ist noch geringer.

Bei einer Vorbehandlung mit D 12 bzw. mit D 30 schwankt die Freisetzung um die Werte der Nullkontrolle.

Eine D 200 macht keinen Effekt, während sich bei einer D 1000 eine Trendwende zu höherer Freisetzung hin offenbart.

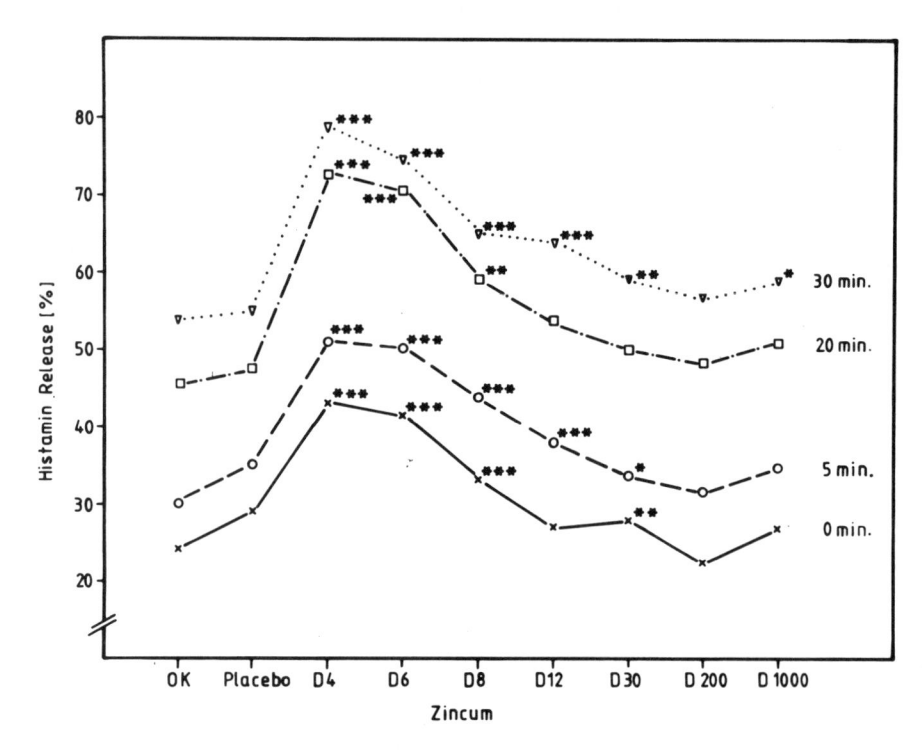

Effekte homöopathischer Präparationen im Zellstoffwechsel

Abbildung 3: Effekte einer Vorbehandlung mit Zincum-Präparaten auf den Histamin-Release aus Peritoneal-Mastzellen nach unterschiedlichen Inkubationszeiten. Applikationen: an sieben aufeinanderfolgenden Tagen je eine wirkstoffhaltige bzw. wirkstoffreie (Placebo) Milchzuckertablette; Probennahme 24 Stunden nach der letzten Applikation. Weitere Einzelheiten sie Legende Abbildung 2.

Eine Gesamtschau der Zincum-Effekte macht eine gewisse Rhythmik deutlich. Solche rhythmischen Verläufe sind für biologische Systeme kennzeichnend. Zugleich läßt diese Rhythmik den möglichen Vorwurf der Zufälligkeit dieser Ergebnisse als absurd erscheinen.

Man kann sehr deutlich erkennen, daß durch die Vorbehandlung der Versuchstiere diejenigen Portionen an Histamin, die bei einer Inkubation noch nicht stimulierten Mastzellen bei einer bestimmten Temperatur freigesetzt wird, sich nicht wesentlich verändert. Die Vorbehandlung mit Zincum D 4 und D 6 hat aber die Mastzellen undichter gemacht; sie haben einen erheblichen Teil des Histamins schon zum Zeitpunkt null Minuten abgegeben.

Keine der freigesetzten Zink-Potenzen drückt die Histamin-Freisetzung unter die Nullkontrolle, keine der Potenzen *dichtet* also die Mastzellen ab. Am ehesten ist dies noch bei einer D 200 angedeutet.

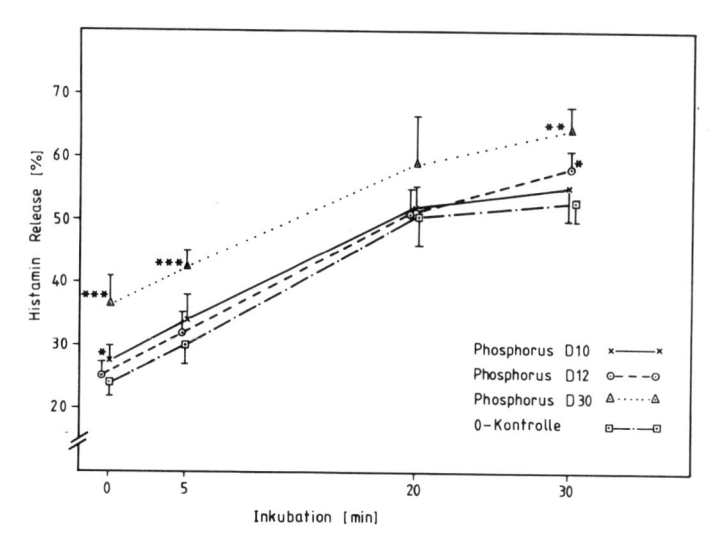

Effekte homöopathischer Präparationen im Zellstoffwechsel

Abbildung 4: Einfluß einer Vorbehandlung mit Posphorus D 10, D 12 und D 30 auf den Histamin-Release. Weitere Einzelheiten siehe Legenden Abbildung 2 und 3.

Bei Phosphorus konnte aus Gründen der Verfügbarkeit erst mit einer D 10 begonnen werden. Diese und eine D 12 verhält sich etwa wie die Nullkontrolle. Eine D 30 steigert die Freisetzung gegenüber der Nullkontolle.

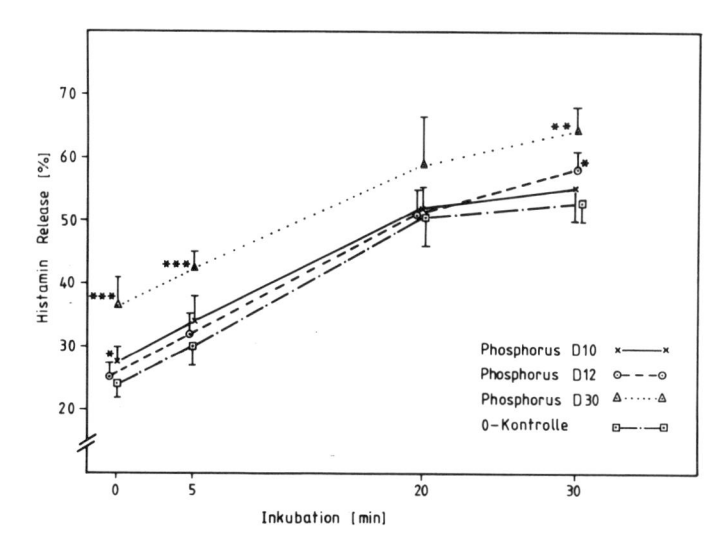

Abbildung 5: Einfluß einer Vorbehandlung mit Phosporus D 200 und D 1000. Weitere Einzelheiten siehe Legenden Abbildung 2 und 3.

Eine D 200 liegt unter den Effekten einer D 1000.

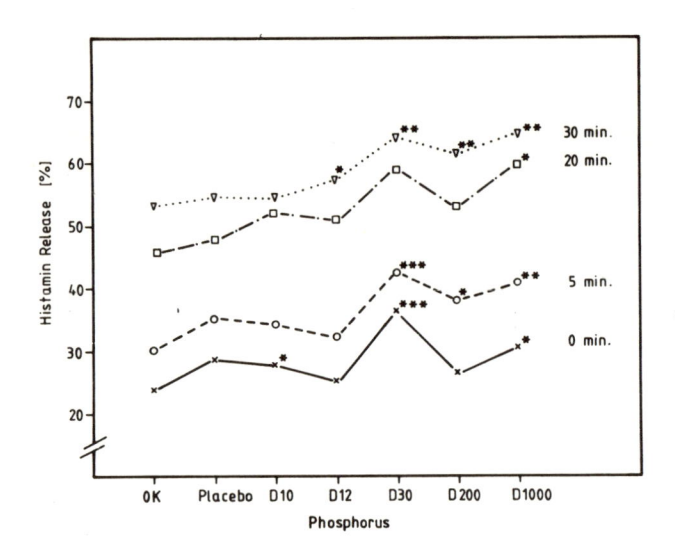

Effekte homöopathischer Präparationen im Zellstoffwechsel

Abbildung 6: Übersicht über die Effekte einer Vorbehandlung mit Phosphorus-Präparaten auf den Histamin-Release aus Mastzellen. Weitere Einzelheiten siehe Legenden Abbildung 2 und 3.

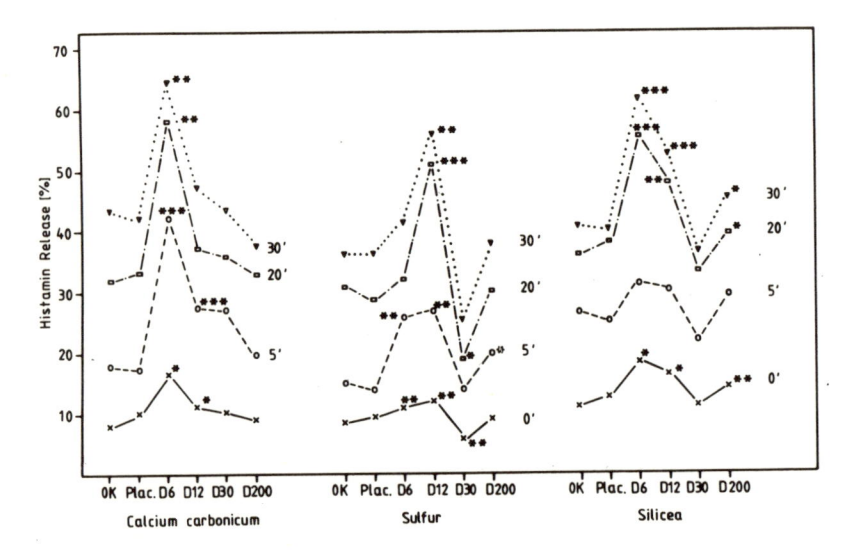

Abbildung 7: Effekte einer Vorbehandlung mit Calcium carbonicum, Sulfur und Silicea auf den Histamin-Release nach unterschiedlicher Inkubationszeit. Weitere Einzelheiten siehe Legenden Abbildung 2 und 3.

In der Übersicht wird eine völlig andere Rhythmik deutlich als bei Zincum. Die D 30 und die D 1000 Effekte liegen deutlich über der Nullkontrolle. — Zu diesem Versuch gehört auch eine Reihe mit nicht homöopathisch zubereiteter Cromoglicinsäure. Aus Zeitgründen wird darüber nicht berichtet.

Effekte homöopathischer Präparationen im Zellstoffwechsel

In weiteren Versuchsreihen wurde der Einfluß einer Vorbehandlung mit Calcium carbonicum, Sulfur und Silicea auf den Histamin-Release aus Mastzellen überprüft.

Calcium carbonicum wurde eingesetzt, weil der Einfluß von Calcium-Ionen als gesichert anzusehen ist, wenngleich auch noch Detailfragen offen sind.

Das Bild einer maximalen Steigerung erhält man durch die Vorbehandlung mit Calcium carbonicum D 6; allerdings sind niedrige Potenzen nicht untersucht worden.

Bis zur D 200 wird keine Abdichtung der Mastzellen im Sinne der hier verwendeten Parameter meßbar.

Bei einer Vorbehandlung mit Sulfur wird die größte Steigerung des Release mit einer D 12 meßbar.

Mit Sulfur D 30 erhält man das Bild einer Abdichtung der Mastzellen.

Es wäre wichtig zu wissen, ob man im klinisch-therapeutischen Bereich mit einer Sulfur D 30 beim Menschen einen Effekt bekommt, ob diese Potenz also als antiallergisch wirksame Prophylaxe eingesetzt werden kann.

Dies zu erkennen oder zu erproben war aber nicht Ziel der hier zu präsentierenden Untersuchungen. Deren Aufgabe war und ist vielmehr das Aufsuchen reproduzierbarer und damit gesicherter Effekte für einzelne homöopathische Präparationen, zunächst auch ohne Aufklärung eventueller Kausalzusammenhänge. Es ist wichtig, dies zu beachten, um die Intentionen dieses Projektes nicht mißzuverstehen.

Silicea wurde eingesetzt, obwohl für Silicium und seine Verbindungen keine Beziehungen zum Mastzell-Stoffwechsel erkannt sind.

Dennoch zeigte sich für Silicea eine ähnliche Charakteristik der Beeinflussung wie durch Calcium carbonicum. Mit einem Unterschied allerdings: Vorbehandlung mit Silicea D 30 zeigt niedrige Werte der Freisetzung, die jedoch nicht so ausgeprägt niedrig sind wie nach Gabe von Sulfur D 30.

Hier ist eine immer wieder auftauchende Schwierigkeit kurz anzudeuten. Diese ersten biochemischen Untersuchungen, wie wir sie durchführen, sind und müssen Suche nach Effekten sein. Erst nachdem solche Effekte zweifelsfrei und als quantitativ ausreichend erkannt sind, kann die Phase der Erforschung kausaler Zusammenhänge beginnen.

Das bedeutet, daß die Homöopathika in einigen Fällen ohne erkennbaren Bezug zu biochemischen Funktionssystemen eingesetzt werden müssen. Auch die Beachtung therapeutischer Gepflogenheiten führt nicht in jedem Fall zu einer *biochemisch sinnvollen Mittelwahl*. Anders ausgedrückt, der richtige Parameter zum jeweiligen Homöopathikum ist zunächst noch eine Gleichung mit mehreren Unbekannten.

Auf den Punkt gebracht: Der therapeutische Einsatz eines Homöopathikums ist eine Sache, der biochemische Nachweis der Wirkung eine andere.

Bisher sind einige Ergebnisse präsentiert worden, die mit Mastzellen erhalten werden können.

Im folgenden geht es um eine andere Möglichkeit, Effekte homöopathischer Präparationen nachzuweisen.

Ganz allgemein ist es für die Wertigkeit von Ergebnissen von erheblicher Bedeutung, ob sich Wirkungsunterschiede zu verschiedenen Tageszeitpunkten nachweisen lassen.

Um dies zu untersuchen, wurden Ratten um 9 Uhr morgens, andere dagegen um 18 Uhr abends mit Sulfur D 6 oder D 12 behandelt. Die Verabreichungen erfolgten hier intraperitoneal an fünf aufeinanderfolgenden Tagen.

Bei der Auswertung der dabei erhaltenden Ergebnisse zeigten sich sowohl *zirkadiane* Unterschiede in der Qualität der Effekte als auch Unterschiede, die sich im Sinne einer *kompartspezifischen* Wirkung interpretieren lassen.

Effekte homöopathischer Präparationen im Zellstoffwechsel

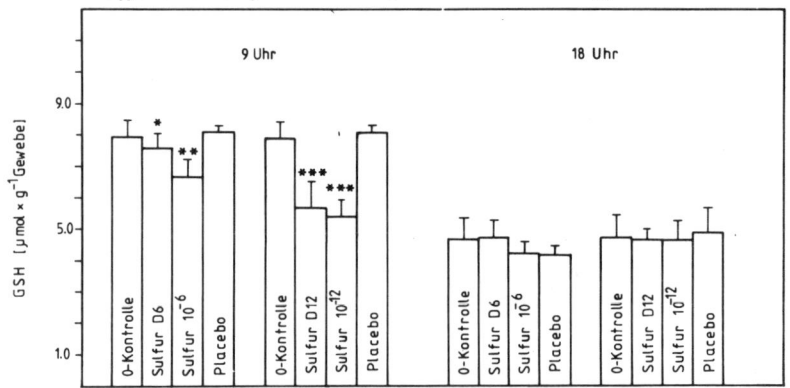

Abbildung 8: Glutathion-Konzentration (GSH) im Gesamthomogenat der Leber männlicher Wistar-Ratten (250± 10 g, Gruppengröße 6 Tiere) nach Vorbehandlung mit Sulfur-Präparaten; alle Applikationen (0,5 ml) intraperitoneal an fünf aufeinanderfolgenden Tagen um 9 bzw. 18 Uhr; Probennahme 72 Stunden nach der letzten Applikation. Statistik (t-Test nach Student): alle Gruppen versus 0-Kontrolle, * $p < 0,05$; ** $p < 0,01$; *** $p < 0,001$.

Die Konzentration an GSH im Lebergewebe der Ratte wird jeweils nur durch die um 9 Uhr erfolgte Vorbehandlung beeinflußt. Eine Verabreichung der Substanzen um 18 Uhr bleibt ohne Wirkung. Die zirkadian niedrigeren Werte der 18-Uhr-Reihen sind seit langem bekannt.

Die Verabreichung von Sulfur D 6 führt zu quantitativ anderen Ergebnissen als die Verabreichung einer Sulfur 10^{-6}, die konzentrationsgleich, aber konventionell hergestellt worden ist; jeweils aber nur bei einer Verabreichung um 9 Uhr.

Sinngemäß das gleiche gilt für eine Sulfur D 12 und eine Sulfur 10^{-12}; die Effekte fallen hier, verglichen mit der Nullkontrolle, stärker aus als bei der D-6-Reihe.

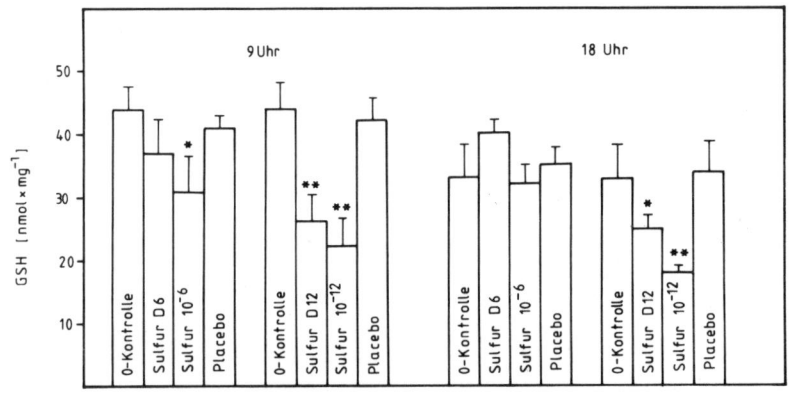

Abbildung 9: Glutathion-Konzentration in Leber-Mitochondrien. Weitere Einzelheiten siehe Legende Abbildung 8.

Anders ist es, wenn man die GSH-Konzentration in den Mitochondrien betrachtet. Hier ewigen sich sowohl bei der 9-Uhr-Reihe als auch bei der 18-Uhr-Reihe Effekte, wenngleich eine Ausnahme zu verzeichnen ist. Auch hier sind die Wirkungen einer D 6 und einer 10^{-6}, sowie einer D 12 und einer 10^{-12} quantitativ unterschiedlich. Wenn ich von Unterschieden spreche, dann sind selbstverständlich nur die statistisch relevanten Unterschiede gemeint.

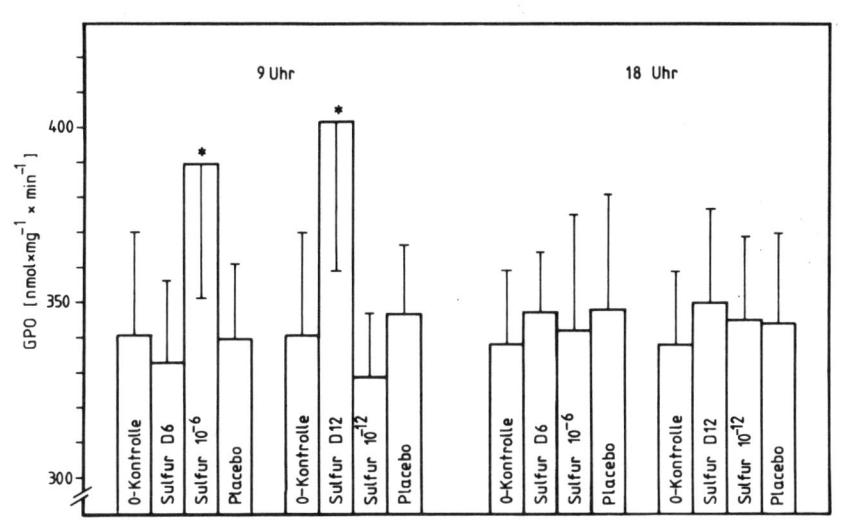

Effekte homöopathischer Präparationen im Zellstoffwechsel

Abbildung 10: Aktivität der Glutathionperoxidase (GPO, Substrat H_2O_2) im Zytosol der Rattenleber. Weitere Einzelheiten siehe Abbildung 8.

Auch wenn die Aktivität der Glutathionperoxidase als Meßgröße herangezogen wird, zeigt sich für den zytosolischen Anteil dieses Enzyms Wirkung nur bei Vorbehandlung um 9 Uhr und Wirkungslosigkeit bei Vorbehandlung um 18 Uhr.

Die Effekte einer Sulfur D 6 und 10^{-6} sind gegensätzlich, verglichen mit der D 12 und der 10^{-12}.

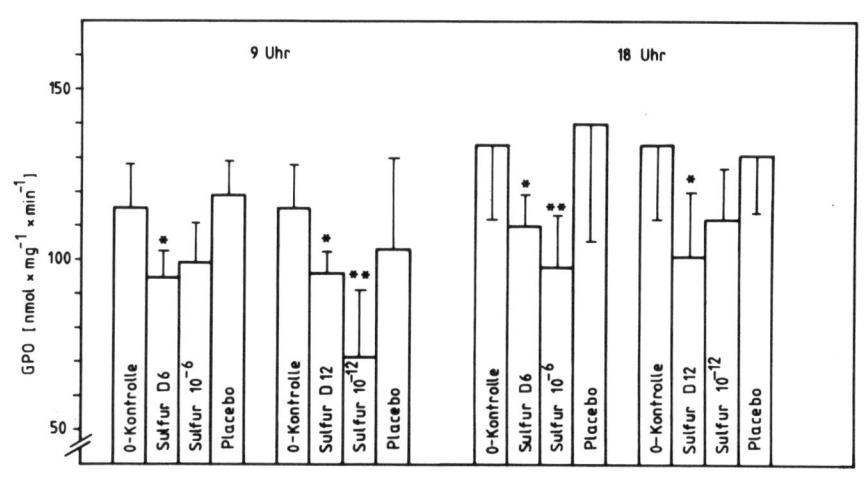

Abbildung 11: Aktivität der Glutathionperoxidase in Rattenleber-Mitochondrien. Weitere Einzelheiten siehe Legende Abbildung 8.

Demgegenüber sind für die mitochondriale Fraktion der Glutathionperoxidase wieder für beide Zeitpunkte der Vorbehandlung Effekte nachweisbar.

Dieses Experiment hat also tageszeitliche Wirkungsunterschiede und kompartmentspezifische Wirkungen deutlich werden lassen. Damit sind Ergebnisse vorgestellt worden, die im Zeitraum von zwei Jahren erarbeitet wurden.

Es ist — so glaube ich — mit Ihrem Verständnis zu rechnen, wenn damit noch nicht zwingende Klärung anstehender Fragen möglich geworden ist.

Der eingeschlagene Weg, so sieht es aus, ist richtig, und er ist gangbar.

Es ist zu hoffen, daß unsere Ergebnisse andere Forscher veranlassen, ihre Zurückhaltung aufzugeben und mit den ihnen zur Verfügung stehenden experimentellen Möglichkeiten ähnliche Untersuchungen mit ähnlichen Modellen durchzuführen. Die wenigen Forschungsgruppen, die sich mit solchen Problemen beschäftigen, können die erforderliche Forschungsarbeit *allein* nicht bewältigen. Auf breiter Grundlage würden jedoch binnen weniger Jahre Ergebnisse zur Verfügung stehen, mit denen das faszinierende Gebäude der Homöopathie solide untermauert werden könnte.

Denn, beachten Sie bitte: die von einigen so genannte Schulmedizin lehnt die Homöopathie nicht aus Bosheit ab, sondern weil keine Daten vorliegen, die eine andere Beurteilung zulassen. Wir versuchen, solche Daten zu erarbeiten. Ich hoffe, daß ich dies deutlich machen konnte.

PHYTOTHERAPEUTIKA

o. Univ.-Prof. Dr. Wolfgang Kubelka
Institut für Pharmakognosie der Universität Wien

Obwohl die Begriffe *Phytotherapie* und *Phytotherapeutika* nur in wenigen Ländern Europas gebräuchlich sind, herrscht keinesfalls Konsens über ihre Definition. Im weitesten Sinn versteht man darunter Therapie und Prophylaxe von Krankheiten oder Befindlichkeitsstörungen unter Verwendung von Pflanzen bzw. Arzneimitteln pflanzlichen Ursprungs.

Mit Sicherheit zählen Arzneimittel pflanzlicher Herkunft historisch zu den ältesten, die der Mensch in der Natur auffand und aufgrund von Erfahrungen anwendete; in vielen Gegenden der Erde — man schätzt für zwei Drittel der Weltbevölkerung — sind sie auch heute noch die einzigen Medikamente, die zur Verfügung stehen.

Schon vor langer Zeit erkannte man, daß sich zur Erzielung gewisser Giftwirkungen oder heilsamer Wirksamkeit auf den Menschen nicht die Pflanze als solche am besten eignet: Man wendete Auszüge oder Konzentrate aus der Pflanze an, es begann die Suche nach der *quinta essentia*, nach dem Wirkstoff. Aber erst mit dem raschen Aufschwung der Naturwissenschaften in Europa, etwa vom Beginn des vorigen Jahrhunderts an, gelang die Isolierung von mehr oder weniger reinen, hochwirksamen Pflanzenstoffen, wie etwa Morphin, Chinin, Atropin, Cocain, Digitoxin und vielen anderen. Diese Suche nach Pflanzenwirkstoffen wird weiterhin weltweit fortgesetzt und fördert immer wieder neue, für die Therapie wertvolle Pflanzensubstanzen zu Tage: etwa Vinblastin, Ciclosporin oder Silibinin. Da erst ein sehr kleiner Teil aller Pflanzenarten im Hinblick auf Wirkstoffe untersucht ist, kann man mit Sicherheit noch interessante, therapeutisch wertvolle Reinsubstanzen pflanzlicher Herkunft erwarten.

Hand in Hand mit der Entwicklung der Naturstoffchemie erfolgte ein enormer Auf-

Phytotherapeutika

und Ausbau synthetischer Methoden, und bald lieferte die Chemie — oft nach dem Vorbild oder in Abwandlung von Pflanzenstoffen — *maßgeschneiderte* Arzneisubstanzen.

Man konnte annehmen, daß nur der richtige Schlüssel — nämlich die Substanz mit der passenden Struktur — gefunden werden mußte, der ins Schloß — den Rezeptor im Organismus — paßt, um die Krankheit auszusperren, um ein optimales Arzneimittel zu synthetisieren. Die Anwendung pflanzlicher Heilmittel wurde im Zuge dieser Entwicklung eingeschränkt einerseits auf altbewährte, die sich auch in der offiziellen Medizin einen gesicherten Platz erworben hatten, anderseits auf einen kleinen Kreis von *Phytotherapeuten* oder zur Selbstmedikation einseitig orientierter Verfechter einer *natürlichen* Medizin.

Das Vertrauen in Naturwissenschaften und technischen Fortschritt geriet dann allerdings ins Wanken, auch bei synthetischen Arzneistoffen wurde man vehement auf gravierende, unerwünschte Wirkungen und Nebenwirkungen aufmerksam. In dieser Zeit, den letzten 15 Jahren, erinnerte man sich zunehmend an die Arzneipflanze: Als Alternative zur giftigen Chemie bot sich die Apotheke Gottes an, die doch ohnehin ein gutes Kraut gegen jede Krankheit — bis hin zum Karzinom — bereithält, wir müssen nur das richtige finden — als ob es bis dahin keine Arzneipflanzenforschung gegeben hätte, und ganz so, als ob es keine pflanzlichen Giftstoffe gäbe. Dieser Trend *zurück zur Natur*, die *Biowelle* oder *grüne Welle* ist im übrigen keinesfalls auf Österreich oder Europa beschränkt, sondern hält auch in den USA stark an. Kein Wunder, daß bei solchen übertriebenen Anpreisungen die Phytotherapeutika von seriösen, naturwissenschaftlich orientierten Medizinern in das Gebiet der *Alternativtherapeutika* im negativen Sinne eingeordnet oder überhaupt als unbrauchbar und unnötig abgelehnt werden.

Wenn wir uns in dieser Situation die wichtigsten Gebiete vor Augen halten, in denen Phytotherapeutika (im weitesten Sinn) angewendet werden, blicken wir auf eine bunte Palette: Wir finden Phytotherapeutika
— in der eigenen Volksmedizin aus alter Überlieferung heraus,
— zur Selbstmedikation in zunehmendem Maße,
— in der offiziellen ärztlichen Tätigkeit (*Schulmedizin*), oft auch als Phytopharmaka (standardisiert auf bestimmte Wirkstoffe oder Wirkungswerte) bezeichnet,
— in der Homöopathie,
— in der anthroposophisch orientierten Medizin,
— in speziellen Therapierichtungen, z. B.: der Aroma-Therapie, der Bach-Blüten-Therapie oder anderen, weiters
— in alt überlieferten Heilsystemen uns ferner Völker, z. B.: Ayurveda, Tibetische, Chinesische Medizin und vielen anderen, also in einer Fülle von verschiedenen Anwendungsformen.

Bei den zuletzt aufgezählten Arzneimitteln östlicher Medizinsysteme, die jetzt auch uns mehr als früher erreichen, handelt es sich oft um Mischungen aus vielen Komponenten — etwa 20 verschiedene, gepulverte Pflanzen oder Auszüge daraus werden gemischt verabreicht. Gelegentlich sind bekannte, also chemisch und pharmakologisch schon untersuchte Pflanzen und Wirkstoffe anzutreffen, in der angewendeten Menge ist aber damit meist eine Wirksamkeit nicht erklärbar. Die Anwendung dieser Präparate ist zum Teil uraltes Erfahrungsgut, aber auch neuere Versuche mit modernen Methoden und klinische Untersuchungen scheinen Erfolge zu belegen. Es wird an den Medizinern liegen, abzuschätzen, ob die Indikationen für einzelne Präparate wichtig genug erscheinen, so daß sich weitere Untersuchungen lohnen und sich ein Einsatz solcher Präparate rechtfertigen läßt. Natürlich muß man als Minimalforderung gleichbleibende Zusammensetzung und Herstellung postulieren, auch wenn die einzelnen pflanzlichen Drogen noch nicht näher untersucht sind. Die

Phytotherapeutika

kleinen Mengen an Einzelsubstanzen, die bei Kombinationspräparaten verabreicht werden, schließen eine akute Toxizität jedenfalls aus; es erscheint aber ein zu vereinfachendes Zweckdenken, daß bei Langzeitanwendung nur positive Effekte auf den Organismus eintreten sollten! Außer solchen Präparaten, die aus mehreren Drogen bestehen und die einer naturwissenschaftlichen Beurteilung nicht oder nur schwer zugänglich erscheinen, sind in Europa auch einzelne *Monodrogen*, die im fernen Osten traditionell verwendet werden, bereits gut bekannt geworden. Das Beispiel Ginseng zeigt aber, daß aus verschiedensten Gründen eine Übernahme der Anwendung — trotz Vorliegen vieler Untersuchungen — in Europa nur zögernd erfolgt.

Während bei der Aroma-Therapie die Erklärung mancher Wirkungen auf stofflicher Grundlage — nämlich durch Komponenten der ätherischen Öle — prinzipiell möglich erscheint, zeigt sich bei vielen pflanzlichen Präparaten der Bach-Blüten-Therapie, der anthroposophisch orientierten Medizin und bei pflanzlichen homöopathischen Arzneimitteln zur Zeit noch kein naturwissenschaftlicher Zugang. Es sei aber beispielsweise daran erinnert, daß die Homöopathie nicht ausschließlich hohe Potenzen einsetzt, sondern — etwa ausgehend vom pflanzlichen Urtinkturen — auch Arzneimittel verwendet, die durchaus beachtliche, ohne weiters nachweisbare Wirkstoffmengen enthalten, Substanzmengen, die für die Erklärung von Wirkungen im üblichen naturwissenschaftlichen Sinne herangezogen werden können. Ähnliches gilt auch für manche Zubereitung der anderen genannten Gruppen. Die Wirkung von Pflanzenstoffen wird häufig unterschätzt: Nicht nur Alkaloide und Herzglykoside sind stark wirksam; Bitterstoffe des harmlosen Enzians lassen sich durch ihren Geschmack noch in einer Verdünnung von 1:58 Millionen erfassen, das entspricht einer homöopathischen Verdünnung in der Größenordnung von D 7 oder: 0,0002 mg in 10 ml wäßriger Lösung lösen schon die Geschmacksempfindung bitter aus. Generell dürfen daher auch Wirkungen und Wirksamkeit von sehr kleinen Mengen an Pflanzenstoffen nicht a priori ausgeschlossen werden; dies gilt besonders dann, wenn (noch) keine geeigneten Modelle für pharmakologische Untersuchungen und Nachweise vorliegen. Die Herstellung und Prüfung von homöopathischen Arzneimitteln ist im übrigen in Österreich durch das Homöopathische Arzneibuch gewährleistet, das heißt, auch wenn deren Wirksamkeit überhaupt diskutiert wird, ist die Qualität der Ausgangsstoffe und die Herstellung gesetzlich gesichert bzw. festgelegt. Von den Phytotherapeutika, die aufgrund anthroposophischer Denkweise eingeführt wurden, seien die Mistelpräparate genannt: Die vielen Bemühungen, Wirkstoffe aufzufinden, welche die therapeutische Anwendung der Mistel begründen könnten, brachten bisher keinen echten Durchbruch: Interessante Ergebnisse zur chemischen Struktur und pharmakologischen Wirkung der isolierten Verbindungen lassen eine Erklärung der postulierten Wirksamkeit noch nicht zu. Hier muß wohl bei allen Diskussionen zunächst weiterhin im Vordergrund stehen, was die ärztliche Erfahrung zeigt: Wenn auch *nur* für die subjektive Befindlichkeit der Patienten etwas erreicht werden kann, dann ist der Einsatz solcher Präparate für die Therapie zu rechtfertigen, ohne Rücksicht darauf, ob Wirkstoffe oder Wirkmechanismen bekannt sind.

Außer den genannten Zubereitungsformen in besonderen Therapierichtungen bleibt die Anwendung der Phytotherapeutika in der Phytotherapie im engeren Sinn, d. h. etwa in der Form, wie sie in der Bundesrepublik Deutschland eine eigene Stellung auch im Arzneimittelgesetz einnehmen. Man versteht darunter vor allem Drogen, Drogenmischungen sowie mehr oder weniger gereinigte Auszüge, Extrakte aus Pflanzen bzw. aus Pflanzenteilen oder Drogen. Hier handelt es sich ebenfalls immer (auch bei sogenannten Monopräparaten, d. h. Einzeldrogen oder Extrakten aus solchen), um Gemische vieler Pflanzenstoffe: Wirkstoffe und — möglicherweise indifferente — Begleitstoffe. Reinstoffe pflanzlicher Herkunft stehen in diesem Zusammenhang nicht zur Diskussion. Die verwendeten Pflanzen stammen meist aus der

Phytotherapeutika

traditionellen Volksmedizin, der Erfahrungsmedizin, viele haben sich schon lange als *Hausmittel* in der Selbstmedikation nützlich erwiesen. Von engagierten Verfechtern werden sie bewußt in Gegensatz zum synthetischen Arzneimittel gestellt und als *Naturheilmittel*, frei von jedem Risiko, gepriesen, gelegentlich mit übertriebener *Indikationslyrik* versehen, kommerziell hochstilisiert oder als Arzneimittel einer speziellen Therapierichtung klassifiziert — kürzlich konnte man in diesem Zusammenhang auch den Ausdruck *Naturopathie* lesen. Man hört, daß es die Gesamtheit der Pflanze ist, die biologisch vorgegebene Wohlausgewogenheit ihrer Wirkmöglichkeiten, die für eine Ganzheitstherapie herangezogen werden muß. Jede Reduktion auf einzelne stoffliche Wirkprinzipien wird als Wertminderung betrachtet.

So gesehen scheinen Phytotherapeutika zunächst grundsätzlich von Arzneimitteln, welche eine streng naturwissenschaftlich ausgerichtete Medizin anwendet, abzugrenzen: Denn die Pharmakokinetik eines Vielstoffgemisches, wie es Phytotherapeutika darstellen, also Beschreibung von Resorption, Verteilung, Metabolismus etc., ist experimentell methodisch nicht zugänglich, abgesehen davon, daß die Wirkstoffe oft nicht oder nur mangelhaft bekannt sind. Erst wenn Wirkstoffe rein isoliert werden können, lassen sich auch objektive pharmakologische Daten über die Wirkung gewinnen, allerdings zunächst nur Daten über die Wirkung und nicht über die Wirksamkeit (am ganzen Menschen). Vertreter einer rationalen Therapie im herkömmlichen Sinn lehnen daher unter Umständen Phytotherapeutika ab oder stellen gelegentlich auch eine Wirksamkeit überhaupt in Frage. Phytotherapeutika werden bestenfalls aufgrund ihrer Suggestiv- oder Placebo-Wirkung toleriert. Wenn man die heute an moderne Arzneimittel gestellten strengen Forderungen anerkennt, scheint also in der Tat die Entscheidung für eine Anwendung von Phytotherapeutika nicht leicht. Und man kann mit Czygan fragen: »Haben diejenigen tatsächlich recht, die da meinen, der naturwissenschaftlich Denkende betrachte in gerade einfältiger Weise nur das Eindeutige, Wiederholbare und verdränge darüber hinaus das Vieldeutige, Einmalige, ja Selbständige des Lebens, genau das, was ja Subjekt oder Objekt einer ärztlichen, nicht nur einer medizinischen Handlung sein soll?« In diesem Zwiespalt wird man am ehesten mit einer pragmatischen Vorgangsweise weiterkommen, bei der im Vordergrund der Nutzen des Patienten stehen muß. Wie vielen Patienten konnte durch ein Digitalis-Infus geholfen werden, bevor man über die reinen Wirkstoffe und all ihre Daten verfügte!

Bei Vorliegen einer entsprechenden Indikation kann die Verwendung eines Phytotherapeutikums aus mehreren Gründen zweckmäßig sein:
— wenn die Isolierung der Wirkstoffe keine Verbesserung bringen würde, sondern nur eine nutzlose Verteuerung des Arzneimittels;
— wenn die Wirkstoffe in isolierter Form zu zersetzlich sind;
— wenn die Wirksamkeit auf Kombinationseffekten beruht oder durch solche verbessert werden wird;
— wenn das wirksame Prinzip noch nicht bekannt ist;
— wenn die Nebenwirkungsquote geringer ist als beim isolierten Reinstoff;
— wenn die therapeutische Breite, d. h. die Relation zwischen therapeutischer und toxischer Wirkung, in der natürlichen Kombination größer ist;
— wenn für die Therapie, vor allem im Bereich der Bagatellerkrankungen und Befindlichkeitsstörungen, Wirkungen adäquat sind, die mit den zur Verfügung stehenden Reinstoffen nicht erzielbar sind (Willuhn).

Für die Anwendung von Phytotherapeutika sprechen weiters folgende Gründe: Sie besitzen im allgemeinen eine große therapeutische Breite; ihre akute Toxizität ist null bis sehr nieder, über toxische Wirkungen bei Langzeitanwendung ist nichts bekannt geworden. Im typischen Fall fehlen unerwünschte Nebenwirkungen auch bei langdauernder Anwendung. Häufig liegen breite, oft weit zurückliegende Erfahrungen

Phytotherapeutika

vor. Oft enthalten Phytotherapeutika mehrere Komponenten unterschiedlicher chemischer Struktur, die einander in der Wirkung unterstützen. Auch die oft geschmähte Suggestivwirkung kann unter Umständen durchaus positiv genützt werden.

Die bekannten Haupteinsatzgebiete für Phytotherapeutika liegen bei leichteren Erkrankungen oder Befindlichkeitsstörungen, in vielen Fällen auch zur Selbstmedikation, bei chronischen Erkrankungen, in der Geriatrie, aber auch bei ernsteren Erkrankungen sind durch die Verwendung von Phytotherapeutika als Adjuvantien unter ärztlicher Aufsicht gute Erfolge zu erzielen.

Außer den schon genannten Einwänden gibt es noch eine Reihe weiterer, die allerdings nicht unbedingt typisch für pflanzliche Arzneimittel sind, sondern analog auch bei synthetischen Arzneistoffen zu beobachten sein können. So sind bei unsachgemäßer Anwendung (Überdosierung, Dauergebrauch) durchaus schädliche Wirkungen möglich (Beispiele: ätherische Öle, Laxantien, Succus Liquiritiae); manche in der Volksmedizin benützte Pflanzen können toxische Stoffe enthalten (z. B.: Pyrrolizidin-Alkaloide, Iso-Asaron, Phorbolester); für viele Pflanzen oder Zubereitungen ist eine allergieauslösende Wirkung bekannt (Arnika, Peru-Balsam, Propolis u. v. a.). Eine nicht zu unterschätzende Gefahr schließlich stellt die Möglichkeit der Verschleierung von Krankeihten oder der Aufschub einer wirksamen Therapie dar, wenn Phytotherapeutika zur Selbstmedikation ohne entsprechende ärztliche Kontrolle eingesetzt werden.

Bei vielen Phytotherapeutika ist bis heute ein Wirksamkeitsnachweis nicht erbracht worden; an die Stelle eines exakten Nachweises kann aber entsprechend dokumentiertes ärztliches Erfahrungsgut treten. In Fällen, in denen ein Wirkungs- und Wirksamkeitsnachweis noch nicht gelungen ist, sollte der Arzt aufgrund seiner Kenntnisse die Möglichkeit der Anwendung im Sinne einer rationalen Therapie haben, rationale Therapie verstanden als Therapie unter Abwägung von Nutzen und Risiko unter Berücksichtigung der speziellen Situation des Patienten (Vogel).

Ein Spezifikum der Phytotherapeutika schließlich stellt die Variabilität der Wirkstoff- und Inhaltsstoff-Zusammensetzung dar. Pflanzen sind in ihrer stofflichen Zusammensetzung variabel, beeinflußt durch innere (genetisch festgelegte) und äußere (Boden, Witterung etc.) Faktoren. Diese Variabilität läßt sich auch durch züchterische Bearbeitung von Arzneipflanzen nicht vermeiden. Mit Hilfe modernster Prüfmethoden (etwa Dünnschicht-, Gas-, Hochleistungs-Flüssigchromatographie) ist es jedoch in vielen Fällen möglich, den Wirkstoffgehalt genau zu ermitteln. Dadurch lassen sich Produkte bestimmter, gleichbleibender Qualität herstellen, die in bezug auf gewisse Wirkstoffe standardisiert sind. In Österreich ist die Prüfung der Qualität von pflanzlichen Drogen und von Phytotherapeutika gesetzlich geregelt, ebenso die Abgabe von Arzneidrogen und Zubereitungen durch Apotheken und Drogerien, seien sie rezeptpflichtig oder frei verkäuflich und damit für die Selbstmedikation zugänglich. Darüber hinaus ist allerdings eine Reihe von pflanzlichen Produkten im Handel, die nicht als Arzneimittel anzusehen sind, die aber von der Bezeichnung her in die Nähe von Phytotherapeutika gerückt erscheinen. Eine objektive Beurteilung ist hier in manchen Fällen sehr schwierig, und Streu vom Weizen nicht immer leicht zu trennen. Umso wichtiger erscheint es, daß die Anwendung von Phytotherapeutika, aber auch die Beratung des Patienten über den Umgang mit pflanzlichen Arzneimitteln in guten Händen liegen. Auch der *mündige* Patient hat im allgemeinen nicht genügend Kenntnisse, er braucht Anleitung für die Verwendung von Phytotherapeutika zur Selbstmedikation. Mit großer Überzeugungskraft in den Medien dargestellte Vorzüge pflanzlicher Arzneimittel sind zwar sehr publikumswirksam, übertriebene Ansprüche an Phytotherapeutika und Ausnützung des frommen Glaubens an die natürlichen Heilmittel allein werden aber auf lange Sicht die pflanzlichen Arzneimittel nur diskriminieren.

Phytotherapeutika werden den Stellenwert, der ihnen nach heutigem Wissenstand nicht allein als Placebo, auch nicht als unschädlichen Wundermitteln natürlicher Herkunft, sondern — sinnvoll eingesetzt — als wertvollen komplementären Arzneimitteln zukommt, nur dann einnehmen können, wenn Ärzte gerade auf diesem Gebiet auch gemeinsam mit Pharmazeuten ausgebildet werden und versuchen, ihr Wissen über pflanzliche Arzneimittel kontinuierlich zu vermehren und zum Wohl des Patienten anzuwenden.

DIE ANTHROPOSOPHISCH ORIENTIERTE MEDIZIN

Dr. Peter Heusser, Arlesheim, BRD

Die Fakten der homöopathischen Potenzforschung — angefangen von den bahnbrechenden physikalischen und biologischen Experimenten Koliskos nach 1924[1], über die modernen statistischen Untersuchungen von Pelikan und Unger in den sechziger Jahren[2] bis hin zu den neuesten klinischen Doppelblindstudien wie diejenigen, die genau heute vor einem Jahr aus einer staatlichen Klinik in Glasgow erschienen ist[3] — alle diese Fakten beweisen längst, daß auch die homöopathischen Höchstverdünnungen verifizierbare und für die Therapie relevante Wirkungen haben. Und diese Wirkungen beruhen nicht auf Placebo-Effekt, was durch die Art der Studien selbst wie auch durch den Umstand belegt wird, daß solche Wirkungen auch bei Tieren[4], bei Pflanzen[2] und in physikalischen Systemen[1] nachweisbar sind.

Die reale Wirksamkeit homöopathischer Hochpotenzen ist eben nicht ein apriorisch vorgefaßtes Dogma der Homöopathie, sondern seit Hahnemann ein empirisches Beobachtungsresultat. Und nur diejenigen können heute diese reale Wirksamkeit bestreiten, welche diese Tatsachen nicht umfänglich genug kennen, oder, aufgrund einer apriorisch vorgefaßten Meinung über das Wesen des Materiellen, nicht zur Kenntnis nehmen wollen.

Die objektiv feststellbaren Tatsachen und die Erklärung dieser Tatsachen sind aber zwei verschiedene Dinge, die nicht miteinander verwechselt werden dürfen. Die Tatsachen beweisen, daß es Kraftwirkungen gibt, die in einer gewissen Beziehung losgelöst sind von der Materie, denn in einer Hochpotenz, deren Verdünnungsgrad die Avogadrosche Zahl übersteigt, gibt es im Lösungsmittel keinen Ausgangsstoff mehr. Mit der Anerkennung der Realität dieser nichtmateriellen Kraftwirkung ist aber noch nicht erklärt, was diese Kraft ist und warum sie im Organismus eine gesetzmäßige Wirkung auszulösen vermag.

Dieses Umstandes war sich Samuel Hahnemann vollständig bewußt, denn er war keineswegs ein mystizistischer Theoriebildner der Romantik, sondern — was historisch dokumentiert ist — ein führender Naturwissenschaftler seiner Zeit, und das gerade als Chemiker. Er hielt sich zunächst an die Empirie, auch wenn er damals noch nicht die naturwissenschaftlichen Methoden des 20. Jahrhunderts zur Verfügung hatte, mit denen er — wie vorhin Prof. Harisch[5] — die Wirkungen der unverdünnten oder verdünnten Substanzen bis in das Innere des Organismus oder gar bis in das molekulare Gefüge einzelner Zellen hinein hätte demonstrieren können. Doch er hielt sich eben an die äußere Empirie, an die Oberflächenempirie sozusagen, und beobachtete sorgfältig die Auswirkung seiner Präparate an den wahrnehmbaren äußeren Zeichen und Symptomen des Organismus und an den Empfindungen des

Patienten. Und aufgrund der empirischen Tatsachen wurde er sich bewußt, eine immaterielle Kraftwirkung der Materie entdeckt zu haben, wenn ich mich so paradox ausdrücken darf. Doch Hahnemann enthielt sich ganz bewußt einer theoretisierenden Erklärung für diese Kraftwirkung. Er nannte sie etwa die *geistartige* Wirkung der Substanz, doch er lehnte eine philosophische Spekulation darüber ausdrücklich ab, was diese *geistartige* Wirkung eigentlich sei und warum sie im Organismus zu Resultaten führt. Er wollte gerade keine *Modellvorstellungen* darüber konstruieren, wie man heute sagen und auch tun würde. Er hatte die deutliche Empfindung, hier an eine prinzipielle Grenze des Erkennens zu stoßen, weil man etwas, was man nicht wahrnehmen kann, auch nicht direkt erkennen kann!

Und sehen Sie, an dieser Grenze des Erkennens stehen wir heute immer noch, und an ihr erhitzen sich immer wieder neu die Gemüter. Und es ist von entscheidender Bedeutung, sich der Existenz dieser Erkenntnisgrenze in genügender Weise klar zu werden, damit die Mittel gefunden werden können, wie allmählich über diese Grenze auf eine wissenschaftliche Weise hinausgeschritten werden könnte.

Für eine weitere Zukunft hängt der Gesamtfortschritt der Medizin sogar davon ab, ob und wie über diese Grenze des Erkennens hinausgeschritten wird. Das kündigt sich heute schon ganz deutlich an. Denn überall, wo heute die so berechtigte Forderung nach einer sogenannten Ganzheitsmedizin erhoben wird, kommt sogleich die prinzipielle Frage nach immateriellen Energien mit ins Spiel. Die Phänomene von Homöopathie und Akupunktur sind nur Symptome, an denen dieses Prinzipielle offenbar wird. Denn wenn zum Beispiel nicht nur der heute so gut untersuchte materielle Körper, sondern auch noch eine Seele in diesem Körper von der Medizin mitberücksichtigt werden soll, dann stellt sich sofort die Frage nach der Erkenntnis dieser Seele. Wie wirkt die Seele konkret im Körper, und zwar nicht nur im Zentralnervensystem, sondern überall im Körper? Wie wirkt dieser zurück auf die Seele? Was ist überhaupt die Natur von psychischen Energien im Unterschied zu den uns gut bekannten physischen Energien, also den chemischen und physikalischen Kräften? Was gibt es überhaupt alles für Energien, die in der Medizin in Betracht kommen? Und wie kann man sich diesen Energien erkenntnismäßig nähern? Denn das Problem ist ja gerade, daß diese Energien unseren Sinnesorganen und Apparaten gar nicht direkt zugänglich sind. Wie können sie unserer Erkenntnis denn zugänglich werden? Überall, wo man es heute nicht nur mit dem Physischen des Menschen, sondern mit dem ganzen Menschen zu tun haben will, stellt sich das Erkenntnisproblem von Energien, die sich im Materiellen des Menschen zwar auf eine verifizierbare Weise auswirken, die aber ihrem Wesen nach noch etwas prinzipiell anders sein müssen als diejenigen Energien, die uns als chemische und physikalische Kräfte schon bekannt sind. Das zeigen eben auch die Grundsatzfragen von Akupunktur und Homöopathie. Und die schrittweise Lösung dieser Problematik wird für die Medizin einer weiteren Zukunft viel wichtiger sein, als die noch raffiniertere Detailerkenntnis am Physischen des Menschen, obwohl die Erkenntnis des Physischen am Menschen natürlich auch vollständig berechtigt ist und nicht etwa unterschätzt oder unterlassen werden sollte, da sie ja tatsächlich einen bestimmten Aspekt des Menschen erfaßt, und in diesem Bereich auch zu segensreichen therapeutischen Maßnahmen führt. Dies muß ausdrücklich betont werden.

Aber die Wissenschaft steht heute grundsätzlich vor der ganz neuen und noch längst nicht genügend gewürdigten Aufgabe: die Erkenntnisgrenze, an die die Naturwissenschaft jetzt gestoßen ist, in prinzipieller Weise überschreiten zu müssen, wenn eine wissenschaftlich fundierte Medizin des ganzen Menschen, des Anthropos, entstehen soll. An dieser Grenze verhalten sich die Menschen nun sehr verschieden.

Die einen wollen diese Grenze noch nicht sehen und bestreiten prinzipiell, daß es Fakten gibt, die deutlich auf immaterielle Kräftewirksamkeiten hinweisen. Sie wollen

Die anthroposophisch orientierte Medizin

prinzipiell alles auf Materie und deren mechanische oder chemische Wechselwirkung zurückführen, ganz wie die Materialisten des 18. und 19. Jahrhunderts. Für sie ist der Mensch wie für de la Mettrie eine Maschine, und für sie darf es deshalb a priori keine anderen Wirkungsprinzipien in lebendigen Systemen geben als die sogenannten Wirkungs-*Mechanismen*, wie der Ausdruck bezeichnenderweise heißt.

Andere Menschen akzeptieren zwar die Existenz von immateriellen Kraftwirkungen, aber es befällt sie ein gewisser Horror vacui wenn es darum geht, eine Erkenntnis dieser sinnlich ja nicht wahrnehmbaren Kräfte zu entwickeln. Diese Menschen behaupten dann a priori, aus irgendwelchen persönlichen oder autoritativ-dogmatischen Gründen heraus, daß die Erkenntnis einer nichtsinnlichen Realitätsebene schlechtweg unmöglich sei, daß also die naturwissenschaftliche Erkenntnisgrenze eine Grenze für alles menschliche Erkennen sei.

Eine weitere Gruppe hält einen gewissen Zugang des Menschen zu den Gebieten nichtmaterieller Realität zwar für möglich, doch nicht über den Weg der rationalen Erkenntnis, sondern höchstens über das Gefühl oder den Glauben. Diese Leute setzen a priori voraus, daß das Wesen des Übermateriellen irrationaler Natur sei, und daß das Gesetzmäßige, das Weisheitsvolle und Logische auf die Welt der Materie beschränkt sei. Erweiterung der Medizin bedeutet für diese Leute dann höchstens, daß Irrationales zum Rationalen materieller Wissenschaft hinzu genommen wird, daß das Wissen, welches sich also auf die Materie zu beschränken habe, nicht durch ein noch weiteres Wissen, sondern eben nur durch Gefühl oder Glaube erweitert werden könne.

Noch andere wollen bei einem solchen irrationalen Mystizismus nicht stehen bleiben und suchen nach Begriffen, nach einem Wissen, durch das sie sich die festgestellten Auswirkungen *geistartiger* Kraftwirkungen rational, d. h. durch die Vernunft erklären können. Und da sie im Bereich der Naturwissenschaft solche Begriffe nicht finden können — denn die naturwissenschaftlichen Begriffe beziehen sich nur auf die Kraftwirkungen materieller, sinnlich sichtbarer Stoffe — deshalb suchen sie solche Begriffe dort, wo sie glauben, noch brauchbare Begriffe finden zu können, nämlich in der Tradition, im Altertum, in den Überresten dessen, was aus alten spirituellen Kulturen noch übriggeblieben ist, etwa aus den verschiedenen orientalischen Kulturen, heute auch aus dem indianischen Westen oder aus dem alten Europa, bis hin zu Paracelsus oder Van Helmont oder zu dem, was als allerletzte Reste davon etwa in der Volksmedizin noch wie eine alte Wurzel aufzustöbern ist. Man muß sich nun bei diesem Zurückgreifen auf das Alte folgendes klar machen: Traditionelle Methoden aus alten Kulturen werden in der Zukunft selbstverständlich nur so weit führen können, als sie aufgrund der Überlieferung und des heute überhaupt noch möglichen Verständnisses dieser Überlieferung eben noch führen können. Das ist selbstverständlich bis zu einem gewissen Grad möglich. Aber die Übertragung der alten Begriffe auf die Phänomene, die uns heute vorliegen, führt nicht zu einer direkten wissenschaftlichen Erkenntnis der nichtmateriellen Energieformen, sondern nur zu einer hypothetischen Interpretation der durch diese Energien objektiv hervorgerufenen Phänomene.

Was auf diesem Gebiet für die Zukunft angestrebt werden muß, ist nicht ein Rückgriff auf alte Kulturen, nicht eine spekulative oder glaubensmäßige apriorische Theoriebildung, sondern einzig und allein eine Form wissenschaftlicher Erkenntnis des Nichtmateriellen, die auf ihrem Gebiet genau dasselbe tut, was die naturwissenschaftliche Erkenntnis auf dem Gebiet des Materiellen tut. Das ist eine Haltung an der gekennzeichneten Grenze des Erkennens, die von den erwähnten Haltungen ganz verschieden ist.

Lassen Sie mich deshalb diesen Punkt noch näher charakterisieren: Was tut der Naturwissenschaftler? Er untersucht die Phänomene der sinnlichen Erscheinungswelt, die Natur, und er versucht, zu den Gesetzmäßigkeiten dieser Natur vorzu-

Die anthroposophisch orientierte Medizin

dringen. Die Phänomene nimmt er durch seine Sinnesorgane oder mit Hilfe von Apparaten wahr. Die Naturgesetze kann er nicht durch die Sinnesorgane oder Apparate wahrnehmen, sondern er muß sie durch die Anstrengung seines Denkens finden. Er nimmt sie also in seinem Denken wahr. Eine wissenschaftliche Erkenntnis liegt dann vor, wenn die im Denken gefundenen Gesetze genau diejenigen sind, die draußen im wahrgenommenen Gegenstand wirken.

Nun, das Erkenntnisproblem der nichtmateriellen Energien könnte dann gelöst werden, wenn auch auf ihrem Gebiet eine solche wissenschaftliche Erkenntnis entwickelt werden könnte. Wie hätte das zu geschehen? Ein Forscher auf diesem Gebiet müßte erstens eine ganz bestimmte Fähigkeit entwickeln, die er im gewöhnlichen Bewußtsein als Naturforscher oder als Alltagsmensch in der heutigen Zeit zumindest noch gar nicht hat, oder nur in einer ganz bestimmten, sehr anfänglichen Weise hat, was jetzt nicht weiter besprochen werden kann. Das ist die Fähigkeit, nichtsinnliche Kräfte direkt und eben nicht über die physischen Sinnesorgane wahrzunehmen. Zweitens müßte ein solcher Forscher das, was er auf diese übersinnliche Weise wahrnimmt, ebenso seiner Gesetzmäßigkeit, seiner Logik nach erfassen, wie der Naturforscher das physisch-sinnlich Wahrgenommene durch sein Denken logisch, d. h. seinem Gesetz nachbegreifen kann. Mit anderen Worten: Die geschilderte naturwissenschaftliche Grenze des Erkennens müßte dadurch überschritten werden, daß eine erst zu erwerbende übersinnliche, aber trotzdem ganz exakt logische Erkenntnis, also eine rationale Erkenntnis der *geistartigen* Wirkungen in der Welt entwickelt würde. Eine exakte Wissenschaft des Geistig-Realen, eine Geisteswissenschaft im ganz konkreten Sinne des Wortes müßte entwickelt werden, die genau auf dieselbe Weise wissenschaftlich ist, wie die moderne Naturwissenschaft auf ihrem Gebiet wissenschaftlich ist.

Und es ist ganz klar, eine solche Geisteswissenschaft würde in der Medizin nicht zu einer dilettantenhaften Alternativmedizin führen, sondern zu einer Erweiterung, zu einer Ergänzung der heutigen, vollständig berechtigten naturwissenschaftlichen Medizin. Denn diese Geisteswissenschaft würde eben zu Forschungsresultaten auf dem Gebiet nichtmaterieller Energien führen, die genau das ergänzen, was die Naturwissenschaft von der anderen, von der materiellen Seite her erforscht. Und diese Ergänzung würde dann erst zu dem führen, was man mit Recht eine wissenschaftlich begründete Ganzheitsmedizin nennen dürfte, eine Medizin des ganzen Menschen, des eigentlichen Anthropos.

Und sehen Sie, liebe Kollegen, ganau in diesem jetzt charakterisierten Sinn ist die Anthroposophie Rudolf Steiners eine moderne Geisteswissenschaft. Nun, Rudolf Steiner hat diese Geisteswissenschaft nicht etwa erfunden, ebensowenig wie Aristoteles die Logik erfunden hat. Aber ebenso, wie Aristoteles damals in Griechenland die menschliche Fähigkeit des logischen Denkens zum ersten Mal zu einem gewissen vorläufigen Vollkommenheitsgrad entwickelt hat, der von weiteren Teilen der Menschheit dann erst allmählich erreicht wurde, und ebenso, wie Aristoteles damals auch die Wissenschaft der Logik schon dargestellt hat, ebenso hat Rudolf Steiner in unserer Zeit die moderne Geisteswissenschaft erstmals erkenntniswissenschaftlich begründet, in ihrer Methodik exakt dargestellt und bis in viele Einzelheiten konkret verwirklicht[6, 7, 8, 9, 10, 11, 12].

Und der Ort, wo die systematische Begründung dieser anthroposophischen Geisteswissenschaft begonnen hat, ist kein anderer als Wien. Denn im Herbst 1879, als Steiner, der von Geburt ja Österreicher war, an der Technischen Hochschule in Wien seine naturwissenschaftlichen Studien begann, begann er auch mit der systematischen Ausarbeitung des Problems, wie das exakte, rationale Prinzip wissenschaftlichen Erkennens, wie es im Abendland seit Aristoteles für die Erkenntnis des Materiellen entwickelt worden ist, jetzt auch für das Gebiet des Nichtmateriellen geltend

Die anthroposophisch orientierte Medizin

gemacht werden kann. Und was als Anthroposophie heute konkret vorliegt und in der Literatur in seinen Grundlagen und Einzelheiten genau studiert werden kann, ist das Resultat dieses übersinnlichen, dieses geisteswissenschaftlichen Erkennens, und diese Erkenntnisse liefern, gerade für ein solches Gebiet wie das der Medizin, wichtige erweiternde Gesichtspunkte, die auch in der Praxis, im therapeutischen Handeln, zu weiteren Möglichkeiten führen, und an denen gerade das Wesentliche ist, daß sie den ganzen Menschen berücksichtigten.

Was ist denn dieser ganze Mensch der anthroposphosischen Erkenntnis nach?

Der Mensch besteht ja nicht bloß aus der physisch-materiellen Stofforganisation, als die er von der Naturwissenschaft heute auf so minutiöse Weise bis in alle Einzelheiten untersucht werden kann. Er besteht aber auch nicht bloß aus zwei Organisationsgliedern, d. h. aus dem materiellen Körper und der nichtmateriellen Seele. Sondern er besteht in Wirklichkeit aus vier verschiedenen Wesensgliedern, eine Tatsache, die im Altertum noch völlig bekannt gewesen ist und sogar noch beim Apostel Paulus und im Christentum der ersten Jahrhunderte gefunden werden kann.

Zunächst besteht der Mensch selbstverständlich aus seinem physikalischen materiellen Körper, den wir seit der Renaissance allmählich eben sehr gut kennen gelernt haben. Hätte der Mensch aber nur diese Materie und ihre Kräfte, so wäre er eine Maschine oder ein Leichnam, er könnte von der mineralischen Welt prinzipiell nicht unterschieden werden.

Daß der Mensch aber nicht eine anorganische Stoff- und Kraftorganisation ist, sondern ein organisches Wesen, das lebt, das wächst, sich erhält sich heilt und sich reproduziert, das verdankt er einer zweiten Klasse von Kräften, die der anorganischen Klasse von Kräften hierarchisch um eine Stufe übergeordnet ist und diese Kräfte lenkt, koordiniert und leitet, wodurch eben die spezifisch organische Bildung und Funktion zustande kommt. Diese organischen Bildekräfte sind ebenso in der Gesamtorganisation zusammengefaßt, wie die physischen Kräfte und Stoffe auf ihrer Stufe, nur noch komplizierter als diese und in einer unaufhörlichen Tätigkeit begriffen. Daß ein Lebewesen überhaupt lebt, kommt eben dadurch zustande, daß sein physischer Leib überall durchsetzt ist von einer immateriellen Lebenskräfteorganisation oder *Lebensleib,* wenn man einen abgekürzten deutschen Ausdruck wählen will. Der hypothetische Vitalismus der letzten Jahrhunderte hat von dieser Lebensorganisation noch eine gewisse Ahnung gehabt, doch hat er keinen wissenschaftlichen Zugang mehr zu ihr finden können. Bestünde der Mensch aber nur aus einem physischen Leib und einem darin tätigen Lebensleib, dann wäre er eine Pflanze, er würde bloß vegetieren, wachsen, sich fortpflanzen usw.

Daß der Mensch nicht bloß dumpf vor sich hinvegetiert, sondern Empfindung hat, Bewußtsein, Schmerz, Freude, Lust, Unlust, Triebe usw., das verdankt er einem dritten Organisationsglied, nämlich seiner Seele, die den belebten Körper überall durchsetzt, nicht nur im Zentralnervensystem. Dieses dient nur dazu, die seelischen Erlebnisse bewußt zu machen. Diese dritte Klasse von Kräften, die seelischen, sind den lebendigen und den physischen Kräften wiederum um eine Stufe übergeordnet. Würde der Mensch aber nur über diese drei Kräfteorganisationen verfügen, so wäre er ein Tier.

Daß der Mensch kein bloßes Tier ist, kein bloßes Trieb-, Emotions- und Instinktwesen, das verdankt er einer vierten Klasse von Kräften, mit denen er auf einer bestimmten Stufe seiner Entwicklung seine bloß seelischen Kräfte, seine Emotionen usw. lenken, bilden und dadurch veredeln und entwickeln kann, so wie der Wagenlenker seine Pferde lenkt, um nicht ihren, sondern seinen Weg voranzukommen. Es sind dies die Kräfte des individuellen Ich des Menschen, des eigentlichen Menschen, der ein geistiges Wesen ist, eine geistige Individualität, die der Grund seiner geistigen Eigenschaften ist, seiner Fähigkeit individuellen Denkens, Fühlens und Wollens, der Grund seines Selbstbewußtseins und seiner freien Selbstbestimmung. Dieses Ich, dieser individuelle Geist des Menschen, ist mit seiner Seele natürlich in Einheit verbunden, aber Seele und Geist sind nicht dasselbe und müssen deshalb unterschieden werden. Die Seele ist ihrerseits wiederum mit der Lebensorganisation und diese mit der physisch-materiellen Organisation verbunden, so daß dieses rein geistige Ich-Wesen sich auch in seinen unbewußten Teilen mit der ganzen physischen Leiblichkeit in Beziehung setzt und ihr sozusagen seine individuelle Physiognomie aufprägt. Es gibt immer etwas im Menschen, von seinen seelischen Fähigkeiten bis hinunter zu seinen körperlichen Formen und Funktionen, was nicht vererbt ist, nicht von der Umgebung stammt, sondern eben aus der Individualität dieses Menschen selbst stammt und von dieser Individualität dem vererbten Körper eben aufgeprägt ist.

Den Menschen in der Medizin als eine Ganzheit zu betrachten, heißt, ihn als diese viergliederige Wesenheit, als diese Einheit aus physischem Leib, Lebensleib, Seele und Geist ernst zu nehmen.

Der anthroposophische Arzt ist kein Alternativmediziner, da er nicht eine Alternative zur Naturwissenschaft anstrebt. Der anthroposophische Arzt ist immer ein Schulmediziner, und zwar mit der üblichen Universitätsausbildung. Aber er ergänzt das naturwissenschaftliche Wissen durch das geisteswissenschaftliche. Aus der Naturwissenschaft nimmt er die Kenntnisse über den physischen Leib, aus der Geisteswissenschaft nimmt er die Kenntnisse über die Lebensorganisation, über die seelische Organisation und über die Ich-Organisation. Er kommt so zu einem wesentlich vertieften Verständnis von Gesundheit und Krankheit und gleichzeitig zu einem vertieften Verständnis der mannigfaltigen Beziehungen zwischen Mensch und Natur, die sich keineswegs bloß auf der materiellen Ebene abspielen. So kommt er auch zu Einsichten in gesetzmäßige Beziehungen zwischen bestimmten Substanzen aus dem Mineral-, Planzen- oder Tierreich einerseits und bestimmten pathologischen Prozessen in der menschlichen Organisation andererseits. Durch differenzierte pharmazeutische Verarbeitungsverfahren, von denen die homöopathische Potenzierung in der anthroposophischen Pharmazie übrigens nur eine von verschiedenen Möglichkeiten ist, können die Substanzen dann in die gewünschte Wirk- und Applikationsform gebracht werden. Eine rationale, d. h. vernünftig einsehbare Pharmazie und Therapie wird so möglich, die alle vier Energieorganisationen des Menschen berücksichtigt, differenziert nach dem jeweiligen Organ oder Organsystem. Denn das Rationale, d. h. die Einsehbarkeit ist nicht reserviert für den bloß materiellen Bereich.

Und eines muß noch gesagt werden: Eine solche Ganzheitsmedizin, wie sie von der Anthroposophie angestrebt wird, kann es natürlich nicht nur mit sogenannten *banalen* Erkrankungen oder *psychosozialen* Störungen zu tun haben, die ebensogut durch ein Placebopräparat oder ein Gespräch behoben werden können. Auch schwere oder schwerste Krankheiten muß ihr Feld sein, wie beispielsweise die Krebskrankheit. Und gerade bei solchen Krankheiten muß sie sich als wirksam erweisen.

Umd man braucht sich den anthroposophischen Erkenntnissen gegenüber keineswegs irgendwie gläubig oder dogmatisch zu verhalten. Im Gegenteil, man kann, wie das für einen skeptischen oder kritischen Menschen selbstverständlich ist, diese anthroposophischen Erkenntnisse zunächst einfach wie Arbeitshypothesen zur Kenntnis nehmen und sie dann an der Wirklichkeit prüfen. So eben auch in der Medizin. Wenn z. B. die Mistel von Rudolf Steiner aufgrund ganz bestimmter geisteswissenschaftlicher Erkenntnisse für die Karzinomtherapie vorgeschlagen worden ist, so soll die Krebswirksamkeit dieser Pflanze auch demonstriert werden können. Warum denn nicht?

Nun, diese Wirksamkeit ist verifiziert in rund 30 klinischen Studien für eine Reihe von soliden Tumoren. Und diese Verifikation ist nicht etwa nur von etwaig voreingenommenen Anthroposophen, sondern zu einem wesentlichen Teil sogar von nicht-

Die anthroposophisch orientierte Medizin

anthroposophischen Professoren an größeren Kliniken vorgenommen worden und wird noch vorgenommen. Gerade hier in Wien sind unter der Leitung von Prof. Salzer Iscador und später auch andere anthroposophische Mistelpräparate systematisch geprüft worden, als für eine solche Prüfung in universitären Kreisen sonst noch praktisch kein Verständnis vorhanden war. Prof. Denck, der daran auch wesentlich beteiligt war, hat darüber vorgestern ja schon berichtet. Eine solche Prüfung kann dann etwa ein solches Resultat ergeben, wie es gerade auch kürzlich aus der Universität Basel berichtet wurde, wo seit sieben Jahren eine Iscadorstudie bei Patienten mit malignem Melanom durchgeführt wird. Eine bestimmte definierte Gruppe von Patienten kriegt BCG-Impfungen, die andere Gruppe BCG-Impfungen plus Iscador. Von der bloßen BCG-Gruppe leben heute noch 65%, von der BCG plus Iscador-Gruppe noch 80%, obwohl das Risiko für diese Gruppe im Schnitt höher ist, und obwohl die Iscadortherapie nur für die ersten vier Jahre durchgeführt wurde. Aus verschiedenen modernen immunologischen Untersuchungen ist inzwischen auch bekannt, daß Iscador genau diejenigen immunologischen Parameter beeinflußt, die sich für die Tumorabwehr als relevant erwiesen haben, eine Tatsache, die man aufgrund der anthroposophischen Erkenntnis schon immer hat fordern müssen. Kurz, es läßt sich eben die rationale Anwendbarkeit geisteswissenschaftlicher Erkenntnisse in der medizinischen Praxis bis hin zu statistischen Untersuchungen naturwissenschaftlich verifizieren, und zwar nicht etwa bei Placebo-Wehwehchen oder psychosozialen Schrullen, sondern gerade auch bei einer so schweren Krankheit wie bei der Krebskrankheit. Nicht apriorisch vorgefaßte Meinungen, sondern die faktische Praktikabilität zeigt den Wert der anthroposophischen Gesichtspunkte.

Die anthroposophisch orientierte Medizin wird heute zwar von einer verhältnismäßig noch kleinen Anzahl von Ärzten praktiziert, doch immerhin schon fast in allen Kontinenten, und nicht nur von Praktikern, sondern auch in einer ganzen Reihe von anthroposophischen Kliniken. In folgenden Fachgebieten kann bis heute schon anthroposophisch gearbeitet werden: Innere Medizin, Onkologie, Dermatologie, Gynäkologie und Geburtshilfe, Pädiatrie, Hals-Nasen-Ohrenkrankheiten, Ophthalmologie, Psychiatrie, Heilpädagogik und Pharmazie.

In Wien gibt es die erwähnte Möglichkeit einer Tumortherapie mit anthroposophischen Mistelpräparaten am Ludwig-Boltzmann-Institut für klinische Onkologie, dann gibt es die Arbeitsgemeinschaft österreichischer Ärzte für anthroposophisch erweiterte Medizin, es gibt die Weleda Heilmittelbetriebe und es gibt die Karl-Schubert-Schule, eine medizinisch-heilpädagogische Institution.

Die anthroposophisch orientierte Medizin ist natürlich keine Wundermedizin, und sie ist auf einem vorläufigen Stand ihrer Entwicklung. Sie steht aber auf dem begründbaren Standpunkt, daß die für die Zukunft mit Recht geforderte Ganzheitsmedizin nur dann in der weiterführenden Art wird entwickelt werden können, wenn es gelingt, das denkende menschliche Erkennen in einer exakten und systematischen Weise über diejenige Grenze hinaus zu entwickeln, an die fein beobachtende Menschen wie Samuel Hahnemann durch die Fakten schon längst gestoßen sind. Nicht ein bloßer Rückgriff auf die Überlieferungen alter Kulturen, nicht gedankenmäßige oder philosophisch-spekulative Hypothesen, sondern eine Geisteswissenschaft muß der Naturwissenschaft in der Zukunft allmählich ergänzend zur Seite stehen, eine Geisteswissenschaft, die auf den Gebieten der nichtmateriellen Realität nach demselben Prinzip wissenschaftlichen Erkennens vorgeht, wie die Naturwissenschaft auf dem Gebiet der materiellen Realität. Und erst aus dem Zusammenwirken beider Wissenschaftsformen wird sich allmählich ein differenziertes Wissen vom ganzen Menschen und damit auch eine wahrhaftige Ganzheitsmedizin ergeben.

Literaturhinweise siehe Seite 379

MÖGLICHKEITEN DES ARZNEIMITTELNACHWEISES IN DER HUMAN- UND VETERINÄRMEDIZIN, FORSCHUNG UND DOKUMENTATION

Statement of Dr. Hamish W. Boyd, M. D., Homoeopathic Hospital, Glasgow

Evidence of Drug effects in Human and Veterinary Medicine, Research and Documentation from a Homoeopathic point of view

In this short statement which is designed to encourage discussion, I propose to put forward the lines of research which I feel we require to follow, and then to ask some questions about research, which I hope will provoke ideas and discussion.

I shall then describe some research carried out mainly in the United Kingdom, to illustrate how attempts have been made to answer some of these questions.

What lines of research might we pursue?

1. a) To demonstrate a clinical effect of homoeopathic remedies. This may be done by comparing a group of patients using placebo and either a single remedy[15], or a number of homoeopathic remedies indicated after individual casetaking and prescription, using double-blind techniques, or comparing a conventional therapy with homoeopathy.[13,14]
   b) To demonstrate, the similia principle in prescribing, or to employ a like disease substance to provoke a defence response within the body. [3,4]
   c) To collect well documented clinical cases of success in treating one disease, or a response to one remedy.
2. a) To demonstrate in laboratory experiments that potencies are active. This might require different designs of experiments for low potencies within the pharmacological range up to about 6c—9c, and for higher potencies such as 30c where the effects may be due to electro-magnetic or other energy reactions.
   b) To find out what physical changes occur in solutions with serial dilution and succussion[7].
3. a) To extend clinical trials on animal diseases, sometimes using nosodes or vaccines.[19,20]

What questions should we be asking ourselves?

1. Are clinical trials really possible using homoeopathic remedies, in view of the individual method of prescribing, and also the fact that *well-being* and *quality of life* may be equally as important yardsticks of improvement as pain relief itself.
2. Can one truly get comparable groups in a placebo controlled trial.
3. We do not know what active agent is in a homoeopathic potency. How can we design experiments to demonstrate effect if we are looking for the wrong thing, eg. a pharmacological effect, when it may be a different form of energy.
4. Does a knowledge of the effects of serial dilution and succussion on an alcohol/water solution apply equally to a remedy, be it plant, mineral, salt or animal in origin?
5. How can we standardise the starting product, eg. mother tincture, and the method

of preparation of potencies in different laboratories throughout the world? At present there is no recognised procedure accepted universally. Dr. Joliffe in England has started this standardisation using thin layer chromotography.

In the time available I can only mention a few research projects, which demonstrate that it is possible to carry out clinical trials in homoeopathy, that laboratory experiments can be devised to demonstrate activity in potencies, and that veterinary research may be a valuable addition to convince sceptics that the homoeopathic remedy effect is not entirely placebo.

Summary of some research carried out in the UK and Europe

A very full review of research literature was carried out in 1984 by Schofield, and in 1982 by Kollerstrom and published in the British Homoeopathic Journal (B. H. J.). These unfortunately concluded that only a few papers really stood up to critical analysis[1,2].

Laboratory Research

The paradoxical behaviour of a toxic substance when used in microdoses is elegantly illustrated by Devenas E., Poitevin and Benveniste, who demonstrated that Silica which is toxic to macrophages, has an opposite stimulatory effect at 10^{-11} and 10^{-19} after dilution in a vortex. (1987)[3]. The same authors showed that Apis (bee venom) inhibits the degranulation of basophil cells to which it is usually toxic, if prepared by homoeopathic method to a dilution of 10^{-22}, (1986)[4].

W. E. Boyd in his painstaking research in 1954, demonstrated biochemical and biological effects in homoeopathic concentrations of 10^{-60}. This paper has never been challenged[5].

The theory of information storage in the diluent was put forward by Barnard and Stephenson in 1967[6] and the excellent work by your own Professor Gutmann and Dr. Resch on the structure of solutions and the effects of succussion seems to confirm these theories[7].

Keysell (1984) in a simple animal experiment was able to demonstrate that Hypericum had an analgesic effect in mice, and that it may produce its effect in male mice by acting on the opiate receptors or causing release of endorphins and/or enkephalins[8].

Fisher (1982) showed the excretion of lead in intoxication by the use of Plumbum metallicum, and compared this with the effect of Penicillamine[9].

Provings

Homoeopathic drug trials (provings) on healthy volunteers to determine their therapeutic sphere of action is well documented by Demarque[10]. This type of work has formed the basis of much homoeopathic research in the past.

Clinical Trials

Trials aimed at examining the action of homoeopathy compared to placebo are few. Some are of interest. Paterson's research on the effects of mustard gas in 1943[11] has recently been re-analysed by modern statistical methods, which confirm the original conclusion of a protective effect from homoeopathy[12].

R. Gibson et al (1978, 1980)[13,14], carried out two series of controlled trials on rheumatoid arthritis. In the first of these, 41 patients were treated with high doses of salicylate and compared with a further 54 similar patients treated with homoeopathic remedies. Both groups were compared with 100 patients who received placebos. The patients who received homoeopathy improved more than those on salicylate, but criticism of this was based on the fact that the homoeopathic group were allowed to continue their previous orthodox treatment while the salicylate group did not. Secondly the patients in each group were seen by different doctors.

The second trial made a rigid comparison between one group of 23 patients on orthodox first-line anti-inflammatory treatment, plus homoeopathy, and a second group of 23 patients on orthodox first-line treatment plus an inert preparation. There was a significant improvement in subjective pain, articular index, stiffness and grip strength in those patients receiving homoeopathic remedies, and no significant change in the patients who received placebo. Both groups were seen by the same two physicians and the experiment was done under doubleblind conditions. The numbers were admittedly small, but the trial did show significant effects.

Reilly in a recent simple but effective trial published in the Lancet, set out to try to explore the hypothesis that homoeopathic potencies are placebo. He failed to find evidence in favour of this hypothesis and in fact demonstrated the superiority of homoeopathic mixed grass pollens 30c over placebo in 144 subjects with active hay fever[15,16]. It should be pointed out that this was not a trial to find the best method of treating hay fever, and indeed further work would be required to decide on the best potency and dosage regimen for this complaint. It was simply a conclusive demonstration that the preparation prescribed was not a placebo.

Carey (1986) carried out a double-blind trial of Borax and Candida in the treatment of vaginal discharge with good results[17].

Fisher (1986) did an experimental double-blind trial method in homoeopathy using a limited range of remedies to treat fibrositis[18].

Veterinary Trials

Experiments in Veterinary homoeopathy show very promising results in controlled trials on animals, where placebo effect is less likely.

Day (1984)[19] describes a trial using Caulophyllum 30c on ten farrowing sows with ten controls untreated. Prior to the trial the rate of stillbirth was around 20%, but after treatment twice weekly for three weeks before farrowing the percentage fell to 10% in the treatment group, remaining at 20.8% in the untreated group. When treatment of the whole herd of 130 sows was adopted, the piglet mortality fell during the following four moths to 2.6%. When Caulophyllum was stopped in the sixth month of the monitoring period, mortality rose steadily to 14.9% by the end of the eighth month. Treatment was then reinstated and in months nine and ten mortality again fell to 1.9%.

In 1987 Day did a further trial in a boarding kennel for dogs, where the incidence of kennel cough was 92.5% even with conventional vaccine. By giving a homoeopathic nosode, the incidence of cough in 214 dogs dropped to 1,9%[20].

Literaturhinweis siehe Seite 379

HOMÖOPATHIE UND ANDERE KOMPLEMENTÄRE HEILMETHODEN

Möglichkeiten des Arzneimittelwirkungsnachweises

Statement von Univ.-Prof. Dr. Günther Harisch, Hannover

Im folgenden spreche ich nicht über die seit Jahrzehnten geübte Forschung mit Homöopathika am Menschen oder an Tieren zu therapeutischen Zwecken. Das ist nicht mein Aufgabengebiet. Mir geht es ausschließlich um Grundlagenforschung zum Zwecke eines Wirkungsnachweises für Homöopathika innerhalb zellulärer Funktionssysteme.

Forschung

Wenn es um die Erforschung des Wesens der Homöopathie geht hat man den Eindruck, daß im allgemeinen zwei wesentliche Dinge nicht korrekt auseinandergehalten werden. Was ich meine ist folgendes: Die diesbezügliche Forschung muß zwei Schwerpunkte haben. Zwei grundverschiedene Dinge müssen erarbeitet werden.
1. Der *Informationsgehalt* einer homöopathischen Präparation muß erforscht werden. Dies gilt besonders für Hochpotenzen, die rein rechnerisch keine Quantität des Ausgangsstoffes mehr enthalten. Es muß die Frage beantwortet werden, ob eine bestimmte Struktur des Lösungsmittels Wasser oder des Trägerstoffes Laktose oder ein bestimmter Anregungszustand der Trägermoleküle vorhanden ist, der in der Lage wäre, seine ihm innewohnende Information eine gewisse Zeit zu behalten(!) und vor allem an die Funktionssysteme der Zelle weiterzugeben. Hier gibt es gerade in Wien schon einschlägige Arbeiten. Die Beantwortung obiger Fragen kann mit den Methoden der *Physik* erfolgen. Damit endet aber auch schon die Aufgabe dieses physikalischen Teiles. Denn die Erforschung dieser Thematik ist an die homöopathische Arznei gebunden. Um es nochmals zu pointieren: die Informationen gilt es zu untersuchen. Diese muß in der Milchzuckertablette oder in der alkoholischen Präparation vorhanden sein, und sie muß stabil bleiben.
2. Das zweite ist die *Entfaltung* dieser irgendwie gearteten Information in der Zelle. Diese Entfaltung ist an zelluläre *Funktionssysteme* gebunden. Sie kann nur durch Ansprechen solcher Systeme nachgewiesen werden. Diese Thematik zu untersuchen, ist die Aufgabe des *Biochemikers* oder des Pharmakologen/Toxikologen, sofern dieser mit biochemischen Methoden arbeitet.

Diese beiden Schwerpunkte der diesbezüglichen Forschung müssen in der initialen Phase unbedingt auseinandergehalten werden. Dies hat nichts mit Fachkompetenz oder Fachgebietsabgrenzung oder gar mit fachspezifischer Eifersüchtelei zu tun. Alle Versuche, diese beiden Schwerpunkte zu vereinen, haben zu wenig hilfreicher Konfusion geführt und haben letztlich nichts bewegt. Es darf hier nicht der zweite Schritt vor dem ersten getan werden.

Forschungsklima

Die Notwendigkeit zu solcher Forschung wird von den meisten jungen Kollegen nicht erkannt. Zu negativ ist die Grundeinstellung der Hochschulen zum Thema Homöopathie. Diese negative Haltung der Hochschulforschung ist aber nur zu verständlich. Wenn ich selbst nicht inzwischen harte Daten erarbeitet hätte, würde auch ich mich distanziert gebärden.

Es erfordert deshalb einen gewissen Mut, sich dieses Themas anzunehmen. Zu leicht gerät man in die Rolle des Außenseiters. Für einen jungen Forscher ist dies ein schwerwiegender Nachteil. Zu leicht kann dann angenommen werden, daß der Betreffende auch nicht ganz etablierte oder — noch schlimmer — nicht ganz korrekte Methoden anwendet. Schon ist die Diskriminierung vollzogen. Diese Gefahr muß beseitigt werden. Sie kann nur beseitigt werden durch vermehrte Forschung auf diesem Gebiet. Ich sehe den *circulus vitiosus* durchaus, den ich hier beschreibe.

Dennoch: unsere zweijährige Forschungsarbeit hat gezeigt, daß es einen Weg gibt, die Wirkung von Homöopathika innerhalb der zellulären Systeme nachzuweisen. Dieser Weg muß von uns weitergegangen werden und andere müssen sich dazu gesellen; jeweils mit den spezifischen Kenntnissen, die in dem betreffenden Labor vorhanden sind.

Notabene: Die Schulmedizin lehnt die Homöopathie nicht aus Bosheit ab, sondern weil keine Daten vorliegen, die eine andere Beurteilung zulassen.

Wenn in absehbarer Zukunft ausreichende Mengen an Daten über die Grundlagenforschung an und mit Homöopathika vorliegen werden, muß an eine *zentrale Datei* gedacht werden. Nur dadurch läßt sich vermeiden, daß Doppeluntersuchungen durchgeführt werden, die unnötiges Geld kosten und die den überflüssigen Einsatz von Versuchstieren erfordern würden.

Eine faszinierende Aufgabe erfordert zu ihrer Lösung Einfallsreichtum. Ich finde, diese Aufgabe sollte endlich auf breiter Grundlage angepackt werden.

Statement von Dr. Franz Swoboda, Wien

Klinische Forschung mit besonderer Rücksicht auf die Arzneimittelprüfung

Wir verdanken die Homöopathie dem Genie eines Mannes, der vor 200 Jahren mit dem Purgieren, Schröpfen, mit den Aderlässen und Salbenbehandlungen der damaligen Medizin zufrieden war. Sie ist die Schöpfung des Arztes Samuel Hahnemann (1755—1843). Noch heute berufen sich alle homöopathischen Ärzte der ganzen Welt auf ihn, ob es nun um praktische oder theoretische Dinge in der Homöopathie geht. In unserer schnellebigen Zeit müssen wir uns fragen, ob das Therapiekonzept des Samuel Hahnemann heute noch so aktuell wie damals ist. Viele Ansichten der modernen Medizin werden einige Jahre nach ihrer Entdeckung als Irrtümer erkannt. Welche Besonderheiten haben der Homöopathie ein so dauerhaftes Leben beschert?

Hahnemann suchte Arzneien, die seine Kranken gesund machen sollten. Er besaß den festen Willen, diesen Kranken nicht auch noch zu schaden. Er weigerte sich Substanzen zu verabreichen, deren Wirkung er nicht genau kannte. Die einzige Möglichkeit, diese Substanzen kennenzulernen, schien ihm, sie an sich selbst auszuprobieren. Er tat dies, indem er eine Substanz einnahm und sämtliche Beschwerden oder Symptome, die in der Folge auftraten, niederschrieb. Auf diese Weise entstanden lange Listen von feintoxikologischen Daten jener Substanzen, wie sie bis dahin unbekannt waren. Diese genauen Kenntnisse von den Arzneien waren Hahnemann die entscheidende Grundlage für ihre Verordnung. Hahnemann darf damit wohl als erster experimenteller Pharmakologe gelten.

Man müsse zu den Beschwerden eines Patienten jene Arznei finden, die in der Prüfung am gesunden Menschen die meisten ähnlichen Symptome hervorgerufen hat. Dies war und ist der Grundgedanke der Homöopathie, wie ihn Hahnemann am Ende des 18. Jahrhunderts formuliert hat. Damit ist auch jene Bedingung definiert, die eine Substanz erfüllen muß, bevor die Homöopathie sie am Kranken einsetzt: Sie muß einer homöopathischen Arzneimittelprüfung unterzogen werden.

Hahnemann hat uns nicht nur die Idee hinterlassen, er hat sie durch jahrzehntelange mühevolle Kleinarbeit in die Tat umsetzen können und ein umfangreiches Werk hinterlassen. Wenn wir nun von der Forschung in der Homöopathie sprechen, muß ein ganz wesentlicher Teil sein, die Therapiemöglichkeiten zu erweitern. Auf dem Weg über die Arzneimittelprüfung werden neue Substanzen eingeführt oder bereits bekannte und gebräuchliche Arzneien um neue Prüfsymptome bereichert.

Wenn wir zwischen Wirkung und Wirksamkeit der homöopathischen Arzneien unterscheiden wollen, so beschränken wir uns in der Arzneimittelprüfung auf den

Möglichkeiten des Arzneimittelwirkungsnachweises

Nachweis ihrer Wirkung. Wir weisen damit nach, daß die Arzneien spezifische Effekte hervorrufen. Ihre Wirksamkeit hingegen ist ihre Heilkraft, das Lindern von Beschwerden Kranker. Solches kann nur durch Therapiestudien bewiesen werden, von denen gerade in den letzten Jahren überzeugende Ergebnisse erbracht worden sind.

Die Prüfung einer Arznei am gesunden Menschen ist eine Forschungstätigkeit, ohne die die Homöopathie nicht existieren würde. Sie wird in nahezu identer Weise und mit dem gleichen Ziel heute wie damals betrieben. Sie besitzt Tradition in Österreich seit ihren Anfängen und lebt gerade in den letzten Jahren hier wieder auf. Zur Zeit zählen wir sieben Kreise in Österreich, die regelmäßig Prüfungen vornehmen.

»Es ist übrigens eine eigene Sache mit solchen Arzneimittelprüfungen, sie sind nicht so leicht wie sie aussehen.«

Dieser Satz stammt von einem der ersten Schüler Hahnemanns und Teilnehmer seiner Prüfungsgesellschaft. Hahnemann legte sich, bevor er eine Substanz an sich zu prüfen begann, umfangreiche Vorschriften auf, die wir unter Diätetik im weitesten Sinn verstehen dürfen. Er quälte nicht nur sich selbst, sondern auch seine Verwandten und Freunde, die mit ihm die Höhen und Tiefen der Feintoxikologie durchleben mußten. Aus verschiedenen Gründen fällt es heute schwerer, gute Arzneimittelprüfungen zustande zu bringen. Daß dies aber dennoch möglich ist, zeigt zunächst die Tatsache, daß man bei neuen Prüfungen längst bekannter Arzneimittel weitgehend übereinstimmende Ergebnisse erzielt hat und ferner, daß man bei Neuprüfungen zu Arzneimittelbildern kommt, die sich gut in der therapeutischen Praxis bewähren.

Der Mangel an innerer Ruhe und Sammlung der Prüfpersonen erschwert die Eigenbeobachtung beträchtlich. Zum anderen erschwert die Vielzahl der Ergebnissymptome, welche die Prüfer in eine Prüfung einbringen, die Wahrnehmung eines arzneilichen Reizes beträchtlich. Wir verlangen ja die Prüfung der Arznei am gesunden Menschen. Daß dieser eine Fiktion ist, müssen wir immer wieder zur Kenntnis nehmen. Wir begnügen uns damit, wenn ein Prüfer sich im *funktionellen Gleichgewicht* befindet, wenn er eine Prüfung unternimmt.

Abweichend von den Gewohnheiten Hahnemanns sind wir heute mehr und mehr dazu übergegangen, die Prüfpersonen bezüglich der einzunehmenden Substanzen im unklaren zu lassen bzw. zu verunsichern. Wir tun dies durch Einschalten von Placeboperioden, wenn möglich in einem Doppelblindschema. Dadurch gelingt es bei einiger Übung, jene Symptome herauszufiltern, die tatsächlich durch den Arzneireiz entstanden sind. Eine ganz individuelle Betrachtung der einzelnen Prüfer und ihrer ganz persönlichen Symptome ergibt im gesamten ein Bild — das Prüfungsbild der Arznei, fern jeder statistischen Vorgangsweise.

Daß dennoch eine Arzneimittelprüfung überhaupt im Doppelblindschema möglich ist, führt zum Kern dieser Abhandlung. Im Jahr 1982 veranstalteten Bayr und Stübler eine Arzneimittelprüfung mit Berberis vulgaris. Geprüft wurden die D 3 und die D 30. Für die Kritiker der Homöopathie mag zum einen verwunderlich sein, daß in den Symptomen, die von den beiden Potenzen hervorgerufen worden sind, keine wesentlichen Unterschiede festzustellen waren (in einer D 30 ist rechnerisch kein Molekül der Ausgangssubstanz mehr vorhanden). Das wesentliche Argument dieser Arbeit im Zusammenhang mit der Beweisbarkeit der Homöopathie ist die Tatsache, daß diese Prüfung im Doppelblindschema vorgenommen wurde. Die Auswertung erfolgte nach statistischen Kriterien. Die Auswerter versuchten dann die Substanz zu identifizieren. Daß dies gelang, sehen wir als einen Meilenstein im Ringen um die Anerkennung der Homöopathie als wissenschaftliche Methode. Sie hat hier die Nachvollziehbarkeit und Objektivierbarkeit ihrer conditio sine qua non, der Arzneimittelprüfung, unter Beweis gestellt.

Literaturhinweise siehe Seite 380

DIE LEHRBARKEIT DER HOMÖOPATHIE

Statement von Dr. Peter König, Wien

Ist Homöopathie lehr- und lernbar? Eigentlich bedarf die *Lehrbarkeit* der Homöopathie keiner Infragestellung, da sie als ein in sich geschlossenes System, das durch bestimmte *Gesetzmäßigkeiten* getragen wird, seit ihrem Begründer Samuel Hahnemann weitergegeben wird.

Diese Tatsache und die Verbreitung der Homöopathie über den gesamten Erdkreis führte zur Entwicklung zahlreicher Schulen, die zwar alle von der Grundidee Hahnemanns ausgehen, aber doch jeweils andere Einzelaspekte seiner Lehre hervorheben.

Die *Wiener Schule* der Homöopathie hat unter ihrem Begründer und Leiter Prof. Dr. Mathias Dorcsi seit 1975 etwa 7400 Ärzten aus dem deutschen Sprachraum homöopathisches Wissen vermittelt. Die Ausbildung in Homöopathie wird in Österreich ausschließlich Ärzten angeboten. Getragen wird sie durch die Österreichische Gesellschaft für Homöopathische Medizin, während das Ludwig-Boltzmann-Institut für Homöopathie — eine wichtige Errungenschaft der Stadt Wien — Forschungs- und Wissenschaftsbelange wahrnimmt. Auf einige Besonderheiten der Wiener Schule der Homöopathie soll an anderer Stelle eingegangen werden.

Die Zunahme des Interesses an der Homöopathie ist nicht zu übersehen. Sie betrifft nicht nur den nach ärztlicher Hilfe suchenden Patienten, sondern in besonderem Maß auch den Arzt selbst, der nach einer Erweiterung seiner therapeutischen Möglichkeiten und wohl auch nach einer anderen Dimension in der Medizin sucht. Diese Tatsache spiegelt sich auch in zwei aktuellen Dissertationen des Wiener Instituts für Sozialmedizin wider: Jeder vierte der befragten niedergelassenen Ärzte gab an, sich mit Homöopathie zu beschäftigen, jeder siebente, homöopathische Arzneien zu verschreiben.

Vor fünf Jahren fast noch undenkbar — und heute beinahe schon Realität: Homöopathie wird zunehmend weniger bekämpft, ihe Aussagen selbst in Klinik-Nähe häufiger offen diskutiert und akzeptiert, an der Universität gelehrt, und der homöopathisch ausgebildete Arzt sowohl vom Patienten vehement gefordert als auch von Gesundheitsinstitutionen zur Mitarbeit aufgerufen.

Wir sehen diesen *Boom,* der die Homöopathie gemeinsam mit anderen sogenannten *alternativen,* besser *komplementären,* Heilmethoden erfaßt hat, nicht nur unter dem positiven Aspekt der Zuwendung zu einer menschengerechteren Medizin: Dort, wo von seiten des Patienten nicht echtes Umdenken und aktives Gesund-werden-Wollen, sondern eine *moderne,* nun eben *homöopathische* Konsumhaltung, von seiten des Arztes, des Herstellers, des Apothekers und auch des politisch Verantwortlichen neue Möglichkeiten suchender Geschäfts- und Prestigesinn im Vordergrund stehen, wird der Homöopathie mehr geschadet als genützt.

Die homöopathisch tätige Ärzteschaft Österreichs will also nicht nur dem zunehmenden allgemeinen Interesse positiv begegnen, sondern auch jeglicher Vereinnahmung durch andersgeartete Zielsetzungen wachsam gegenüberstehen. Die Früchte jahrelanger erfolgreicher Öffentlichkeitsarbeit, die vor allem von der Person Prof. Dr. Mathias Dorcsis getragen wurde, gilt es für die Zukunft zu bewahren und zu vermehren, justament gerade in einer Zeit, in der so viel vom *Umdenken, Aussteigen* und einer Zeitenwende überhaupt gesprochen wird!

Die Lehrbarkeit der Homöopathie — worauf gründet sie sich eigentlich? Nur bestimmten Gesetzen Gehorchendes kann lehrend weitergegeben und lernend aufge-

Die Lehrbarkeit der Homöopathie

nommen werden. Lehren heißt eigentlich *wissen machen, Wissenschaft* wiederum ein geordnetes, in sich zusammenhängendes Gebiet von Erkenntnissen. Gerade diese Wissenschaftlichkeit ist es ja, um die die Homöopathie so zu kämpfen hat. Allerdings haben sich die wenigsten, die diese Wissenschaftlichkeit der Homöopathie in Zweifel ziehen, ernsthaft mit ihren Grundlagen auseinandergesetzt. Ablehnung der Homöopathie beruht meist auf echten Vorurteilen. So ist z. B. vielfach unbekannt, daß eine der Hauptgrundlagen der Homöopathie die Arzneimittelprüfung (systematische Prüfung einer arzneilichen Substanz am sensiblen gesunden Menschen) darstellt, die allen klassischen Kriterien eines (wissenschaftlichen) Experiments (Reproduzierbarkeit, Analysierbarkeit und Quantifizierbarkeit) nachkommt. Ebensowenig ist jenen, die die Homöopathie in den Rang einer *Geheimlehre* verweisen wollen, bekannt, daß es in letzter Zeit gelungen ist, die Wirksamkeit der Homöopathie mittels einwandfrei durchgeführter klinischer Studien und auch theoretischer Versuchsanordnungen zu beweisen.

Letztere Tatsachen sagen aus, daß die Homöopathie nicht nur nach innen gesetzmäßig geordnet ist. sondern daß diese Gesetzmäßigkeiten auch nach außen, d. h. in das bestehende naturwissenschaftlich-universitäre System, eingliederbar und mit dessen Methoden meßbar sind.

Ausgehend von den Gesetzmäßigkeiten und der Wissenschaftlichkeit der Homöopathie müssen wir uns eine weitere Frage stellen: Ist nicht vieles in der sogenannten Schulmedizin Praktiziertes viel unwissenschaftlicher, als es die verkannte Homöopathie seit etwa 200 Jahren betreibt? Wie steht es denn mit der Vorhersagbarkeit von Medikamentenwirkungen der meisten verwendeten Pharmaka wirklich? Wird nicht letztlich — bei Antihypertonika, Antiepileptika, Psychopharmaka, Analgetika usw. leicht praktisch belegbar — *dort* am Patienten *probiert,* — nämlich so lange, bis der Blutdruck, das Anfallsleiden, *eingestellt* erscheinen, bis die Psychose oder der Schmerz *ansprechen?* Wie ist es weiter in der Schulmedizin mit der Vorhersagbarkeit (Erwartbarkeit) von Nebenwirkungen bestellt — und deren Vermeidung durch wirklich gezielte Anwendung?

Auf diese Fragen weiß in erster Linie die Homöopathie Antworten: Sie postuliert u. a., daß über die Erfassung des *ganzen Menschen* als Betroffener, als Leidender, als Unwiederholbarer, als Individueller, eine sichere, in ihren Auswirkungen vorhersagbare Arzneiwirkung beobachtet werden kann. Nur eine »Medizin der Person« (Dorcsi), d. h. ein Ernstnehmen nicht nur der körperlichen Ebene mit all ihren Zusammenhängen und Wechselwirkungen, sondern auch der emotionalen und geistigen Schichten eines Patienten, kann eine echte, ernsthafte, sinnvolle Medizin sein, die nicht am Kernpunkt ärztlichen Strebens, nämlich ganzheitlicher Heilung, vorbeigeht.

In der Homöopathie waren bestimmte Tatsachen — aufgrund ihrer wissenschaftlichen Grundlagen — schon lange bekannt, ehe die naturwissenschaftliche Medizin sie mühsam erringen mußte. Hierfür nur einige wenige Beispiele:

Bereits Hahnemann wußte über die Beziehung des Metalls Platin zu den Keimdrüsen, lange bevor Cisplatin in der Schulmedizin gegen Keimdrüsentumore eingesetzt wurde. Hering, ein Schüler Hahnemanns, entdeckte in der zweiten Hälfte des 19. Jahrhunderts durch systematische Arzneimittelprüfungen mit einem Schlangengift (Lachesis), daß es eine günstige Wirkung bei bestimmten, an Bluthochdruck leidenden Patienten ergeben konnte. Heute werden bei der Behandlung von Hypertonie vielfach die sogenannten ACE-Hemmer, z. B. Captopril, eingesetzt, die ihr Bestehen allenfalls der Synthese aus einem Schlangengift (Bothrops) verdanken. Die Substanz Thalidomid, besser bekannt unter dem Namen Contergan, verursachte vor etwa 25 Jahren bei den Kindern jener Mütter, die es als Schlafmittel während der Schwangerschaft benützt hatten, entsetzliche Mißbildungen der Gliedmaßen.

Die Lehrbarkeit der Homöopathie

Kürzlich verlautete in medizinischen Fachzeitschriften, daß Thalidomid versuchsweise gegen die Krankheit Lepra eingesetzt werde. Ähnliches soll durch Ähnliches geheilt werden. Eine im Mutterleib verstümmelnde Substanz soll nun helfen, eine zu Verstümmelung der Gliedmaßen führende Infektionskrankheit zu bekämpfen.

Sieht es nicht so aus, als ob die Homöopathie auch der Pharmakologie der *Schule* viel zu sagen hätte? Welcher weitblickende Wissenschafter aus den Gebieten Pharmakologie und Medizin wird als erster den Schatz an Möglichkeiten arzneilichen Wissens, den die Homöopathie für ihn bereithält, heben? Braucht nicht gerade die Schulmedizin und -pharmakologie die Homöopathie — einmündend in eine ganze, große, gemeinsame Medizin der Zukunft?

Damit gelangen wir zu einer Kernaussage der Wiener Schule der Homöopathie: *Integration,* nicht Isolation, wie Dorcsi es einmal formuliert hat. Oder: *Dialog* — im Gegensatz zum Nicht-miteinander-Reden oder Nebeneinander-Schweigen oder gegenseitigen Vernichten-Wollen.

Gerade dieser Punkt ist es, der uns innerhalb der homöopathisch denkenden Ärzte einige Schwierigkeiten macht, da uns eine Annäherung an die universitäre Medizin vielfach als *Verrat* an der Methode, auch als Anbiederung, ausgelegt wird. Folgende Punkte sollen dazu dienen, diese Mißverständnisse aufzuklären:

1. Basiswissen eines homöopathisch tätigen Arztes hat im Prinzip die traditionelle medizinische Lehre, das vorklinische und klinische Wissen, zu sein. Auf diesem Wissen und auf diesen praktisch geübten Tätigkeiten baut er sein homöopathisches Bild von Gesundheit und Krankheit auf. Homöopathie soll daher auch unbedingt an den Universitäten gelehrt werden — nicht außerhalb.

2. Homöopathie und Schulmedizin sollen sich gegenseitig befruchten und ergänzen *(komplementäre Medizin).* Die jeweiligen Grenzen sowie die Möglichkeiten und Einsichten des Anderen sind grundsätzlich zu respektieren. Jeder sollte vom Anderen möglichst viel Kenntnis besitzen — er braucht deshalb aber nicht die Methode zu beherrschen. Ein solcher notwendiger Kontakt kann z. B. durch folgende Maßnahmen gefördert werden: Akzeptieren von homöopathischen Arzneien bei stationär aufgenommenen Patienten; Rücksprache bei gegenseitigen Versuchen, Arzneien abzusetzen; Abfassen von gegenseitigen Arztbriefen; gegenseitige Zuweisung nach exakter Indikationsstellung; Konsiliartätigkeit homöopathischer Ärzte in Spitälern; Abhalten gemeinsamer themenbezogener Veranstaltungen; Durchführung gemeinsamer Studien und theoretischer Arbeiten... Für eine *Medizin der Zukunft* sollte ein solches Miteinander den Charakter des Selbstverständlichen besitzen.

3. Der Konsens soll dem Patienten dienen, denn zumeist ist es gerade er, der den scheinbaren Unversöhnlichkeiten verschiedener Methoden zum Opfer fällt. Sein Interesse hat an vorderster Stelle zu stehen, so wie es auch im Hippokratischen Eid des Arztes verankert ist.

An dieser Stelle ist noch auf eine zweite Eigenart der Wiener Schule der Homöopathie einzugehen, ihre *Praktikabilität:*

Die *Methode* homöopathischer Wissensvermittlung basiert auf einem von Dorcsi entwickelten *Stufenplan.* Dieses Konzept ermöglicht eine Annäherung möglichst vieler Ärzte an die Homöopathie, und zwar über die Ebene des erkrankten Gewebes oder Organs (Stufe I, Somato-, Organotropie). Über die zweite Ebene der *Natur der Störung,* der krankmachenden und krankheitsunterhaltenden Faktoren (Stufe II, *Ätiologie,* Funktiotropie) führt es hin zur ärztlich-arzneilichen Erfassung der Ganzheit eines erkrankten Menschen (Stufe III, Konstitution, *Diathese,* Personotropie). Es ist hier vor allem der Begriff der *Konstitution,* der von Dorcsi aufgegriffen und arzneilich zugänglich gemacht wurde.

Ziel ist eine *Medizin der Person* (Dorcsi). Der Weg dorthin ist begünstigt durch eine vorsichtige Annäherung des Lernenden über sein aus der Klinik vertrautes

Die Lehrbarkeit der Homöopathie

Menschenbild, das aber leider zumeist einem Detailwissen über die Organe und deren Funktionen entspricht und dort auch verharrt.

So hat Dorcsi ein Lehr- und Lernsystem geschaffen, dessen erste Stufe breit ist und Platz für viele bietet. Die dritte und schmälere Stufe bietet sich jenen an, die sich genauer mit der Methode der Homöopathie auseinandersetzen wollen. Auch hier gilt: Nicht jeder wird durch jede Methode gleich intensiv angesprochen. Zumeist ist es eine echte persönliche Affinität eines Arztes zu einer Methode oder auch zu einem Fachwissen — eine Resonanz —, die eine weiterführende Auseinandersetzung, letztlich eine Identifikation, ermöglicht.

Popp bezeichnete die Homöopathie einmal als eine mögliche Leitschiene für eine neue, *moderne,* zukunftsträchtige Medizin. Für den ernsthaft nach Erweiterung seiner Möglichkeiten suchenden Arzt ist die homöopathische Medizin nicht nur faszinierend und beglückend, sondern für eine *Medizin der Zukunft* in besonderem Maße notwendig: Die *Medizin der Schule* wird um eine ernsthafte Auseinandersetzung mit der Lehre der Homöopathie nicht herumkommen.

Statement von Dr. Helga Lesigang, Wien

Homöopathie — Ausbildung in Österreich

Die Situation ist Österreich ist derzeit so, daß es sich weitgehend um eine Ausbildung von bereits promovierten Ärzten handelt. Im Rahmen des Medizinstudiums gibt es seit kurzem eine Einführungsvorlesung in die Homöopathie, die von Prof. Dr. Mathias Dorcsi gehalten wird.

Die Ausbildung zum homöopathischen Arzt ist Aufgabe der Österreichischen Gesellschaft für Homöopathische Medizin. Sie gliedert sich in drei Abschnitte (Einführung, eigentliche Ausbildung, Weiterbildung) und wird ergänzt durch die Teilnahme an einer oder mehreren Arzneimittelprüfungen.

Einführung

Darstellung der Homöopathie und ihrer Therapieangebote auf verschiedenen Ärzteveranstaltungen, z. B. im Mai 1987 in Bad Hofgastein anläßlich des Symposiums des Dachverbandes der österreichischen Ärzte für Ganzheitsmedizin zum Thema chronische Krankheiten.

Ausbildung

Die eigentliche Ausbildung erfolgt durch drei Intensivkurse, die zweimal jährlich (März und Oktober) in Baden/Wien abgehalten werden. Die Kurse sind aufeinander aufgebaut und sollen deshalb nacheinander absolviert werden.

Sie dauern jeweils fünf Tage (Montag bis Freitag), von 9 bis 22 Uhr täglich.

Kurs I: Leben und Werk Hahnemanns, theoretische Grundlagen, Erlernen der homöopathischen Arzneifindung an Hand von Anamnese, Erkennen und Werten der Symptome, Wahrnehmen der Ähnlichkeit zum Arzneimittelbild und fachgerechte Verschreibung, Kontrolle des Heilungsverlaufes.

Kurs II: Ätiologie (auslösende Ursachen) und Modalitäten (verbessernde oder verschlechternde Umstände) in ihrer Bedeutung für die Arzneimittelwahl.

Kurs III: Konstitution und Diathese in ihrer Bedeutung für die Pathogenese und Heilung.

In allen drei Kursen findet täglich eine Patientendemonstration statt, um die Arzneimittelfindung üben zu können. Am Nachmittag erfolgt ein Unterricht über

Die Lehrbarkeit der Homöopathie

bestimmte Kapitel der homöopathischen Materia medica (Arzneimittellehre) und über den Einsatz einzelner Arzneimittel bei definierten Krankheitszuständen (bewährte Indikation). Abends finden Gespräche über die Themen des Tages statt.

Alle drei Kurse laufen parallel und werden jeweils von insgesamt mehr als 300 Kollegen besucht.

Die Anmeldung erfolgt bei der Österreichischen Gesellschaft für Homöopathische Medizin, 1070 Wien, Mariahilfer Straße 110.

Erstmals wurde 1987 ein Kurs I als Wochenendkurs (zwei Wochenenden) gemeinsam mit der Ärztekammer für Salzburg dort durchgeführt, für Februar 1988 ist Kurs II in dieser Form vorgesehen.

Der Ausbildung liegen die Lehrbücher von Prof. Dr. Mathias Dorcsi zugrunde, der auch die Kurse leitet. (Lehrbuchreihe in 6 Bänden).

Weiterbildung

Die drei Kurse können naturgemäß nur eine Grundlage vermitteln, weiterführende Kenntnisse müssen in Arbeitskreisen, in Seminaren, in Fortbildungsveranstaltungen erworben werden. Die regelmäßige aktive Teilnahme an Arbeitskreisen oder an der Lehrambulanz am Ludwig-Boltzmann-Institut für Homöopathie am Krankenhaus Lainz ist eine wesentliche Voraussetzung, um von der österreichischen Gesellschaft für Homöopathische Medizin als hinreichend ausgebildet angesehen zu werden. In den einzelnen Bundesländern finden Fortbildungsveranstaltungen zu bestimmten Themen statt.

Einige Veranstaltungen haben Seminarcharakter und sind nur für voll ausgebildete Kollegen zugänglich. Sie dienen dem Erfahrungsaustausch und der Vertiefung des Arzneimittelwissens.

Auch auf internationaler Ebene suchen wir Kontakte mit homöopathisch tätigen Kollegen. Einmal jährlich findet ein Kongreß der Liga medicorum homoeopathica internationalis, der Vereinigung homöopathischer Ärzte auf der ganzen Welt, statt (1986 in Brasilien, 1987 in Washington, 1988 in Athen). Tagungen und Kurse in der Bundesrepublik, in der Schweiz, aber auch in nicht deutschsprachigen Ländern wie Frankreich, Mexiko, Argentinien, Großbritannien (Länder mit großer homöopathischer Tradition) werden besucht.

Die Arzneimittelprüfung

Sie dient der persönlichen Erfahrung mit den Wirkungen homöopathischer Arzneien und zur Erweiterung, Bestätigung bzw. Bereicherung unserer Materia medica.

Die Verbreitung und Vertretung der Homöopathie in Österreich geschieht durch die Österreichische Gesellschaft für Homöopathische Medizin. Mitglieder dieser Gesellschaft können Ärzte und Tierärzte sein, die am Bestehen und an der Verbreitung der Homöopathie interessiert sind.

Ziel der Ausbildung ist der homöopathische Arzt, d. h. Kollegen, die an den Ausbildungsprogrammen teilgenommen und den Nachweis erbracht haben, daß sie die Methode beherrschen. Die Österreichische Gesellschaft für Homöopathische Medizin führt eine Liste solcher voll ausgebildeter Ärzte, die laufend ergänzt wird und an interessierte Stellen (Ärztekammern, Medien, Apotheken) weitergegeben wird.

Die einheitliche Ausbildung und die Kontrolle des Wissensstandes soll einem Mißbrauch der homöopathischen Methode vorbeugen und als Grundlage für eventuelle Gespräche mit Sozialversicherungsträgern dienen. Ein Zukunftsziel ist auch die Zusatzbezeichnung (im Ärztetitel) Homöopathie wie sie in der Bundesrepublik Deutschland bereits üblich ist.

Die Lehrbarkeit der Homöopathie

Statement von Dr. Ulrich D. Fischer, Freiburg (Brsg.), BRD

Ein Homöopathisches Ausbildungsmodell: Mexiko

Die Schule *Homeopatia de Mexico, A. C.* wurde 1960 von Dr. Proceso S. Ortega und einer kleinen Gruppe gut ausgebildeter homöopathischer Ärzte gegründet. Sie entstand aus einer sehr großen Unzufriedenheit mit den bis dahin üblichen Ausbildungsmöglichkeiten in der Homöopathie als eine Schule, die ausschließlich approbierten Ärzten und Medizinstudenten der letzten Semester zur Verfügung steht.

Dr. Ortega versteht seine Schule nicht nur als einen Ort der homöopathischen Wissensvermittlung, sondern auch als einen Ort, wo der Studierende lernen und erfahren soll, daß zum Verständnis der Homöopathie ein integratives und umfassendes Menschen- und Weltbild gehört, das wiederum nur über ein solides medizinisches, philosophisches, psychologisches und ethisch-religiöses Grundwissen erreicht werden kann.

Dieses Grundwissen wird in einem dreimonatigen Einführungssemester gelehrt, dessen erfolgreicher Abschluß die Voraussetzung für das eigentliche Studium der Homöopathie darstellt.

Zu den wichtigsten Themen und Inhalten dieses Einführungssemesters zählen

die Grundbegriffe der Logik, der Psychologie und der Wissenschaftsmethodik (Vernunft, Induktion, Deduktion, Analyse und Synthese, Wahrnehmung, Abstraktion etc.);

ein Komplex, der Moral und Ethik, die Aufgaben und Pflichten des Arztes und auch seine Stellung in der Gesellschaft einschließt;

ein philosophischer Komplex, der eine kurze allgemeine Übersicht über die wichtigsten philosophischen Strömungen gibt, mit Schwerpunkt auf den der Homöopathie zugrundeliegenden Philosophien (Vitalismus);

Leben und wichtigste Werke Samuel Hahnemanns;

ein kurzer geschichtlicher und aktueller Abriß über die Homöopathie und homöopathischen Schulen in der Welt.

Abschließend wird von jedem Studierenden ein schriftliche Arbeit über eines der abgehandelten Themen, sowie eine schriftliche Prüfung gefordert.

Danach wird die Homöopathie in drei aufeinander aufbauenden Stufen gelehrt, von denen jede sich über etwa sechs Monate erstreckt.

Die 1. Stufe beinhaltet das Studium der 24 wichtigsten Arzneimittel der Homöopathie (Polychreste), auch in vergleichendem Arzneistudium. Weiters findet eine Einführung in das Organon Hahnemanns statt, wobei die wichtigsten Prinzipien der Homöopathie erarbeitet werden.

Die 2. Stufe beinhaltet das Studium 60 weiterer Arzneien (Semipolychreste), ebenfalls in vergleichendem Studium, die Fortsetzung des Studiums des Organon und Einstieg in das Basiswerk Hahnemanns: *Die Miasmen oder Chronischen Krankheiten.*

Die 3. Stufe ist der praktischen Arbeit am Patienten an der Klinik gewidmet. Unter erfahrener Anleitung werden homöopathische Anamnesen durchgeführt, die Kriterien der Arzneiverordnung besprochen, homöopathische Diagnose und Prognose abgehandelt, die Zweitverschreibung sowie die mit Palliation und Unheilbarkeit verbundenen Problematiken diskutiert, und vieles andere mehr.

Nach jeder Stufe findet eine schriftliche Prüfung statt und nur nach bestandener Prüfung kann die nächste Stufe angegangen werden. Ganz am Ende steht eine klinische Abschlußprüfung.

Die inhaltliche Linie dieser Schule läßt sich deshalb leicht und schnell zusammenfassen, da sie strikt auf den von Hahnemann vorgegebenen Prinzipien aufbaut, d. h.

auf der *natura morborum medicatrix* (Heilkraft der Natur), dem *similia similibus curentur* (Ähnlichkeitsgesetz), der *Reinen Arzneimittelprüfung,* der *Individualität von Patient und Arznei,* der *Arzneipotenzierung,* dem *Lebensdynamismus,* sowie den *chronischen Miasmen* — oder Konstitution.

Die Schule Dr. Ortegas zeichnet sich besonders durch das Studium der chronischen Krankheiten nach Hahnemann aus. Ortega bemüht sich dabei, einem großen Kapitel des Lebenswerks von Hahnemann klare Grundlagen für eine Anwendung am Kranken zu schaffen, denn er sieht — wie auch Hahnemann — in den ererbten, wie auch durch Umwelteinflüsse und unnatürliches ärztliches Handeln erworbenen Krankheitsanlagen die *causa causorum* bzw. den ausschlaggebenden Hintergrund jeglichen menschlichen Leidens. In diesem Bemühen, dem Kranken durch eine konstitutionelle Therapie auf Dauer und auch im Sinne einer Prophylaxe helfen zu wollen, treffen sich die mexikanische Schule Ortegas und die Wiener Schule von Prof. Dorcsi, die sich beide besondere Verdienste um die Erarbeitung, die Lehre und Anwendbarkeit der *Konstitutionslehre* Hahnemanns erworben haben.

Die Arbeit an diesem und anderen Themen wird nach erfolgreichem Abschluß der Schule in kleinen Gruppen, die sich regelmäßig treffen, und aus welchen die Dozenten der Schule kommen, fortgesetzt.

Die Tatsache, daß in den letzten 25 Jahren viele wichtige und bedeutende Lehrer der Homöopathie Lateinamerikas wie auch einiger europäischer und indischer Schulen diese mexikanische Schule besucht haben, führte dazu, daß dieses mexikanische Lehrmodell Ortegas für viele Schulen und Ausbildungsgruppen als Anregung und auch als Maßstab dient.

Daß die Homöopathie lehrbar sowie lernbar ist, beweist diese Schule nicht nur durch ihre klare, gründliche und logische Strukturierung, sondern auch dadurch, daß sie sich unverfälscht — ohne Ergänzungen und Interpretationen — an der ursprünglichen Idee Hahnemanns orientiert und auch dadurch, daß sie nachvollziehbar ist.

Sie ist nachvollziehbar sowohl von ihrer Struktur her gesehen, da sie sach- und nicht personenorientiert ist, als auch inhaltlich, da jeder Studierende in die Lage versetzt wird, das theoretisch Erarbeitete auch am Kranken anwenden zu können.

Eines der ganz wichtigen Ziele dieser Schule aber ist es, das entscheidende Kriterium zu vermitteln, welches die Homöopathie als besondere Therapieform überhaupt auszeichnet. Ich zitiere Dr. Ortega:

»Nicht das an der Hochschule gelehrte materialistisch-organizistische Kriterium, das fast ausschließlich auf der pathologischen Anatomie und Physiologie aufbaut und sich am *Ursache-Wirkungsprinzip* orientiert, bildet die Basis der Arbeit eines homöopathischen Arztes, sondern vielmehr ein fast diametral entgegengesetztes, vitalistisches Kriterium, das den ganzen Menschen als dynamische Einheit von Geist/Gemüt und Körper zum Inhalt hat.«

Dr. Ortega bemüht sich außerdem, die homöopathische Lehre, die sich ja aus einer Reihe von Vorbedingungen und Grundlagen zusammensetzt, die alle aus dem Organon Hahnemanns abzuleiten sind, derart zu systematisieren, daß auch ihre wissenschaftliche und pragmatische Beschaffenheit deutlich und lehrbar wird.

Denn wenn eine Therapiemethode lehrbar sein soll, muß sie auch die Prinzipien und Forderungen wissenschaftlichen Arbeitens (Methodik) erfüllen (Hypothese—Experiment—Beweis—Wiederholbarkeit—Vorhersage).

Hahnemann hat dafür im § 3 des Organon die Voraussetzungen geschaffen. In klaren Worten beschreibt er dort die Elemente und Vorgehensweisen, die unabdingbar für jede Therapiemethode und jede ärztliche Tätigkeit sind: Krankheitserkenntnis (Diagnose) und Indikation — Kenntnis der Arzneikräfte (AMP) — Wahl des Heilmittels auf der Basis der Ähnlichkeit (Phänomenologie) — Anpassung der

Arznei in Gabengröße und Wiederholung — Beseitigung der Hindernisse für eine Heilung.

Dr. Ortega nennt diese Grundlagen der Homöopathie Lehrprinzipien, von denen jedes einzelne seine Infragestellung motiviert, bzw. uns zwingt, es alleine und im Gesamtzusammenhang immer wieder neu zu überdenken, zu erarbeiten und zu erforschen, um die Methode als Ganzes verstehen und anwenden zu können.

Evolution bedeutet hier — wie in allen Wissenschaften — Annäherung an die Perfektion, in der Theorie wie auch in ihrer praktischen Anwendung.

ENZYMTHERAPIEN UND MÖGLICHKEITEN DER IMMUNMODULATION

Statement von ao. Univ.-Prof. Dipl.-Ing. Dr. Ernst-Johannes Menzel, Wien

Enzyme sind Biokatalysatoren, die die Umsetzung bestimmter Stoffe (Substrate) erleichtern. Sie setzten dabei die Aktivierungsenergie der chemischen Reaktionen herab und beschleunigen die Gleichgewichtseinstellung. Bei der therapeutischen Anwendung von Enzymen oder Enzymgemischen müssen einige grundlegende Probleme beachtet werden:
1. Werden enteral zugeführte biologische Wirkstoffe in physiologisch aktiver Form resorbiert?
2. Können die resorbierten Enzyme im Plasma trotz der Anwesenheit hoher Inhibitorenkonzentrationen ihre Wirkung entfalten?
3. Wie garantiert man die gezielte Umsetzung nur ganz bestimmter Substrate in den Körperflüssigkeiten oder Geweben?
4. Wie reagiert das Immunsystem auf die eingeschleusten, zumeist tierischen oder pflanzlichen Wirkstoffe?

Die auch heute noch weitverbreitete *unausrottbare* Ansicht, daß Proteine einer bestimmten Molekülgröße, also auch Enzyme, in physiologisch aktiver Form nicht resorbiert werden, konnte von mehreren Autoren widerlegt werden[1,2] und ist daher als obsolet anzusehen. Wir konnten zeigen, daß sogar Enzyme von beträchtlichem Molekulargewicht in integraler, d. h. nicht abgebauter Form sowohl nach oraler als auch rektaler Applikation im Plasma aufscheinen (Superoxid-Dismutase, Molekulargewicht rund 70,000; s. Abb. 1). Ganz allgemein gilt jedoch, daß nur ein relativ kleiner Prozentsatz des insgesamt zugeführten Enzympräparates in aktiver Form resorbiert wird, wobei kein deutlicher Zusammenhang mit dem Molekulargewicht zu erkennen ist: Es werden also nicht immer kleinere Moleküle stärker resorbiert als größere.

Wir haben die Gesetzmäßigkeiten von Enzymresorption und Enzymwirkung anhand eines recht komplexen Enzymgemisches (Wobenzym^R, Mucos-Pharma, Geretisried, BRD) gründlich erforscht. Dieses Präparat enthält unter anderem folgende proteolytische Enzyme: Pancreatin, Papain, Bromelain, Trypsin und Chymotrypsin. Es sind somit Enzyme pflanzlichen und tierischen Ursprungs in diesem Präparat vorhanden. Von besonderer Bedeutung für die immunologische Wirksamkeit ist dabei das Papain, welches Antikörpermoleküle in charakteristischer Weise spalten kann. Wir konnten in mehreren Studien zeigen, daß Immunkomplexe sowohl in vitro[3] als

Enzymtherapien und Möglichkeiten der Immunmodulation

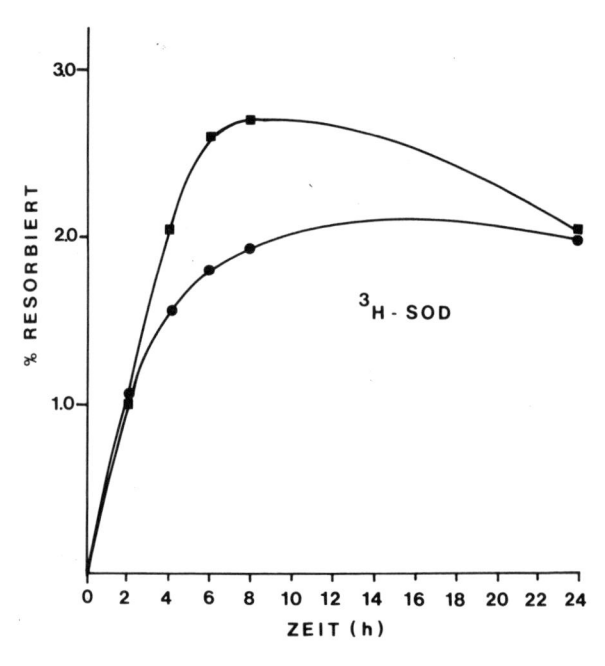

Abbildung 1: Resorption von radioaktiv markierter Superoxiddismutase im Kaninchen (obere Kurve: oral; untere Kurve: rektal).

auch in vivo[4] durch Enzymmischungen wie Wobenzym abgebaut werden. Die Enzyme greifen dabei nicht nur den in den Komplexen enthaltenen Antikörper an, sondern auch die Antigene und komplexgebundene Komplementkomponenten (vor allem C1q und C3). Immunkomplexe sind Reaktionsprodukte der spezifischen Immunabwehr und somit zunächst nur ein Funktionsbeweis dieses Abwehrsystems. Ihre Elimination erfolgt über das reticuloendotheliale System. Bei einer Störung oder Überforderung des RES bzw. bei erhöhter Immunkomplexbildung, meist bei gleichzeitigem Komplementverbrauch, geraten die Immunkomplexe außer Kontrolle und entfalten pathogene Wirkungen. Je nach Molekulargewicht, Antigen/Antikörperverhältnis, Ladung und Komplementbeladung werden die Immunkomplexe im Plasma weiterzirkulieren oder sich in Gefäßen bzw. der Glomerulobasalmembran festsetzen. In dieser *sessilen* Form können sie ihr entzündungsauslösendes Potential besonders nachteilig zur Geltung bringen (Vasculitis, Glomerulonephritis mit Poroteinurie). Wir konnten demonstrieren, daß Wobenzym bereits deponierte, also unlösliche Modellimmunkomplexe- (IgG-Anti-IgG) aus den Nierenglomeruli zum Verschwinden bringen kann und damit eine bereits bestehende Glomerulonephritis aufhebt. Diese Untersuchungen wurden im Tiermodell durchgeführt und decken sich im wesentlichen mit den Resultaten einer amerikanischen Forschergruppe, die ein binäres Enzymgemisch zum Einsatz brachte (Chymopain/Subtilisin) und eine andere Applikationsroute als wir anwandte (intraperitoneal im Gegensatz zu oral[5]). Diese Tierversuche sind selbstverständlich als Vorstudien für die Anwendung im Humansystem von größter Bedeutung. Bei der Glomerulonephritis des Menschen liegen gleichfalls zirkulierende Immunkomplexe und deponierte basalmembranständige Immunkomplexe vor. Bisher angewandte Strategien basieren auf immunsuppressiver Behandlung und Plasmaaustausch[6].

Enzymtherapien und Möglichkeiten der Immunmodulation

Bei Patienten, die unter Wobenzymtherapie standen, konnten wir den Beweis erbringen, daß bei zwei Drittel dieser Personen ursprünglich vorhandene Immunkomplexe reduziert oder gänzlich zum Verschwinden gebracht werden konnten[7].
Folgender einfache Versuch beweist die Wirkung des Enzymgemisches gegenüber Immunkomplexen: Einem Patienten unter hoher Enzymdosierung (5 x 6 Dragees täglich) wurde Blut entnommen und dem Serum ohne Zwischenlagerung wurden synthetische Immunkomplexe in hoher Konzentration zugesetzt (IgG-Anti-IgG, Tetanus-Antitetanus sowie hitzeaggregiertes IgG). In gleicher Weise wurde ein frisches Normalserum als Kontrolle behandelt. Hierauf erfolgte während drei Stunden eine Inkubation der Proben bei 37°C. Anschließend wurde die Immunkomplexbestimmung durchgeführt und mit den Ergebnissen der nicht inkubierten Aliquote verglichen. Wie die Tabelle zeigt, konnte bei dem Patienten mit Wobenzymtherapie ein deutlicher Abbau der Immunkomplexe nachgewiesen werden, während im Kontrollserum keine derartige Wirkung zu beobachten war. Dieser einfache experimentelle Ansatz beweist klar das Abbaupotential des Enzympräparates gegenüber bestimmten Immunkomplexen. Wie die Tabelle weiters zeigt, hängt die Wirkung sehr wesentlich von der Zusammensetzung der präformierten synthetischen Komplexe ab.

Tabelle: Immunkomplexabbau durch Wobenzym

Proband	Prozent Abbau in 3 Stunden bei 37° C		
	Tetanus-Antitet.	IgG-Anti-IgG	IgGagg.
Patient (3 h nach 6 Dragees)	100,0	56,4	31,3
Kontrollserum	n. d.	15,2	0,0

In Anbetracht der Tatsache, daß bei den verschiedenen immunologisch mediierten Erkrankungen ein praktisch unüberschaubares Spektrum von Immunkomplexen zu beobachten ist, erweist sich die komplexe Zusammensetzung von Wobenzym als Vorteil gegenüber Einzelenzympräparaten. Da jedes beteiligte Enzym ein charakteristisches und spezifisches proteolytisches Potential aufweist, kann der unendlichen Vielfalt der in vivo zu erwartenden Immunkomplexe, besonders was den Antigenanteil anlangt, eher mit Erfolg beggegnet werden. In aufwendigen Abbauexperimenten mit Einzelenzymen und zunehmend komplexeren Enzymmischungen konnten wir die höhere Effizienz multipler Enzymspezifitäten anhand der Zerstörung von Modellimmunkomplexen verdeutlichen (Abb. 2). Dabei war die synergistische Wirkung der Enzyme zu erkennen sowie die Tatsache, daß für die meisten Immunkomplexe ein bestimmtes Enzym als *Leitenzym* fungiert, d. h. den stärksten Abbau verursacht.
Diese Befunde zeigen in großer Deutlichkeit, daß Wobenzym auch nach Resorption wirksam ist. Als Aktivitätstest verwenden wir folgende Methode: Benzoylargininäthylester (BAEE) wird als Substrat verwendet, die Enzymprobe ist das Patientenplasma. Nach drei Stunden Inkubation bei Raumtemperatur wird die Menge des freigesetzten Aethanols mit einem enzymatischen Test bestimmt (Boehringer-Mannheim). Sie ist der resorbierten Enzymaktivität direkt proportional (Papain + Trypsin). Für diese sehr empfindliche Methode benötigt man lediglich 20 ml Plasma. BAEE ist ein kleinmolekulares Substrat, das Enzyme auch in Inhibitorgebundener Form abzubauen vermögen. Neueste Forschungsergebnisse deuten jedoch darauf hin,

Enzymtherapien und Möglichkeiten der Immunmodulation

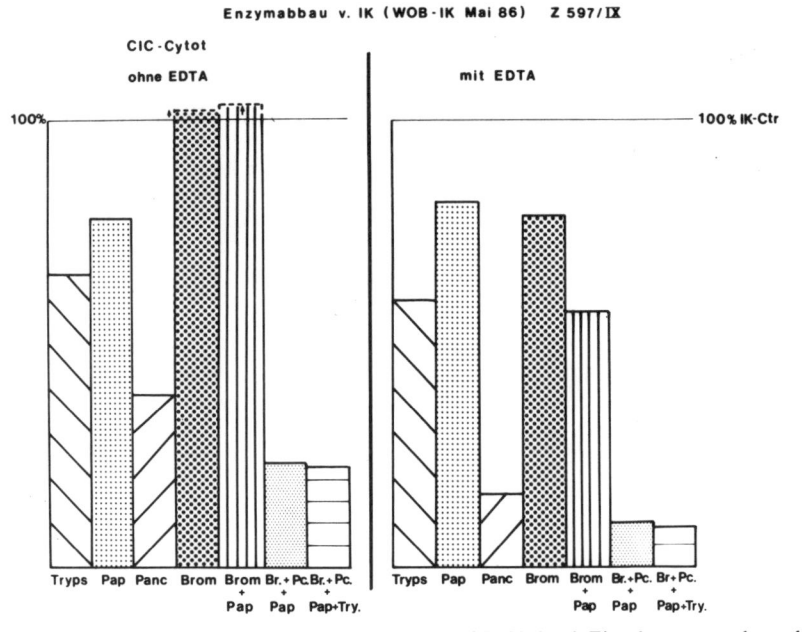

Abbildung 2: Abbau eines Modellimmunkomplexes (IgG-Anti-IgG) durch Einzelenzyme und zunehmend komplexere Enzymmischungen. Immunkomplextest: C1q-Solid-Phase Test (Cytotech, USA). Konzentrationsverhältnisse analog Gegebenheiten im Wobenzym. Inkubationszeit: 3 h, 37°C. Höchstkonzentriertes Enzym: Pancreatin (0,2 mg/ml).

daß auch Substrate von höherem Molekulargewicht von Alpha-2-Macroglobulin-Enzymkomplexen angegriffen werden können.

Die resorbierten Enzyme wirken auf eine Vielzahl von Substanzen ein, sie sind schwer programmierbar und folgen in ihrer Arbeit lediglich den Gesetzmäßigkeiten von Spaltungsspezifität, Substrataffinität und molekularer Konzentration, wie sie durch die Michaelis-Menten-Gleichung beschrieben werden. Es ist daher anzunehmen, daß auch freie Immunglobuline, Komplementkomponenten (C1 z. B. wird durch die Serinesterase Trypsin aktiviert[8]), Fibronectin und andere Plasmaproteine enzymatisch gespalten und damit funktionell verändert werden, wenn Enzyme in aktiver Form im Plasma auftreten. Diese Nebeneffekte sind im einzelnen noch nicht wissenschaftlich erforscht. Ebenfalls im Dunkeln liegt der große Bereich der Interaktionen auf zellulärer Ebene: Wie beeinflussen Enzyme z. B. die Zellen des reticuloendothelialen Systems, die Erythrocyten, die Endothelzellen etc.? Bryant et al. konnten kürzlich nachweisen[9], daß Macrophagen durch Vorinkubation mit den Enzymen Trypsin, Papain oder Elastase auf opsonisierte Zielpartikel mit einer deutlichen Steigerung des respiratory burst sowie einer Verkürzung des Intervalls zwischen Stimulus und Reaktion, verglichen mit unvorbehandelten Vergleichszellen, antworten. Eine derartige Anregung der Phagocytosebereitschaft wäre somit auch durch Wobenzym zu erwarten und im Zusammenhang mit der Elimination von Immunkomplexen positiv zu bewerten. Enzyme scheinen jedenfalls direkte chemische Veränderungen der Membranoberflächen der Zellen zu bewirken, wie das Fehlen bestimmter Glykoproteine nach Enzymeinwirkung zeigt. Derartige fundamentale Eingriffe müssen charakteristische Signalwirkungen auslösen, die bei anderen Zelltypen ganz anders ausfallen werden. Es ist nur eine Frage, ob die Wirkungen stets erwünscht sind — wie im Falle der Monocyten/Macrophagenpopulation (man denke nur an die komplexen Zusammenhänge bei den immunologisch aktiven T- und B-Zellen und ihre Interaktionen).

Ein weiteres Problem bei der Enzymtherapie ist das der *oralen Immunisierung*. Werden tatsächlich aktive Enzyme resorbiert, also Fremdproteine tierischen oder planzlichen Ursprungs, dann ist im besonderen bei der Langzeittherapie (ist gleich immer wieder kleine Mengen zirkulierenden Antigens) mit dem Auftreten von Antikörpern gegen diese *ausgezeichneten* Enzymantigene zu rechnen. Zusammen mit den resorbierten Enzymen ergeben die Antikörper aber selbst wieder Immunkomplexe mit den bekannten Folgewirkungen, also es entsteht das, was man bekämpfen will, nur in einer neuen Variation. Beweise für solche Enzymkomplexe fehlen jedoch bislang.

Literaturhinweise siehe Seite 380

ELEKTRISCHE DIAGNOSTIK, ARZNEI- UND HERDTESTUNG

Statement von Dr. Reinhold Voll, Plochingen, BRD

Odontogene Herdtestung in der EAV

Die Herdtestung stellt ein so wichtiges Kapitel bei Behandlung chronischer Krankheiten dar, denn ohne Herddiagnostik und -therapie kann auch die beste Therapie nicht zum dauernden Erfolg kommen. Es war für die Elektroakupunktur, als ich in den fünfziger Jahren damit anfing, ein besonderes Bedürfnis, das unsichere Gebiet der Herddiagnostik und Herdtherapie sicherer zu machen, denn nach meinen Anschauungen mußte es Gesetze geben, wie und wohin die Herde wirken und wie die Herde auch entsprechend ihrer Ätiologie zu behandeln sind. Es gibt nichts Zufälliges in der Natur. Es gibt nur Geordnetes. Was nicht in der Natur geordnet ist, hat der Mensch gemacht. Dies zum Grundsätzlichen.

Die Meßpunkte für die Kieferabschnitte liegen um den Mund herum, es sind der 25. Gouverneurpunkt für die Oberkiefermitte mit den Zähnen 4—1 und 1—4, also links und rechts;
der 24. Konzeptionsgefäßpunkt für die Unterkiefermitte mit den Zähnen 4—1 und 1—4 rechts und links;
der 7. Magen für die Oberkieferseite rechts und links für die Zähne 5—8;
der 8. Magen für die Unterkieferseite rechts und Links für die Zähne 5—8.

Für den retromolaren Raum im Oberkiefer hat die EAV den Meßpunkt 18b Dünndarm gefunden, für den gleichen Raum im Unterkiefer den Meßpunkt 3—1 Magen.

Und nun kommt das Interessante und dies dürfte eines der wesentlichen Ergebnisse der Elektroakupunktur gewesen sein. Die Beziehungen der einzelnen Kieferabschnitte bzw. der Odontone zu den Organen und Gewebssystem. Wenn man dieses Kapitel beherrscht, dann kann man bei Patienten, die über die unterschiedlichsten Beschwerden klagen, sofort sagen, hier ist ein Odonton beherdet, weil es vielseitige Beschwerden macht. So gehören die Schneidezähne zu Blase und Niere, aber auch zum Rektum und zum Analkanal. Therapieresistente Analfisuren haben die häufigste Ursache in Stiftzähnen. Wenn der Stiftzahn beseitigt wird, vergeht die Analfisur von allein und wenn das nicht gemacht wird, dann wird die Analfisur eine chronische, für den Patienten sehr lästige Angelegenheit. Das ist etwas, was noch nicht sehr bekannt ist. Der Eckzahn, im Volksmund auch Augenzahn genannt, gehört auch zum Auge, hat energetische Beziehungen zum Leber- und Gallensystem. Dann kommen die Prämolaren. In der klassischen Akupunktur ist in der Gegend der Prämolaren und Molaren eine Kreuzung der Meridiane Dickdarm und Magen. Deswegen energetische Beziehung von 4—5 oben und 6—7 unten für Lunge und Dickdarm bei den Molaren, 6—7 oben und 4—5 unten gehen zu Magen und Milz-Pankreas. Dann kommt der Weisheitszahn mit der energetischen Beziehung zu Herz und Dünndarm und schließlich noch der nicht unbedeutende retromolare Raum.

Der retromolare Raum ist von ganz besonderer Bedeutung, besonders der retromolare Raum des Oberkiefers, weil hier energetische Beziehungen noch zum Herzen bestehen. Es gibt, und das hat die Elektroakupunktur in Jahren beweisen können, kein Herzmuskelinfarktgeschehen, wo nicht eine Beherdung einer der 4 Achter-Molaren da ist oder von den beiden oberen Neuner-Odontonen. Wenn dieses Herdgeschehen nicht berücksichtigt wird, dann kommt es oben zum Rezidiv und das ist ja, was zu verhindern ist. Und nun noch eines: wenn ich einen Achter halb oder teilimpaktiert oder einen ganz impaktierten Zahn beseitige, dann wird die entsprechende Kieferleiste angerissen, dieselbe stirbt ab und bildet den Grund für den nächsten odontogenen Herd bzw. zum Herzmuskelinfarkt, der seine Ursache hat im retromolaren Raum des Oberkiefers. Das sind neue Erkenntnisse, dies kann genau gemessen werden.

Die energetische Beziehung der Odontone bzw. Zähne zu den Organen

Die Schneidezähne haben energetische Beziehung zum Urogenitale und zur Niere. Schon häufig sind die Schneidezähne bei den Milchzähnen beherdet. Dann kann diese Herdwirkung Ursache sein für die Enuresis nocturna. Dann kommt der Eckzahn mit der Beziehung zur Gallenblase und Leber, nächstes Organpaar im Oberkiefer Dickdarm und Lunge zu den Prämolaren und im Unterkiefer zu Magen-Milz-Pankreas.

Die Molaren im Oberkiefer zu Magen und Milz, im Unterkiefer dagegen zu Dickdarm und Lunge, der Achter, der Weisheitszahn mit der energetischen Beziehung zu Herz und Dünndarm.

Energetische Beziehungen bestehen ferner von den Odontonen zu den Wirbelsäulenabschnitten und Rückenmarksegmenten. Wenn über Schmerzen im unteren Teil des Kreuzbeins geklagt wird, ist dies eine Störung vorwiegend von den unteren Schneidezähnen, die S 3, S 4, S 5, und Steißbein irritieren. Wenn bei einer Steißbeinkontusion kein therapeutischer Erfolg bei sonst bewährten therapeutischen Methoden eintreten will, fahndet man nach Beherdung der unteren Schneidezähne, beseitigt die Herdsituation und erreicht damit therapeutischen Erfolg. Wenn eine sonst bewährte Therapie nicht zum Ziele führt, ist immer daran zu denken, daß hier ein Herd oder Störfeld die Ursache ist.

Irritationen am oberen Teil der Brustwirbelsäule B 2, B 3, B 4 gehen aus von Prämolaren des Oberkiefers oder von den Molaren des Unterkiefers.

Irritation in der Mitte der Brustwirbelsäule B 5, B 6, B 7 geht sowohl oben wie unten von 8. Molaren aus.

Irritation im unteren Teil der Brustwirbelsäule B 8, B 9, B 10 gehen sowohl unten wie oben vom Eckzahn aus, ebenso Irritation im untersten Teil der Brustwirbelsäule B 11, B 12, und L 1.

Der 2. und 3. Lendenwirbel wird irritiert von den Schneidezähnen, der 4. und 5. Lendenwirbel von den Molaren des Unterkiefers und Prämolaren des Oberkiefers.

HOMÖOPATHIE UND ANDERE KOMPLEMENTÄRE HEILMETHODEN

Elektrische Diagnostik, Arznei- und Herdtestung

Odonton und dazugehörige Organpaare

	Gastroduodenitis				Enddarm urogenitales Gebiet						Duodeum lks
Duodeum r.	Ma r Pankreas	Di r Lu r					Di lks Lu lks	Ma lks Milz			Jejunum Herz
8	7	6	5	4	3	2	1	1	2	3	4	5	6	7	8
8	7	6	5	4	3	2	1	1	2	3	4	5	6	7	8
Ileum r Herz	Di r Lu r	Ma r Pankreas	hepatorenaler Symptomkomplex				Blase Niere	Gbl Le	Ma lks Milz	Dickdarm Lunge	Ileum Herz
ileozökales Gebiet			Rektum Analkanal Anus								

Blase umfaßt auch:
a: Prostata, Samenblase, Ductus deferens
b: Uterus, Adnexe, Parametrien, Tuba uterina

Abkürzungen: Ma = Magen
Di = Dickdarm
Lu = Lunge
Gbl = Gallenblase
Le = Leber

Hinweis: Das 9. Odonton, der retromolare Raum im Oberkiefer hat Beziehung zu Herz und Dünndarm, im Unterkiefer dagegen zu Magen und Milz-Pankreas.

Der obere Anteil des Kreuzbeines vom 8. Odonton oben und unten, der untere Anteil des Kreuzbeins und des Steißbeins von den Schneidezähnen.

Wenn zu mir ein Patient kommt mit Wirbelsäulenbeschwerden, lasse ich mir die Stelle zeigen, wo die Beschwerden sind und weiß genau, an welchen Odontonen die Herdwirkung vorhanden sein kann. Es ist kaum zu glauben, wie gezielt die Odontone hier die Wirbelsäulenabschnitte irritieren. Entsprechend den Wirbelsäulenabschnitten haben wir auch Segmente im Rückenmark. Wenn eine Neuritis des Plexus bronchialis vorhanden ist, dann gibt es die Odontone 4—5 oben, 6—7 unten und 8 oben und unten, die als Herd in Frage kommen. Wenn die Therapie bei einer Plexusneuritis bronchialis nicht ansprechen will, denke man daran, daß weitere Herde dieser ebengenannten Odontone die Ursache sein können. Wenn man davon ein oder zwei Herde läßt, kommt man nicht zu dem gewünschten Erfolg. Herddiagnostik-Erfolg hat in der Herdtherapie nur, wer die vollständige Herddiagnostik ausübt und auch vollständig therapiert.

Ein anderes interessantes, meist nicht bekanntes Beispiel sind die Beziehungen der Odontone zu den endokrinen Drüsen. Wenn plötzlich bei einer Frau in der Mammadrüse Knoten auftreten, dann kontrolliere man die Odontone 4, 5 unten und 6, 7 oben auf Beherdung. Ich habe Patienten gehabt, mit 4 oder 5 Mammaknoten, bei denen sie durch die Entfernung der Beherdung bei gleichzeitiger Mammabehandlung wieder rückgängig gemacht werden konnten. Wenn der Knoten noch nicht zu alt ist, geht er zurück. An diesem Beispiel kann man die große Bedeutung der beherdeten Odontone für die Entwicklung des Mamma-Ca ersehen. Wann der gutartige Knoten umschlägt in einen bösartigen, weiß keiner, aber es kann jederzeit geschehen. Diese Tatsache wirft ein Schlaglicht auf die Bedeutung der odontogenen Beherdung zur Tumorentstehung.

Weitere wenig bekannte Beziehungen Odonton 6 unten für das venöse System und Odonton 7 unten für das arterielle System, wobei bei einem Raucherbein, wenn das Bein sich akut verschlechtert, immer der 7 unten Odonton beherdet ist. Wenn eine Beherdung von Odonton 5 unten vorhanden ist, kann es passieren, daß der Patient sagt, bei jedem Schritt den ich gehe, stoße ich mit dem einen Oberschenkel an den anderen Oberschenkel an. Bestehen dabei an den Beinen keine Entzündungen, dann muß man auch an das Lymphsystem denken. Wenn dann der Herd 5 unten beseitigt wird, schwillt der Oberschenkel wieder ab, und das lästige Symptom ist beseitigt.

Es gäbe noch viel zu sagen über die Beziehungen von Odontonen zu Sinnesorganen, Nasennebenhöhlen, zu Tonsillen, zu Störfeldern im Bauchraum und kleinem Becken, zu Hautdermatonen. Sie können dazu nachlesen in dem Buch *Wechselbeziehungen von Odontonen und Tonsillen zu Organen, Störfeldern und Gewebssystem* (ML-Verlag, Uelzen).

Noch eines möchte ich sagen zu beherdetem Odonton 8 oben. Wenn ein junger Mensch in die Sprechstunde kommt, weil er erstmals mit 17 bis 18 Jahren einen epileptiformen Anfall bekommen hat, dann kann man sicher sein, daß er einen total oder teilimpaktierten Zahn hat und zwar 8 oben und wenn er impaktierte Zahn chirurgisch beseitigt wird, sind die Beschwerden für immer verschwunden. Ich habe dies mehrere Male erlebt und man kann dies nur erklären durch die großen Zusammenhänge der Akupunktur mit ihren ganzen großen energetischen Beziehungen.

Und nun Nr. 2. Ich weiß, hier ist ein Herd. Es erhebt sich die Frage, welcher Art ist der Herd und wie stark ist der Herd. Um die Art des Herdes zu bestimmen, bedient man sich der durch die EAV möglich gewordenen Medikamententestung mit den potenzierten Zahnnosoden. Es sind Zahnnosoden vorhanden: Nos. chron. Pulpitis, Nos. Zahnwurzelgranulon, Nos. Kieferostitis, Nos. Zahnfleischtasche, Nos. radikuläre Cyste, Nos. follikuläre Cyste, Nos. Zahntasche, alle von den Potenzen D 3 bis D 200. Je nachdem, welche Potenz der Nosode man testet, hat man gleichzeitig einen Indikator für die Stärke des Herdes.

D 6, D 8 und D 10: beginnendes Herdgeschehen;
D 4, D 5: fortschreitendes Herdgeschehen;
D 3: 1 Ampulle bis D 3, insgesamt 3 Ampullen belastendes Karies.

Durch schwere Dysbakterie, verbunden mit anderen Störungen im Darm, entsteht das Herdgeschehen. Damit konnten wir den Zahnarzt entlasten und wenn ich jetzt einen solchen Herd saniere, dann muß gleichzeitig das entsprechende Organ bzw. der Dickdarm zum Odonton mitsaniert werden. Wenn ich das tue, bekomme ich Ruhe, dann gibt es lange kein Rezidiv wieder. Es ist wichtig, daß man das weiß, denn bis jetzt ist man von anderen Voraussetzungen an das Herdgeschehen herangegangen.

Die Stärke des Herdes wird bestimmt mittels spezifischer Zahnnosoden mit der getesteten erforderlichen Potenz. Nosoden sind aus Krankheitsprodukten hergestellte, nach homöopathischen Gesetzen potenzierte und sterilisierte Heilmittel, d. h., es sind folgende Nosoden vorhanden: chron. Pulpitis, Zahnwurzelgranulon, gangränöse Pulpe, Kieferostitis. Wir haben dann aber auch noch weitere Nosoden: Zahnfleischtaschen, um nur eine zu nennen, die oft Ursache dafür sind, daß ein sonst gesunder Zahn auf Eiter sitzt, weil als Folge der Zahntasche hier die Entzündung im Kieferknochen, eine umschriebene Ostitis, entsteht. Bei Entfernung eines solchen Zahnes hätte man nie gedacht, daß Eiter vorhanden sein könnte. Das Herdgeschehen

Elektrische Diagnostik, Arznei- und Herdtestung

mit seinen vielfachen Auswirkungen ist nachzulesen im Buch *Wechselbeziehung von odontogenen und lymphogenen Herden zu Organen, Störfelder und Gewebssysteme.* (ML-Verlag, Uelzen). Es lassen sich bei vollständiger Entherdung selbst schwere Leiden günstig beeinflussen. So habe ich z. B. bei einem relativ jungen spanischen Assistenten, der am Rückenmark ohne Erfolg operiert war, ihm nur durch die Zahnsanierung mit anschließender Mesenchymreaktivierung wieder beschwerdefreies Laufen und Arbeiten gebracht. Seit über 20 Jahren besteht diese Beschwerdefreiheit.

Wenn man sich um das Herdgeschehen kümmert, diese Beziehungen und den Organismus nicht nur am erkrankten Ort behandelt, sondern ätiologisch an den Stellen mitbehandelt, wo die Irritationsreize herkommen, dann erhält man unglaubliche Erfolge. Man müßte über dieses ganze Kapitel einen Kurs abhalten, es wäre viel Interessantes zu sagen. Ich möchte es hier nur anreißen, um zu zeigen, daß die EAV in diesem hier geschilderten Bereich der vollständigen Herddiagnostik mit der gezielten Herdtherapie sehr viele Erfolge aufzuweisen hat. Dies ist auch der Grund dafür, daß viele Zahnärzte die Methode aufgegriffen haben.

Statement von Dr. Wolfgang Schmitz-Harbauer, Krefeld, BRD

Die integrative Funktion der Elektroakupunktur in der Ganzheitsmedizin

Historisch betrachtet ist die Elektroakupunktur ohne die Aufnahme der traditionellen chinesischen Medizin in den westlichen Kulturkreis und die moderne ärztliche Praxis nicht denkbar.

In den fünfziger Jahren schufen Voll und Werner ein Gerät namens Diatherapunkteur, mit dem sie Impedanzmessungen an Akupunkturpunkten durchführen konnten. Impedanzmessung bedeutet die Erfassung des Gesamtwiderstandes eines elektrischen Leiters, hier unter Einschluß der Reaktion eines Organsystems am Akupunkturpunkt auf einen Reizstrom.

Auf dieses systematische Bemühen um reproduzierbare Meßwerte an Akupunkturpunkten, insbesondere von Voll und Mitarbeitern, ist es zurückzuführen, daß Elemente der traditionellen chinesischen Medizin bei jeder Messung mit den physikalischen Meßgrößen und ihrer technischen Realisation konfrontiert werden. Unter den gegebenen Bedingungen der medizinischen Fakultäten, die für eine erforderliche Grundlagenforschung keine Kapazitäten einräumen, beinhalten diese praxisbezogenen Messungen und Auswertungen nicht nur wertvolle statistische und empirische Informationen, sondern fordern in jedem Einzelfall zu einer Integration der Methoden heraus.

Beispiel:

Physik/Physiologie	*Elektroakupunktur*	*trad. chin. Medizin*
Impedanz	Testbarkeit	Energetische Lage Fülle/Leere
Kapazität	Akupunkturpunktmessung	Energieleitbahn (Meridian) — Akupunkturpunkt
Zeit	Testzeit	Chronobiologische Rhythmik (Organuhr)

212 HOMÖOPATHIE UND ANDERE KOMPLEMENTÄRE HEILMETHODEN
Elektrische Diagnostik, Arznei- und Herdtestung

Die Meßwerte an einem bestimmten Akupunkturpunkt können zu unterschiedlichen Tageszeiten gemessen, unter sonst gleichen Bedingungen variieren. Dieses Phänomen läßt sich unter Beachtung der chronobiologischen Rhythmik, wie sie die sogenannte chinesische Organuhr aufweist, in diagnostische und therapeutische Maßnahmen umsetzen.

Eine weitere integrative Funktion erfüllt die Elektroakupunktur nach Voll zwischen den klassischen medizinischen Grundlagenfächern wie Anatomie und Physiologie und der Akupunktur. Da die Regeln der Akupunktur auf einem System des ganzheitlichen energetischen Denkens gewachsen sind und festgelegt wurden, die moderne westliche Medizin dagegen auf der Zellular- und Neuralpathologie, stehen sie sowohl hinsichtlich Nomenklatur wie Methodik unabhängig nebeneinander.

Der zur Diagnostik und Therapie geforderte Arzt kann ohne Elektroakupunktur nur entweder nach der einen oder anderen Methode entscheiden und handeln oder aber beide nebeneinander anwenden. Mit Hilfe der von Voll gefundenen Punkte und der Zuordnung zu bestimmten anatomischen Strukturen können die energetischen Daten der Akupunkturpunkte über die Elektroakupunkturmessungen in den Rahmen der schulmedizinischen Bezüge, wie z. B. Labordaten und Röntgenbefunde, eingeordnet werden.

Mit Hilfe der Elektroakupunkturmessungen werden die Informationen aus dem Bereich der modernen westlichen Medizin und der Akupunktur vergleichbar und hinsichtlich Diagnose und Therapie zu einem gemeinsamen Konzept verwertbar.

Die Grundlage dafür ist die Arbeit Volls, der die traditionelle chinesische Punktbezeichnung durch eine exakte anatomische, physiologische und pathophysiologische Bezeichnung ergänzt hat, sowie einflußreiche Punkte und Energieleitbahnen und ihre Bedeutung entdeckt hat.

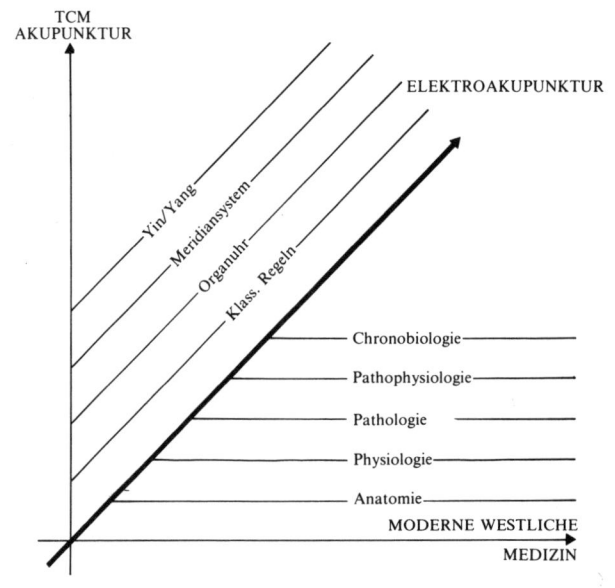

Die Abbildung veranschaulicht schematisch, daß durch Anwendung der Elektroakupunktur Informationen aus dem Bereich der Akupunktur mit der modernen westlichen Medizin koordinierbar werden.

HOMÖOPATHIE UND ANDERE KOMPLEMENTÄRE HEILMETHODEN

Elektrische Diagnostik, Arznei- und Herdtestung

Des weiteren integriert die Elekroakupunktur auch die Homöopathie und Isopathie in ein ganzheitliches Diagnose- und Behandlungskonzept. Das Mittel dazu ist der sogenannte Medikamententest. Das Reaktionspotential des Körpers auf einen Reizstrom an einem bestimmten Akupunkturpunkt kann sich unter Einbeziehung eines Medikamentes in den Meßkreis in signifikanter Weise ändern. Solche Potentialänderungen werden nicht nur von allopathischen, sondern auch von homöopathisch zubereiteten Arzneimitteln erzielt. Ein Vorteil homöopathischer und isopathischer Arzneimittel ist ihre Variationsbreite über die Potenzierung. Die teilweise sehr unterschiedlichen energetischen Situationen an den verschiedenen Akupunkturpunkten sind daher auch leichter über homöopathisch zubereitete Arzneimittel zu beeinflussen.

Der Medikamententest bietet damit eine Grundlage zur gezielten Beeinflussung energetischer Störungen an Akupunkturpunkten und von Energieleitbahnen mit homöopathisch zubereiteten Arzneimitteln. Er stellt damit eine Verbindung zwischen der energetischen Lehre der Akupunktur und den Möglichkeiten homöopathischer, isopathischer und phytotherapeutischer Arzneimittel dar.

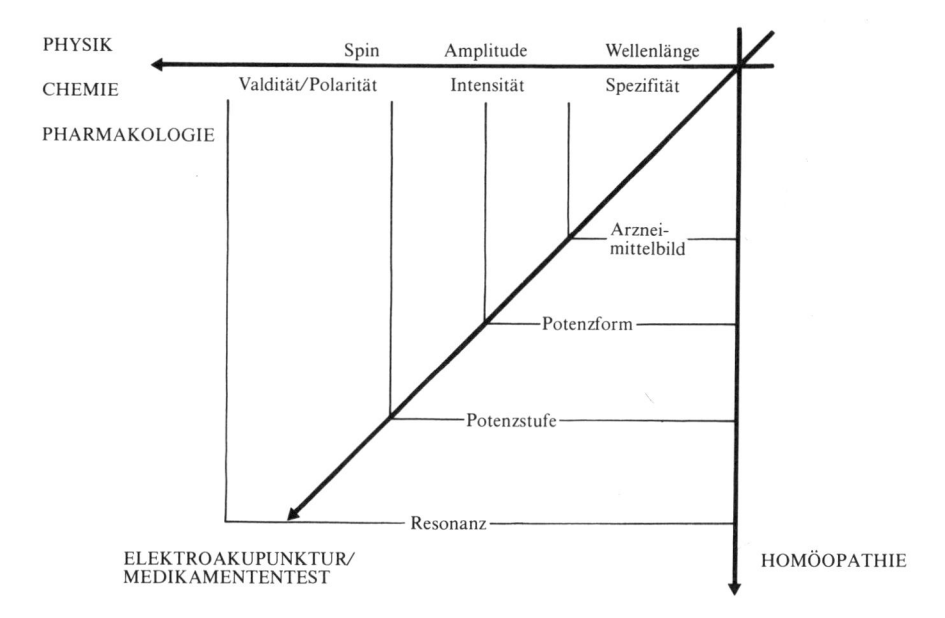

Elektrische Diagnostik, Arznei- und Herdtestung

Statement von Dr. Erwin Schramm, Wien

Erstmalig wurde 1956 in der Zeitschrift *Erfahrungsheilkunde* (Heft 5) über die Möglichkeit homöopathische Medikamente zu testen von Dr. Korthals (BRD) publiziert. Aus einer Arbeit des Physikers Dr. Ing. Jürgen Strube geht hervor, daß beim Medikamententest eine elektromagnetische Übertragung stattfindet und daß dabei Spinresonanzen ursächlich beteiligt sind *(Biologische Medizin,* Aurelia-Verlag, Baden-Baden, Heft 4, 1987). Auf die Möglichkeit, Pharmaka zu testen hat Dr. Voll, Plochingen (BRD), seine Elektroakupunktur (EAP) aufgebaut *(Medizin heute,* 1960).

Seit 25 Jahren beschäftige ich mich mit der Möglichkeit, zu testen. Zunächst nach der Methode Voll. Seit 16 Jahren habe ich eine modifizierte Testform erarbeitet, die die Information vom Patienten nicht unmittelbar (wie beim EAP-Test) abnimmt, sondern in gefilterter Form. Getestet wird mit dem Vega-I-Gerät, das sich für die Biologische Testmedizin (BTM), wie wir diese Methode nennen, gut eignet. Es können aber auch andere Testgeräte verwendet werden, wie z. B. das EAP-Gerät von Dr. Reckeweg. Dabei bekommt der Patient die Handelektrode in die rechte Hand, mit der Punktelektrode mißt der Arzt an wenigen Punkten (meist Akupunkturpunkten) der Hände (Akren) des Patienten. Die Filterung wird in der Form vollzogen, daß noch vor Beginn der Testung am jeweiligen Patienten eine Testwabe, die zwischen Patientenelektrode und dem Gerät zwischengeschaltet ist, mit bestimmten Filterelementen (Filtertestsatz) bestückt wird. Dieser Filtertestsatz besteht aus 14 Ampullen. Er bleibt immer in der Wabe und ist für jeden Patienten gleich (Jugendliche ausgenommen, für sie ist ein etwas modifizierter Filtertestsatz notwendig). In diesen 14 Ampullen sind etwa 70 Informationen in komprimierter Form gespeichert. Er besteht aus endokrinen Elementen und aus dynamisierten Formen des Endobionten nach Prof. Enderlein (Berlin). Auf meinen Wunsch und meine Angabe stellte mir (vor etwa 16 Jahren) die Firma Müller-Göppingen die dynamisierte Form des Endobionten her. Zur Kontrolle der Endobiose nach Enderlein habe ich etwa 35.000 Blutuntersuchungen im Dunkelfeld nach der Färbung von Prof. Scheller (München) durchgeführt.

Abgesehen von dem immer gleichbleibenden Filtertestsatz (14 Ampullen) stehen weitere 250 Testampullen zur Verfügung (Fa. Heel, Müller-Göppingen, Wala u. a. m.). Diese Ampullen müssen jedesmal für jeden Patienten mit Hilfe des Testgerätes neu abgestimmt werden. Die Kombination der Ampullen ist für jeden Patienten individuell verschieden.

Durch den Einsatz des Filtertestsatzes ergibt sich aber auch die Möglichkeit, den Test in einen diagnostischen YIN- und in einen therapeutischen YANG-Anteil zu trennen. Von den 14 Filterampullen werden 4 Ampullen sowohl für den YIN- als auch den YANG-Test verwendet. Von den übrigen 10 Ampullen werden je 5 für den YIN-Test und den YANG-Test verwendet.

Mit Hilfe des *diagnostischen YIN-Tests* ergeben sich folgende Möglichkeiten: Akute Erkrankungs- und Zustandsformen können von anamnestisch abgelaufenen getrennt werden. Ebenso sind wir in der Lage eine breit angelegte Fokaldiagnostik durchzuführen, die nicht nur die Kopfherde berücksichtigt, sondern auch die Körperherde, wie z. B. Gallenblase, Blinddarm, Dickdarm, Prostata, Gebärmutter, Adnexe u. a. m. Diese Fokaldiagnostik über die BTM ermöglicht es auch, den Herd in gestuften Wertigkeiten zu diagnostizieren, nämlich stark, mittel, schwach, und ganz schwach. Die stark steuenden Herde sind so weit wie möglich einer chirurgischen Sanierung zuzuführen, während die Fokalbelastungen *mittel* und *schwach* konservativ behandelt werden können (vorwiegend mit Neuraltherapie und mit Iso-Nosoden in der 12.LM). Der Fokus mit der Messung *ganz schwach* ist nur in Observation zu halten.

Elektrische Diagnostik, Arznei- und Herdtestung

Diese Art der Fokaldiagnostik könnte besonders für die Zahnheilkunde neue Möglichkeiten eröffnen.

Mit Hilfe des Diagnose-YIN-Tests ist es auch möglich, die biologischen Alterungsphasen des jeweiligen Patienten zu bestimmen, die von der Kindheit bis ins Alter reichen, aber nicht immer mit dem tatsächlichen Kalenderalter übereinstimmen. Die Phasen, die einem höheren Alter entsprechen, können in neoplastische Zustandsformen übergehen. Es kann auch das neoplasie-gefährdete Organ getestet werden. Interessant sind dabei Edelstein- und Farbanalogien. Nahrungsallergene können als Fokus im weitesten Sinne aufgefaßt werden und sind in modifizierter Form im Diagnosetest feststellbar. Dadurch können die allergisierenden Faktoren der Nahrung eliminiert werden. Sind mit Hilfe der Diagnosetests alle Lebens- und Nahrungsmittel für einen bestimmten Patienten ausgesondert, so kann über den Therapietest (YANG) das optimale Nahrungsmittel gefunden werden, wie z. B. die Öle zum Kochen und für Salate, Getreide u. a. m. Dadurch wird das Postulat von Hippokrates von Kos erfüllt: »Laßt eure Nahrungsmittel eure Heilmittel, und eure Heilmittel eure Nahrungsmittel sein.« In ähnlicher Weise kann *das* optimale Phytotherapeuticum getestet werden, aber auch *das* optimale Kurmittel, so daß der Patient in den für ihn optimalen Kurort eingewiesen werden kann (Fokalsanierung vorausgesetzt). Kurreaktionen könnten dadurch entweder vermieden oder auf ein Mindestmaß reduziert werden.

Mit Hilfe des *therapeutischen YANG-Tests* haben wir die Möglichkeit, eine neue und unkonventionelle Form der Homöopathie zu gestalten. Vor 200 Jahren wurde die Homöopathie von Hahnemann konzipiert, als es noch keine Meßgeräte zur Therapiekontrolle gab. Es wurde das Postulat erhoben, nur mit einem Mittel jeweils für den Patienten das Auslangen zu finden. Aufgrund der BTM kann diese Einmittelhomöopathie Hahnemanns nicht mehr bestätigt werden. (Wie kann z. B. ein Silicea-Typ, der generell Wärme verlangt, der aber eine Belladonna-Migräne hat, die am Kopf Kühle verlangt, mit einem einzigen Mittel zielführend behandelt werden?) Diese in den verschiedensten Formen auftauchende Problematik und viele andere Testbeobachtungen führten mich zu einem völlig neuen Konzept der Homöopathie. Es kann testmäßig nachgewiesen werden, daß die Information der dynamisierten Pharmaka der Homöopathie vorwiegend über das neuroendokrine System laufen, über die Hypophyse und den Hypothalamus, aber auch über die Epiphyse, Thymus, Thyreoidea und die Glandula suprarenalis. Da das neuroendokrine System aus mehreren Anteilen besteht und die dynamisierten Pharmaka eben auf dieses System wirken, ist es nicht möglich, mit einem einzigen Pharmakon alle kybernetisch ausgelenkten Fehlinformationen auszugleichen. Aus tausenden Testungen, durch 16 Jahre hindurch, konnte ich aber erkennen, daß nicht nur das homöopathische Mittel (Simile), sondern auch *die Dynamisationsstufe* von großer Bedeutung ist. Man unterscheidet in der Homöopathie Hahnemanns zwei Formen der Dynamisation: Dezimal- und LM-Potenzen. Empirisch wurde von mir durch viele Testvergleiche gefunden, daß das Simile am wirksamsten in der D8 ist. Die D8 hat auch entsprechende Oberschwingungen in der D80, D800 und allfällig auch höher. Es war daher naheliegend, die anderen Dezimaldynamisationen, also z. B. die D4, D40, D400, oder die D6, D60, D600, oder die D3, D30, D300 usw. auf ihre Wirksamkeit zu untersuchen. Es ergeben sich daraus neun Möglichkeiten, die von mir *Ebenen* genannt werden (D1—D9 mit den dazugehörigen Oberschwingungen). Aus langjährigen Testvergleichen konnte eine Neun-Ebenen-Tabelle aufgestellt werden. Die Dezimaldynamisationen fanden Analogien in den LM-Potenzen, die empirisch erarbeitet werden konnten. Die Dezimalpotenzen ergeben die Wirkrichtung, während die LM-Potenzen die Wirkwertigkeit jeder einzelnen Ebene angeben. Abweichend von der gängigen Form der Homöopathie, die nur ein Konstitutionsmittel für jeden Patienten kennt, können durch den BTM-Test immer zwei Konstitutionsmittel getestet werden. Das somatopsychische Konstitutionsmittel ist am wirksamsten in der Ebene 3 (D30, D300, D3000 usw.), das psychosomatische Konstitutionsmittel in der Ebene 7 (D70, D700 usw.). Da es im Handel eine D70 kaum gibt, sind die analogen LM-Potenzen als Ersatz sehr wirksam einzusetzen. Der Ebene 3 entspricht die 75.LM, der Ebene 7 die 30.LM. Auch aus dieser Sicht ist es verständlich, daß ein ganzheitliches Konzept mit einem einzigen Mittel nicht realisiert werden kann. Mit einem einzigen Mittel kann man allfällig ein akut-vordergründiges Symptom erfassen und therapieren. Es kann aber testmäßig nachgewiesen werden, daß ein Mittel, das mit dem Organismus nicht in synchroner Resonanz steht, also fehl eingesetzt wurde, nicht wertfrei ist, sondern das Immunsystem belastet.

Innerhalb der Neunerebene wechselt immer eine eher gering-dynamische Ebene mit einer höher-dynamischen ab. Es ist daher legitim, diesen Wechsel mit den Begriffen *YIN* und *YANG* zu belegen. *Die Ebene 1* (D100, D1000) ist eine Immunebene, die das Immunsystem gegen neoplastische Tendenzen anregen kann. Es ist daher kein Zufall, daß ihre therpeutischen Resonanzen vorwiegend über die Ampullen *Thymus* und *Lymphocyten* von Wala gemessen werden, also somit die T-Lymphocyten beeinflussen werden. Es sind nur wenige Mittel, die in dieser Ebene zur Anwendung kommen. *Die Ebene 2* ist einer Dynamisation zugeordnet, die über den Potenzakkord D12/D20/D200 neurale Wirkungen hervorrufen kann. Sie ist teilweise realisiert in der Injeelform der Firma Heel mit der D12/D30/D200. Besonders gut eignet sich die Kombination der YANG-Ebene 2 mit der YIN-Ebene 5, die als spezifische Akupunkturebene erkannt werden konnte. Die Wirkungen der Homöopathie können bedeutend gesteigert werden, wenn man sich der Injektionsmöglichkeit bedient, in der Form, daß das ausgetestete Injektionssimile der Ebene 2 in die vorher ausgetesteten Akupunkturpunkte der Ebene 5 in Quaddelform verabreicht wird. Es ist eine oft geübte Therapieform, die besonders in der Schule Reckeweg gehandhabt wird, die aber durch die Untersuchungen der Neunerebene eine plausible Erklärung finden konnte. Es ist sicher besser und wirkungsvoller, das vorher ausgetestete Injektionssimile in die vorher getesteten Akupunkturpunkte zu applizieren, als wenn man nur im Erfahrungs- und Wahrscheinlichkeitsbereich therapiert. Die LM-Analogie zur Akupunkturebene 5 ist die 90.LM. Die *Ebene 3* ist die Ebene, der im therapeutischen Bereich das somatopsychische Konstitutionsmittel zugeordnet ist, und das am besten mit der analogen 75.LM per Os therapiert wird. Es ist mit der 75.LM die zweithöchste Ebene und weist auf die tiefgreifende Wirkung im seelischen Bereich hin. Die *Ebene 4* ist die Stoffwechselebene, die sowohl mit der D4, als auch mit der analogen 12.LM therapiert werden kann. Hier bieten sich viele Möglichkeiten an, um den Organismus in seinen metabolischen Funktionen anzuregen. Die *Ebene 5* ist die schon erwähnte Akupunkturebene mit der analogen 90.LM. Diese LM-Potenz ist die höchste, die derzeit hergestellt wird, und weist in ihrer Höhe auf die hohe Wirkwertigkeit der Akupunktur hin, d. h. auf die starke Wirkung einer richtig durchgeführten Akupunktur auf den Organismus. Vorwiegend wird man deshalb in dieser Ebene die Akupunktur einsetzen. Von den LM-Potenzen verwendet man lediglich Bromum in der 90.LM, um den Degenerationsmeridian zu tonisieren, wenn er im YIN schwingt.

Die Ebene 6 ist die zweite Immunebene und hat drei Therapiemöglichkeiten. Die Schüsslersalze werden in der D6 verabreicht um die Mineraldefizite aufzufüllen. Die Radionucleide Caesium, Ruthenium und Strontium können in der D60 eingesetzt werden, um immunologische Gegenregulationen zu stimulieren (Tschernobyl). In der der Ebene 6 analogen 45.LM wird die Psoratherapie Hahnemanns eingesetzt, um die von Hahnemann angegebenen Entgiftungsmöglichkeiten zu realisieren.

Die Ebene 7 wird nicht in der Dezimalpotenz gegeben (da nicht erzeugt), sondern in der analogen 30.LM, um die psychosomatische Konstitution zu verbessern. Einge-

Elektrische Diagnostik, Arznei- und Herdtestung

setzt werden hier nur die homöopathischen Polychreste in der 30.LM. Es sind die gleichen Mittel, die auch in der Ebene 3 verwendet werden. Nur werden hier in dieser Ebene mehr die somatischen Symptome berücksichtigt, während in der Ebene 3 mehr auf die psychischen Fehlsteuerungen eingegangen wird.

Die Ebene 8 ist die Simileebene der Homöopathie und hier werden alle bekannten homöopathischen Mittel eingesetzt. Verwendet wird hauptsächlich die analoge 6.LM per Os. Zur Verstärkung kann die D8 in Injektionsform gegeben werden. Selbstverständlich beide vom gleichen homöopathischen Mittel.

Die Ebene 9 wird vorwiegend diagnostisch eingesetzt, um eine Differentialdiagnose psychischer Erkrankungen zu erstellen. An dieser Aussage wird noch gearbeitet.

Abschließend noch die *Erfahrungen mit Tief-* und *Hochpotenzen der D-Dynamisation und mit den LM-Potenzen*. Sowohl die D-Dynamisationen als auch die LM-Potenzierungen können in den verschiedenen Ebenen zum Tragen kommen.

Die Tiefpotenzen werden in den Ebenen 4 und 6 als D4 bzw. als D6 verabreicht.

Die Hochpotenzen werden in der Ebene 6 als D60 Caesium, Strontium und Ruthenium per Os eingesetzt. Die D1000 kann als Injektion zur immunologischen Abwehrsteigerung eingesetzt werden. Bewährt haben sich bei Hirntumortendenz und auch postoperativ *Alumine D1000*, Lycopodium bei Prostata, Causticum bei Leukämie und M. Hodgkin, Thuja bei Hautcarcinomen, Arsenicum album, Carbo animalis und Carbo vegetabilis haben sich bei den übrigen Neoplasietendenzen bewährt, diese müssen aber von Patient zu Patient ausgetestet werden. Alle angeführten Mittel in der D1000.

Die LM-Potenzen haben sich deshalb gut bewährt, weil sie einen abgeschlossenen *Dynamisationsakkord* mit allfälligen Oberschwingungen bilden. Ausschließlich werden sie dort eingesetzt, wo es keine analogen Dezimalpotenzen auf dem Markt gibt (*Ebene 7*). Nicht bewährt und daher nicht verwendet hat sich die 18.LM (*Ebene 2*), weil hier die Injektionsform, in D12/D20/D200 als Potenzakkord in die Akupunkturpunkte appliziert, überlegen ist. Umgekehrt hat sich wieder die Therapie mit der analogen 75.LM in der *Ebene 3* besser bewährt als die Dezimalpotenzen. Auch in der *Ebene 6* ist die Psoratherapie in der 45.LM der Dezimalpotenztherapie überlegen. In der *Ebene 5* wird lediglich das Mittel Bromum 90.LM verwendet. In den Ebenen 1, 4 und 8 haben sich beide Dynamisationsmöglichkeiten als gleichrangig erwiesen.

In der *Ebene 1* wird die D1000 etwa alle 14 Tage injiziert (i. m.). In der Zwischenzeit wird die 24.LM zur Überbrückung zweimal in der Woche per Os verabreicht. In der *Ebene 4* hat sich die D4 mit sehr vielen homöopathischen Mitteln als Tiefpotenztherapie bewährt. Zur metabolischen Tiefenwirkung wird die analoge 12.LM zusätzlich herangezogen. Sowohl bei der LM als auch bei der Dezimaldynamisation dürfen jedoch nicht mehr als 6 homöopathische Mittel als Therapieblock verwendet werden (Sechserregel). In der *Ebene 8* hat sich die 6.LM gut bewährt. Zur Verstärkung ist eine D8 in Injektionsform mit dem gleichen Mittel gelegentlich sinnvoll.

Therapieplan: In der Therapie kann in den Ebenen 1, 2, 3, 7 und 8 immer nur ein Mittel eingesetzt werden. Diese Mittel, wenn sie überhaupt notwendig sind, müssen im zeitlichen Abstand voneinander verabreicht werden. Niedrige Potenzen häufiger, hohe Potenzen seltener (etwa einmal in der Woche). In der Ebene 4 können jeweils maximal 6 Mittel gleichzeitig eingenommen werden, sie bilden dann einen Therapieblock; in der Ebene 6 können ebenfalls maximal 6 Schüsslersalze gleichzeitig eingenommen werden.

KLINIK UND BIOCHEMIE DER OZON-SAUERSTOFFTHERAPIE

Statement von MedRat Dr. Ottokar Rokitansky, Wien

Die degenerativen Herz- und Gefäßkrankheiten sind weltweit im Zunehmen und stellen einen großen Anteil in der ärztlichen Praxis. In diesem Krankengut gewinnen die peripheren, arteriellen Durchblutungsstörungen mit ihren Folgekrankheiten immer mehr an Bedeutung. Eine 1983 in amerikanischen Praxen durchgeführte Erhebung hat gezeigt, daß bei Patienten, die wegen Schmerzen in den Beinen in die Arztpraxen kamen, unter 25 möglichen Ursachen die arteriellen Durchblutungsstörungen an dritter Stelle standen.

Das Behandlungsproblem der chronisch-arteriellen Verschlußkrankheit kann für den Allgemeinpraktiker und Spezialisten gleichermaßen oft sehr schwierig sein, denn es gilt, in den Stadien III und IV nach Fontaine die Amputationsgefahr abzuwenden bzw. zu verhindern.

Unter allen konservativen Behandlungsmöglichkeiten der peripheren, arteriellen Durchblutungsstörungen hat sich die Ozon-Sauerstofftherapie als ein sehr effizientes Behandlungsverfahren erwiesen.

Im Rahmen dieses Referates ist es natürlich nicht möglich, auf die gesamte angiologische Thematik der arteriellen Durchblutungsstörungen einzugehen. Es werden nur jene Details behandelt, die mit der Anwendung der Ozon-Sauerstofftherapie in Zusammenhang stehen. Um keine Mißverständnisse aufkommen zu lassen, sei vorausgeschickt, daß bei der chronisch-arteriellen Verschlußkrankheit die gefäßchirurgische Intervention die *Methode der Wahl* ist.

Ein nicht unerheblicher Teil aller Patienten mit peripherer, arterieller Verschlußkrankheit hat aber multiple Gefäßverschlüsse, öfters auch verbunden mit einer diabetischen Mikroangiopathie, wo die chirurgische Vascularisation nicht sinnvoll erscheint.

Die Ozontherapie eignet sich demnach als ergänzende konservative Maßnahme der invasiven Eingriffe, wie z. B. *Dotterung* und chirurgische Vascularisation, sowie als Monotherapie für nicht angioplastiefähige, langstreckige, multiple, inoperable Verschlüsse. Besonders in der Verbesserung der Ergebnisse der Grenzzonen-Amputationen von akralen Gangränen hat sich die lokale und intravasale Ozontherapie in unserem Krankengut als echt vorteilhaft erwiesen.

Dazu sei noch einleitend bemerkt, daß das Ziel konservativer Behandlungsmaßnahmen bei ischämischen Läsionen die Verbesserung des nutritiven Kreislaufes und die Behebung der lokalen Stoffwechselstörung ist, denn die Entstehung trophischer Läsionen ist ein Problem der nutritiven Endstrombahn.

Weiters ist noch darauf hinzuweisen, daß beim lokalen Geschehen einer Gangrän zwischen gesundem und nekrotischem Gewebe eine perinekrotische Zone besteht, in der der Stoffwechsel reversibel gestört ist. Die Demarkationszone der Gangrän, wo reversible, subvitale Gewebsstoffwechselvorgänge vorherrschen, ist besonders infektionsgefährdet.

Durch den Einsatz einer oxigenierenden, desinfizierenden Ozontherapie gelingt es, den reversibel gestörten Stoffwechsel zumindest vital zu erhalten bzw. zu verbessern.

So wurde von verschiedenen Autoren übereinstimmend auf die günstige Beeinflussung des intermediären Stoffwechsels im Zusammenhang mit der Energiegewinnung durch Ozon hingewiesen.

Als Kasuistik seien aus dem Krankengut von 445 Patienten mit peripheren, arteriellen Durchblutungsstörungen des Stadiums IV nach Fontaine drei Fälle mit

Klinik und Biochemie der Ozon-Sauerstofftherapie

verschiedenen Schweregraden angeführt, wo mit dem Einsatz der Ozontherapie sehr gute Heilungsergebnisse mit Erhaltung der Extremität erzielt werden konnten.

Fall 1: 62a Patientin, Diabetikerin. Seit zwei Jahren zunehmend Claudicatio intermittens-Beschwerden. Aufgrund eines geringfügigen Traumas kommt es zur Ausbildung eines schmierig-eitrig belebten Ulcus mit Randnekrosen im Kleinzehenbereich des linken Fußrückens. Lokale und intraarterielle Ozonbehandlung führen zu rascher Reinigung und Abheilung des Defektes innerhalb von vier Wochen.

Fall 2: 68a Patientin, Diabetikerin. Seit drei Jahren zunehmende Claudicatio intermittens mit Gehleistung von 50—80 Meter auf ebener Strecke. Es stellte sich dann bei der Patientin ein Fersenulcus ein, das rasch größer wurde, sehr stark schmerzte und die Patientin gehunfähig machte. Die vom Hausarzt durchgeführte Behandlung mit Vasodilatantien und Salbenverbänden brachte keinen Erfolg.

Bei Behandlungsübernahme bestand ein fast handtellergroßes, kraterförmiges Ulcus an der rechten Ferse mit unterminierten Rändern. Im Längsrheogramm zeigten sich die Zeichen organischer Gefäßwandveränderungen beiderseits mit Durchströmungsbehinderung rechts. Insuffiziente arterielle Versorgung am rechten Unterschenkel und Fuß. Mit dem Einsetzen intraarterieller Ozontherapie, transcutaner Ozongasbäder alternierend mit Unterdruckbegasung erfolgte rasche Reinigung der Wundfläche und Austrocknung der feuchten Gangrän. Innerhalb von vier Wochen gute Granulationsgewebsbildung, die das kraterförmige Ulcus verflachte, so daß mit der Epithelisierung vom Rande her die Gangrän in vier Monaten komplett abgeheilt war. Die Patientin wurde gehfähig und ohne Claudicatio intermittens-Beschwerden nach Hause entlassen.

Fall 3: 68a Patient, Diabetiker, mit Claudio intermittens-Beschwerden Stadium IV, mit fortschreitender Gangrän der zweiten bis vierten Zehe des rechten Fußes. Nach entsprechender Vorbereitung mit Diabetes-Einstellung und lokaler und intraarterieller Ozontherapie erfolgt am zwölften Tag nach Behandlungsbeginn die Vorfußamputation. Die Hautränder zeigen intraoperativ eine schlechte Durchblutung. Damit ist die Gefahr des Fortschreitens der Gangrän gegeben. Wenige Tage nach der Amputation bläulich-schwarze Verfärbung des Vorfußes, Einsetzen stärkerer Wundsekretion. Unter täglicher lokaler und intraarterieller Ozontherapie geht die Verfärbung zurück und die Wundsekretion wird geringer, aber es bildet sich am Fußrücken ein Ulcus aus. Es besteht in hohem Maße Amputationsgefahr. Unter konsequenter Fortführung der Ozontherapie gelingt es, das Ulcus zur Abheilung zu bringen und die Extremität mit dem Vorfuß zu erhalten.

Bisher haben die meisten verzweifelten Versuche, bei Zehen- und Vorfußgangrän mit Grenzzonenamputationen auszukommen deshalb kaum Erfolg gehabt, weil durch die mangelhafte Durchblutung und verminderte Sauerstoffzufuhr in den betroffenen Gewebsabschnitten die Amputationsstümpfe ebenfalls nekrotisch wurden und nicht abheilten, und letztendlich die Extremität am Oberschenkel amputiert werden mußte.

Über die Durchführung der Applikationsarten der Ozon-Sauerstofftherapie wäre noch eine eigenes Referat zu halten. Nur soviel sei kurz erwähnt: An erster Stelle steht die intraarterielle Injektion, die als ein kleiner chirurgischer Eingriff zu werten ist und dementsprechend exactissime durchgeführt werden muß. Sie hat mit dünner Nadel so langsam wie eine i. v. Calcium-Injektion zu erfolgen, damit sich kleinste Gasbläschen, wie an einer Perlenkette aneinandergereiht, in die Blutbahn entleeren, womit erreicht wird, daß das Ozon-Sauerstoff-Gasgemisch mit größtmöglicher Oberfläche mit den Blutinhaltstoffen reagiert.

Gelingt die i. a. Injektion wegen eines kompletten Verschlusses des Arterienlumens nicht, dann tritt die große ozonisierte Eigenblutinfusion an ihre Stelle.

Die von der österreichischen und deutschen ärtzlichen Gesellschaft für Ozontherapie herausgegebenen Dosierungsrichtlinien sollten dabei genau beachtet werden.

Bei bestehender Gangrän kommt gleichzeitig die lokale Ozonbehandlung mittels transcutanem Ozongasbad im Kunststoffbeutel oder in Form der Unterdruckbegasung hinzu.

Die Ergebnisse der Ozontherapie bei peripheren, arteriellen Durchblutungstörungen lassen sich in unserem Krankengut wie folgt aufschlüsseln:

In der Zeit von 1979 bis 1985 wurden 445 Patienten mit peripheren, arteriellen Durchblutungsstörungen und ihren Folgekrankheiten, die nach den Stadien I bis IV nach Fontaine eingeteilt sind, mit intravasaler und lokaler Ozon-Sauerstofftherapie behandelt. Fälle des Stadiums I, bei denen es sich lediglich um Ermüdungserscheinungen in den Füßen, eventuell mit leichten Parästhesien, handelt, sind in dieser Aufstellung nicht enthalten.

Im Stadium II konnte mittels Ozontherapie von 161 Fällen bei 128 Patienten, das sind rund 79%, die anfänglich unter 100 Meter gelegene Gehleistung (Stadium IIb) auf eine beschwerdefreie Gehstrecke, großteils am Laufbandergometer überprüft, von 500 Meter bis zwei Kilometer und darüber gesteigert werden. 20 Patienten, das sind 12,4% erreichten eine beschwerdefreie Gehstrecke von 400 bis 500 Meter und darüber. 13 Patienten, das sind 8,1% dieses Stadium II-Kontingents, waren therapieresistent und behielten ihre Claudicatio intermittens-Beschwerden weiter.

Im Stadium III, wo Ruhe- und Nachtschmerz im Vordergrund stehen, konnte mit intravasaler Ozontherapie von 112 Patienten bei 78 Fällen das sind 70%, Bescherdefreiheit mit deutlicher Gehleistungsverbesserung und Rückgang der meist bläuichlividen Verfärbung im Zehen- und Vorfußbereich einschließlich einer Anhebung der Hauttemperatur von 1,0—2,5 Grad Celsius erzielt werden. 24 Patienten, entsprechend 21,4% dieses Krankengutes, zeigten nur intermittierend ein Nachlassen bzw. Ausbleiben des Ruhe- und Nachtschmerzes, und bei 10 Patienten, das sind 8,9% blieben die Beschwerden unverändert bestehen.

Im Stadium IV handelte es sich durchwegs um amputationsgefährdete Extremitäten. Von 172 Patienten wurden bei 93 Fällen, das sind 54,1%, eine Abheilung der trophischen Läsion erreicht. 39 Patienten hatten an mehreren Zehen, bis an den Vorfuß heranreichend, eine progredient verlaufende Gangrän, und wir konnten bei laufend durchgeführter intraarterieller und lokaler Ozontherapie mit Teil- bzw. Grenzzonenamputationen das Auslangen finden.

Das bedeutendste Ereignis ist aber, daß von der Gesamtzahl amputationsgefährdeter Extremitäten nur 23,3% einer Oberschenkelamputation anheimfielen, — ein sehr beachtliches Ergebnis, wenn man bedenkt, daß in unserem Krankengut unter den bisher angewendeten konservativen Behandlungsmaßnahmen weit über 55% im Verlaufe von drei Jahren Oberschenkelamputationen im Stadium IV durchgeführt werden mußten. Nach meinen Erfahrungen gelingen alle dies Heilungserfolge im Stadium IV mit der Ozontherapie in vollem Umfang nur dann, wenn man neben der Lokaltherapie mit tanscutanen Ozongasbädern oder mit Unterdruckbegasung die Gangrän einer täglichen instrumentellen Wundrevision unterzieht, d. h. Abtragung der Nekrosen, Eröffnung eventuell vorhandener Retentionshöhlen etc. mit nachher trocken und locker angelegten Verbänden mit Nebacetin-Puder.

In Übereinstimmung mit anderen Autoren konnten wir weiters feststellen, daß bei den erfolgreich Behandelten der Knöchelarteriendruck zwischen 60 und 70 mm Hg lag, während der Knöchelarteriendruck bei Therapieresistenten stets unter 40 mm Hg war, wo mit einer Heilung ischämischer Defekte kaum mehr zu rechnen ist.

Somit besteht auch ein Zusammenhang zwischen der hämodynamischen Kompensation arterieller Verschlüsse einerseits und der konservativen Behandlungsfähigkeit ischämischer Läsionen andererseits.

Klinik und Biochemie der Ozon-Sauerstofftherapie

Will man die Ozontherapie erfolg- und nutzbringend für den Patienten einsetzen, gehört neben der genauen Diagnose und Indikation, wie bei allen ärztlichen Handlungen, auch eine entsprechende Erfahrung dazu, den Krankheitsprozeß für eine chirurgische oder konservative Behandlung richtig ein- und abzuschätzen.

Das heißt: Wenn eine fortschreitende Gangrän trotz massiven Einsatzes intraarterieller und lokaler Ozontherapie eine schlechte oder gar keine Demarkationstendenz aufweist, die poststenotischen Druckwerte unter 50 mm Hg abgesunken sind, und letztendlich angiographisch ausgedehnte Verschlüsse der Hauptstrombahnen ohne genügende Kollateralausbildung vorhanden sind, dann ist der Erfolg konservativer Therapiemaßnahmen, auch mit der Ozon-Sauerstofftherapie, kaum mehr zu erwarten. Die Gangrän produziert ununterbrochen toxische Stoffwechselprodukte, die laufend resorbiert werden und den Organismus des Patienten mit seiner Abwehrlage schwer belasten, was zu einer lebensbedrohenden Verschlechterung des Allgemeinzustandes führt. In derartigen Fällen darf mit der Amputation, meist handelt es sich um eine Oberschenkelamputation, nicht länger zugewartet werden.

Der Leistungsfähigkeit der Ozontherapie sind auch dort Grenzen gesetzt, wo auf das Reglement der notwendigen Allgemeintherapie vergessen wird.

Darunter ist zu verstehen, daß beispielsweise bei Belastungsinsuffizienz des Herzens oder manifester Herzinsuffizienz eine Rekompensation erforderlich ist, denn allein durch die Verbesserung der cardialen Leistung wird poststenotisch eine Durchblutungssteigerung erreicht. Ein kritischer Punkt in der Behandlung der peripheren, arteriellen Verschlußkrankheit ist die Regulation des Blutdrucks, nachdem leicht vorstellbar ist, daß das brüske Absenken eines hypertonen Blutdruckes beim alten Menschen auch peripher im poststenotischen Bereich zur Blutmangelversorgung führen kann. Eine Blutdruckabsenkung auf 150/90 ist von empirischer Seite akzeptabel.

In Anbetracht der mit der Ozontherapie in diesem Indikationsbereich erzielten Heilungserfolge ist für jeden, der sich mit diesem Behandlungsverfahren beschäftigt, die Frage nach dem Wirkungsmechanismus des in die Blutbahn applizierten Ozon-Sauerstoff-Gasgemisches naheliegend und von großem Interesse.

Aufbauend auf den Arbeiten Payrs, Wennigks, Albers und Wolffs haben wir in den vergangenen Jahren in Zusammenarbeit mit Washüttl mit biochemischen, blutgasanalytischen und rheologischen Untersuchungen den Wirkungsmechanismus des Ozons im Blut weitgehend geklärt.

Zunächst führt das in die Blutbahn applizierte Ozon-Sauerstoffgemisch zu einer deutlichen Anhebung des Sauerstoffpartialdruckes, was eine verstärkte Oxigenierung der Zellen und eine Verbesserung der metabolischen Prozesse bewirkt.

Durch die selektive Reaktion des Ozons mit den ungesättigten Fettsäuren der Erythrocytenmembran werden kurzkettige Peroxide gebildet, die in das Zellinnere des Erythrocyten gelangen und den Glukosemetabolismus des roten Blutkörperchens wesentlich beeinflussen. Die durch das Gluthationsystem sofort einsetzende Peroxidentgiftung bewirkt eine Ankurbelung des Penthosephosphatweges, um den höheren Bedarf der Redoxsubstanz NADH zu decken, die zur Rückbildung des Gluthations erforderlich ist.

Das bedeutendste Produkt des angekurbelten Glukosestoffwechsels ist das dadurch im Seitenschluß vermehrt auftretende 2,3 DPG, das als desoxigenierende Substanz eine Schlüsselfunktion für die kurative Wirkung des Ozons darstellt.

Mit der chemischen Gleichung ausgedrückt, heißt das: Jegliche Erhöhung von 2,3-DPG erleichtert die Sauerstoffabgabe durch die Verschiebung des Hb0$_2$/Hb-Gleichgewichtes in Richtung des desoxigenierten Hämoglobins.

Unsere vor, während und nach der Ozontherapie durchgeführten blutgasanalytischen Untersuchungen ergaben eindeutig eine zunehmende Vergrößerung der

Klinik und Biochemie der Ozon-Sauerstofftherapie

arterio-venösen Sauerstoffdifferenz, d. h. durch das Ansteigen des 2,3-DPG-Spiegels wurde mehr Sauerstoff von der Blutbahn an das Gewebe abgegeben. Mit dem vermehrten Sauerstoffangebot kommt es zur Steigerung der Zellpermeabilität für Glukose und Phosphate und zur Aktivitätssteigerung von Enzymen. Neben der geschilderten Einwirkung des Ozons auf den Erythrocythen ist auch ein günstiger Einfluß auf den Cholesterin- und Triglyceridspiegel zu sehen.

Nicht unerwähnt bleiben darf, daß die chronische Verschlußkrankheit mit pathologisch veränderter Blutrheologie einhergeht. Das Ausmaß der Fluiditätsverschlechterung wird vom verbleibenden Perfusionsdruck und von den Fließeigenschaften des Blutes selbst bestimmt, die, wie bekannt, vom Hämatokrit der Aggregationskapazität der Erythrocyten und der Flexibilität der roten Blutkörperchen und der Höhe der Plasmaviskosität abhängen.

Erythrocytensedimentation und Flexibilitätsverlust führen zur Blockade nutritiver Kapillaren, deren Gefolge eine weitere Perfusionsverschlechterung ist.

Die Verschlechterung der Fließeigenschaften des Blutes ist also ein limitierender Faktor für die Gehleistung. Unsere unter Ozoneinwirkung durchgeführten rheologischen Untersuchungen haben gezeigt, daß die Verformbarkeit der Erythrocyten durch die Änderung der Membranfluidität deutlich zunimmt, bedingt durch die Kürzung der Fettsäureketten der in der Unitmembran enthaltenen Phospholipide. Gekürzte Fettsäureketten bedeuten neben der Zunahme der Membranfluidität auch eine verbesserte Sauerstoffdiffusion in den Erythrocyten. Die laterale Diffusion in den Membranschichten gewährleistete in Sekundenschnelle den Substrat-Phospholipidnachschub an das Reaktionszentrum.

Unter Ozoneinwirkung hervorgerufene Oxidationsvorgänge negativieren vermutlich die Membranoberflächenladung, wodurch die Erythrocyten-Aggregation vermindert wird. Somit werden durch die Ozoneinzirkung die Fließeigenschaften des Blutes verbessert.

Letztendlich sind die Ergebnisse dieser Forschungsarbeiten mit den nachgewiesenen Heilungserfolgen korrelierbar.

Die Ozontherapie ist in dem für sie bestimmten Indikationsbereich demnach ein Behandlungsverfahren, das klinisch gesichert und biochemisch begründet ist und dem daher der entsprechende Stellenwert in der Schulmedizin gebührt.

Klinik und Biochemie der Ozon-Sauerstofftherapie

Statement von Dr. Renate Viebahn, Iffezheim, BRD und
Prof. DDr. Josef Washüttl, Wien

Wirksamkeit des medizinischen Ozons

Die desinfizierende und sterilisierende Wirkung von Ozon in wäßrigem Medium ist unbestritten; es findet breite Verwendung im Bereich der Abwasserreinigung, der Brauch- und Trinkwasseraufbereitung, in der Abluftentgiftung und in der Mineralwasserbehandlung.

Ganz anders in der Medizin:
Auch wenn die fungiziden, bakteriziden und viruziden Eigenschaften des Ozons in der Wundreinigung schon seit Jahrzehnten genutzt werden, steht das »medizinische Ozon« — insbesondere in seiner Eigenschaft als Medikament zur Aktivierung einer mangelnden Sauerstoffversorgung bzw. Reaktivierung der Sauerstoffverwertung — im Brennpunkt lebhafter Diskussionen. Wie für jedes Medikament gelten auch für das therapeutisch genutzte Ozon-Sauerstoffgemisch klare Dosierungs- und Applikationsrichtlinien, die nicht nur aus der Erfahrung hervorgehen, sondern auch biochemisch belegt wurden.

Der therapeutische Konzentrationsbereich erstreckt sich von 1 μg/ml Ozon-Sauerstoffgemisch bis ca. 100 μg/ml, wobei die hohen Konzentrationen oberhalb etwa 40 μg/ml im wesentlichen der lokalen Applikation zur Reinigung infizierter Wunden, feuchter gangränöser Erscheinungen usw. vorbehalten sind.

Die niedrigen Konzentrationen dienen der intraarteriellen, der intramuskulären Injektion oder der extrakorporalen Blutbehandlung, wobei das ozon-angereicherte Blut intramuskulär oder intravenös reinfundiert wird. Eine direkte i.v.-Injektion des reinen Ozon-Sauerstoffgemisches wird von der Ärztlichen Gesellschaft für Ozontherapie nicht empfohlen. Aufgrund der toxischen Wirkung des Ozons auf das Lungenepithel ist eine Applikation über die Atemwege obsolet.

Die biochemische Analytik hat in vitro und in vivo ergeben, daß bei diesen Konzentrationen und bei einer maximalen Dosis von 3000 μg Ozon pro Anwendung keine schädigenden Nebenwirkungen zu verzeichnen sind.

Die arteriosklerotisch bedingten Durchblutungsstörungen mit den daraus resultierenden Sauerstoffmangelerscheinungen sind eine Domäne der Ozon-Sauerstoff-Therapie.

Für eine fehlende oder mangelhafte Sauerstoffversorgung kommen vielerlei Ursachen in Betracht. Abbildung 1 zeigt die verschiedenen Zustände einer schlechten Sauerstoffversorgung: a) in Form eines hypoxämischen Zustandes mit einem zu geringen arteriellen Sauerstoffpartialdruck pO_2, b) des anämischen (zu wenig Hämoglobin), c) in Form des ischämischen Zustandes aufgrund einer unzulänglichen Blutströmung, d) einer Diffusionsstörung und in e) ist schließlich der zytotoxische Zustand dargestellt, bei dem zwar genügend Sauerstoff in die Zelle transportiert wird, aber die Atmungskette in den Mitochondrien gestört ist, so daß der endgültige Oxidationsschritt nicht vollzogen werden kann.

Darstellen lassen sich diese Effekte durch Messungen des arteriellen und venösen Sauerstoffpartialdruckes pO_2 und der arterio-venösen Differenz $\triangle pO_2$. Charakteristisch ist ein erhöhter venöser pO_2 (Normwert 40 Torr), d. h. der arteriell herantransportierte Sauerstoff gelangt aus den obigen Gründen entweder nicht in das Gewebe oder die Sauerstoffverwertung in den Mitochondrien ist gestört.

Ziel der Ozon-Sauerstoff-Therapie muß demnach sein, nicht nur zur Erhöhung des arteriellen pO_2 (Normwert 100 Torr) beizutragen, sondern in erster Linie ein Absinken des venösen Sauerstoffpartialdruckes zu erwirken, also den verschiedenen Formen der Hypoxie bzw. Anoxie derart entgegenzuwirken, daß sowohl der Sauerstofftransport als auch die Sauerstoffverwertung verbessert werden.

Klinik und Biochemie der Ozon-Sauerstofftherapie

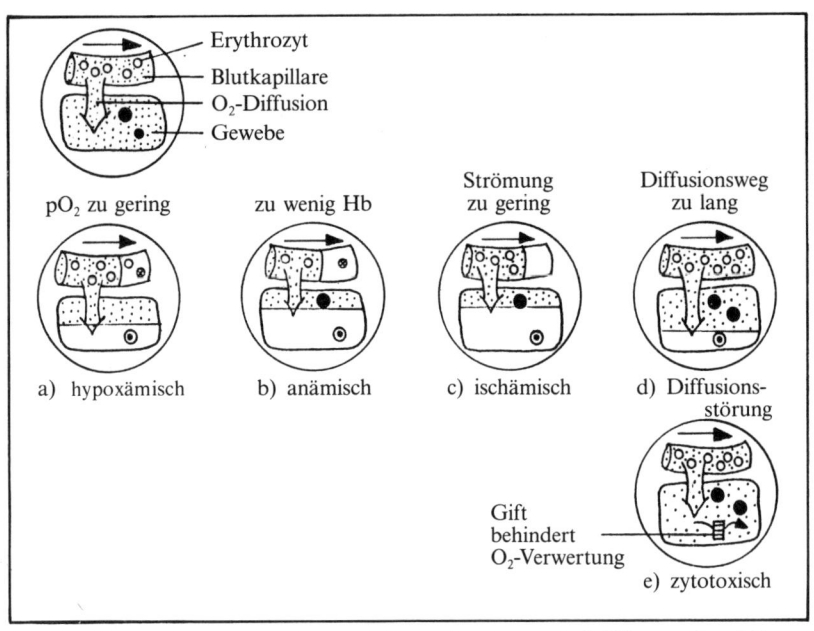

Abbildung 1: Formen mangelnder oder fehlender O_2-Versorgung (nach Silbernagel und Despopoulos, Thieme 1983)

Abbildung 2 zeigt in charakteristischer Weise den Verlauf des arteriellen und venösen Sauerstoffpartialdruckes vor, während und im Anschluß an eine Ozon-Sauerstoff-Therapie.

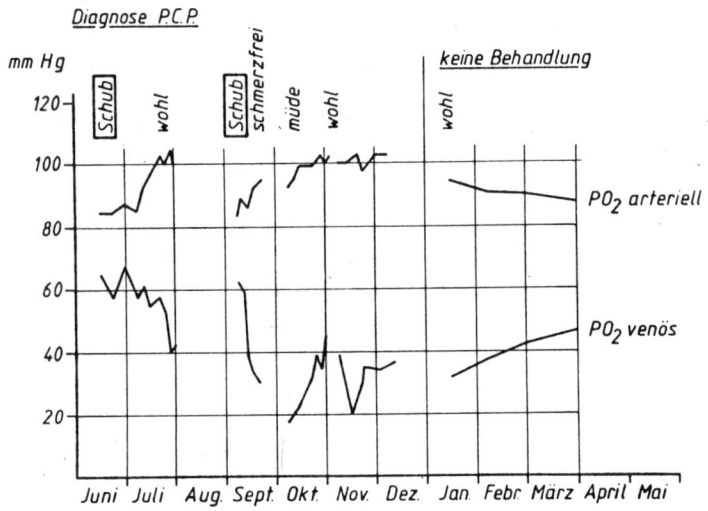

Abbildung 2: Messung der arterio-venösen Sauerstoffdifferenz vor, während und im Anschluß an eine Ozon-Sauerstoff-Therapie

Klinik und Biochemie der Ozon-Sauerstofftherapie

Die Beeinflussung des Sauerstoff-Metabolismus durch Ozon

Der biochemische Weg des atmosphärischen Sauerstoffs im Organismus läßt sich — wie in Abbildung 3 wiedergegeben — in einige Hauptprozesse aufteilen, wobei bilanzmäßig O_2 zu H_2O reduziert wird. Während die Blutzirkulation lediglich dem Sauerstofftransport dient, leisten Glykolyse, Zitronensäurezyklus und die mitochondriale Atmungskette mehr oder weniger einen direkten Beitrag zum O_2-Metabolismus: Die Glykolyse insoweit, als sie Reduktionsäquivalente in Form von NADH bereitstellt, die Atmungskette in den Mitochondrien durch den endgültigen Elektronentransfer.

Die Wirkung den Ozons auf den Sauerstoff-Metabolismus im Falle einer gestörten Sauerstoff-Versorgung läßt sich durch direkte und indirekte Eingriffe in das Reaktionsgeschehen erklären, wie dies ebenfalls in Abbildung 3 skizziert ist:

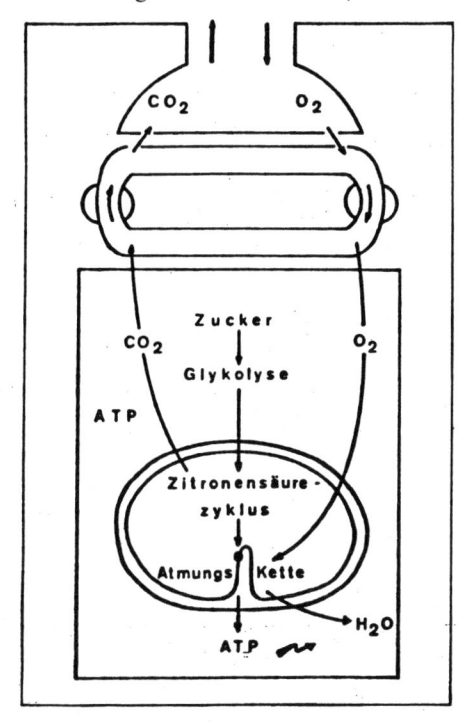

Einfluß von Ozon bzw. dessen Peroxiden

1. Verbesserung der Fließeigenschaften (Geldrollen, Flexibilität).

2. Erhöhung der Glykolyserate im Erythrozyten Anstieg an 2,3 DPG verbesserte O_2-Abgabe.

3. Aktivierung der am Peroxidabbau beteiligten Enzyme.

4. Aktivierung der Atmungskette durch Oxidationsprozeß z. B. von NADH oder durch Oxidation des Cytochrom C-Systems bei Defizit oder Vergiftung der Cytochromoxidase.

Abbildung 3: Der Sauerstoff-Metabolismus und die Beeinflussung durch Ozon bzw. dessen Peroxide
1. Durch Veränderung der Fließeigenschaften des Blutes,
2. durch Erhöhung der Glykolyserate im Erythrozyten,
3. durch Aktivierung der Enzyme, die an der Peroxid- oder Sauerstoffradikal-Entgiftung teilhaben,
4. durch Aktivierung der mitochondrialen Atmungskette.

1. Veränderung der Fließeigenschaften des Blutes

Die z. B. für die arterielle Verschlußkrankheit typische Geldrollenbildung der Erythrozyten wird unter Ozon-Sauerstoff-Therapie durch Ladungsveränderung der Erythrozytenmembran aufgehoben, gleichzeitig wird die Flexibilität und die Verformbarkeit der Erythrozyten erhöht und damit die Fließeigenschaften und der Sauerstofftransport verbessert (Abbildung 4).

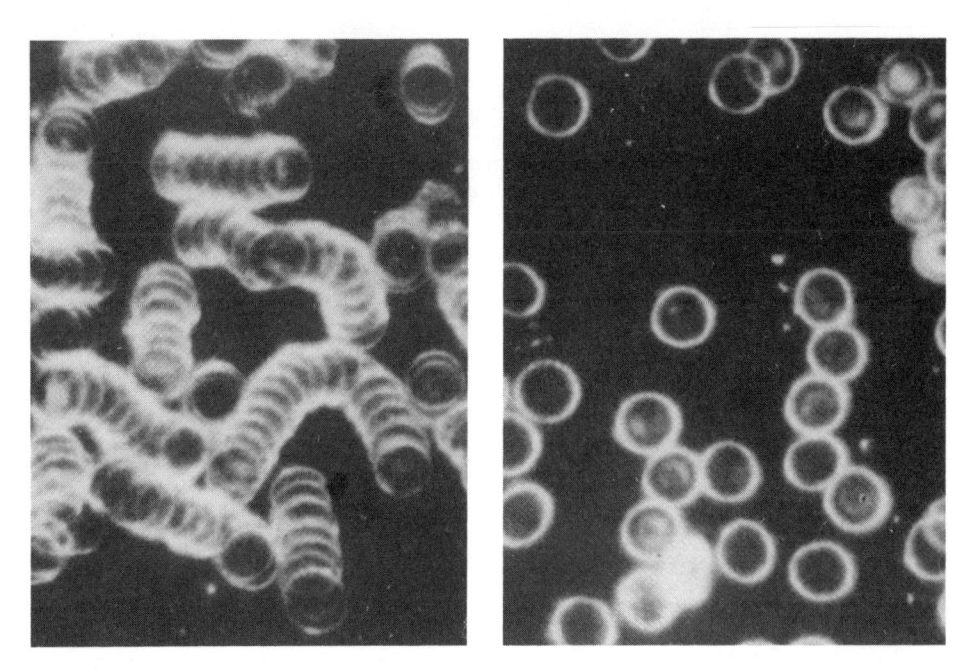

Abbildung 4: Geldrollenbildung der Erythrozyten (a) und Aufhebung nach Ozon-Applikation (b)

2. Erhöhung der Glykolyserate im Erythrozyten

Abbildung 5: Peroxidbildung aus Ozon und ungesättigten Fettsäuren (schematisch)

Die selektive Reaktivität des Ozons (Abbildung 5) ermöglicht über Peroxidbildung eine direkte Aktivierung des Erythrozytenstoffwechsels. Der erste Reaktionsschritt besteht in einer elektrophilen Addition des Ozons an die Doppelbindungen der ungesättigten Fettsäuren der Phospholipidschicht in der Erythrozytenmembran, so daß

Klinik und Biochemie der Ozon-Sauerstofftherapie

kurzkettigere Peroxide in den Erythrozyten gelangen und dessen Metabolismus charakteristisch beeinflussen. Der Funktionsablauf gestaltet sich ähnlich einer Sauerstoff-Streß-Situation und ist in Abbildung 6 dargestellt.

Unter Mitwirkung des Glutathionsystems (und Stimulierung der Gluthathionperoxidase) erfolgt eine Aktivierung der Glykolyse, was unmittelbar einen Anstieg an 2,3-Diphosphoglycerat (2,3-DPG) zur Folge hat. Dem 2,3-DPG kommt eine gewisse Schlüsselfunktion zu, da es die Hämoglobin-Sauerstoff-Bindung lockert und die Sauerstoff-Abgabe an das Gewebe erleichtert.

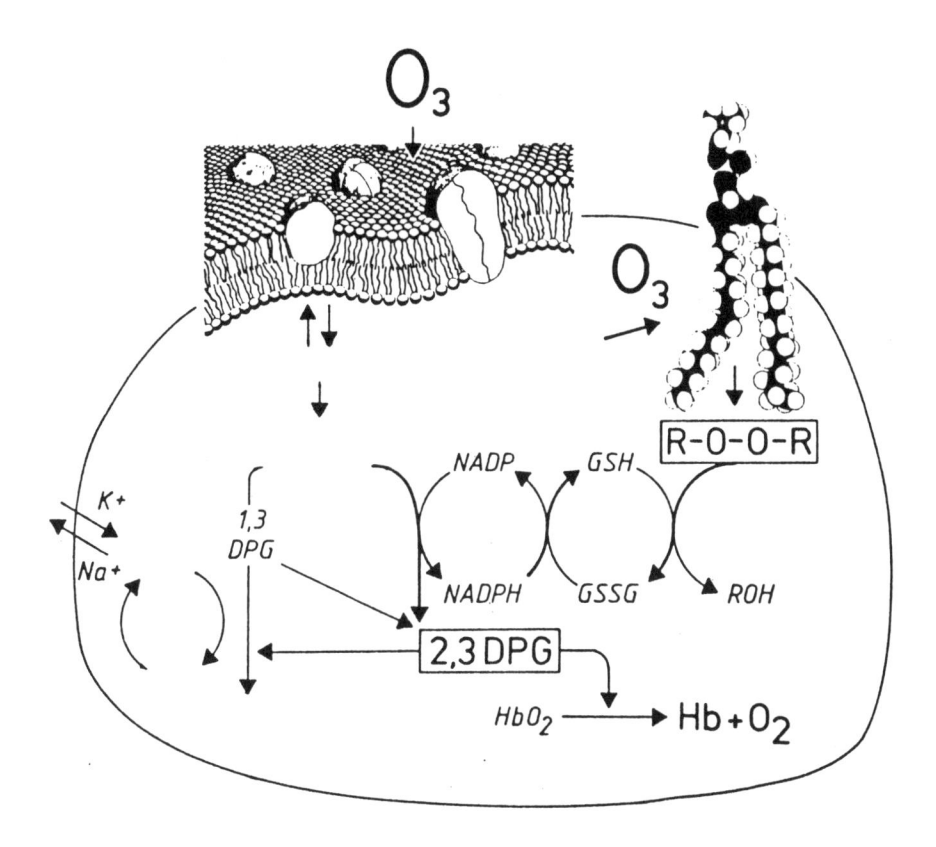

Abbildung 6: Der Erythtrozyten-Stoffwechsel und der Einfluß von Ozon auf die Glykolyse

3. Aktivierung der Enzyme

Bei therapeutischer Dosierung ist mit einer Aktivierung der Enzyme zu rechnen, die für peroxidische Reaktionen im Organismus verantwortlich sind und denen gleichermaßen eine Schutzfunktion vor degenerativen Folgeprozessen bei Überproduktion von Peroxiden bzw. Sauerstoffradikalen (rheumatischer Formenkreis) zukommt. Die drei wichtigsten Enzyme: Glutathionperoxidase, Katalase und Superoxiddismutase.

Klinik und Biochemie der Ozon-Sauerstofftherapie

4. Aktivierung der mitochondrialen Atmungskette

Als vierter Faktor kommt ein direkter Einfluß des Ozons auf die Redoxfunktionen der mitochondrialen Atmungskette in Betracht, siehe Abbildung 7.

Bei Patienten mit arteriosklerotisch bedingten Durchblutungsstörungen wurde eine signifikante Abnahme an NADH nachgewiesen, was eine Aktivierung der Atmungskette bedeutet und letztlich zu einer besseren Verwertung des arteriell angebotenen Sauerstoffs führt, da ja der Atmungskette die Aufgabe zukommt, den molekularen Sauerstoff O_2 durch Übertragung von vier Elektronen zu O^{2-}-Ionen zu reduzieren.

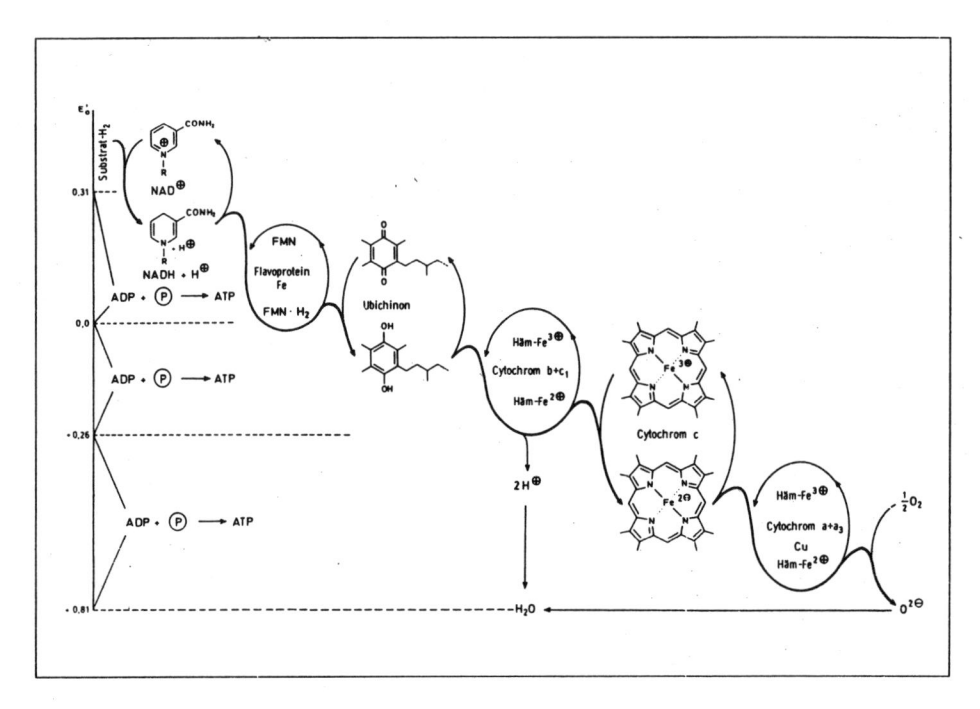

Abbildung 7: Die mitochondriale Atmungskette (nach Karlson, Thieme 1974)

Ziel der Sauerstoff-Therapien oder Ozon-Sauerstoff-Therapien ist es, den O_2-Metabolismus zu stimulieren oder zu reaktivieren, ohne jedoch die oxidativen Schutzenzyme zu schädigen, d. h. man muß sich in der Dosierung von Sauerstoff oder O_2/O_3-Gemischen in einem Bereich bewegen, in dem z. B. radikalische Sauerstoffmetaboliten oder überschüssig erzeugte Peroxide enzymatisch abgefangen werden.

Muß in Ausnahmefällen höher dosiert werden, so sind Schutzreaktionen zu diskutieren, z. B. im Falle einer zusätzlichen Verabreichung von Vitamin E.

Literaturhinweise siehe Seite 381

Klinik und Biochemie der Ozon-Sauerstofftherapie

Statement von Dr. Eleonore Blaurock-Busch, Boulder, USA

Medizinisch-Technische Neuheit in der Diagnostik von Mineralstoffen und Spurenelementen

Die Bedeutung von Mineralstoffen und Spurenelementen für die Medizin hat sich in den letzten Jahren zunehmend herausgestellt. Moderne Forschungen zeigen heute schon, daß eine ausreichende Versorgung mit Mineralstoffen und Spurenelementen lebenswichtig für den menschlichen Organismus ist und daß eine ausreichende Zufuhr an essentiellen Mineralstoffen und Spurenelementen auch vor Schwermetallüberlastungen schützen kann. Die Vielzahl funktioneller Leistungen von Zellen und Geweben, die für die Mineralstoffe und Spurenelemente benötigt werden, läßt sich heute kaum noch überschauen. Wissenschaftler und Kliniker wie Dr. C. C. Pfeiffer, W. J. Rea, R. F. Crampton, L. M. Klevay, M. K. Schwartz, Seelig, M. S., um nur einige wenige zu nennen, verdeutlichten in ihren Arbeiten die Bedeutung und Wichtigkeit der Mineralstoffe und Spurenelemente in Diagnose und Therapie. Insbesondere im Rahmen des Abwehrgeschehens, dem in den letzten Jahren besondere Aufmerksamkeit gegeben wurde, haben verschiedene Mineralstoffe (wie z. B. Magnesium) oder Spurenelemente (wie Zink) eine modulierende Wirkung. Die toxischen Schwermetalle, die u. a. auch inhibitorische Wirkungen auf den Status des Immunsystems ausüben, wurden ebenfalls mehr beachtet und von Dokumentationsmangel kann heute nicht mehr gesprochen werden.

Störungen des Mineralstoffgeschehens können heute bereits relativ zuverlässig erfaßt werden. Inwieweit der eine Test dem anderen über- oder unterlegen ist, war bis vor kurzem eine heftig debattierte Frage. So hielten manche Mediziner und Laboranten an der konventionellen Routine-Serumuntersuchung fest, während andere darauf hinwiesen, daß Vollblutuntersuchungen weitaus zuverlässigere Resultate erzielen, und eine weitere Gruppe vertrat die Meinung, daß nur der Mineralstoffstatus von Erythrozyten oder sogar der Haare wirklich aussagekräftig ist. Diese Meinungsverschiedenheiten, die zumeist durch Unaufgeklärtheit verursacht waren, hatten zur Folge, daß ein Großteil der Mediziner sich nicht weiter mit den an und für sich wichtigen und aufschlußreichen Mineralstoffuntersuchungen befaßten.

Trace Minerals International beschäftigte sich in den letzten Jahren eingehend mit der Frage, welche Mineralstoffuntersuchung am aufschlußreichsten und zuverlässigsten ist. Die Antwort ist, wie häufig, einfach: Jede spektroanalytische Mineralstoffuntersuchung hat Vorteile und Nachteile und es ist somit wichtig, die Vorteile eines jeden Testes zu erfassen und somit Positives zu kombinieren.

So ist bekannt, daß *Vollblut* extra- und intrazelluläre Vorgänge des Mineralstoffhaushaltes erfaßt. Kupfer wird z. B. zuverlässig anhand spektroanalytischer Serum-, Plasma- oder Vollblutuntersuchungen nachgewiesen. Es ist bekannt, daß ein niedriger Kupferspiegel mit Nephrose, Menkes Syndrom und Malabsorptionssyndromen in Verbindung gebracht ist. Hohe Vollblut-Kupferwerte weisen dagegen auf akute und chronische Infekte, maligne Erkrankungen, verschiedene Anämien, Kollagenerkrankungen, rheumatoide Arthritis und Herzinfarkt hin. Eine positive Verschiebung der Zink/Kupferwerte, bekannt als Klevay Quotient, wird als ein positives Warnsyndrom für drohende Herzmuskelneurosen, auch Nephrosklerose und Neigung zu Pankreatitis bezeichnet. Weiter erhöht wird die prädiktive Wertigkeit dieses Quotienten durch gleichzeitigen Magnesiummangel.

Mineralstoffuntersuchungen der *Erythrozyten* zeigen intrazelluläre Werte und sind besonders zuverlässig in der Überwachung des Kalium- und Magnesiumaustausches. Liegt Verdacht auf Magnesium- oder Kaliummangel vor, so ist eine Erythrozytenuntersuchung aufschlußreich.

Chronischer Magnesiummangel kann anhand der *Haar-Mineralstoff-Analyse* festgestellt werden. Nachdem chemische Behandlung der Haare (Bleichen, Färben, Dauerwellen) jedoch Magnesiumwerte fälschlich erhöhen, ist die Untersuchung nur dann wertvoll, wenn Naturhaare vorliegen (Schamhaare können ebenfalls zuverlässig untersucht werden.)

Haare sind Gewebe. Eine Haar-Mineralstoff-Analyse erfaßt somit Gewebewerte und ist inbesonders dann von Vorteil, wenn es um chronische Schwermetallüberlastungen geht. E. J. Underwood, N. Mertz und andere Wissenschaftler dokumentierten die Zuverlässigkeit der Haar-Mineralstoff-Analyse in der Erfassung chronischer Schwermetallüberlastungen. Arbeiten der Environmental Protection Agency (EPA = US-Umweltschutz) sowie des Public Health Services (US-Gesundheitsamt) bestätigen dies. Es ist inzwischen klar, daß Überlastungen durch die toxischen Elemente Blei, Kadmium, Quecksilber wie auch Nickel zu erheblichen Gesundheitsschäden führen. Dr. Emanuel Cheraskins Studie von über 35.000 Haar-Mineralstoff-Analysen demonstrierten, daß ein erheblicher Prozentsatz der Amerikaner erhöhte Bleiwerte aufweisen. Untersuchungen von Bertold Boppel (Institut für Strahlentechnologie der Beundesforschungsanstalt für Ernährung, Karlsruhe) zeigt, daß die tägliche Bleiaufnahme der deutschen Bundesbürger zwischen 73 und 236 Microgramm liegt. Herkömmliche Vollblutanalysen, deren Referenzwerte zwei Standard-Aweichungen reflektieren, was bedeutet, daß zirka 95 % der Testpersonen normale Werte zeigen, sind allgemein zu weitrangig, um subklinische Probleme aufzuzeigen. Dagegen sind Referenzwerte, wie die von TMI, die eine Standard-Abweichung reflektieren, eine weitaus strengere Richtlinie, und subklinische Schwermetallüberlastungssymtome werden hier weitaus früher erfaßt. So ist bekannt, daß schon geringe Bleiüberlastungen die kindliche Lernfähigkeit einschränken, und es ist wichtig, daß schädliche Umwelteinflüsse frühzeitig erkannt werden. Untersuchungswerte, die an einer Standart-Abweichung gemessen werden, sind hier angebracht.

Urin-Mineralstoff-Analysen erfassen Ausscheidungsmechanismen sowie ernährungsbedingte Schwankungen, und sind somit sehr wichtig in der Therapieüberwachung. Zeigt die Haar-Mineralien-Analyse z. B. hohe Schwermetallwerte, so muß mit erhöhten Gewebewerten gerechnet werden. Eine entsprechende Therapie zur Reduzierung der vorhandenen Gewebewerte kann anhand der Urin-Mineralstoff-Analyse individualisiert und genau verfolgt werden. So ist bekannt, daß Antioxidanten entgiftend wirken. Weiters wurde nachgewiesen, daß Selen quecksilberreduzierend wirkt, insbesondere in Kombination mit schwefelhaltigen Aminosäuren. Zink und Vitamin C wirken entlastend gegen Nickel, Kadmium und Blei.

Die Urin-Mineralstoff-Analyse erleichtert die Überwachung der Ausscheidung von Schwermetallen wie auch essentiellen Mineralstoffen und Spurenelementen. Diese Überwachung ist auch dann besonders aufschlußreich, wenn Resorptionsstörungen vermutet werden, wie z. B. in der Mineralstofftherapie von Osteoporose, Pyroluria etc.

Nachdem alle Mineralstoffuntersuchungen, je nach Applikation, wertvoll sind, entwickelte Trace Minerals International eine relativ einfache und kostensparende Erfassung des Gesamtmineralstoffhaushaltes. Die *Kombinations- oder Komplett-Analyse* erfaßt Mineralstoffwerte des Vollblutes oder Plasmas oder Serums, des Urins und der Haare. Der Therapeut erhält somit einen genauen Einblick in das intrazelluläre (Haare und Erythrozyten des Vollblutes), sowie das extrazelluläre (Urin, Serum, Plasma) Geschehen.

Es ist bekannt, daß Manganwerte am zuverläßigsten anhand einer Vollblutuntersuchung festgestellt werden können. Eisen- und Kupferwerte werden durch Serum- und Plasmauntersuchungen gut gemessen, während chronische Schwermetallüberlastungen am besten anhand einer Haar-Mineralien-Analyse festgestellt werden. Urinuntersuchungen reflektieren den Ausscheidemechanismus und sind somit von großer Bedeutung in der gezielten Mineralstofftherapie, insbesondere wenn Resorptionsstörungen oder erhöhte genetische Anforderungen eine Rolle spielen. Überwachungen der Mineralstoffausscheidung erlauben eine bei weitem individualisierte Therapie sowie deren Überwachung. Mineralstoff/Spurenelementeüberlastungen durch Langzeittherapien können somit vermieden werden.

Die von TMI entwickelte *Kombinations- oder Komplettanalyse* testet 18 Elemente pro Muster. Jeder Test enthält eine genaue Auswertung, die für den Arzt therapieerleichternd sind.

Weiterhin entwickelte TMI eine weltweit neue Testmethode, die den problemlosen Versand von Blut- und Urinproben ermöglicht. Das Versenden dieser Proben in Plastikröhrchen zur Bestimmung von Mineralstoffwerten ist hinfällig geworden. Diese neue Testmethode verhütet auch jegliche Vireninfektion. In einer Zeit, in der die AIDS-Angst weitverbreitet ist, muß diese neue Testmethode als revolutionierend bezeichnet werden.

Die Methode ist einfach. Es werden dem Arzt Teststreifen zur Verfügung gestellt. Diese werden ganz einfach entweder in den Urin oder das Blut getaucht, getrocknet und in einfachen Plastiktütchen im Briefkuvert versandt. Ein Zerbrechen der Glasröhrchen ist somit nicht mehr möglich. Außerdem sind die Teststreifen keinem Zeitdruck unterlegen. Getrocknete Teststreifen sind auf Jahre hinaus haltbar.

Sobald die Muster (Haare oder Teststreifen) im Labor ankommen, werden sie innerhalb von 24 Stunden spektroanalytisch untersucht. Ein umfassender Report wird innerhalb von 48 Stunden an den Arzt zurückgesandt.

Literaturhinweise siehe Seite 380

ETHNOMEDIZIN

VON DER ETHNOMEDIZIN ZUR WISSENSCHAFTLICHEN HEILKUNDE
Univ.-Prof. Dr. Hans Schadewaldt 235

DIE ROLLE DER TRADITIONELLEN ARZNEIMITTEL IN DER MODERNEN PHARMAKOLOGIE
DDr. Armin Prinz 241

TRADITIONAL MEDICINE: AS OLD AS HUMANITY, AS NEW AS TODAY
Dr. Olayiwola Akerele 247

BEDEUTUNG DER HEILPFLANZEN IN DER VOLKSMEDIZIN
o. Univ.-Prof. Dr. Wolfgang Kubelka 252
Dr. Ulf Böhmig 254
Dr. Tamaś Grynaeus 257

HEILUNG DURCH WASSER — BALNEOLOGIE HEUTE
Hofrat ao. Univ.-Prof. Dr. Rudolf Eberl 258
o. Univ.-Prof. Dr. Robert Günther 260
Prof. Dr. Klaus L. Schmidt 268

ÜBERSICHT AUSSEREUROPÄISCHER HEILWEISEN UND MÖGLICHE WEGE WESTLICH ADAPTIERTER ANWENDUNG
Dr. Carl-Hermann Hempen 273
Univ.-Prof. Dr. Guy Mazars 276

ENTGIFTUNG UND DIÄT ALS GRUNDVORAUSSETZUNG ZUR HEILUNG
Dr. Herta Maria Plohberger 279
Dr. Karl Gartner 281
Dr. Grete Merlet 284

VON DER ETHNOMEDIZIN ZUR WISSENSCHAFTLICHEN HEILKUNDE

Univ.-Prof. Dr. Hans Schadewaldt, Düsseldorf

In einer Zeit, in der man sich wieder den sogenannten *naturgemäßen Heilmethoden* zuwendet, ist das Interesse an der Heilkunde außereuropäischer Völker und an dem, was man früher *Volksmedizin* nannte, wieder stark gewachsen. Dabei wurde bald erkannt, daß diese Medizin, die in der Regel von besonderen Heilkundigen ausgeübt wird (denen man den zutreffenden Namen *Medizinmann* gegeben hat, aber besser *Guerisseur* oder *Healer,* also *Heilkundige,* nennen sollte), sehr eigenständige Züge aufweist und keineswegs so primitiv ist, wie man das noch im positivistischen 19. Jahrhundert angenommen hatte. In der Zeit der Entdeckungsreisen vom 16. bis 18. Jahrhundert stand die Kuriosität bestimmter, den europäischen Seefahrern und Naturforschern unverständlicher Heilmethoden im Vordergrund des Interesses. Im 19. Jahrhundert waren es dann die Ethnologen und die erste Generation der Ethnomediziner, die zwar objektivere Berichte über die Heilmethoden anderer Völker nach Europa brachten, diese jedoch immer noch aus der — wie es damals schien — überlegenen Sicht der europäischen Schulmedizin zu betrachten gewohnt waren.

Erst in unserer Zeit hat sich dies gewandelt, mehr und mehr wird nun die Eigenständigkeit anderer Heilsysteme erkannt, und die Vergleiche mit der modernen wissenschaftlichen Medizin bewegen sich nun auf einer anderen Ebene. Diese Ethnomedizin ist von zwei Seiten aus studiert worden. Das waren einmal die Ethnologen, die meist in ihrer Feldforschungsarbeit auch auf medizinische und mit der Medizin verwobene Phänomene stießen, die sie freilich aus ihrer Sicht meist in den Kontext psychologischer, sozialer und ökonomischer Verhältnisse hineinstellten, den Eigenwert mancher Verfahren aber mangels ausreichender medizinischer Vorkenntnisse oft gar nicht klar erkannten. Die Medizinhistoriker, denen das Studium der Heilkunde anderer Völker eine willkommene Gelegenheit war, sozusagen im Analogieschluß die Frühphase der Menschheit aufzuhellen — wobei ihnen freilich der gravierende Fehler unterlief anzunehmen, daß die Entwicklung in anderen Ethnien in der Tat eine Parallele in der Entwicklung der Menschheit schlechthin gehabt hätte. Aber es gab auch eine dritte Gruppe von Ärzten und Völkerkundlern — als deren Protagonist man den ehemaligen Schiffsarzt und Begründer des Völkerkundemuseums in Berlin Adolf Bastian (1826—1905) betrachten könnte —, die von der Gleichheit aller Menschen, wie sie sich durch die subtilen Gehirnsekretionen vor allem im zerebralen Bereich zu zeigen schienen, ausging und den übrigens in letzter Zeit wieder aufgenommenen sogenannten *Elementargedanken* postulierten, d. h. die Vorstellung, daß unabhängig von psychischen und politisch-religiösen Übertragungen, die man gewöhnlich die transkulturellen nennt, eigenständige neue Ideen an verschiedenen Punkten der Erde zu unterschiedlichen Zeiten sozusagen *neu entstanden* sind und damit natürlich der Wert der Ethnomedizin sehr viel höher zu veranschlagen ist, als man dies oft bisher angenommen hatte.

Ich selbst möchte bemerken, daß ich stets großen Wert darauf legte, Doktoranden aus anderen Ländern mit Arbeiten zur Ethnomedizin zu betrauen, da ich davon ausging, daß diese jungen Kollegen noch voll in ihren Kulturkreis integriert waren, vor allem aber die Sprache ihres Volkes sprachen und dadurch einen sehr viel intimeren Zugang zu den Gedankengängen der dortigen Heilbehandler hatten. Dabei ergab sich, daß hinter allen Theorien über Gesundheit und Krankheit fast stets eine Art Philosophie stand, die nur, da sie sich in speziellen — uns meist bisher wenig bekannten — Begriffen äußerte, unverständlich bleiben mußte. So z. B. erinnere ich mich

Von der Ethnomedizin zur wissenschaftlichen Heilkunde

an einen Bantu-Doktoranden, der in hervorragender Weise ein geradezu raffiniertes System einer Bantu-Philosophie bezüglich der krankmachenden Noxen aufstellte, die weit entfernt von den primitiven Darstellungen war, die man im 19. Jahrhundert davon gegeben hatte. Andererseits darf nicht verkannt werden, daß wir in der Ethnomedizin eine Fülle von Kulturgut finden, das man nach einer Empfehlung meines Lehrers Paul Diepgen (1878—1966) als *gesunkenes* bezeichnen muß, weil es auch heute noch sozusagen unterschwellig — nicht mehr oder noch nicht von der Schulmedizin akzeptiert — in der Bevölkerung weiterlebt. Aber dieses gesunkene Kulturgut ist überraschenderweise nicht überall auf der Welt in gleicher Stärke nachzuweisen, wie etwa die ätiologische Bedeutung von Zwergen auf den Philippinen als Krankheitsverursacher, die mein Mitarbeiter Dr. Norbert Kohnen (geb. 1948) auf mehreren Expeditionen in ihrer Bedeutung für Angst und die Beurteilung des Krankheitswertes herausgestellt hat. Natürlich erinnern wir uns sogleich unserer europäischen Märchen von den *Sieben Zwergen hinter den sieben Bergen,* aber auch der paracelsischen Auffassung von den Kobolden — ein Name, den er geprägt hat —, die im Bergwerk sozusagen als *gute Geister* wertvolles Metall für die Menschen schürften, insbesondere das ebenfalls von Paracelsus (1493—1541) nach diesen Kobolden benannte Kobalt.

Bei einer enzyklopädischen Betrachtung der Ethnomedizin aus der Sicht unserer heutigen Heilkunde muß man, und hier ist eine Analogie zur vorgeschichtlichen Heilkunde durchaus erlaubt, verschiedene Phasen unterscheiden, die sich offensichtlich nach und nach, aber mit einer zeitlich entsprechenden Verschiebung, und wohl ohne daß die eine Kultur direkt eine andere beeinflußt hat, eben im Sinne des Elementargedankens sich entwickelten. Im Gegensatz zu früheren Ansichten muß man heute feststellen, daß die erste Phase der Medizin nicht etwa bereits schon von magischen und mythischen Vorstellungen beherrscht wurde, sondern zweifelsohne eine sehr realistische Erfahrungsheilkunde gewesen sein dürfte. Aus der Paläopathologie besitzen wir leider nur wenige Knochenrelikte, aber daß es uns dadurch erlaubt ist, die Existenz bestimmter Krankheiten mit Sicherheit am Beginn der Menschwerdung anzusetzen, darüber besteht kein Zweifel.

Im Gegensatz zu einer ästhetisierenden Naturbetrachtung, wie sie etwa Rousseau vertrat, müssen wir heute feststellen, daß der Ruf *zurück zur Natur* jedenfalls auf dem Sektor der Heilkunde keineswegs berechtigt ist. Unsere Vorfahren waren durch mancherlei Krankheiten geplagt, und die Lebenserwartung war nicht nur durch die Unbilden der Witterung, mangelnden Schutz durch Kleider, Feuer und Wohnung, durch die gegenseitigen Machtkämpfe, sondern auch durch infektiöse Erkrankungen, insbesondere aber durch eine geradezu typische Vorzeitkrankheit, die Arthritis deformans, die Höhlengicht, die bereits die Höhlenbären befallen haben muß, stark reduziert. Eine Erkrankung, die sich besonders eindrucksvoll an den verschiedenen Knochenfunden zeigen läßt, und die nicht überrascht bei jahrelangem Aufenthalt in kalten, feuchten Höhlen und in Hockstellung. Daß Unfälle und Kriegsverletzungen an der Tagesordnung waren, zeigen uns die zahlreichen geheilten Frakturen, die wir an Knochen konstatieren können. Die älteste bekannte stammt freilich von einem ausgestorbenen Reptil, einem Demitrodon, dessen gutverheilter Kallus in Texas aufgefunden wurde. Daß Infektionen in jener Frühzeit des Menschen existiert haben müssen, kann man nicht nur an den sekundären Folgen, den Osteomyelitiden, sondern auch an den Mikroben erkennen, wobei hier im mikroskopischen Bild in die Knochensubstanz eingeschlossene typische Mikroorganismen zu sehen sind. Es gibt sogar eine paläopathologische Theorie, die der Auffassung ist, daß alles Leben von Mikroorganismen seinen Ausgang genommen hätte, wonach am Anfang unserer Entwicklung die uns heute so schwer zu schaffen machenden Bakterien stehen würden. Ich deutete schon an, daß sich die ersten Heilbestrebungen von denen der

Von der Ethnomedizin zur wissenschaftlichen Heilkunde

Tiere, wie wir sie heute noch beobachten können, kaum unterschieden haben dürften, und daß die instinktiven Heilbehandlungen die erste Stufe der Medizin darstellen. Jeder war sozusagen sein eigener Arzt. Außer der Selbstbehandlung kannte man nur noch die seiner hilflosen Anverwandten, alter Leute oder von Kindern.

Für die Theorie, daß erste Heilbehandlungen auf Beobachtungen des zweckmäßigen Verhaltens von Tieren zurückgehen, haben wir freilich keine direkten Belege. Auch hier müssen die Beobachtungen vom Hund, der bei Magenbeschwerden Gras frißt und sich dann erbricht, oder von bestimmten Tieren, die für ihre Ernährung geeignete oder für sie giftige Pflanzen instinktiv herausfinden, als Analogieschlüsse herhalten. Immerhin ist auf dieser Basis die sogenannte Aviditätstheorie aufgestellt worden, die besagt, daß instinktiv der Organismus sich beim Mangel eines Nahrungs- oder Mineralstoffes gerade dieser Substanz besonders bemächtigt. Ein typisches Beispiel ist die Kalksucht schwangerer Tiere, die manchmal sogar groteske Formen annimmt und dazu führt, daß der Kalk von den Wänden der Ställe geleckt wird. Ähnlich ist das auch noch dem Kulturmenschen anhaftende Verlangen nach Obst und grünem Salat im Frühjahr zu verstehen, oder die Ablehnung bestimmter Speisen bei Übelkeit, der Wunsch nach kühlenden Getränken bei Fieber, das Lechzen nach dem sauren Hering nach Alkoholabusus, usw. Hier scheint der Organismus im Sinne einer Selbstumstimmung um die Regelung eines gewissen Defizits besorgt zu sein. Dies könnte beweisen, daß die Arzneimittelverwendung triebhaften Ursprungs sein müßte, und damit haben wir auch eine der Wurzeln der Pharmazie erfaßt, die aus der rein empirischen Benutzung bestimmter Mittel geboren wurde. Das Urerlebnis der Menschheit ist also ein empirisches. Krankheit ist vom ersten Tage der Menschheit an eine beständige Begleiterscheinung, genauso wie der Tod als unabdingbare Konsequenz alles Biologischen.

Manche akuten Krankheiten freilich verlangten ein zielbewußtes Handeln: die Entleerung eines schmerzenden Abszesses, wenn sich der Eiter an die Oberfläche drängte; die Reibung und Knetung einer schmerzenden Stelle, aus der später die Massage entstand; die Kratzen eines juckenden Ekzems mit Fingernägeln, das der Vorläufer der Skarifikation sein dürfte, die man wohl zuerst mit Fischgräten ausübte; das Lecken und Saugen mit dem Mund als Vorläufer der Applikation von Schröpfköpfen. Wir wissen z. B., daß im afrikanischen Kulturraum ein Kuhhorn mit einer kleinen Öffnung versehen wurde, aus der man die Luft aussaugte, um dann die Öffnung mit Lehm schnell zu verschließen: So war der Schröpfkopf geschaffen. Mit dem Knochenmesser öffnete man aber nicht nur Abszesse, sondern auch die Venen zum Aderlaß und, ein in der Vorgeschichte sehr wichtiger Vorgang, den Schädel. Zahlreich sind die Funde, die Trepanationsöffnungen aufweisen, und der Fachmann kann leicht eine geglückte von einer nicht geglückten Operation unterscheiden. Im indianischen Kulturraum sieht man zahlreiche Schädel, bei denen die abgeschlossene Kallusbildung einen deutlichen Hinweis darauf gibt, daß dieser Patient längere Zeit überlebt haben muß, ja bei dem sogar zwei bis drei Trepanationen erfolgreich gesen waren. Im Gegensatz dazu zeigen die scharfen, durch keinerlei osteoplastische Wucherungen veränderten Schnitte an anderen Schädeln, daß hier der Patient während der Operation ad exitum gekommen war und postmortal operiert worden sein mußte. Auch in Europa war diese Trepanierungsmethode recht häufig. Man hat z. B. allein in Frankreich über 200 trepanierte Schädel gefunden und dabei feststellen können, daß die Öffnungen meist parietal angelegt waren, d. h., man vermied peinlichst, über einem Sinus zu operieren und kannte also wohl schon die Gefahr einer intraoperativen Massenblutung. Dabei sind drei Methoden zu beobachten: Einmal das sicher älteste Schabverfahren, wo man mit Hilfe eines Steinmessers langsam das Schädeldach abschabte, bis alle drei Knochenschichten durchschabt waren; dann die Sägemethode, wo man mit Hilfe von Feilen ein eckiges Knochenstück heraussägte und dann ausbrach; und schließlich die eleganteste, die Drillbohrermethode, die auch heute noch in der Hirnchirurgie geübt wird. Wir sind weiters sicher, daß die Trepanation auch an Toten geübt wurde. Ob sie hier wirklich als Übung für angehende Medizinmänner diente oder nicht eher zur Gewinnung von Amuletten, wofür die in vivo ungewöhnliche, weil zu schwierige Rundexzission spricht und Schädelknochenfunde, die durchlöchert waren, um als Amulett getragen werden zu können, bleib vorläufig noch unentschieden. Die Ansicht, bei diesen Trepanationen habe es sich in der Hauptsache um eine Art Weiheoperation im Sinne von Initiationsriten gehandelt, etwa eine erweiterte Tonsur, ist heute vollständig verlassen. Die relativ häufigen Schädelverletzungen, die an trepanierten Kalotten zu sehen sind, lassen es vielmehr jetzt durchaus möglich erscheinen, daß die Trepanation tatsächlich als lebensrettende chirurgische Handlung bei schweren Verletzungen eingesetzt wurde. Aber es gab, wofür vor allem wiederholt gelungene Trepanationen in einem Schädel sprechen, doch wohl noch andere Indikationen. Sie dürften in einer zweiten Phase der Heilkunst der Vorzeit, der sogenannten Dämonischen, entstanden sein. Es ist die Epoche, in der die Fremdkörpertheorie die heilkundlichen Bestrebungen beherrschte. Man begann die Krankheit als ontogenetisches Gesetz zu verstehen und sah sie als ein von außen in den Körper eingedrungenes Etwas zuerst noch im *sachlich-realen* Sinne an; zum Beispiel eingedrungene Stacheln oder Würmer und andere Parasiten, die man aus dem Leibe entfernen muß, um die Heilung zu bewirken. Später aber wurde Krankheit auch als selbständiges, ja geradezu beseeltes Wesen betrachtet, und damit wurde eine weitere Entwicklung, der sogenannte Animismus, eingeleitet. Die Fremdkörpertheorie wurde zur sympathischen Medizin, als man nämlich zu glauben begann, daß auch andere von außen in den Körper eindringende, nicht stoffliche Substanzen, wie etwa bestimmte Gifte, als Emanation schwere Veränderungen setzen könnten, und man war nun der Auffassung, daß bestimmte Organsysteme sich besonders leicht mit diesen Substanzen verbinden könnten. Es entstanden daraus die Anfänge einer hämatischen, vom Blut her gedachten, oder pneumatischen, von der Atemluft her gedachten Biologie und Pathologie, weil man sehr schnell erkannte, daß das Abfließen des Blutes oder das Ersticken das schnelle Ende des Menschen bedingten. Damit aber begann der verdorbene Saft oder der affizierte Lebenshauch zum Fremdkörper und zum zu bekämpfenden Krankheitsstoff zu werden. Auf der anderen Seite konnte von diesen Organen oder Organsystemen eine Emanation auf andere Körperteile, aber auch auf fremde Gegenstände und Personen ausstrahlen, und dies ist der Beginn der sogenannten Sympathielehre, der Beeinflussung bestimmter Körperareale durch andere, die schließlich in den Gedanken mündete, das Arzneimittel dem betreffenden Patienten gar nicht mehr selbst beizubringen, sondern es ihm nur aufzulegen, weil es auch durch die Haut auf den krankhaften Herd einwirken könne oder sogar nur ein Abbild von ihm herzustellen, das allerdings unter ganz bestimmten Kautelen gewonnen und verwendet werden mußte. Diese magische Medizin ist also eine sehr späte Stufe in der Vorgeschichte der Heilkunst. Mit ihrer Hilfe aber gelang es wohl dem Menschen, der nun zum Denken über sich selbst heranwuchs, die ihm bisher unheimlichen und unfaßlichen körperlichen und seelischen Vorgänge beim Befallensein mit einer Krankheit zu erklären.

Eng mit dem Aufkommen dieser neuen Denkweise hängt sicher die Aufstellung des Seelenbegriffes zusammen. Erst in dem Augenblick, als man den Menschen im Sinne der Reflexion als dualistisches Wesen mit Körper und Seele kennenlernte, konnte diese zweite ätherische Substanz im Organismus für innere, unsichtbare Leiden verantwortlich gemacht werden, konnte sich ein Dämon ohne offensichtliche äußere Verletzungen dieser Seele bemächtigen, sie verdrängen oder sie im schlimmsten Falle abtöten und sich an deren Stelle setzen. Da ein Verstorbener trotz

Von der Ethnomedizin zur wissenschaftlichen Heilkunde

offensichtlichem physischem Tod nicht aus dem Gedächtnis seiner Angehörigen entschwand, ja sogar im Traum noch durchaus agierend wieder erlebt werden konnte, da man selbst im Trancezustand, obwohl der Körper auf das Lager gebannt war, sich weit fort glauben konnte, so schien es berechtigt, dem fühlenden und denkenden Wesen in einem selbst, dem im übrigen verschiedene Sitze im Organismus zugebilligt wurden (Nierenfett/Australier; Omentum/Amazonas; Herz-Zwerchfell/frühe Griechen; Leber, Gallenblase, Gehirn am spätesten), ein Eigenleben zuzugestehen. Diese Gedankengänge machen es auch verständlich, warum der Primitive im Sinne der berühmten participation mystique, Traum, Idol und Fetisch durchaus als gegenständlich und seinem Leben tatsächlich teilhaftig betrachtete, und nur auf dieser Basis kann der ungeheure Einfluß des Totem, Fetisch, Amuletts und Talisman in Naturvölkerkulturen verstanden werden. Immer aber wird also, und das scheint besonders wichtig, die Krankheit nicht als Entwicklung im Organismus selbst gesehen, sondern deutlich als Fremdkörper empfunden, der von außen an den Betreffenden herangetragen wird.

Von dieser Gedankenrichtung geht z. B. die spätere griechische Auffassung aus, daß der Uterus ein im Körper befindliches selbständiges Tier sei, das je nach Belieben auf- und niedersteigen könne und hysterische Anfälle bedinge. Griechisch heißt Hystera ja nichts anderes als Gebärmutter. So lag es nahe, diesen in den Körper eingedrungenen Fremdkörper, oder animistisch ausgesprochen *Dämonen*, Ausgang zu verschaffen, indem man durch Erbrechen, Durchfall, Klister oder Aderlaß versuchte, sie aus dem Körper zu vertreiben oder, was insbesondere bei Kopfschmerzen, aber auch selbstverständlich bei Geisteskranken und bei Epilepsie nahelag, diesen Dämonen eine Öffnung an der höchsten Stelle des Organismus, im Schädeldach, zu schaffen. So sind diese Verfahren wohl nicht in erster Linie Entlastungsoperationen im modernen Sinne, sondern Ausfluß magischer medizinischer Vorstellungen. Während die Therapie auf der Eliminierung pathogener Substrate beruhte, begann man nun auch eine Art Prophylaxe zu treiben, indem man die verschiedenen Tabus einführte, die das Eindringen dieser krankmachenden Stoffe in einen Organismus verhindern sollten. Die Tabus (polynesisch *tapu = das stark Gezeichnete, nicht Gewöhnliche*), dürften ursprünglich eine bestimmte echte Schutzfunktion ausgeübt haben, sie dienten zur Regelung des sozialen und persönlichen Lebens, etwa wenn bei Anthropophagen das Essen eigener Stammesgenossen unter das Tabu fiel, oder Besitz, bestimmte dem Menschen freundliche Tiere (Brüder des Menschen), oder solche mit Krankheitserregern (Schweine Trichinen, Juden!), heilige Stätten, Könige, aber auch Wöchnerinnen, menstruierende Frauen, Gastfreunde usw. unter das Tabu gestellt wurden. Wissentliche Übertretung war Sünde und sollte in vielen Fällen Krankheit nach sich ziehen. Ihre Beseitigung gelang nur nach Beichte, Sühne und Absolution. Ohne diese spirituellen Heilmaßnahmen waren die Bemühungen der Heilkundigen sinnlos. Aber man übertrat auch unwissentlich Tabus, und hier konnte in der Exploration der Pathogenese einer unverständlichen Krankheit nur der kenntnisreiche Zauberer, der Medizinmann, helfen, der in der Lage war, mit den beleidigten Dämonen selbst in Verbindung zu treten und Ursache sowie Heilungsmöglichkeit des krankhaften Prozesses zu erfahren. Da die Therapie aber für den Heilkundigen erfolgreich sein mußte, weil in diesen Kulturen jeder Heilbehandler nur bei Erfolg belohnt, bei Mißerfolg aber mit Strafe belegt wurde, war man gezwungen, rationale und empirische Gesichtspunkte beizubehalten, und so entstand ein wunderliches Gemisch aus heute noch eindrucksvollen medizinischen Leistungen mit darüber lagernden theoretischen, magischen, apotropäischen Auffassungen, deren Verständnis uns durch die Tiefenpsychologie wieder nähergebracht wurde. Dies ist vielleicht am deutlichsten von dem deutschen Ethnologen und Arzt Adolf Bastian betont worden, der die Idee von den Elementargedanken prägte, d. h. allen Völkern gemeinsame, aus der Organisation des Menschlichen an sich zu verstehende Ideen über das Verhältnis des Menschen zur Natur und zum Weltall, die erst in späterer Zeit, insbesondere durch das Aufkommen der verschiedenen Religionen, einzelne spezielle Färbungen erhalten haben. Unter diesem Gesichtspunkt wundert es uns nicht mehr, daß die Heilung einer Fraktur in Amerika etwa auf die gleiche Weise vorgenommen wurde wie in Europa oder Asien und daß die Funde, die uns etwa operative Eingriffe am Knochensystem zeigen, auch das gleiche Vorgehen bei den kulturell und chronologisch verschieden anzusetzenden Stämmen bedingten. Der Heilkräuterschatz war zwar zweifelsohne regional verschieden, die Gedankengänge jedoch, die zur Auffindung heilkräftiger Pflanzen führten, waren praktisch auf der ganzen Welt dieselben. Ebenso wie Karl von Scherzer 1857 bei der zufälligen Prüfung der Blätter des Cocastrauches eine Gefühllosigkeit an der Zungenspitze verspürte und damit die Ära der Lokalanästhesie einleitete, ebenso wie Strophantin zuerst als Pfeilgift primitiver Völker in Afrika bekannt wurde, ebenso wie Physostigmin und Eserin als Bestandteile der Calaba-Bohne erst durch eine schwere Vergiftung in Liverpool erkannt wurden, weil Kinder 1846 die bisher als harmlos angesehene Bohne im Hafen verzehrten, ebenso dürfte der vorgeschichtliche Mensch die Heilkraft der Pflanzen entdeckt haben.

Feststellen muß man freilich, daß diese Verwissenschaftlichung der Heilkunde und die Etablierung eines eigenen, nunmehr wissenschaftlich denkenden Berufsstandes ein Verdienst der griechisch-antiken Medizin war, und erst mit den Vorsokratikern bzw. den Naturphilosophen eine ganz neue Betrachtungsweise in die Medizin eingeführt wurde, die in der Folge zur Ausbildung der Humoralpathologie auf der einen Seite, der Bedeutung der Zahl in der Heilkunde und der Solidar- bzw. Zellularpathologie auf der anderen Seite führte. Nach wie vor aber behielt eine dritte Methodik, diejenige der sogenannten *dynamischen Krankheitslehren,* ihre Berechtigung, zu der die Mehrzahl der ethnomedizinischen Vorstellungen, aber auch die Homöopathie, die anthropologische Medizin und viele andere Heilverfahren gehören, die man heute noch als unkonventionell bezeichnen würde, die aber fast alle ihre ersten Erscheinungsweisen in der Ethnomedizin haben dürften. Hierüber aber im einzelnen zu sprechen, wird sicher Aufgabe der folgenden Vorträge sein. Vergessen werden aber sollte bei allen Diskussionen um diese Fragen nicht, daß seit Jahrtausenden das Primum novens die Therapie oder die Prophylaxe war, die gegenüber allen theoretischen Überlegungen und Erörterungen in der Regel für die jeweiligen Populationen die Hauptbedeutung hatte. Und wir sollten nicht vergessen, daß es schließlich Hippokrates (460—375 v. Chr.) war, der das Postulat aufstellte:

»Die Heilkunde besteht aus dreierlei, der Krankheit, dem Kranken und dem Arzt. Der Arzt muß zusammen mit dem Kranken als Bundesgenossen sozusagen der Krankheit Widerstand leisten.«

DIE ROLLE DER TRADITIONELLEN ARZNEIMITTEL IN DER MODERNEN PHARMAKOLOGIE

DDr. Armin Prinz, Wien

Die moderne Pharmakologie zeichnet sich durch ein zwiespältiges Verhältnis zu den traditionellen Heilkunden aus; einerseits kommen praktisch alle ihre Schlüsselsubstanzen aus der europäischen oder außereuropäischen Volksmedizin (siehe Tab.), andererseits *vergißt* sie beharrlich diesen Zusammenhang zu zitieren. Sie fürchtet anscheinend, dem Anruch der *Unwissenschaftlichkeit* anheimzufallen, wenn sie diesen *primitiven* Vorbildern den ihnen gebührenden Rang einräumen würde. So gelang es kürzlich, in einem dicken Buch über Herzglykoside dem Arzt William Withering als *Entdecker* des Fingerhutes eine eindrucksvolle Lobeshymne zu widmen, aber mit keinem Wort die Kräuterfrau zu erwähnen, bei der er um 1775 die Anwendung dieser alten Droge gesehen und schätzen gelernt hatte. Nur wenn es gar nicht mehr anders geht, wie z. B. beim südamerikanischen Pfeilgift Curare oder dem afrikanischen Orakelgift Physostigmin, wird ein knapper Hinweis auf die Herkunft dieser Drogen eingeflochten.

Dabei war es nicht immer so; in früheren Zeiten wurden vor allem außereuropäische Heilkunden als im Besitz besonders kräftiger und wirksamer Drogen geschätzt. Diese erreichten oft sehr schnell einen hohen Stellenwert in unserer Pharmakopöe. Als Beispiele mögen hier die Geschichte der Chinarinde und der Rauwolfia kurz angeführt werden.

Die Chinarinde gilt als Aushängeschild der Ethnomedizin und als Beweis für die Wirksamkeit traditionell verwendeter Drogen. Die legendären Entdeckungsgeschichten wurden über die Jahrhunderte hinweg verbreitet und ausgeschmückt in wissenschaftlichen und populären Arbeiten wiedergegeben. Die am weitesten verbreitete dieser Geschichten ist die eines Kaziken aus der Nähe der Stadt Loxa in Peru, der mit der Fieberrinde einen malariakranken Jesuiten heilte, der dann seinerseits mit dieser Droge Gräfin Chinchon, Gattin des Vizekönigs von Peru, behandelte. Diese Gräfin, deren Namen Linné mit der Benennung des Chinarindenbaumes als Chinchona officinalis verewigte, sorgte ihrerseits für die weitere Verbreitung dieses Mittels. Hierbei wären ihr die Jesuiten behilflich gewesen, worauf sich für das Pulver der Chinarinde bald der Name *Jesuitenpulver* eingebürgert haben soll. Eine andere Legende besagt, daß beobachtet wurde, wie ein fieberkranker Löwe von der Rinde dieses Baumes fraß und gesund wurde. In einer weiteren stürzte während eines Unwetters in der Nähe von Loxa ein Chinarindenbaum in einen Teich, die Wirkstoffe lösten sich im Wasser, und als zufällig ein malariabefallener Indio des Weges kam und von dem Wasser trank, genas dieser auf rätselhafte Weise.

Wie Rompel, einer der bekanntesten Chininforscher, jedoch festgestellt hat, gehören all diese Geschichten in den Bereich der Sagen. Weder existierte eine Gräfin Chinchon noch der amerikanische Löwe, und auch der fieberkranke Indio ist höchst unwahrscheinlich. Einziges Faktum ist, daß um 1630 die Chinarinde in der Gegend von Loxa in Peru den Europäern bekannt wurde und daß sie von dort, unter tätiger Mithilfe der Jesuiten, ihren Siegeszug um die Welt angetreten hat.

Die Chinarinde fand in der Alten Welt sehr schnell Eingang in die Therapie, oft mit dem Fluidum eines mystischen Allheilmittels, dessen Ruf durch die oben beschriebenen Entdeckungsgeschichten begründet wurde. Schon 1669 wird diese Droge in der deutschen Arzneitaxe von Leipzig und Frankfurt angeführt.

In England wurde die Chinarinde von dem Apothekergehilfen Robert Talborius

Tabelle: Übersicht pharmakologisch wichtiger Schlüsselsubstanzen ethnomedizinischen Ursprungs:

Anwendungsgruppe	Substanz, u. a.	Herkunft	Vulgärname	traditionelle Verwendung	Vorkommen
Parasympathomimetika	Physostigmin	*Physostigma venenosum*	Kalabarbohne	Orakelgift	W. Afrika
	Pilokarpin	*Pilocarpus sp.*	Jaborandi	Schweiß- und speicheltreibend	S. Amerika
Parasympatholytika	Atropin	*Atropa bella-donna* u. a.	Tollkirsche	Gift, antitremor, Hexenkulte	ubiquitär
	Hyoscyamin	*Hyoscyamus niger* u. a.	Bilsenkraut	Gift, antitremor	Eurasien
periphere Muskelrelaxantien	Curare	*Strychnos sp.*	Curare	Pfeilgift	S. Amerika
		Chondodendron sp.			
indirekte Sympathomimetika	Ephedrin	*Ephedra sinica*	Ma Huang	Fieber, Husten	China
Antisympathotonika	Reserpin	*Rauwolfia sp.*	Schlangenbrot	Psychosen, Schlangenbisse	Indien, SO-Asien
Herzglykoside	Digitoxin u. a.	*Digitalis sp.*	Fingerhut	Gift, Herzkrankheiten	Eurasien
	Strophanthin	*Strophanthus sp.*	—	Pfeilgift	Afrika
	Scillaren	*Scilla maritima*	Meerzwiebel	Gift, Herzkrankheiten	Ägypten, Europa
Methylxanthine	Coffein	*Coffea sp.*	Kaffee		Arabien
(zentrale, kardiale, broncho-	Theophyllin	*Camellia sinensis*	Tee		O.- und S.-Asien
und vasodil. Wirkung)	Theobromin	*Theobroma sp.*	Kakao		S. Amerika
		Ilex paraguariensis	Maté	Stimulantien	S. Amerika
		Cola sp.	Kola		W.- und Z.-Afrika
ZNS-wirksam	Cathin	*Catha edulis*	Khat	Stimulanz	Yemen, NO.-Afrika
Lokalanästhetika	Cocain	*Erythroxylum coca*	Kokain	Rauschmittel	S. Amerika
stark wirksame Analgetika	Morphin				
Antitussiva	Codein	*Papaver somniferum*	Schlafmohn	Rauschmittel, Durchfälle	Eurasien
myogene Spasmolytika	Papaverin				
Antikoagulantien	Hirudin	*Hirudo medicinalis*	Blutegel	Thrombophlebitis	ubiquitär
Antitumor-Substanzen	Colchizin	*Colchicum autumnale*	Herbstzeitlose	akute Gicht, Gift	Eurasien
	Vinblastin	*Catharanthus roseus*	Madagaskar-	Hyperglykämie	Afrika, Mittel-
	Vincristin	*Catharanthus roseus*	Immergrün		amerika
Chemotherapeutika und	Chinin (Malaria)	*Cinchona sp.*	Chinarinde	fiebersenkend?	S. Amerika
Antibiotika	Emetin (Amöben)	*Cephaelis ipecacuanha*	Brechwurzel	emetisch	Brasilien
				(In den Volksheilkunden werden außerdem zahlreiche antibiotisch wirkende Drogen verwendet — in Europa etwa Meerrettich, Knoblauch, Kresse u. a. m.)	
Östrogene Wirkung	Dianethol	*Foeniculum vulgare*	Fenchel	Menstruationsbeschwerden	Europa
	Dianisoin	*Pimpinella anisum*	Anis	Libidosteigerung	
Inhibition der Spermienreifung	Gossypol	*Gossypium sp.*	Baumwolle	Baumwollsaatöl in Ernährung (Diese Anwendung ist unbewußt. Gossypol gilt derzeit als erfolgsversprechendstes Ausgangsprodukt für die Entwicklung eines Kontrazeptivums für den Mann.)	China

Die Rolle der traditionellen Arzneimittel in der modernen Pharmakologie

unter dem Namen *Spezificum anglicanum* als Geheimmittel (d. h. ohne Angabe der Zusammensetzung) verbreitet. Eine spektakuläre Heilung Karl II. durch dieses Mittel verschaffte Talborius so viel Ansehen, daß Ludwig XIV. für viel Geld und durch die Verleihung des Chevalier-Titels die Rechte erwarb und die Droge, wiederum als Geheimmittel, mit großem Gewinn unter die Leute brachte. Es ist daher nicht verwunderlich, daß wegen des durch die starke Nachfrage hohen Preises die Chinchonen fast ausgerottet wurden. Erst durch die Kultivierung der Pflanze ab 1855 in Java und Indien konnte die Versorgung gesichert werden. Wegen des hohen Werts der Rinden litt der Chinahandel stark unter betrügerischen Machinationen, und es entwickelte sich eine eigene Wissenschaft vom Handel mit dieser Droge. Vereinfacht wurde die Qualitätskontrolle der Chinarinden durch chemische Analysen der Inhaltsstoffe, die seit der Erstdarstellung von Chinin durch Pelletier und Caventou kein Problem mehr waren.

Der therapeutische Einsatz des Chinins konzentrierte sich gegen Ende des vorigen Jahrhunderts, nach einer kritischen Durchforstung der vorangegangenen Indikationenvielfalt, auf fieberhafte Zustände und Malariabehandlung. Durch die systematische Verabreichung von 23.000 kg Chinin im Jahre 1908 konnte die durchschnittliche Anzahl von 14.000 bis 15.000 Malariatoten pro Jahr in Süditalien auf 3500 gesenkt werden.

Die Ära des Chinins sollte durch die Synthese neuer Malariamittel, vor allem der Aminochinoline und des Pyrimethamins, bereits zu Ende gehen. Das einstige Wundermittel schien nur mehr als belebende Zutat zu Tonicwaters geeignet zu sein. Schon 1931 wird durch Zekert dieses Ende prophezeit:

»Hat die Chemie in vielen Fällen verstanden, der Natur ihr Geheimnis abzulauschen und ihr aufbauendes Wirken in das Laboratorium zu verlegen, hier (beim Chinin) sind ihr bis jetzt noch Schranken auferlegt. Doch gerade wir Apotheker werden nicht allzusehr erstaunt sein, wenn eines Tages ein Zwillingsbruder des Germanins aus der Retorte eines deutschen Laboratoriums erstünde, dem Chinin an Wirkung überlegen. An diesem Tage müßte der Historiker den Schlußpunkt hinter das Kapitel Chinarinde setzen.«

Angesichts dieses Optimismus in bezug auf die Allmacht der Chemie beeindruckt die jetzige Renaissance des Chinins besonders stark. Die in letzter Zeit enorm zunehmende Resistenz der Plasmodien gegen die modernen Chemotherapeutika zwingt uns, immer häufiger auf Chinin zurückzugreifen, das in seinem über 300jährigen Einsatz noch nichts von seiner Wirksamkeit verloren hat.

Unter den ethnopharmakologisch interessanten Pflanzen nimmt die Rauwolfia eine Sonderstellung ein. Schon seit der frühen Neuzeit durch die in Goa 1563 erschienene Arbeit *Coloquios dos simples, e drogas he cousas medicinais da India* von Garcia da Orta del Huerto bekannt, begann man erst in den dreißiger Jahren dieses Jahrhunderts sich wissenschaftlich mit der Pflanze auseinanderzusetzen.

Es waren vor allem indische Gelehrte, die sich zu dieser Zeit mit der Pflanze beschäftigten und die zwei Alkaloidgruppen isolierten: die Ajmaline, benannt nach dem Gründer eines großen indischen Forschungszentrums bei Neu Delhi, Ajmal Khan, und die Serpentingruppe. Durch Chopra, Gupta und Mukherjee wurde klinisch die auffallende blutdrucksenkende und sedative Wirkung der Gesamtdroge und einzelner Alkaloidfraktionen festgestellt, woraufhin Wurzelzubereitungen und Pulvertabletten in Indien selbst in Gebrauch kamen. In Europa wurde erst 1952 in den Forschungslaboratorien der Ciba mit der Isolierung des Alkaloids Reserpin aus Rauwolfia serpentina die Aufnahme in den Arzneimittelschatz der modernen Medizin vollzogen. Heute sind vor allem drei Rauwolfia-Alkaloide aus der Therapie nicht mehr wegzudenken, das erwähnte Reserpin mit seiner blutdrucksenkenden Wirkung, das Raubasin mit seiner durchblutungsfördernden Eigenschaft und das Ajmalin mit seinem antiarrhythmischen Effekt.

Der Name der Spezies (serpentina) weist auf ihre häufige Verwendung als Antidot bei Schlangenbissen in den traditionellen Heilkunden hin, aber auch, gemäß der praktisch bei allen Heilkunden vorkommenden Signaturenlehre, auf die schlangenartige Form der Wurzel.

Schon in der Erstbeschreibung durch da Orta wird die Verwendung bei Schlangenbissen in den Vordergrund gerückt. In seiner Darstellung der indischen Materia medica, der ersten diesbezüglichen Arbeit durch einen Europäer überhaupt, wählte er als Form Gespräche mit einem fiktiven Partner. In seinem 42. Gespräch *Über das Schlangenbrot* schreibt er über die Rauwolfia unter anderem:

»Auf der schönen Insel Ceylon, die noch voll von zahlreichen und guten Früchten und Klein- und Großwild ist, gibt es viele Schlangen, vom Volk Brillenschlangen genannt, wir können sie auf Latein Regulus serpens heißen. Und dagegen gab Gott dort dieses Schlangenbrot. Und ich weiß, dieses hilft gegen ihren Biß. Denn auf dieser Insel gibt es Tiere wie Frettchen, die man Quil heißt (andere nennen es Qurpele). Und es kämpft oft mit diesen Schlangen. Und wenn es weiß oder befürchtet, daß es mit ihr zu kämpfen hat, beißt es ein Stück dieser Wurzel, das sichtbar ist, leckt sich mit der Hand, oder genauer gesagt, schmiert sich mit der Hand ein, die es mit dem Saft befeuchtet hat. Und es tut es am Kopf, am Körper und an jenen Teilen, wo, wie es heißt, die Schlange bei ihrem Sprung beißen wird. Und es kämpft mit ihr, bis es sie durch Beißen und Zerkratzen tötet. Und wenn es mit ihr nicht fertig wird, oder sie mehr Kraft als es hat, geht das Quil oder Quirpale genannte Tier und reibt sich an der Wurzel und geht dann wieder mit ihr kämpfen, und so tötet oder besiegt es sie schließlich. Und diese Gelegenheit haben die Singhalesen wahrgenommen. Und durch diese Feststellung sahen sie, daß diese Wurzel und dieses Brot gegen die Schlangenbisse von Nutzen wäre.«

Nach seiner Rückkehr aus Indien starb da Orta verarmt 1568 in Lissabon. Zwölf Jahre nach seinem Tod wurde er, als Sohn jüdischer Eltern, beschuldigt, heimlich nach jüdischem Glauben gelebt zu haben, worauf seinen Knochen ausgegraben und verbrannt wurden.

Auch in Mittelamerika wird ein Extrakt aus Rauwolfia heterophylla, *Chalchupa* genannt, gegen Schlangenbisse verwendet. Belloni meint, daß die nach Genuß von Rauwolfia eintretende allgemeine Beruhigung und Hyporeaktivität die Ursache für die weltweite Indikation dieser Droge sei.

Neben den Schlangenbissen wird die Rauwolfia traditionellerweise auch gegen Insektenstiche und Vergiftungen aller Art, bei Malaria, fieberhaften Darmkrankheiten einschließlich Cholera, Wurmbefall, Rheumatismus, Blasen- und Nierenleiden, Leberkrankheiten, Gelbsucht, Herzkrankheiten, Syphilis und Gonorrhoe, Mund- und Racheninfektionen, schmerzende Zähne, Nerven- und Geisteskrankheiten, besonders Epilepsie und Krämpfen bei Kindern, sowie als Wehenmittel verwendet. Der Botaniker Rumpf schreibt schon 1755 aus Batavia über die Verwendung der Wurzeln, zusammen mit Betelnuß, gegen Angst- und Unruhezustände. Chopra berichtet, daß diese hypnotische Wirkung bei den ärmeren Kasten in Bihar bis heute genutzt wird, um Kinder zum Schlafen zu bringen. Auch die traditionellen Heiler von Bihar verwenden häufig Rauwolfia bei ihren Behandlungen.

Diese umfassenden Indikationen der Rauwolfia wurden auch direkt in die Pharmacopoea Wirtenbergica von 1741 und in die Pharmacopoea Batova von 1811 aufgenommen. Die Hochdruckwirksamkeit konnte damals allerdings wegen der fehlenden biophysikalischen Kenntnisse und Meßmethoden noch nicht festgestellt werden. Diese Indikationenvielfalt könnte aber auch der Grund gewesen sein, warum sich die akademische Medizin so lange nicht mit der Rauwolfia befaßt hat.

In Afrika ist die Spezies Rauwolfia vomitoria in der traditionellen Medizin weit verbreitet. Bei den Azande Nordost-Zaires, aber auch in anderen Teilen Zentralafrikas, wird deren Wurzel für die pharmazeutische Industrie in großen Mengen

Die Rolle der traditionellen Arzneimittel in der modernen Pharmakologie

gesammelt. Durch den Raubbau wird die Pflanze immer seltener, und es entstehen außerdem zunehmend soziale Probleme durch das immer geringer werdende Einkommen der Rauwolfia-Sammler, die immer weiter hinausziehen müssen, um genügend Wurzeln zu finden. In Indien wird die Rauwolfia neuerdings in großem Umfang für medizinische Zwecke kultiviert.

Diese kurze Übersicht zeigt, wie lange traditionelle Heilmittel von unserer wissenschaftlichen Medizin verkannt werden können, wenn ihre Wirkung nicht wie bei den Rauschmitteln und starken Giften offensichtlich ist und erst durch genaue Untersuchungen zu Tage tritt.

Wohl eines der bekanntesten Gifte, die in der Pharmakologie Verwendung finden, ist die Kalabar-Bohne Physostigma venenosum, die im Golf von Genua unter dem Namen Esere bei Gottesurteilen verwendet wurde und auch noch wird. So sollen in Zaire im Jahre 1959 noch 226 Personen durch dieses Gift bei Stammesgerichtsverhandlungen hingerichtet worden sein. Auch von kollektiver Giftaufnahme durch die Einwohner von ganzen Dörfern wird berichtet, um bei besonderen Notlagen wie Hunger, Epidemien, Trockenheit etc. radikal alle möglicherweise schuldigen Hexer und sonstigen Übeltäter zu beseitigen. Diese kollektiven Massenselbstmorde beeinträchtigten in manchen Gebieten die Bevölkerungsentwicklung ganz erheblich, wurden jedoch von einigen Autoren als notwendiges *soziales Purgativ* bezeichnet.

Der berühmte Toxikologe Lewin schildert diese Ordalien dem Zeitgeist gemäß noch schaurig ausgeschmückt (1929):

»Der vor ein Idol geschleppte Angeklagte mußte dort eine Anzahl der Samen, die zwischen zwanzig und hundert schwankte, verzehren und danach hin- und hergehen, um die Giftaufnahme in die Säftebahnen zu beschleunigen, so wie es einst dem Sokrates nach dem Trinken des Schierlingsbechers von dem Gefängniswärter geraten worden war. Bricht er während des Umhergehens, und damit auch das Gift aus, so gilt er als unschuldig. Das Einnehmen von wenigen Samen ist beträchtlich gefährlicher als von vielen, weil die Aufnahme in die Säftebahnen (Blut- und Lymphgefäße) sich im ersteren Fall so schnell vollzieht, daß Magenreizung kaum entstehen kann. Daher kann dann allgemeines Kranksein eintreten, ehe Erbrechen erfolgt. Wiederholt wurde von europäischen Beobachtern festgestellt, daß, wenn Zeichen der Allgemeinvergiftung sich eingestellt hatten, die Zuschauer sich auf den Vergifteten wie wilde Tiere stürzten und ihn töteten.«

Die Zeitspanne von der europäischen Entdeckung der Kalabar-Bohne bis zum ersten therapeutischen Einsatz des Hauptinhaltsstoffes Physostigmin war mit 30 Jahren äußerst kurz. Nach der Erstbeschreibung durch Daniell im Jahr 1846 wurde 1856 von Christison ihre Wirkung genauer erforscht, und erste orientierte Untersuchungen wurden durchgeführt. 1860 wurde durch Jobst und Hesse in Stuttgart das Alkaloid Physostigmin erstmals dargestellt. Schon 1876 wurde es dann durch Laqueur mit Erfolg beim Glaukom, der späteren Hauptindikation dieser Substanz, therapeutisch genutzt. Die genaue pharmakologische Untersuchung erfolgte 1910 durch Loewi und Mansfeld.

Eine weitere Gruppe afrikanischer Orakelgifte sind die Strophantusarten. Der erste Hinweis auf die Herzwirksamkeit von Strophantus stammt von dem berühmten Afrikaforscher Livingstone, der einen unbeabsichtigten Selbstversuch seines Begleiters, des Arztes Dr. Kirk, beschreibt (1865):

»The poison used here, and called kombi, is obtained from a species of strophantus, and is very virulent. Dr. Kirk found by an accidental experiment on himself that it acts by lowering the pulse. In using his tooth-brush, which had been in an pocket containig a little of the poison, he noticed a bitter taste, but attributed it to his having sometimes used the handle in taking quinine. Though the quantity was small, it immediately showed its power

by lowering his pulse which at the time had been raised by a cold, and next day he was perfectly restored.«

Diese wunderbare Entdeckungsgeschichte leitete einen Siegeszug des Strophantins in der angelsächsischen Medizin ein, dem sich jedoch die deutschen Pharmakologen, allen voran Nothnagel & Rossbach (1894), nie voll anschließen wollten. Auch bis heute dauert die Streitfrage an, ob Strophantin, oral genommen, überhaupt genügend in die Blutbahn aufgenommen wird und daher auch diese afrikanischen Orakelgifte wirksam sein können. Nun, es gibt wissenschaftlich einwandfrei dokumentierte Todesfälle nach dem Genuß von Strophantin. Der Nestor der Toxikologie, Lewin (1928), beschreibt die tödliche Wirkung von sechs bis sieben Gramm Strophantintinktur auf einen Erwachsenen. Die dabei aufgenommene Glykosidmenge entspricht dem Gehalt von 0,7 g (das sind etwa 30 Stück) getrockneter Strophantussamen. Bei Strophantus kombé beinhalten diese ungefähr 70 mg herzwirksames Glykosid, wovon, je nach Angabe, zwischen 7,0 mg und 1,4 mg enteral resorbiert werden. Parenteral verabreicht beginnt der toxische Bereich schon bei Gaben unter 1 mg.

Wie Kofler & Kaurek (1932) gezeigt haben, dürfte auch der natürliche Saponingehalt der Strophantussamen die Glykosidresorption begünstigen, auch wenn andere Pharmakologen die Saponine in diesen Drogen wegen ihrer schleimhautreizenden und hämolytischen Wirkung als eher aufnahmehemmend erachten. Da für die Orakelbefragungen immer mehrere Dutzend Samen geschluckt werden müssen, ist gemäß dieser Überlegung, eine tödliche Vergiftung durchaus möglich. Hinzu kommen als nicht exakt einkalkulierbarer Faktor bestehende Laesionen bei ernährungsbedingten Paradontosen sowie enteralem Wurm- und Amöbenbefall, die eine direkte Glykosidaufnahme ins Blut begünstigen.

Der Wert traditioneller Heilmittel wird in letzter Zeit erfreulicherweise wieder mehr geschätzt. Glaubte man noch vor wenigen Jahren mit rein synthetischen Heilmitteln sein Auslangen zu finden, so werden jetzt immer gewichtigere Stimmen laut, die eingehendere Bearbeitung des traditionellen Heilschatzes fordern. Hierzu gehören nicht nur Vertreter der sogenannten *Grünen*, die sich aus der Pflanzenwelt alternative, nebenwirkungsfreie Heilmittel erwarten, sondern auch durchaus den Naturwissenschaften verbundene Pharmakologen und Phytochemiker. Man vermutet alleine in den etwa 260.000 bekannten Blütenpflanzenarten mehrere tausend Substanzen mit neuer Struktur, die möglicherweise potentielle, bisher unbekannte Arzneistoffe darstellen. Als besonders zielführend erweist sich bei solchen Forschungen die Auswahl der zu untersuchenden Pflanzen nach ethnopharmakologischen Gesichtspunkten, handelt es sich hierbei um Spezies, die schon seit langer Zeit in den Volksmedizinen wegen ihrer Heilkraft geschätzt wurden. So konnten bei einem 1956 durch die amerikanische Firma Lilly durchgeführten Screening von 400 Volksheilmitteln auf Antitumor-Aktivitäten mit Vinblastin, Vincristin, 9-Methoxy-Ellipicin und Acronycin vier grundsätzlich neue biogene Arzneistoffe aufgefunden werden: Ein ausgezeichnetes Ergebnis im Vergleich zur chemischen-synthetischen Arzneimittelforschung. 1958 wurden von 114.600 durch die pharmazeutische Industrie synthetisierten Substanzen letzten Endes nur 44 in den Handel gebracht.

Es ist zu hoffen, daß in Zukunft verstärkt solche Arbeiten durchgeführt werden, nicht nur, um für uns möglicherweise einen neuen therapeutischen Wirkstoff zu entdecken, sondern vor allem auch, um unsere ethnozentrischen Vorstellungen von traditionellen Heilkunden als *primitiv, magisch und irrational* zu korrigieren und zu einer respektvolleren Beurteilung zu kommen.

Literaturhinweise siehe Seite 381

TRADITIONAL MEDICINE: AS OLD AS HUMANITY, AS NEW AS TODAY

Statement von Dr. Olayiwola Akerele, World Health Organisation, Genf

The Governing Bodies of WHO and its Member States have long recognized the importance of traditional medicine as a valuable health resource. They realize that if there is to be any real improvement in the health of the underserved populations of the world, there will have to be full utilization of all available resources — both human and material. This is fundamental to the primary health care approach.

Recognizing its potential value for the expansion of health services, the World Health Assembly, in 1976, drew attention to the manpower reserve constituted by traditional practitioners (resolution WHA29./2.). In 1977, it urged countries to utilize their traditional systems of medicine (resolution WHA30.49). The following year, in 1978, it called for a comprehensive approach to the subject of medicinal plants (resolution WHA31.33). In May 1987, the Fortieth World Health Assembly (resolution WHA40.33) reaffirmed the main points of the earlier resolutions and the related recommendations made, in 1978, by the Alma-Ata Conference. This resolution provides a fresh mandate for future action in this field.

In addition, there are also resolutions of the Executive Board and Regional Committees of WHO which recommend the intensification of efforts in the development of national traditional medicine programmes.

Primary health care requires the utilization of all appropriate and available local resources which, in developing countries, almost always include traditional medicine and its practitioners. Where traditional medicine is well-patronized by the communities in which they live and work, the adoption of safe and useful traditional practices in the design and implementation of national health systems makes good sense. However, it is necessary to put traditional medicine on a scientific basis. This means making a critical examination of its *materia medica* and practices, the accurate identification of plants and other natural substances employed, the recognition of useful remedies and practices and suppression of those which are patently ineffective or unsafe, as well as further research and the exchange of information.

Traditional medicine is widespread throughout the world. It comprises practices based on beliefs that were in existence, often for hundreds of years, before the development and spread of modern scientific medicine and which are still in use today. As its name implies, it is part of the tradition of each country and employs practices that are handed down from generation to generation. Its acceptance by a population is largely conditioned by cultural factors and much of traditional medicine is therefore not easily transferable from one culture to another. »Alternative medicine«, on the other hand, is of more recent origin and to some extent represents a reaction to high technology medicine. In dealing with traditional medicine, WHO aims at exploiting those aspects of it that provide safe and effective remedies for use in primary health care.

In some countries, traditional medicine is an integral part of the formal health system, on an equal footing with modern medicine. In other countries, this is not the case and traditional medicine, although important for individuals and communities, remains a form of private practice outside the formal health system and cannot easily be organized by government. What governments can do in all countries is to ensure that the practice of traditional medicine is not harmful, and to foster what is useful in it and in keeping with the beliefs of people.

Traditional Medicine: as old as Humanity, as new as today

A few countries — notably China, India and Sri Lanka — have found effective means of recognizing and legitimizing their traditional practitioners. Some African countries have attempted to bring traditional medicine into the mainstream of the health services but without much success. For example, one country, at independence, tried to correct the inherited situation by adopting policies and promulgating legislation that were encouraging to traditional health practitioners. But, unfortunately, this alienated the medical profession and the existing gap between the two types of practitioner was further widened. The lack of a clear policy and legislation authorizing traditional health care makes progress towards full collaboration between the two systems slow and even impossible. Action is still required at regional and country levels to examine traditional practices and, where theirs value is proven, to promote their incorporation into the health care system.

In order to cooperate more effectively with Member States in promoting the utilization of their traditional medicine in national primary health care programmes, WHO has reviewed and analysed examples of policy, legislation and programme implementation in a number of countries. A Consultation on Approaches for Policy Development on Traditional Health Practitioners including Traditional Birth Attendants was held in New Delhi in February 1985. The Consultation included experts from the six regions of WHO, representing the various disciplines involved in traditional medicine, including health administrators, the legal profession, sociologists, anthropologists, educators and practitioners of traditional medicine. The result was an authoritative report on the subject which has been widely distributed and which provides guidelines for countries that wish to initiate or give a new impetus and direction to their activities in traditional medicine.

A WHO Inter-regional Seminar on the Role of Traditional Medicine in Primary Health Care in China in October 1985 gave those responsible for health policy at national level an opportunity of studying the utilization of traditional medicine in primary health care in China and of discussing and examining the possibility of adopting comparable approaches in the provision of health services in their own countries. The Seminar brought together 20 senior health administrators representing 19 countries from the African, Eastern Mediterranean, South-East Asian and Western Pacific regions of the World Health Organization. The response to this Seminar was prompt. Several of the countries represented, (e. g., Bangladesh, India, Nepal, Philippines, Sri Lanka and the Sudan) initiated activities directly related to strengthening the place of traditional medicine in primary health care. India, for example, held a number of workshops at state level on the conservation and rational use of medicinal plants. To encourage the use and increased production of medicinal plants, Sri Lanka organized the large scale distribution of seedlings to the general population.

In recent years, considerable efforts have been made to support countries in undertaking training relevant to their needs. For example, the use of traditional birth attendants, after suitable orientation, has been widely adopted in primary health care. Ways are being identified in which other types of traditional practitioner can be trained and mobilized to play an effective role in the general health system, without destroying their individuality. A Regional Workshop on Training in Traditional Medicine was held in Manila in November 1986 and has contributed to present knowledge of the subject. In addition, elements of traditional medicine are being introduced into the established curricula of training programmes for other health workers, where appropriate. Information on such training experience has been disseminated widely through the International Traditional Medicine Newsletter.

Although traditional methods of treatment are usually specific to national situations, some of them, such as acupuncture, are used worldwide. A Chinese mission has evaluated the practice of acupuncture in a number of countries, following training of their doctors in the People's Republic of China, with the support of United Nations Development Programme and WHO's Regional office for the Western Pacific. To facilitate teaching, practice and research on acupuncture, the Western Pacific Region is developing an international standard acupuncture nomenclature, which will be reviewed by a Scientific Group organized in collaboration with WHO Headquarters.

A WHO/DANIDA Inter-Regional Workshop on appropriate Methodology for Selection and Use of Traditional Remedies in National Primary Helath Care Programmes was held in Bangkok, Thailand, in November/December 1985, with participants from Indonesia, Malaysia, Nepal, the Philippines and Thailand. The Workshop was the first in a series intended to address problems of safety and efficacy of traditional remedies, including related issues of standards, stability and dosage formulation. The overall objective of this first Workshop was for participants to acquire methodology needed for the introduction and utilization of natural substances in health services.

Subsequently, a visit was made to three countries (Indonesia, Nepal and Thailand) to assess the impact of the course in improving methodology and the application of newly acquired knowledge to the use of medicinal plants in primary health care. All three countries have conducted satellite workshops for their nationals and have proceeded to select a number of single plant remedies for use in their health services. Another workshop, to follow-up the Bangkok meeting, is planned and will address some of the problems identified by participants. WHO is now planning, with the support of DANIDA, two similar workshops for countries of East, Central and Southern Africa and for the West African countries.

In *countries* where traditional medicine is accepted as part of the national health system, WHO is promoting the formulation of relevant national policies and, where appropriate, the development of a legal framework for practice. In other countries, WHO supports the study of the potential usefulness of traditional medicine as part of primary health care. WHO thus encourages the evaluation of traditional health practices reflecting social and cultural traditions and beliefs and the incorporation of their useful elements into national health systems.

National establishments engaged in research on traditional medicine will continue to be identified and, within the context of an overall health research strategy, will investigate the safety and efficacy of remedies used by traditional practitioners, from the perspectives of ethnobotany, medical anthropology, experimental pharmacology and clinical practice, and in conducting epidemiological studies. Local studies on traditional medicinal plants, which could lead to greater self-reliance and serve to reduce costs will be supported, as will the preparation of inventories of effective traditional practices and techniques, and the elaboration of national herbal formularies.

In supporting training for traditional practitioners, emphasis will be laid on developing their knowledge and skills with respect to primary health care while providing an opportunity for them to share their experience with others. The incorporation of elements of traditional medicine into training for other health workers, where appropriate, and the education and information of the community regarding valid traditional health practices is being actively encouraged.

At the *regional* level, information on national experiences will be shared, especially among countries with a similar cultural background. WHO will provide technical expertise for the development and implementation of national surveys, and for the preparation of training materials for traditional practitioners in those countries where such training is acceptable. Through technical cooperation between developing countries (TCDC), WHO will encourage and facilitate research on the safety and efficacy of medicinal remedies and herbal drugs used in primary health care, carried out by national collaborating institutes. The standardization of acupuncture nomenclature will be updated as necessary.

At the *global* level, the Programme will continue to coordinate the activities of WHO Collaborating Centres and to support regional efforts by contributing to surveys, developing training materials, and promoting the exchange of information on a global basis. It will emphasize the need for countries to identify what is appropriate in their traditional medicines so that they will be in a better position to decide which elements to incorporate into their formal health systems.

Making full and proper use of traditional systems medicine has an important and obvious contribution to make in national health services and the WHO Programme will continue its close collaboration with countries that are already taking or have expressed the intention of taking such action.

However, the resources available under the WHO regular budget are not sufficient to cover alle of the activities outlined. Extrabudgetary funds, therefore, will have to be sought and obtained if collaboration with Member States in this field is to be successful. The limited resources available from the regular budget will be used largely in a catalytic way.

Since the last Medium-term Programme (1984—1989) for Traditional Medicine was prepared, focal points for traditional medicine have been designated in each of the WHO Regional Offices and play an active part in programme management. Until now, most of the WHO Collaborating Centres have seen their role as mainly concerned with research in various aspects of the subject. However, the requirements of the Programme and the very fact that these Centres should also cater for Regional needs demand a much closer involvement on their part in the attainment of its specific objectives.

Experience has shown that the listing of planned activities with tentative target dates forms an excellent foundation for monitoring and evaluation. The last Medium-term Programme contained many items which, at the time, seemed highly desirable but for which funds could not be assured. However, most of them were in fact successfully carried out within the time frame set, an achievement which reflects the political will of Member States and their enthusiam for the activities described.

For the next Medium-term Programme (1990—1995) the proposed activities themselves and the extent to which they are completed will provide a basis for evaluation of the WHO Programme.

In a wider context, that is the development of traditional medicine in countries, it has not proved practical to ask over-worked health administrators to report periodically on progress made. It is planned, therefore, to monitor such developments in a selected group of countries, such as those represented at the Inter-Regional Seminar on the Role of Traditional Medicine in Primary Health Care in China in 1985. The participants prepared statements on the place of traditional medicine in their respective countries and, at the conclusion of the Seminar, each of them indicated the action that they intended to take on their return home. These statements provide a means for monitoring and evaluating progress achieved, either in the formulation of policies or in the practical aspects of their implementation.

The information from these countries, which will serve as »*indicator countries*«, will be complemented by regular reports from Collaborating Centres. The International Traditional Medicine Newsletter provides a means for keeping people informed of developments in this field and this fulfils a need not only for academics and research workers but also for those involved in the practical implementation of national programmes.

Collaboration with United Nations agencies and with multinational and nongovernmental organizations active in fields related to traditional medicine has been increasing recently and will continue. Those mainly concerned will be DANIDA, FAO, the IUCN, UNESCO (MAB) and UNIDO. Linkages with and between the Collaborating Centres, with their wider responsibilities, will form an important part of the Programme.

I have attempted to give an insight into some aspects of the development and implementation of the WHO Programme. The complexity of the subject and the time available could not allow for more. One tends to speak as if traditional medicine were an homogeneous entity. It is, however, important to distinguish between the formalized traditional systems of medicine, such as ayurveda, unani, and traditional Chinese medicines, each of which have a welldefined and fully documented philosophy and educational content, and the types of traditional medicine that are handed down from generation to generation by word of mouth.

There are also various traditional medicine practices that are based on spiritual or moral convictions and others more difficult to define but which, nevertheless, are recognized within their communities. For example, exorcists and spirit media employ special healing arts associated with the supernatural. Such methods and beliefs are so diverse as to preclude their incorporation into any formal system. Individual governments will have to decide on what place, if any, to accord them.

It has given me particular pleasure to attend this Vienna Dialogue of Holistic Medicine and to meet so many distinguished experts from different parts of the world who are gathered here today to share with us their rich and diverse experience and knowledge. One of the most rewarding features of the Traditional Medicine Programme of WHO is that it provides many opportunities to keep in touch with developments in related fields and to promote their wider application where appropriate.

In concluding, I should like to recall the vision of health which, nearly forty years ago, inspired the Founding Fathers in drafting the Constitution of the World Health Organization. Their view on health was comprehensive — in fact, holistic — since it embraceanized not only physical but also mental and social well-being. In 1984, the Thirty-seventh World Health Assembly also drew attention to the importance of the spiritual dimension of the health of mankind. I strongly believe that our discussions this week have moved us one step closer to achieving this noble vision.

BEDEUTUNG DER HEILPFLANZEN IN DER VOLKSMEDIZIN

Statement von o. Univ.-Prof. Dr. Wolfgang Kubelka, Wien

Die Anwendung von Heilpflanzen wurde im allgemeinen in Österreich und auch in anderen westlichen Ländern noch vor wenigen Jahren als längst überholt angesehen; lediglich in der *Naturheilkunde* oder bei Anhängern der Kneippschen Lehre, wohl aber auch in abgelegenen Teilen des Landes erhielt sich die Wertschätzung der Heilkräuter. Eine Erklärung liegt auf der Hand: Die Chemie mit ihren modernen Synthesemethoden hatte zielstrebig — zum Teil nach dem Vorbild von Planzenstoffen — wertvolle Arzneimittel für verschiedenste Indikationen entwickelt, der Kampf gegen Infektionskrankheiten schien mit Hilfe von Chemotherapeutika sowie durch die aus niederen Organismen gewinnbaren Antibiotika siegreich bestanden.

Inzwischen wurde man aber auch der Nachteile gewahr, welche die Anwendung sythetischer Arzneimittel mit sich bringen kann, und attraktive Behauptungen über Heilpflanzen (*Natura sanat, gegen jede Krankheit ist ein Kraut gewachsen,* die *Apotheke Gottes* hält die richtige, unschädliche Arznei bereit etc.) erweckten auch in Österreich breites Interesse; verstärkt wurde die Aufmerksamkeit durch einzelne volksnahe Schriften sowie publikumswirksame Präsentationen der Medien.

Um festzustellen, was an Kenntnissen über die Anwendung von Heilpflanzen in der Volksmedizin Österreichs noch bekannt ist, wurde nun mit einer Befragung zahlreicher Einzelpersonen, zunächst in ländlichen Gebieten, begonnen. Diese Untersuchungen sollen über eine Bestandsaufnahme hinaus Aussagen über die Zweckmäßigkeit der angewendeten Pflanzen und Zubereitungen ermöglichen. Als Heilkräuter versteht man in diesem Zusammenhang Pflanzen, die als solche oder in Form verschiedener Zubereitungen zur Prophylaxe und Behandlung von Krankheiten und Befindlichkeitsstörungen verwendet werden (der Begriff Arzneipflanze, zwar häufig synonym gebraucht, schließt als Überbegriff Pflanzen ein, die zur Gewinnung von reinen Arzneistoffen, Ausgangsstoffen für die Herstellung von Arzneistoffen oder auch für die Produktion von Hilfsstoffen dienen). Der Bereich Volksmedizin läßt sich hingegen nicht leicht definieren, eine klare Grenze zur *Schulmedizin* ist besonders bei der Anwendung von Heilpflanzen nicht zu ziehen. Für den vorliegenden Zweck scheint aber diese Definition ausreichend: *Volksmedizin ist der Inbegriff aller im Volke lebenden Anschauungen von der Krankheit und der dagegen angewendeten Heilmethoden.*

Im Rahmen von Diplomarbeiten, die am Institut für Pharmakognosie der Universität Wien durchgeführt werden, sind bisher bereits über 3000 Personen über ihre Kenntnisse hinsichtlich der Anwendung von Heilpflanzen befragt worden. Die Erhebungen wurden mündlich, von Haus zu Haus oder über Einzelhinweise, bisher in den Bundesländern Burgenland, Kärnten, Niederösterreich, Oberösterreich, Steiermark, Tirol und Vorarlberg durchgeführt, und werden noch weiter fortgesetzt, um ein möglichst breites Bild zu erhalten. Etwa jede sechste der angesprochenen Personen konnte Informationen über Heilpflanzen geben. Es überrascht nicht, daß entsprechende Kenntnisse vorwiegend bei älteren Personen gefunden wurden. Der Einfluß der *grünen Welle* (Schriften, Medien) konnte aber ebenfalls festgestellt werden — eine Differenzierung zwischen althergebrachtem, überliefertem Wissen und neueingeflossenem ist gelegentlich nicht möglich. Der jeweilige Kenntnisstand ist erwartungsgemäß sehr unterschiedlich: Manchen Personen sind gerade die üblicherweise im Haushalt vorrätigen, gängigen Teedrogen bekannt, immer wieder kommt man aber an *Kräuterkundige,* die eine Vielzahl von Pflanzen kennen und über ihre Anwendung

Bedeutung der Heilpflanzen in der Volksmedizin

in verschiedensten Formen Auskunft geben können. Solche Personen werden dann nicht nur im Familienkreis um Rat gefragt, sie sind oft über ihren Heimatort hinaus bekannt und werden von Hilfesuchenden konsultiert.

Überraschend war die Vielzahl der bekannten und angewendeten Pflanzenarten: sie variiert von Gegend zu Gegend, bisher wurden jeweils 110 bis 180 (im Durchschnitt etwa 150) Arten, die als Heilpflanzen in einem Gebiet in Gebrauch stehen, angegeben. Von den insgesamt über 400 verwendeten Arten finden sich etwa 30 Pflanzenarten in allen bisher untersuchten Gebieten Österreichs als Heilpflanzen der Volksmedizin. Sie werden zum Großteil selbst gesammelt, zum Teil in Apotheken und Drogerien angekauft.

Die Anwendungsformen variieren sehr stark. Es werden vielfach Frischpflanzen gesammelt und als ganze Pflanzenteile oder geschnitten, gerieben, geraspelt oder als Preßsaft appliziert. Verbreitet ist erwartungsgemäß die Anwendung der getrockneten Pflanzenteile als wäßriger Auszug mit verschiedensten Hestellungsarten als *Tee*, aber auch in Form von Auszügen mit alkoholhältigen Flüssigkeiten (Alkohol, *Geist*, *Schnaps*, Wein etc.), mit Ölen, Milch oder Essig. Beliebt sind weiters verschiedene Sirupe, deren Herstellung unter Zusatz von Zucker oder Honig ebenfalls sehr unterschiedlich sein kann. Weitere *Arzneiformen* sind Pflaster, Umschläge, Salben, Bäder und vor allem Teegemische aus wenigen bis vielen (über 20) Einzelkomponenten.

Die Anwendungsgebiete für Heilpflanzen erstrecken sich vorwiegend auf leichtere Erkrankungen, die man schon wegen auffallender Symptomatik rasch behandeln kann, beispielsweise Magenbeschwerden, Husten oder Wunden. Hier werden auch durchaus Heilpflanzen eingesetzt, die nach modernem Wissensstand als wirksam gelten. Von *Kräuterkundigen* werden aber Heilpflanzen und Zubereitungen darüber hinaus auch bei ernsten Beschwerden empfohlen, so etwa für Herz-, Leber- oder Nervenerkrankungen bis hin zum Diabetes oder Krebs.

Die Gründe für die Anwendung von Heilpflanzen sind vielfältig: So sollen oft Heilpflanzen rasch Hilfe bringen bei leichteren Erkrankungen, bei denen ärztliche Hilfe noch nicht notwendig erscheint oder auch (in entlegenen Gegenden) nicht rasch möglich ist. Vielleicht sucht man aber auch eine *natürliche* Alternative zur Schulmedizin bzw. zu synthetischen Arzneimitteln, oder man wünscht eine zusätzliche, oft parallele Behandlung mit *natürlichen* Methoden, die keine schädlichen Wirkungen haben sollen. Gelegentlich lehnt auch der behandelnde Arzt eine (zusätzliche) Therapie mit Heilpflanzen ab, und die Patienten weichen zum *Kräuterkundigen* aus.

Aus den laufenden Untersuchungen läßt sich schon jetzt sagen, daß Kenntnisse über Heilpflanzen und deren Anwendung in Österreich besonders in ländlichen Gebieten in beachtlicher Vielfalt gegenwärtig sind. Zunehmendes Interesse an Möglichkeiten der Selbstmedikation, im speziellen an *natürlichen* Heilverfahren, erweckt aber auch im städtischen Bereich das Bedürfnis nach seriöser Information über die Anwendung von Heilpflanzen. Da die Arzneipflanzenforschung viele Ergebnisse aufzuweisen hat, welche eine Erklärung für die Wirkung und Wirksamkeit vieler Heilpflanzen bringen, sollte die Anwendung von Heilpflanzen nicht als alternative Methode betrachtet werden, sondern als Errgänzung zu *schulmedizinischen* Medikationen. Viele pflanzliche Arzneimittel zählen ja ohnedies auch in Österreich zum festen Bestand der *materia medica*. Besondere und vermehrte Beachtung sollte einer fundierten Information der Bevölkerung über Heilpflanzen geschenkt werden; dazu könnten zum Beispiel vermehrt entsprechende volksbildnerische Veranstaltungen, Kurse etc. dienen, in welchen Möglichkeiten der Selbstmedikation, auch der Therapie mit Heilpflanzen, vorgestellt werden. In der Ausbildung der Pharmazeuten ist entsprechender Raum für die Kenntnis von Arzneipflanzen und pflanzlichen Wirkstoffen vorgesehen, so daß die öffentliche Apotheke auch weiterhin eine wichtige Stelle nicht nur für den Verkauf pflanzlicher Drogen, sondern auch für Beratung über Möglichkeiten und Grenzen der Verwendung von Heilpflanzen bleiben wird. Es scheint selbstverständlich, daß auch der Arzt in der Lage sein sollte abzuschätzen, wann die Anwendung pflanzlicher Arzneimittel, also auch von Heilpflanzen und Zubereitungen, entfernt von Mythos und falschen Wunschvorstellungen, wirklich einen Gewinn in der Behandlung von Patienten bringen kann. Dazu müßte aber auch in der medizinischen Ausbildung, eventuell gemeinsam mit Pharmaziestudenten, ein gewisses Mindestmaß an Kenntnissen vermittelt werden. Bei der immer noch steigenden Nachfrage nach pflanzlichen Arzneimitteln wären sicher auch Informationsveranstaltungen für bereits praktizierende Ärzte vorzusehen. Nur so könnte auch der Arzt die vielfältige Anwendung von Heilpflanzen in der österreichischen Volksmedizin — seien es altüberlieferte oder neue *Modedrogen* —, fundiert beurteilen.

Statement von Dr. Ulf Böhmig, Krumpendorf

Eigens für den *Wiener Dialog über Ganzheitsmedizin* habe ich in den Monaten Juni bis September 1987 folgende Fragen an die mich aufsuchenden Patienten gerichtet:
1. Was vestehen Sie unter dem Begriff Volksmedizin?
2. Was verstehen Sie unter dem Begiff Naturheilkunde?

Es bestand immer genügend Zeit, das Thema auch eingehend zu besprechen, wenn durch die Fragestellung besonderes Interesse des Patienten geweckt wurde. Doch gab es einen unerwarteten Nebeneffekt: Nicht wenige der Patienten schnitten im Verlauf des Gespräches von sich aus die Frage an: Was halten die Ärzte von Heilpflanzen? Und gaben manchmal selbst die Antwort: »Mit meinem kann man nicht darüber reden; ich mußte mir woanders Hilfe suchen, aber davon weiß mein Arzt nichts.«

Bleiben wir in der Reihenfolge, denn dann erkennt man, daß dieses letztgenannte Problem (falls es überhaupt eines ist) zwangsläufig auf den Tisch kommen mußte.

Die Antworten auf die beiden Fragen waren recht einheitlich, vor allem was den Begriff Volksmedizin betrifft:

Die *Volksmedizin* entspricht dem im Volk von Generation zu Generation überlieferten medizinischen Wissen. Unter den Anwendungen spielen die Heilkräuter eine besondere Rolle. Das erkennt man schon an den vielen auf eine Heilwirkung hinweisenden volkstümlichen Namen von Pflanzen, wie *Wohlverleih* für Arnika, *Herzkraut* für Hirtentäschel oder *Heilwurz* für Beinwell (es wurden viele Beispiele genannt).

Die Pflanzen werden von Heilpflanzenkundigen nach bestimmten Regeln gesammelt, aufbewahrt und zu Teemischungen, Tinkturen oder Salben verarbeitet. Einige arbeiten mit einer Apotheke zusammen. Die Adresse eines Heilpflanzenkundigen ist leicht erhältlich. Viele der Befragten kannten oder wußten zumindest, wo eine zu erfragen war.

Als weitere bevorzugte Anwendungen der Volksmedizin wurden genannt: Chiropraxis, Massagen, Darmspülungen, das Erstellen von Diätvorschriften, Waschungen und Bäder. Auch Gesundbeter wurden (namentlich) genannt, allerdings für den Bereich der Tiermedizin.

Allgemein besteht die Meinung, daß die Volksmedizin nur von medizinischen Laien praktiziert wird.

Die *Naturheilkunde* entspricht einem Zweig der Medizin. Sie bevorzugt Methoden, welche die Heil- und Regulationskräfte des Körpers fördern. Dazu gehören Heilernährung und Heilfasten, Bewegungstherapie, Wasseranwendungen und andere

Bedeutung der Heilpflanzen in der Volksmedizin

physikalische Therapien. Von der Mehrzahl der Befragten wurden auch die Akupunktur, die Homöopathie und die Neuraltherapie als naturheilkundliche Verfahren bezeichnet, da sie im Körper vorgegebene Regulationsmechanismen ausnutzen sollen; aus dem gleichen Grund auch die Pflanzenheilkunde. Eine noch wichtigere Rolle spielt nach Ansicht der Befragten, daß die Wirkstoffe in den Heilpflanzen *natürlich gewachsen* sind. Es gibt Verbindungen und Übergänge zur Volksmedizin, aber: In Österreich wird die Naturheilkunde von ausgebildeten Ärzten praktiziert. Das wird als wesentlicher Unterschied zur Volksmedizin angesehen.

In Österreich, das muß man betonen. Es wurden auch ausländische Patienten befragt, doch hier gab es bei der zweiten Frage zum Teil abweichende Antworten. In anderen Ländern ist die Ausübung der einzelnen Zweige der Medizin anders gruppiert, zumindest aus der Sicht des dort lebenden Patienten. In der Bundesrepublik Deutschland z. B. verteilen sich die Begriffe Volksmedizin, Naturheilkunde und akademische Medizin auf eine Laiengruppe, die Berufsgruppe der Heilpraktiker *(Naturheiler)* und die Berufsgruppe der Ärzte. Diese Antwort (die ja auch eine Stellungnahme ist) erhält man oft von deutschen Patienten.

Der österreichische Patient sieht die Auseinandersetzung von Naturheilkunde und akademischer Medizin als ein Thema, welches innerhalb der Berufsgruppe der Ärzte behandelt werden soll. Was für die Sache einer Ganzheitsmedizin von großem Vorteil ist, denn Menschen mit gleicher Grundausbildung reden miteinander nun einmal besser und verstehen einander schneller. Manchmal aber fühlt sich der Patient vom Arzt nicht richtig verstanden. So kam im Verlauf der Gespräche heraus, daß gar nicht wenige der Patienten sich fallweise oder auch regelmäßig von einem Heilpflanzenkundigen beraten lassen. Meist aber erst, nachdem sie sich vergewissert haben, daß der eigene Arzt über Heilpflanzen nicht zu sprechen bereit ist.

Die Fragen, welche die Patienten in diesen Fällen an ihren Arzt stellten, waren gewöhnlich von der Art: Kann man die Medikamente, die ich laufend einnehme, durch andere Maßnahmen, z. B. durch Heilkräuter, ganz oder teilweise ersetzen? Gibt es Kombinationsmöglichkeiten?

Ich weiß nicht, wie die große Mehrheit der Kollegen auf solche Fragen reagiert, ich weiß aber, und das eben als Nebeneffekt meiner allgemeinen Befragung, daß nicht wenige eine solche Frage einfach vom Tisch wischen, gar nicht beantworten, sich mit dem Patienten, der die Frage aus gutem Grunde (und wenn der Grund seine eigenen Befürchtungen sind) gestellt hat, nicht eingehend genug auseinandersetzen. Antworten wie »Darüber brauchen wir gar nicht debattieren«, »Jetzt kommen Sie auch mit dem Blödsinn«, »Trinken Sie nur Ihr Placebo, aber vergessen sie auf Ihre Tabletten nicht«, »Wenn die Heilpflanzen was bringen würden, müßte ich Ihnen nicht so teure Medikamente verschreiben«, »Gehns' doch gleich zum Pfarrer W.«, sind für den Patienten unserer Zeit (und das ist der, der solche Fragen stellt) einfach zu wenig, zu wenig stichhaltig oder zu wenig ausführlich.

Und es kann Folgen haben, wie im Fall des Patienten, der mir die letztangeführte Antwort nannte. Dieser dachte sich: »Wieso eigentlich nicht?« und erkundigte sich nach einem Kräuterkenner. Es war dann nicht der Pfarrer W., sondern ein Kräuterspezialist. Was der Patient ursprünglich wollte: Die Enzymdragees gegen seine Oberbauchblähungen mit Verdauungsschwäche durch einen Kräutertee ersetzen. Zum einen, weil die Dragees ohnehin nicht gut wirkten, zum anderen, weil er eine Abneigung gegen das Schlucken von Dragees etc. schwer überwinden kann. Der Kräuterkenner stellte ein Teegemisch zusammen (wahrscheinlich Wermut, Tausendguldenkraut, Schafgarbe und Minze), welches dann zur vollsten Zufriedenheit wirkte. Der Patient zusammenfassend: »Mein Arzt ist ein ausgezeichneter Arzt, aber wenn ich da was habe (klopft sich auf den Bauch), dann gehe ich zu meinem Kräuterspezialisten.«

Bedeutung der Heilpflanzen in der Volksmedizin

Es ist eine Situation aufgetreten, daß der Kräuterkenner natürlich vom Arzt weiß, der Arzt aber nichts vom Kräuterkenner. Das habe ich hinterfragt und den Patienten auf die Problematik von Zweigleisigkeiten in der Therapie sehr wohl aufmerksam gemacht.

Dieses Beispiel steht für etwa 30 ähnlich gelagerte, die mir in dem Zeitraum, in dem ich meine beiden Fragen stellte, erzählt wurden. Ausgewählt habe ich es aus Gründen, die ich gerne erläutern möchte:

Es läßt sich, obwohl es zum Nachdenken anregen soll, humorig beschreiben. Das nimmt ihm, worüber ich als Schreibender sehr froh bin, die Spitze.

Es handelt sich um Beschwerden, bei denen wohl die meisten Kollegen mit mir der Meinung sein werden: Da könnte man es ja wirklich, wenn der Patient es sich wünscht, und wenn die Diagnose entsprechend abgeklärt ist, einmal mit Kräutertees oder -tinkturen versuchen. Insbesondere wenn Patienten vor dem Schlucken von Dragees, die er noch dazu ausgerechnet zum Essen nehmen muß, graust. Eigentlich ein triftiger Grund, nach einer Alternative zu suchen.

Es sind aber auch die konservativ zu behandelnden chronischen Magen-Darm-Leber-Gallebeschwerden für den Arzt ein Gebiet, das sich für einen Probeeinstieg in die Pflanzenheilkunde sehr gut eignet. Die moderne Phytotherapie hat hier ein übersichtliches Schema mit relativ wenigen, aber wirksamen Heilpflanzen entwickelt, an das man sich halten kann. Es gibt sehr gute und auch gut lesbare Lehrbücher.

In Österreich scheint es also speziell auf dem Gebiet der Kräuterheilkunde eine medizinische Nebenfront zu geben. Das ist bedauerlich, denn die wissenschaftliche Pflanzenheilkunde ist der volksmedizinischen weit überlegen. Und diese Überlegenheit ist in ständiger Zunahme, was man besonders in den letzten zehn Jahren beobachten und mitbeobachten konnte. Die Wirkstoffanalyse der Phytochemie bringt laufend neue Ergebnisse, die Phytopharmakologie neue Therapiehinweise. Man hat sogar Pflanzen gefunden, die aufgrund ihres Wirkstoffmusters gegen Beschwerden wirken (und es auch wirklich tun), gegen die sie die Volksmedizin nie eingesetzt hat. Die Phytotherapie ist (wie R. F. Weiss das Vorwort zur 6. Auflage seines Lehrbuches eröffnet), *in Bewegung gekommen.*

Der volksmedizinische Pflanzenheilkundige wird dieser Entwicklung kaum folgen können. Aber der Arzt sollte sich vielleicht mehr damit beschäftigen. Man ist heute — vom Wissensstand der Phytotherapie aus gesehen — soweit, daß man dem Patienten auf seine Anfrage recht gut Antwort geben kann, wann und wie man mit Heilpflanzen alleine oder ergänzend behandelt, und mit welchen anderen Therapieformen man sinnvoll kombiniert. Gerade bei manchen lästigen chronischen Beschwerden wird man positive Empfehlungen abgeben können. Natürlich kann das nur der Arzt. Er alleine kann die Wertigkeit der verschiedenen Therapieformen (deren Zahl ja durch die Hereinnahme der Akupunktur auch offiziell angestiegen ist) zueinander abwägen.

Behandelt aber wird letztlich der Patient. Und ihm muß man zuerkennen, daß er, wie das bei Langzeitmedikationen nicht selten der Fall ist, Zuneigungen oder Ablehnungen gegenüber Therapieformen empfindet. Wenn man ihm entgegenkommen kann, dann sollte man es auch tun. Daß es zu Behandlungsweisen ein *an sich* heilsames Nahverhältnis geben kann, müßte man doch von den Wasseranwendungen oder von Bewegungstherapien her kennen. Ich jedenfalls habe Patienten dabei schon jauchzen gehört. Ob der Patient ein solches Nahverhältnis besitzt, erkennt man daran, daß er den Therapieplan mit Freude und zugleich gewissenhaft erfüllt. Oder, wenn er von sich aus fragt, ob nicht diese oder jene Art der Behandlung angebracht oder wenigstens mitangebracht ist. Die Frage nach Heilkräutern jedenfalls hört man oft.

Bedeutung der Heilpflanzen in der Volksmedizin

Statement von Dr. Tamás Grynaeus, Budapest

Ich möchte Ihnen einen kurzen Überblick über die Lage der Ethnobotanischen Forschungen in Ungarn geben. Da die Ethnobotanik bis zum heutigen Tag ein Grenzgebiet zwischen der Sprachwissenschaften der Botanik, der Ethnographie und der medizinischen Wissenschaften bzw. der Pharmakologie ist, leidet sie noch immer an dieser Vielfältigkeit. Die Forscher der Sprachwissenschaft interessieren sich meistens nur für die Pflanzennamen (die wirklich viel Archaismus bewahrt haben), sie waren aber hinsichtlich der botanischen und medizinischen Beziehungen unerfahren, und sie haben auch kein Verständnis für die medico-pharmakologische Anschauungsweise gehabt. Die Ärzte bekommen in Ungarn seit vielen Jahrzehnten überhaupt keine botanische Bildung, Verständnis für Ethnologie haben sie auch nur ausnahmsweise.

In Ungarn gab es zwei berühmte Botaniker, Kitaibel und Borbás (um die Wende des 18. und 19. bzw. in der zweiten Hälfte des vorigen Jahrhunderts), ihnen verdanken wir die ersten wertvollen Angaben. In den — zum Teil noch nicht veröffentlichten — Reiseberichten von Kitaibel und in den zahlreichen Publikationen von Borbás findet man zahlreiche ungarische ethnobotanische Beobachtungen, selbstverständlich immer mit verläßlichen, genau bestimmten Pflanzen. Erst der Fachliteratur aus dem 20. Jahrhundert kann man befriedigende Materialien entnehmen (u. a. von Móra, Csüry, Nagy, Vajkai usw.), und nur aus den vergangenen Jahrzehnten kennen wir Publikationen von Arbeitsgruppen (als Ergebnis der Zusammenarbeit von Botanikern, Ethnographen, Ärzten oder Pharmakologen). Ganz eigenartig war die Sammelkampagne, organisiert im Jahre 1972 von einer ungarischen literarischen Zeitschrift für Kinder in Siebenbürgen. Nach einer mehrmonatigen sachkundigen Vorbereitung, woran sich die besten Fachleute beteiligten, wurde ein Wettbewerb veranstaltet. Das Resultat war erstaunlich, wir haben uns alle vor den Kindern geschämt, so bemerkenswert waren ihre Sammlungen, was wir kaum erwartet hatten.

Betrachtet man die geographische Verteilung der Dörfer und Gegenden, woher uns ausreichende Angaben zur Verfügung stehen, ist ersichtlich, daß diese Punkte nicht gleichmäßig im Karpatenbecken verteilt sind (die ungarischen Siedlungen in der Moldau miteinbezogen). Wir sehen, daß die am besten erforschten Gebiete in Siebenbürgen, sowie außerhalb der Karpaten, in der Moldau zu finden sind.

Wenn man die Anzahl der in den einzelnen Publikationen erwähnten Pflanzen betrachtet, findet man sehr große Unterschiede. Es gibt solche aus einigen Dörfern mit 15—25 Pflanzennamen, aber auch welche, in denen sogar 300 Pflanzenarten erwähnt werden.

Was die Ethnobotanik der im Karpatenbecken lebenden Nationalitäten betrifft, muß man mit großer Freude — aber zugleich mit Verlegenheit — eingestehen, daß auf diesem Gebiet Rumänien viel weiter als Ungarn ist.

Und nun über Merkmale der Ethnobotanik in Ungarn: Bei den Pflanzennamen gibt es von Dorf zu Dorf große Unterschiede. Es kann auch beobachtet werden, daß manchmal im selben Dorf dieselbe Pflanze mehrere Namen hat, aber es kommt auch umgekehrt vor, daß in verschiedenen Dörfern verschiedene Pflanzen mit demselben Namen bezeichnet werden. (Deshalb ist die sachmäßige Identifizierung der Pflanzen äußerst wichtig.)

Es kann festgestellt werden, daß unsere Bauern die Wachstumsperioden und Wachsorte der Pflanzenarten gut kennen. Die Zeit des Einsammelns hängt entweder von der Vegetationsperiode der geeigneten Pflanzenteile (Blatt, Blüte, Wurzel, usw.) ab, oder es wird von gewissen traditionellen Zeitpunkten bestimmt (z. B. am oder um den Tag des hl. Georg, des hl. Anton, des hl. Johannes, usw.), mnachmal hängt der Zeitpunkt vom Tagesabschnitt oder von der Mondphase ab. Der Name einer

Heilpflanze weist oft auf die Heiltätigkeit hin, für die sie gebraucht wird, oder auch auf den Wirkungsmechanismus der Pflanze.

Stellt man die Frage, ob in der ungarischen Ethnobotanik irgendein System zu entdecken ist, kann man mit Ja antworten. Die Ordnungsprinzipien sind aber natürlich vom Linnéschen System grundverschieden: Man gliedert die Pflanzen nach äußeren Merkmalen (Form, Aufbau, Farbe usw.). Man unterscheidet z. B. meistens die Verbascum-, Sambucus- und Rumex-Arten nicht voneinander, während man die bei uns vorhandenen Plantago-Arten trotz der ähnlichen Benutzung sehr gut voneinander unterscheidet. (Manche Pflanzen werden in den verschiedenen Vegetationsperioden mit ganz unterschiedlichen Namen benannt, z. B. die jungen Frühlingssprossen der Rumex-Arten anders als die Pflanze im Sommer; Blüte und Frucht der Colchicum autumnale werden anders bezeichnet.)

Die Pflanzennamen bewahren manchmal, wie ich schon erwähnt habe, archaische Elemente. Ein Beispiel dafür ist Asparagus off., es heißt *Isten lova farka = Schweif von Gottes Pferd.* Viele Pflanzen werden im Volksglauben mit verschiedenen Heiligen verbunden, z. B. Gentiana cruciata heißt *Kraut des hl. Ladislaus.* Noch ein Beispiel, das mit einer christianisierten Sage zusammenhängt: vom Polygonum persicaria erzählt man, daß das Jesukind dem hl. Josef bei seiner Arbeit helfen wollte, nach der Säge griff, und sich dabei die Hand verwundete. Die hl. Maria wischte das Blut mit diesem Blatt ab, und seitdem — so erzählt die Legende — ist das Blut von Jesus auf den Blättern dieser Pflanze zu sehen.

Literaturhinweise siehe Seite 381

HEILUNG DURCH WASSER — BALNEOLOGIE HEUTE

Statement von Hofrat ao. Univ.-Prof. Dr. Rudolf Eberl, Wien

Zu Beginn dieses Jahrhunderts waren es überwiegend Heilbäder, womit man rheumatische Leiden behandelte. Im Zentrum der Behandlung stand hier die Balneologie allein. Nach und nach wurden dann verschiedene Formen anderer Therapiemöglichkeiten einbezogen: Massagen, Bewegungstherapie und Elektrotherapie. Mit der Differenzierung der Erkrankungen des rheumatischen Formenkreises in einzelne Krankheitsbilder und einem genaueren Wissen um die Pathogenese kam es zu einem Umdenken.

Die drei großen Hauptgruppen der rheumatischen Erkrankungen sind: Die entzündlich-rheumatischen Erkrankungen, für die eine Balneotherapie eher seltener geeignet ist; die degenerativen rheumatischen Erkrankungen (Arthrosen, Spondylarthrosen), für die die Balneologie sehr wichtig ist; und letztlich die weichteilrheumatischen Beschwerdebilder, für die ebenfalls die Balneologie bestens geeignet ist.

Eine relativ gute Verträglichkeit neuer Antirheumatika brachte eine Schmerzerleichterung und Entzündungshemmung. Andere Medikamente wiederum waren in der Lage, einzelne progrediente Erkrankungsformen zu bremsen. Den größten Fortschritt, besonders für weit fortgeschrittene Gelenkserkrankungen, brachte jedoch die Rheumachirurgie, die orthopädische Chirurgie mit den Möglichkeiten der Synovektomie, also der Kapselentfernung. mit der Möglichkeit des prothetischen Gelenkersatzes. Auch in der Nachbehandlung sind diese Patienten balneologischen Methoden besonders zugetan.

Heilung durch Wasser — Balneologie heute

So wurden diese Erkrankungen zu einer interdisziplinären Krankheit, die immer nur dann optimal behandelt werden kann, wenn der Internist — der Rheumatologe (in Österreich als einzigem Land Europas gibt es bis heute leider noch keinen Rheumatologen), der Orthopäde, der orthopädische Chirurg und der Facharzt für physikalische Medizin, gemeinsam Therapiepläne erstellen. In solchen Therapieplänen — und das habe ich schon erwähnt — hat besonders bei der großen Gruppe der Arthrosen, Spondylarthrosen und der weichteilrheumatischen Beschwerdebilder die Balneologie auch heute noch einen gesicherten Stellenwert.

Das Wiener Modell

Die Schaffung von Rheumazentren wurde von all jenen Ärzten, die sich speziell mit diesen Erkrankungen befaßten, seit vielen Jahren international gefordert. Neben einer klinischen Abteilung für alle akuten Beschwerdebilder im Rahmen der rheumatischen Krankheiten, insbesondere für die schweren entzündlichen Formen, sollte ein Kurbad für die Prophylaxe und die Rehabilitation der nicht entzündlichen rheumatischen Erkrankungen in ein solches Zentrum einbezogen sein. Weiters muß es über alle diagnostischen Möglichkeiten verfügen, da man nur so eine gezielte Behandlung festsetzen kann. Es ergab sich daher bei der Planung des Kurzentrums Wien-Oberlaa die Frage, ob nicht ein stationäres Zentrum, welches alle oben genannten Anforderungen erfüllen würde, das sinnvollste wäre. Ein stationäres Zentrum wird jedoch durch die Zahl der vorhandenen Betten, durch die Verweildauer der Patienten und durch die Tage eines Jahres limitiert. Eine im Verhältnis zum großen Heer der Rheumatiker nur kleine Zahl von Patienten wäre so für eine nur sehr kurze Zeitspanne einer Intensivbehandlung unterzogen, für den Rest des Jahres müßte sich der Hausarzt um seinen Patienten kümmern. Aus diesen Überlegungen heraus entstand für Wien — daher Wiener Modell — ein bisher einmaliger Behandlungs- und Diagnose-Ring für Patienten mit Erkrankungen des Bewegungsapparates.

Im Krankenhaus der Stadt Wien-Lainz wurde die 2. Medizinische Abteilung als Zentrum für Diagnostik und Therapie von Erkrankungen des rheumatischen Formenkreises neu adaptiert. Sie dient neben der Diagnosestellung vorwiegend für die Therapie von akuten und schweren rheumatischen Krankheitsbildern. Die therapeutische Palette dieser Spitalsabteilung ist daher entsprechend groß: Sie reicht von medikamentösen Behandlungen über eine Vielzahl physikalisch-therapeutischer Möglichkeiten — bei denen immer die Bewegungsbehandlung im Vordergrund steht — bis zur Heilgymnastik und zur Ergotherapie. Der Patient soll informiert werden, was ihm fehlt und wie er sich selbst helfen kann, d. h., er lernt dort seine Bewegungsübungen und erfährt, wie er seine Gelenke im Alltag schützen muß.

Das der Abteilung angeschlossene Rheuma-Ambulatorium betreut etwa 20.000 Rheumatiker pro Jahr. Hier finden sich modernste diagnostische Möglichkeiten; hier können der Hausarzt und der Patient entsprechend beraten werden. Es werden Verlaufskontrollen und spezielle Therapien in Zusammenarbeit mit den praktizierenden Ärzten durchgeführt. Durch Konsultationsmöglichkeiten der anderen Spitalsabteilungen stehen auch alle diagnostischen Hilfen eines Schwerpunktspitals zur Verfügung. Diese Spitalsabteilung arbeitet eng mit dem Kurzentrum Wien-Oberlaa zusammen.

1965 wurde mit der Erschließung der Schwefelthermalquelle in Wien-Oberlaa — einer relativ starken Schwefelthermalquelle —, die auf der ungefähren Thermenlinie zwischen Piestany—Deutsch Altenburg—Wien—Baden gelegen ist und gleichzeitig von der Thermenlinie aus Ungarn getroffen wird, begonnen. 1974 wurde etwa zwei Kilometer von der Quelle entfernt das Kurmittelhaus errichtet, und ich wurde mit der ärztlichen Leitung betraut. Wir haben dort sämtliche Möglichkeiten der Balneotherapie, von Piscinen, Wannenbädern bis zu den diversen Massagearten;

alles, was nur zur echten Balneotherapie gehört. Wir haben leider nicht die Möglichkeit einer zusätzlichen physikalischen Therapie, insbesondere der Elektrotherapie, weil die Apparate durch den Schwefelwasserstoff relativ rasch geschädigt werden. Das ist vielleicht ein Manko, aber sonst ist alles vorhanden. Mittlerweile wurde das Angebot des Kurmittelhauses um den Bereich Munari erweitert.

Neben einem Schwefelthermalbad, aus dessen Wasser der Schwefelwasserstoff entfernt wurde, gibt es ein großes Angebot an Freizeitgestaltung: einen etwa eine Million Quadratmeter großen Kurpark mit Möglichkeiten eines Terraintrainings, eine Konditorei, die ja bereits internationalen Ruf erlangt hat, und diverse Restaurants, Tennisplätze und eine Squash-Halle.

Die therapeutischen Möglichkeiten in Oberlaa wurden schon ausführlich besprochen. Auch in Oberlaa wurde ein Rheuma-Ambulatorium errichtet, welches den Gegebenheiten des Kurzentrums anzupassen war und über die modernsten Einrichtungen verfügt, die die diagnostische Abklärung der Beschwerden, den besten Einsatz der balneologischen Kurmittel, und somit eine optimale Patientenbetreuung gewährleisten.

Im zweiten Stockwerk des Kurmittelhauses wurde das Ludwig-Boltzmann-Institut für Rheumatologie und Balneologie untergebracht, das seine Hauptaufgabe darin sieht, Beiträge zur Erforschung der Erkrankungen des rheumatischen Formenkreises sowie neue Fakten über die spezifische Wirkungsweise von Schwefelthermen im allgemeinen und besonders über die Thermalquelle in Oberlaa zu liefern.

Obwohl wir heute bereits zum Mond fliegen können und Atome bändigen, kennen wir noch immer nicht die Ursachen verschiedener rheumatischer Erkrankungen. Daher ist die Grundlagenforschung speziell auf dem Gebiet der Erkrankungen des rheumatischen Formenkreises so wichtig. Die Möglichkeiten dazu wurden mit der Errichtung des Ludwig-Boltzmann-Institutes in Wien-Oberlaa geschaffen, das auch Zentrum eines Forschungsverbundes ist, der in Fachkreisen weltweites Interesse erregte. Mit modernsten Geräten werden hier biologische, bio- und histochemische Untersuchungen durchgeführt, um so dem Erreger des Rheuma auf die Spur zu kommen. Untersuchungsmaterialien werden von der Außenstelle dieses Institutes an der 2. Medizinischen Abteilung des Krankenhauses der Stadt Wien-Lainz bereitgestellt. Probleme mit nuklearmedizinischer Fragestellung werden in der Außenstelle im Forschungszentrum Seibersdorf bearbeitet. Wann immer Versuche an Tieren erforderlich werden, erfolgt die Durchführung in der Außenstelle der *Versuchstierzucht und -haltung, Gemeinsame Einrichtung der Medizinischen Fakultät der Universität Wien* in Himberg durch deren Fachleute.

Statement von o. Univ.-Prof. Dr. Robert Günther, Innsbruck

Badekuren — Kurverlaufsbeobachtung und Kurerfolgsbeurteilung

Aufgrund ihrer in manchen Kurorten jahrtausendealten Tradition nehmen Badekuren im europäischen Raum eine bedeutsame Position als Heilverfahren zwischen der Betreuung durch den Hausarzt und Krankenhausaufenthalten ein. In den englischsprechenden Ländern, aber auch in Holland, sind sie unbekannt. Umso berechtigter erscheint das Interesse daran, zu beurteilen, welche Erfolge Badekuren aufweisen.

Während der Kur treten Umstellungen zahlreicher physiologischer Funktionen auf, die den Kriterien der Habituation (Gewöhnung) und Adaption (Anpassung) entsprechen.

Heilung durch Wasser — Balneologie heute

Es handelt sich um periodisch gegliederte Abläufe, die bei chronisch Kranken gestört sein können, was zu Kurkrisen und zu Badereaktionen Anlaß geben kann. Sie gehen häufig mit einer Verschlechterung der Grundkrankheit einher.

Kurverlaufsbeobachtungen
Seit dem Jahre 1951 betreibt die Universitätsklinik für Innere Medizin in Innsbruck eine klinische Forschungsstelle in Badgastein, 1978 wurde dort das Boltzmann-Institut für angewandte Bäder- und Klimaheilkunde gegründet, beide Institutionen arbeiten in der klinischen und in der Grundlagenforschung zusammen. Nach unseren Erfahrungen und Forschungsergebnissen stellt ein wesentliches Moment der Anpassungsfähigkeit an den Kurstreß die Fähigkeit zu zeitlich gegliederten Adaptationsvorgängen dar. Chronisch Kranke sind dazu nicht immer in der Lage und weisen im Kurverlauf Verschiebungen von biologischen Rhythmen auf, die es ihnen nicht immer optimal ermöglichen, sich an zeitstrukturierte Umwelteinflüsse anzupassen. Diese gestörte Zeitstruktur läßt sich durch den regelmäßigen Einsatz von Zeitgebern (Synchronisatoren), z. B. der regelmäßigen Anwendung von Thermalbädern, von Dyschronie wiederum in Euchronie rückführen.

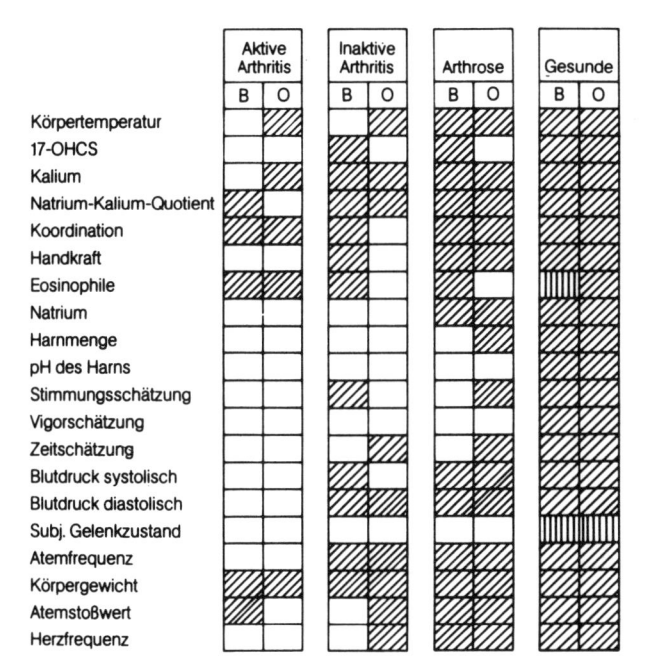

Abbildung 1: Signifikante Circadianrhythmen nachgewiesen: schraffierte Felder, nicht nachgewiesen: leere Felder. Bei gesunden Medizinstudenten waren in Gastein mit (B) und ohne (O) Bäder alle gemessenen Funktionen circadianrhythmisch. Weniger oft bei Arthrosepatienten, noch weniger häufig bei inaktiver Arthritis und am seltensten bei aktiver Arthritis. Beachte z. B. die 17-OHCS-Ausscheidung im Harn bei inaktiver Arthritis und Arthrose, die durch Kuraufenthalte mit Bädern circadianrhythmisch wurde.

Abbildung 1 zeigt die Ergebnisse einer chronobiologischen Langzeitstudie an zehn gesunden Medizinstudenten, Durchschnittsalter 23 Jahre, 22 Männer mit primär chronischer Polyarthritis, Durchschnittsalter 52 Jahre, und 27 Männer mit Arthrosen der Hüft- oder Kniegelenke, Durchschnittsalter 62 Jahre. Es wurden jeweils Kurheilverfahren mit und ohne Bäder in Badgastein miteinander verglichen, bei den Studenten auch Vor- und Nachuntersuchungen in Innsbruck. Die strichlierten Felder zeigen auf, welche der insgesamt 20 gemessenen Körperfunktionen und Harnparameter in Gastein mit oder ohne Bäder circadianrhythmisch waren. Man ersieht aus der letzten Balkensäule, daß gesunde Versuchspersonen mit (B) und ohne (0) Bäder für alle gemessenen Funktionen circadianrhythmisch wurden. Weniger häufig Arthrosekranke (3. Balkensäule) oder Arthritiskranke mit wenig aktivem Verlauf ihrer Arthritis (2. Säule) und noch seltener Arthritiskranke mit hoher Aktivität des Gelenkprozesses (1. Säule). Mit und ohne Bäder waren bei ihnen nur wenige Funktionen dem Tagesrhythmus angepaßt. Eine optimale Rhythmisierung bedeutet, daß das richtige Material in der richtigen Menge zur richtigen Zeit an den richtigen Ort im Stoffwechselgeschehen transportiert wird was das Gleichgewicht des Stoffwechselgeschehens (Homöostase) garantiert. Störungen in der Zeitstruktur können sich krankheitssymptomatisch auswirken, so z. B. eine gestörte Cortisolrhythmik, wenn das Hormon anstatt in den Morgenstunden zu anderen Tageszeiten sezerniert wird und damit für die Tagesaktivität nicht mehr optimal zur Verfügung steht. Man ersieht aus der 17-OHCS (17-Hydroxycorticoid)-Ausscheidung bei inaktiver Arthritis und bei Arthrose, daß die Ausscheidung bei Gasteinkuren mit Bädern gegenüber Kuren ohne Bäder stets circadianrhythmisch wurde. Obwohl zahlreiche Arthrosekranke zu Kurbeginn noch signifikante Circadianrhythmen aufwiesen, verloren einige von ihnen bei Gasteinaufenthalten ohne Bäder ihre Rhythmik und zeigten in ihrem Adrenalzyklus bedeutsame Verschiebungen, was bedeutet, daß vor allem ab der zweiten Kurwoche die Cortisolgipfel dieser Arthrosepatienten zu anderen Tageszeiten liegen als vorher und daß ein Bad sie dann zu ungünstigen Zeiten ihres Adrenalzyklus treffen könnte, wenn es täglich zur gleichen Tageszeit verabreicht wird. Arthrosepatienten mit Bädern zeigten dagegen in Gastein gleichbleibende 17-OHCS-Acrophasen (Gipfelphasen), was bedeutet, daß die regelmäßig am Morgen verabreichten Radon-Thermalbäder Dyschronien verhüten und Euchronie bewirken konnten.[2, 5, 6, 7, 8, 10]

Es ist seit langem bekannt, daß nicht nur rhythmisierende, synchronisierende Vorgänge während Kurheilverfahren zu beobachten sind, sondern daß auch Normalisierungstendenzen dahingehend auftreten, daß z. B. zu Kurbeginn erhöhte Blutdruckwerte sich im Verlauf der Kur dem Normalbereich annähern und anfänglich erniedrigte Blutdruckwerte ebenfalls dem Normbereich zustreben. Die Streuung nimmt im Kurverlauf ab. Auch die Abstimmung verschiedener Funktionskreise aufeinander kann in Form einer verbesserten Koordination beobachtet werden, so z. B. des Kreislaufs und der Atmung, gemessen am Puls-Atem-Quotienten, indem man die Pulszahl durch die Atemfrequenz pro Minute dividiert, was den Puls-Atem-Quotienten ergibt, der optimalerweise vier betragen sollte. Bei 60 Pulsschlägen pro Minute würden also 15 Atemzüge pro Minute diesen optimalen PAQ ergeben. Somit führen Kurheilverfahren zu einer Ökonomisierung zahlreicher Funktionen, was das Wohlbefinden und die Adaptationsfähigkeit der Kranken an Streß verursachende Umweltsituationen, wahrscheinlich aber auch ein verbessertes Angepaßtsein an die chronische Krankheit ermöglicht.[1,4,9]

Kurerfolgsbeurteilung

Wie aus Tabelle 1 hervorgeht, ist es im Kurort schwierig, den Einfluß der ortsgebundenen Heilmittel, z. B. der Bäder mit verschiedenen Inhaltsstoffen, von anderen Kureinflüssen abzugrenzen. Befragt man die Kurpatienten, dann geben sie in über 75% eine Besserung ihrer Beschwerden an, Kurärzte berichten über positive Kureffekte sogar in über 90%.

Heilung durch Wasser — Balneologie heute

Tabelle 1: Schwierigkeiten bei der Kurerfolgsbeurteilung

1) Vielfalt der Einflüsse am Kurort
2) Schwierigkeiten bei der Bildung vergleichbarer Patientengruppen
3) Zufallszuteilung zur Kur kaum möglich
4) Placebobehandlung am Kurort nicht durchführbar
5) Langzeit-Nachkontrollen schwierig;
   (Erreichbarkeit des Patienten;
   Intervallerkrankungen und -behandlungen;
   Organisatorischer Aufwand).
6) Keine einheitlichen Kurerfolgs-Beurteilungskriterien in verschiedenen Kurorten und Versicherungsanstalten
7) Fehlen zentraler Stellen zur Speicherung und Verarbeitung der Kurdaten

Als Kureffekt werden Befinden und Befunde am Kurende, als Kurerfolg in den darauffolgenden Monaten bezeichnet.

Auch unsere eigenen Untersuchungen an großen Kollektiven von Arthritis- und Arthrosepatienten ergaben Erfolgsquoten über 70%, bei Arthritiskranken deutlicher als bei Arthrosekranken, keine Änderungen durch die Kur in etwa 25% und nur in 5% Verschlechterung (Abbildung 2).

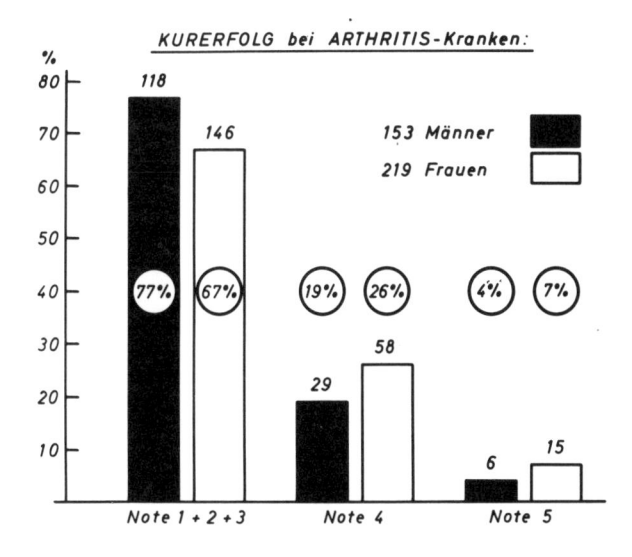

Abbildung 2: Kurerfolg bei Arthritiskranken. 153 Männer und 219 Frauen mit primär chronischer Polyarthritis. Note 1+2+3 beinhaltet morphologische Veränderungen, Funktionsverbesserungen und subjektive Besserungen.
Note 4 = keine Änderung   Note 5 = Verschlechterung

Heilung durch Wasser — Balneologie heute

Um abzuklären, inwieweit auch die Inhaltsstoffe eine spezifische Wirkung auf den Patienten haben, untersuchten wir 20 arthritiskranke Männer in Gruppen von je 10 Patienten in den gleichen Wannen, einmal gefüllt mit Radon-Thermalwasser, im nächsten Jahr mit warmem Süßwasser. Anschließend wurden die Gruppen gewechselt. Im folgenden Jahr verbrachten alle 20 Arthritiskranken einen Kuraufenthalt in Badgastein ohne Bäder, aber mit den täglichen Gelenkmessungen, wie sie auch während der Kuren mit Bädern durchgeführt worden waren. In einem weiteren Jahr wurde dann die ganze Gruppe nur zu Kuranfang und zu Kurende gemessen, um den Trainingseffekt der täglichen Gelenkmessungen mit Durchbewegen der Gelenke abklären zu können.

Darüber hinaus wurden in einer weiteren Studie 10 polyarthritiskranke Männer in Seefeld und zur gleichen Zeit weitere 10 Patienten in Badgastein behandelt. In Seefeld ohne, in Gastein mit Bädern, wobei die beiden Orte nach Höhenlage und Sozialstruktur vergleichbar sind, in Seefeld ohne erhöhte Radioaktivität. Im folgenden Jahr wurden die Gruppen gewechselt und darüber hinaus auch noch Aufenthalte mit Gelenkmessungen nur zu Kuranfang und zu Kurende eingeplant. Tabelle 2 gibt die Ergebnisse wieder. Keines der Verfahren war in der Lage, die Blutsenkungsgeschwindigkeit zu beeinflussen. Am besten wirkten Kuren in Badgastein mit Radon-Thermalbädern und Süßwasserbädern mit täglichen Gelenkmessungen. Aufenthalte ohne Bäder waren ebenfalls nicht erfolglos, der Gelenkindex änderte sich jedoch nicht signifikant. Ebensowenig bei Rhadon-Thermalbädern ohne die täglichen Gelenkmessungen. Die Rheumazahl erfaßt alle an den Gelenken meßbaren Größen und das subjektive Befinden, die Meßzahl nur alle Meßgrößen am Bewegungsapparat. Der Gelenkindex beinhaltet schmerzhafte Gelenke auf Druck oder passive Bewegung unter Berücksichtigung der Gelenkgröße.

Tabelle 2:

MITTELWERTE VON 20 PCP - MÄNNERN
KURANFANG : KURENDE

	Blutsenkung	Rheumazahl	Maßzahl	Gelenkindex
RADON - THERMALBÄDER				
KA	26/49	483	340	152
KE	24/43	415	279	137
	n.s.	$p<0,001$	$p<0,001$	$p<0,001$
SÜSSWASSERBÄDER				
KA	36/60	589	401	169
KE	31/50	515	342	152
	n.s.	$p<0,01$	$p<0,001$	$p<0,05$
OHNE BÄDER				
KA	30/51	546	353	158
KE	26/47	482	308	153
	n.s.	$p<0,001$	$p<0,001$	n.s.
RADON - THERMALBÄDER OHNE TÄGLICHE GELENKMESSUNG				
KA	25/46	512	350	152
KE	24/43	417	284	148
	n.s.	$p<0,01$	$p<0,01$	n.s.

Heilung durch Wasser — Balneologie heute

Abbildung 3 zeigt die Vergleichsstudie zwischen Badgastein und Seefeld. In beiden Orten kommt es zu einer signifikanten Abnahme der Schlechtpunktezahl des Gelenkindexes, der Rheumazahl und des Maßindexes (Maßzahl). Ab Kurmitte bleiben die Werte annähern stationär. In Gastein fällt auf (oberste Kurve), daß in der ersten Woche und gegen Ende der zweiten Kurwoche die Radon-Thermalbäder anscheinend zu einer Badereaktion geführt haben, da der Gelenkindex deutliche Gipfel aufwies, was Verschlechterung anzeigt. Das fand sich in Seefeld nicht.[3, 4, 5, 8, 9]

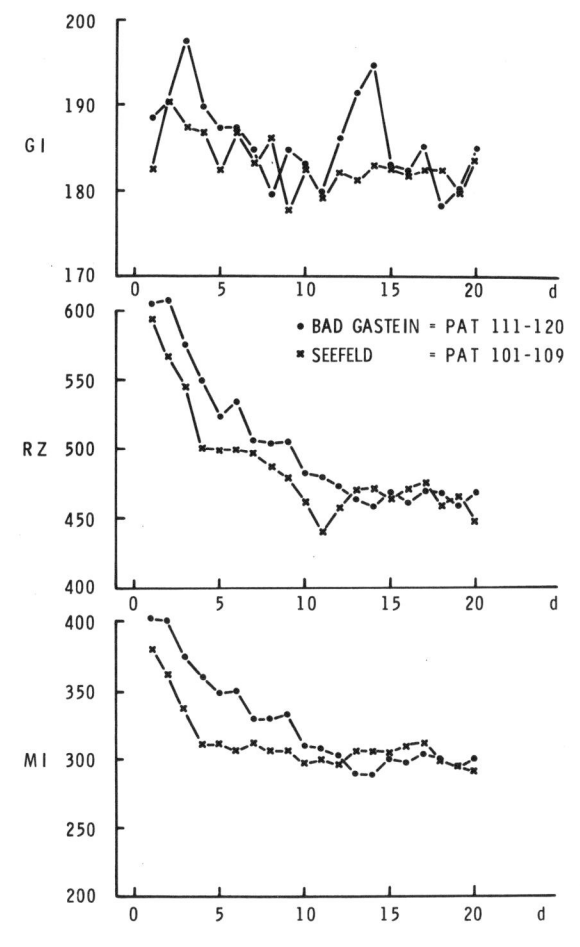

Abbildung 3: Kurverlauf des Gelenkindex nach Lansbury, der Rheumazahl und des Maßindex (Maßzahl) bei 20 Patienten mit primär chronischer Polyarthritis, die jeweils in zwei Gruppen gleichzeitig in Seefeld oder in Badgastein in wechselnder Anwendung eine Kur absolvierten. In Seefeld lediglich Aufenthalt in einem Luftkurort, in Gastein Radon-Thermalbäder. Dazu tägliche Messungen der Gelenkfunktion. In beiden Kurorten kam es zu einem signifikanten Abfall der Meßgrößen, was für eine Besserung der Gelenkfunktion spricht. In Badgastein zeigt der Gelenkindex in der ersten Woche und am Ende der zweiten Woche je eine Gipfelbildung, was für eine vermehrte Schmerzhaftigkeit und Bewegungseinschränkung der Gelenke spricht. Vermutlich handelt es sich um reaktive Phasen (Circaseptanphasen?), die mit einer Verschlechterung einhergehen („Badereaktion; Badekrise"). Man findet diese Auslenkungen bei Kuren ohne Bäder in Seefeld nicht.

Heilung durch Wasser — Balneologie heute

In einer weiteren Langzeituntersuchung untersuchten wir 20 PCP-kranke Männer, von denen aber oft nicht alle an den Nachuntersuchungen teilnehmen konnten, während des Jahres nach der Kur in monatlichen Abständen. Die Abbildungen 4 und 5 geben einige Einzelbeobachtungen aus dieser Studie wieder, so den Gelenkindex, der während der Kur deutlich absank und auf diesem erniedrigten Niveau fast sechs Monate nach der Kur verharrte, um dann wieder langsam anzusteigen (Abbildung 4). Abbildung 5 gibt die Griffstärke der Hand wieder, die mit Dynamometern gemessen wurde. Auch sie nahm während der Kur zu und verhielt sich bis sieben Monate nach der Kur auf einem relativ günstigen Niveau, erst dann nahm sie deutlich wiederum ab[11].

Demnach haben Kuren auch auf etliche Funktionen einen positiven Langzeiteffekt, der etwa ein halbes Jahr nach der Kur noch nachzuweisen ist.

Tabelle 3 bestätigt diese Erfahrungen auch noch über längere Zeiträume hinaus, indem die Kureffizienz von verschiedenen Nachuntersuchern in über 60% positiv beurteilt wird. Krankheitszeiten nach Kuren gehen zurück, Fehltage werden geringer und damit kommt es zu beträchtlichen Einsparungen, die Kuren auch ökonomisch zu rechtfertigen scheinen.

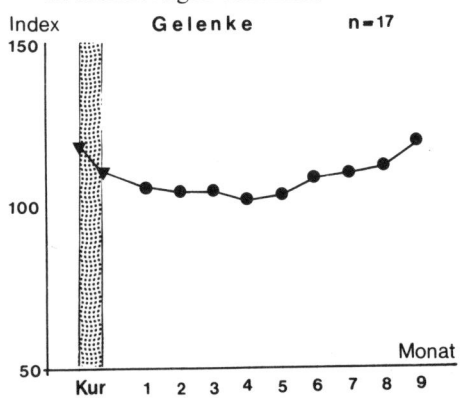

Abbildung 4: Abnahme der Schlechtpunkte des Gelenkindex während der Kur und weiterhin bis zum 6. Monat nach der Kur, von wo ab wiederum ein Anstieg der Schlechtpunkte erfolgt. Gemessen wurde der Index nach Lansbury, der Schmerzen bei Druck oder passiver Bewegung bezogen auf die Gelenkgröße berücksichtigt. 17 Männer mit primär chronischer Polyarthritis vor und 9 Monaten nach einer Gasteinkur bei monatlichen Messungen.

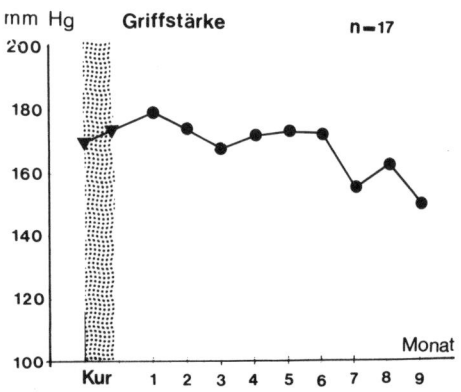

Abbildung 5: Messung der Griffstärke bei 17 arthritiskranken Männern während einer Gasteinkur und 9 Monate mit monatlichen Messungen danach. Die Griffstärke steigt während der Gasteinkur an und bleibt bis auf eine befristete Senkung 3 Monate nach der Kur bei relativ günstigen Werten ebenfalls bis zu 6 Monaten nach der Kur, ab dort wiederum Verschlechterung. Die Kuren wurden stets im August und September durchgeführt, sodaß die Verschlechterungsphasen mit dem Winter-Frühjahrs-Wechsel zusammenfallen.

Tabelle 3: Kureffizienz

Schmidt, O. P., Reichenhall:	360 Kurpatienten, 1 Jahr nach der Kur Krankheitszeiten Rückgang	66,7 %
Kulpe, W., Stuttgart:	3698 Kurpatienten der LVA Worttemberg 2 Jahre nach der Kur 21 Fehltage weniger	
Ohlsen, J., Hamburg:	1601 Kurpatienten des VW-Werkes 1 Jahr nach der Kur Fehlzeitenrückgang	63,7 %

Tabelle 4: Baleotherapie des Rheumatismus

führt zu:

1. Signifikanter Besserung der Gelenkfunktion
2. Ökonomisierung von anderen Funktionen *(Umstimmung)*
3. Besserung des subjektiven Befindens *(Erholungseffekt)*
4. Positiven Einflüssen von Inhaltsstoffen: z. B. DNA-Repair-Steigerung durch Radon;

führt nicht zu:

1. Änderung von krankhafter Morphologie (z. B. von Knochen oder Knorpel)
2. Beeinflussung von Laborparametern (z.b. BSG, CRP, Komplement)
3. Heilung chronischer Rheumakranker

Nicht nur die klassische Badekur, die nur die ortsgebundenen Heilmittel ohne Zusatztherapien nützt, sondern auch die sogenannte komplexe Badekur, bei der andere Methoden der physikalischen Therapie, Diät, Gesundheitsbildung und Entwöhnung von Genußmitteln auf dem Behandlungsplan stehen, sind je nach Ausgangslage des Kranken und seiner Fähigkeit, Reize zu beantworten, in der Lage, Besserungen herbeizuführen. Arthritispatienten sind besonders empfindlich und reagieren oft auf einfache Erholungsaufenthalte besser als auf ein zu intensives Hintereinander von physiotherapeutischen Reizanwendungen. Arthrosepatienten müssen vordergründig in ihren Funktionsverlusten wiederhergestellt werden und Kompensationen erlernen, Bechterew-Patienten vertragen relativ intensive Physiotherapie, besonders thermische Anwendungen, die bei Arthritiskranken zu groben Fehlregulationen führen könnten.

Kurorte sind keine Behandlungsstätten für akute Krankheiten, diese stellen sogar eine Kontraindikation dar. Sie sind auch nicht in der Lage, chronische Krankheiten, deren Ätiologie bislang unbekannt ist wie etwa der ganze rheumatische Formenkreis, der fast 50% aller Kurzuweisungen ausmacht, zu heilen. Das gelingt aber auch am Heimatort nicht. Im Gegensatz zur Therapie am Heimatort sind Kurheilverfahren aber in der Lage, Kompensationsmechanismen bei chronisch Kranken zu fördern, die es ihnen erleichtern, mit ihrer Grundkrankheit zu existieren. Dazu kommt Gesundheitsbildung, die ihnen die Problematik ihrer Krankheit nahebringt, Diätmöglichkeiten aufzeigt und die Wertigkeit verschiedener Behandlungsverfahren kritisch abwägt.

Tabelle 4 gibt zusammenfassend einen Überblick über mögliche Beeinflussungen rheumatischer Erkrankungen durch Badekuren.

Literaturhinweise siehe Seite 382

Heilung durch Wasser — Balneologie heute

Statement von Prof. Dr. Klaus L. Schmidt, Bad Nauheim, BRD

Begriffsbestimmung

Der Terminus *Balneologie* wird heute allzuoft einfach mit der *Lehre vom Baden* gleichgesetzt. Dies ist ein offenbar unausrottbarer Irrtum, der auch viel zu den Vorbehalten gegenüber der Balneologie beigetragen hat. Vielerorts werden auch physikalische und balneologische Therapie fälschlicherweise synonym gebraucht.

Definitionsgemäß ist Balneologie vielmehr etwas anderes: die Wissenschaft von den sogenannten *ortsgebundenen natürlichen Heilmitteln,* zu denen neben den Heilquellen auch die Heilgase und die Peloide (Moor, Schlamm, Schlick) gerechnet werden. Damit schließt die Balneo*therapie* als therapeutisch orientierte Tochter der Balneologie auch die Applikation natürlicher Heilmittel in Form von Packungen, zum Trinken oder zur Inhalation mit ein.

Heilung durch Wasser ist also in diesem Fall auch nicht gleichbedeutend mit der Hydrotherapie im Sinne Kneipps, die ja eine Form der thermischen Reiz- und Reaktionstherapie ist und mit einfachem Trinkwasser als Träger dieser Reize durchgeführt wird.

Abgrenzung der Mineral- und Heilwässer gegenüber Trinkwasser (Süßwasser)

Natürlich zutage tretende Heilquellen waren den Erstbenutzern wohl schon vor Jahrtausenden durch Besonderheiten aufgefallen, die sie von anderen Süßwasserquellen unterschieden: Dies waren meist Farbe, Geruch, Temperatur, Geschmack, auch eventuelle gasförmige Beimengungen. Die Ursache dieser sinnlich erfaßbaren Besonderheiten sind physikalisch und/oder chemisch definiert (Tab. 1).

Wirkungskomponenten der Balneotherapie

Heilquellen entfalten ihre Wirkungen auf komplexe Art; neben einfachen physikalischen (mechanischen und thermischen) sind je nach der Zusammensetzung der Heilwässer auch chemische Wirkungskomponenten mit daran beteiligt (Tab. 2). Neben diesen immediat, also unmittelbar wirksamen Komponenten gibt es aber darüber hinausgehende, nur bei iterativem (also kurmäßigem) Einsatz zum Tragen kommende, weniger spezifische, aber sehr eingreifende langfristige Umstellungen mit dem Resultat der Adaptation und Resistenzsteigerung.

Tabelle 1: Die Abgrenzung der Mineral- und Heilwässer gegenüber dem Trink- (Süßwasser) beruht auf drei Unterscheidungsmerkmalen:

1. Höherer Mineralstoffgehalt (Gesamtmineralisation)

2. Gehalt an besonders wirksamen und seltener vorkommenden Stoffen

3. Höhere Temperatur des Wassers

Tabelle 2: Wirkungskomponenten der Balenotherapie:

1. Thermische

2. Mechanische

3. Chemische
   a) Resorption
   b) Deposition
   c) Elution

4. Unspezifische Reizwirkung (Regulationstherapie, Ordnungstherapie)

Heilung durch Wasser — Balneologie heute

Die Diskussion darüber, ob die für jede Heilquelle spezifischen und charakteristischen Soforteffekte oder mehr die im Rahmen eines zeitlich gegliederten Prozesses sich einstellenden Langfristwirkungen für den »Kurerfolg« wichtiger sind, ist immer wieder intensiv diskutiert worden. Wahrscheinlich sind beide Wirkungsachsen in gleicher Weise für die therapeutisch erwünschten Effekte der Balneotherapie wichtig. Die folgenden Ausführungen beziehen sich ausschließlich auf die Immediateffekte; bezüglich der langfristigen Umstellungen sei auf die Ausführungen von R. Günther verwiesen.

Mechanische und thermische Wirkungen

Die mechanischen Wirkungen der »Immersion« in einem mit Heilwasser gefüllten Bad sind natürlich identisch mit jenen in normalem Süßwasser. Neben dem Auftrieb (mit dem Resultat der Schwerelosigkeit, der Muskelentspannung und der Möglichkeit einer schonenden Lagerung) spielen die Wasserviskosität und als nicht immer erwünschter Effekt der hydrostatische Druck (mit daraus resultierender Blutverschiebung in das Niederdruck-Venensystem) eine Rolle. Für die Therapie insbesondere rheumatischer Erkrankungen sind aber auch die thermischen Wirkungen der zugeführten Wärme von großem Gewicht (Tab. 3). Daß Wärmezufuhr eine eindeutige analgetische Wirkung hat, steht außer Zweifel; hingegen sind die Wirkungsmechanismen dieser Wärmeanalgesie erst teilweise bekannt. Wärme kann — auch dies ist unter klinischen Aspekten wichtig — antiphlogistisch wirken, wie in zahlreichen Tierexperimenten nachgewiesen wurde. Dies trifft freilich nur für chronische Entzündungsprozesse zu, während akute verschlimmert werden können.

Tabelle 3: Physiologische Effekte einer örtlichen Erwärmung im lebenden Gewebe

1. *Primäre Wirkungen*

    Temperaturanstieg
    Stoffwechselsteigerung
    Arteriolen-Dilatation

2. *Sekundäre Wirkungen*

    Schmerzstillung
    Muskeldetonisierung
    Beschleunigung von Enzymreaktionen
    Stimulation der Phagozytose
    Verstärkte Filtration und Diffusion durch biologische Membranen
    Entzündungshemmung
    Auflockerung des kollagenen Bindegewebes

3. *Fernwirkungen*

    Beruhigung
    Konsensuelle Vasodilatation
    Auslösung kutiviszeraler Reflexe
    Kreislaufbelastung durch Thermoregulation

Chemische Wirkungen von Heilwässern

Während das Wasser unserer Heilquellen praktisch durchweg *vadoser* Herkunft ist, somit am Wasserkreislauf der Erde teilgenommen hat und nicht jungfräulich-juvenil ist, entstammen die auf der Passage dieses Wassers aufgenommenen Salze, Gase, Ionen und Elemente durchaus alten und ältesten geologischen Lagerstätten (Tab. 4). Es besteht auch kein Zweifel, daß durch ein Bad in einer Heilquelle Substanzen aus dem Bademedium in freilich sehr unterschiedlicher Konzentration resorbiert und in der Haut deponiert werden, ohne daß man jedoch in der Balneotherapie eine besondere Form irgendeiner Substitutionstherapie sehen darf. Die Wirkungen der chemischen Komponenten der Balneotherapie sind eingehend untersucht worden, dennoch gibt es hier noch erhebliche Wissenslücken. Zweifelsohne ist die Haut als primärer Angriffspunkt der Balneotherapie wohl das Haupt-Effektorgan; durch welche Mediatoren stofflicher oder nervöser Art allerdings die hier gesetzten Reize auf den Krankheitsprozeß übertragen werden, gehört zu den größten Rätseln der Balneologie. Stellvertretend für die ganz verschiedenartig chemisch zusammengesetzten Quellen — jede kann durchaus als ein Individuum angesehen werden, da die Ionenzusammensetzung wohl kaum identisch sein kann — seien in Tab. 5 einige der chemischen Haupteffekte einzelner Heilwässer aufgeführt.

Tabelle 4: Herkunft der wichtigsten in den Heilwässern enthaltenen Kationen und Anionen (nach Kampe, Knetsch und Fricke)

Substanz	Herkunft
1. *Kalium*	Salzlagerstätten (z. B. Zechstein und Trias), selten „juvenil"
2. *Natrium*	Salzlager, selten juvenil
3. *Kalzium*	Kalklager, Gips, Zersetzung von Feldspat
4. *Magnesium*	ähnlich Kalzium
5. *Eisen (Fe^{++})*	Eruptivgestein, Silikate, Sedimentgestein, Erzlagerstätten
6. *Chlor*	Salzlager, Apatit, Magma
7. *Sulfate*	Zersetzung von Sulfiden
8. *Karbonate und Hydrogenkarbonate*	Gipslagerstätten und dolomitische kalkhaltige Gesteine
9. *Jod*	Salzlagerstätten, Plankton (Erdöl!), Eruptivgesteine
10. *H_2S*	Reduktion von Sulfaten (z. B. durch Mikroorganismen), Vulkantätigkeit (juveniler H_2S)
11. *CO_2*	juvenil aus Vulkantätigkeit, gering aus Zersetzung organischer Substanzen

Heilung durch Wasser — Balneologie heute

Tabelle 5: Chemische Wirkungskomponenten der Balneotherapie
Immediateffekte der am häufigsten angewandten
Heilquellen in Abhängigkeit von ihrer chemischen
Zusammensetzung

Solebäder:
(2—5% NaCl und mehr)
1. Veränderungen des osmotischen Milieus der Haut
2. Behinderung der Schweiß- und insensiblen Hautwasserabgabe
3. Hemmung der Mitoserate der Haut (Tierexp.!)
4. Sensibilisierung der Haut gegenüber Ultraviolett
5. Beeinflussung des Hautstoffwechsels und der Thermoregulati
6. Initial entzündungsverstärkende oder die Rückbildung von Entzündungen hemmende Wirkung (Tierexp.!)

CO_2-Bäder:
1. Vasodilatation
2. Senkung des Thermoindifferenzbereiches der Haut (mit leichter Hypothermie)
3. Blutdrucksenkung
4. Grundumsatz-Senkung
5. Entzündungshemmung (Tierexp.!)

Radon-Bäder:
1. Verbesserung der Kapillarisierung
2. Steigerung der Harnsäureausscheidung
3. Adrenalin-Inaktivierung
4. Neogenese Steroid-synthetisierende Biomembranen
5. Verringerung der DNA-Synthese, Stimulierung des DNA-Repair
6. Stimulation der Gonadenaktivität
7. Zunahme des Hämoglobins bei Polyarthritikern

Schwefelbäder:
1. Beeinflussung enzymatischer Prozesse in der Haut (insbesondere der oxidativen Atmungsenzyme)
2. Einbau von Schwefel in die bindegewebige Grundsubstanz
3. Stimulation der Hyaluronidase-Aktivität
4. Zunahme zirkulierender Leukozyten
5. Anlagerung von Schwefel an körpereigene Eiweiße?

Um diese für jede Heilquelle spezifischen Immediatwirkungen zu erhalten, muß natürlich das Heilwasser in seiner Originalform, möglichst wenig von der eigentlichen Quelle entfernt, abgegeben werden. Da das Wasser in Pools und Bewegungsbädern Trinkwasserqualität haben muß, kommt die Heilquelle hier mehr oder weniger *denaturiert* zum Einsatz. Das traditionelle Wannenbad mit dem unverfälschten Heilwasser (für das ja Analysen und klinischer Wirksamkeitsnachweis erbracht worden sind) hat darum unverändert in der Balneotherapie einen wichtigen Platz.

Wenn man davon ausgeht, daß sich in der Haut grundlegende primäre Vorgänge im Kontakt mit dem Heilwasser abspielen, darf die Rolle des *Organs Haut* als gigantisches *Immunorgan* nicht außer acht gelassen werden (Tab. 6). Dies trifft aber nicht nur auf die chemischen, sondern auch auf die thermischen Wirkungen der Balneotherapie zu. Es ist inzwischen durch zahlreiche Experimente belegt, daß eine Anhebung der Körpertemperatur mäßigen Grades mehrere Funktionen der Lymphozyten anregt, insbesondere ihre Stimulierbarkeit durch Mitogene. Es ist zumindest denkbar, daß auch eine Erhitzung der Haut allein solche Effekte lokal bewirkt. Inwiefern dies für die Deutung therapeutischer Wirkungen relevant sein könnte, kann vorläufig nur Gegenstand von Spekulationen sein.

Tabelle 6: Haut und Immunsystem: neueste Erkenntnisse
  1. »Die Haut, das größte Organ des Körpers, hat beim Menschen differenzierte, an das T-Zell-System gebundene Abwehrfunktionen, die nach Art und Umfang bisher nicht bekannt waren.
  2. Thymus und Haut weisen eine Reihe auffallender funktioneller und biochemischer Parallelen auf...«

(R. Gross und G. W. Korting, 1986)

Zusammenfassung und Schlußfolgerung

Die Balneotherapie als Therapieform mit natürlichen ortsgebundenen Heilmitteln — entsprechend unserem Thema in diesem Fall mit Heilwässern — verfügt über weitgehend spezifische chemische Immediatwirkungen (abhängig von der *individuellen* Zusammensetzung der Quelle) sowie über weniger spezifische thermische und mechanische Sofort- und im Sinne der Adaptation zu deutende Langfristwirkungen. Sie ist in dieser Form eine *Reiz-Reaktionstherapie* mit dem Resultat einer Steigerung der unspezifischen Resistenz und der Ökonomisierung physiologischer Reaktionen. Eingebettet in das *komplexe Behandlungsprogramm* einer modernen Kur (und eine Kur nur mit Bädern allein wäre ein Torso!), also begleitet von physikalischer Therapie, Diätetik, psychologischer Führung und Gesundheitserziehung — und auch, falls notwendig, von einer schulmedizinisch durchgeführten Pharmakotherapie — ist sie ein nach wie vor unentbehrlicher Bestandteil der Kurorttherapie. Es besteht kein Zweifel daran, daß das Bad in einer Heilquelle, iterativ über mehrere Wochen appliziert, nicht nur *symptomatische* Wirkungen hat, sondern auch *quasi pathogenetisch* wirken kann. Dies ist denkbar durch Beeinflussung von Durchblutung, Stoffwechsel und Endokrinium, ferner von Entzündungsmediatoren und Modulatoren und des Immunsystems.

In offensichtlicher Diskrepanz zur praktischen Bedeutung der Balneotherapie im Rahmen der Kurorttherapie als eine der tragenden Säulen der medizinischen Versorgung ist die aktuelle Situation der Balneologie sehr kritisch. Glanz und Elend der Balneologie als einer der ältesten medizinischen — und ärztlichen! — Disziplinen ist es, daß sie ein Fach mit millionenfacher guter Erfahrung ist, aber auch mit einem Theoriedefizit. Eine intensive weitere balneologische Forschung ist darum essentiell notwendig. In einer Zeit, wo die wenigen noch existierenden balneologischen Lehrstühle bei ihrer Wiederbesetzung dem Rotstift zum Opfer fallen und der Balneologe an einer Universität aus freundlicher Unkenntnis des Faches in einer Grauzone zwischen Kaltwasserdoktor, Kräuterweiblein oder Psychotherapeut unter Mißbrauch des städtischen Stromnetzes lokalisiert wird, ist die akute Gefahr einer endgültigen

Wegrationalisierung aus den Universitäten gegeben. Dieser Gefahr muß darum energisch begegnet werden. Im Zeitalter der hohen Lebenserwartungen und der Zunahme chronischer Erkrankungen ist die moderne Kurorttherapie mit ihren Aufgaben in Therapie, Prävention und Rehabilitation wichtiger denn je. Ihr essentieller Bestandteil ist noch immer das natürliche Heilmittel (Tab. 7). Diesen kostbaren Schatz der Natur zu pflegen und weiter zu entwickeln sind wir alle aufgerufen.

> *Tabelle 7:* Möglichkeiten und Grenzen der
> natürlichen Kurörtlichen Heilmittel:
>
> Schlußfolgerungen
>
> 1. Die natürlichen Heilmittel der Kurorte sind auch heute
>   noch unersetzlich. Sie stellen das Spezifische
>   und Charakteristische des Kurortes dar und bestimmen
>   dessen Indikationen und Kontraindikationen.
>
> 2. Wenn auch ein großer Anteil der Kurorttherapie unspezifisch
>   Reaktions- und Regulationstherapie ist,
>   so sind die Spezifischen Wirkungen des einzelnen
>   Heilmittels doch ebenfalls von hohem
>   therapeutischen Wert.

ÜBERSICHT AUSSEREUROPÄISCHER HEILWEISEN UND MÖGLICHE WEGE WESTLICH ADAPTIERTER ANWENDUNG

Statement von Dr. Carl-Hermann Hempen, München

Chinesische Medizin

Für den westlichen Arzt bietet die chinesische Medizin die Chance, sich bestehenden medizinischen Aufgaben, sich den Patienten auf einem anderen Weg zu nähern.

So wie die westliche wissenschaftliche Medizin vor jeder Therapie eine korrekte Diagnose benötigt, so setzt auch die wissenschaftliche traditionelle chinesische Medizin (TCM) vor ihr Handeln eine klare Diagnose. Die westliche organotrope Medizin verlangt bekanntlich eine entsprechende organbezogene, somatische Diagnostik, benötigt Meßdaten, quantitative Werte und Bilder, um somatisch Verändertes nachzuweisen.

Dem gegenüber ist die TCM als eine funktionsorientierte und dadurch ganzheitliche Medizin zu verstehen. Der Mensch wird in all seinen Aspekten einschließlich seines Umfeldes betrachtet. Lebensäußerungen wie das Schlafverhalten, Emotionen, Schweiße, Temperaturempfindungen, Schmerzen und ähnliche Phänomene des Patienten werden registriert, berücksichtigt und geordnet. In der chinesischen Medizin geht es um die Registrierung, um die Kenntnisnahme all dieser Zeichen, der Gesamtheit der Lebensfunktionen durch den Arzt. Es betrifft die psychischen Aspekte genauso wie die körperlichen Symptome, emotionelle Äußerungen wie alle übrigen Lebensfunktionen.

ETHNOMEDIZIN
Übersicht außereuropäischer Heilweisen

All dieses, was Leben ausmacht, all dieses, was der Arzt mit seinen Sinnen aufnehmen kann, wird von der chinesischen Medizin seit frühen Zeiten in den Bildern der *Funktionskreise* (chin. *zang-fu;* lat. *orbis*) gebündelt. Die *Funktionskreise* sind Beschreibungen von Wirkzusammenhängen, es sind Räume von Beobachtungsdaten lebender Funktionsäußerungen des Menschen, die, sich gegenseitig beeinflussend, untereinander in Verbindung stehen. Fünf Funktionsbereiche bilden die tragenden Säulen der chinesischen Physiologie. Leider sorgte allein die Tatsache, daß diese Bereiche etikettenhaft mit auch im Westen gebräuchlichen Organnamen bezeichnet wurden, für jahrelang tiefgreifende Mißverständnisse und Fehlinterpretationen in der westlichen Welt.

Eine klare Nomenklatur ist nötig, um solches zu vermeiden. Deshalb hat sich inzwischen weitgehend die lateinische Bezeichnungsweise durchgesetzt. Im Falle der fünf *Funktionsbereiche* reden wir also vom:

orbis hepaticus (Leber-Funktionsbereich)
orbis cardialis (Herz-Funktionsbereich)
orbis lienalis (Milz-Funktionsbereich)
orbis pulmonalis (Lungen-Funktionsbereich)
orbis renalis (Nieren-Funktionsbereich)

Die energetische Situation in jedem Funktionsbereich ist mehr oder weniger störungsanfällig. Wenn eine derartige energetische Entgleisung erkennbar auf bestimmte induzierte Reize zurückzuführen ist, dann spricht man von *bedingenden krankheitsauslösenden Faktoren*.

Ein Beispiel hierfür ist das klinische Bild, wie es bei einer *ventus-Schädigung* (dt.: Wind) auftritt mit Symptomen wie Kopfschmerzen, laufende Nase, gerötete Augen, Verspannungen, Schwindel... etc. Denken Sie an das Befinden, wenn Sie im offenen Wagen bei kühlem Wetter eine größere Strecke zurücklegen. Vordergründig erzeugt dieser *Zugluft-Exzeß* eine *ventus*-Symptomatik.

So führen also derartige pathogene Faktoren, aber auch konstitutionelle Gegebenheiten zu typischen Entgleisungen. Und wieder zeigt die chinesische Medizin ihre Möglichkeit zur Abstraktion, indem sie die unendlichfältigen Erscheinungsmöglichkeiten auf eine höhere Ebene hebt, sie bündelt, mit klaren Begriffen belegt, um so charakteristische Richtungsabweichungen zu qualifizieren.

Die Bewertung der energetischen Entgleisung nach bestimmten Richtungen nennt die chinesische Diagnostik die Bewertung nach den *Acht Leitkriterien* (chin.: *bagang*).

Alle Symptome, alle durch den Arzt erfahrenen Daten werden hiernach qualifiziert. Die erste Achse gibt den Zeigerausschlag in der Dynamik des Krankheitsgeschehens wieder. Die Endpunkte, die Pole dieser Achse, werden mit *Kälte* und *Wärme,* mit *algor* und *calor,* bezeichnet. Aber es steckt weit mehr als nur thermische Veränderung in diesen Begriffen. *Algor* bedeutet eine generelle Verminderung der Funktionsdynamik des Individuums. Oder wie wollen wir anders einen Krankhheitsfall verstehen, wo ein Patient nur durch eine verlangsamte träge Sprache, durch allgemeine Lustlosigkeit und verminderte Motorik seine *algor*-Symptomatik zu erkennen ab und sehr prompt alleine durch den Einsatz wärmender Arzneimittel geheilt wurde. *Calor* bezeichnet auf der Gegenseite die Erhöhung der Dynamik — denken Sie zur Hilfestellung an Tachycardien, Hyperthyreosen —, wo ist da Fieber oder eine meßbare Temperaturerhöhung?

Das zweite Paar der Leitkriterien, nämlich *species* (Oberfläche) und *intima* (Inneres), wird benötigt, um die Eindringtiefe einer Erkrankung zu beschreiben.

Die dritte Achse mit den Endpunkten *inanitas* (energetische Erschöpfung, energetische Defizienz) und *repletio* (energetische Überladung, energetische Redundanz) macht eine Aussage darüber, ob einerseits die Konstruktion geschmälert und ge-

Übersicht außereuropäischer Heilweisen

schwächt ist, nämlich bei der *inanitas,* oder ob eine pathogene Energie, im Sinne der *krankheitsauslösenden Faktoren* im Individuum virulent geworden ist und den Anschein einer energetischen Überladung *(repletio)* gibt.

Das vierte Qualifikationspaar der *Acht Leitkriterien* stellt das übergreifende Wertepaar *Yin* und *Yang* dar, welches häufig zu Beginn, sozusagen als *prima-vista*-Unterscheidung, gebraucht wird, um festzustellen, ob es sich um eine *Yin*-Erkrankung oder um eine *Yang*-Erkrankung handelt. Denn schließlich subsumieren die Begriffe *Yin* und *Yang* ja die bereits genannten Leitkriterien. so sind als *Yin* qualifiziert *algor, intima* und *inanitas,* als *Yang* die polaren Werte *calor, species* und *repletio.*

In der chinesischen Medizin erfolgt die Beurteilung aller Symptome also in folgender Weise:

1. durch Qualifikation nach den *Acht Leitkriterien;*
2. durch die Bestimmung eines oder mehrerer affizierter Funktionsbereiche *(orbes)* oder der Leitbahnen;
3. durch das Erkennen der eventuell beteiligten *krankheitsbedingten Faktoren* wie *ventus* oder *humor.*

In dieser Weise formuliert die chinesische Medizin eine Diagnose. Dieses ist deshalb unbedingt erforderlich, weil das therapeutische Arsenal der chinesischen Medizin, also das Gegenstück zur diagnostischen Aussage, in entsprechender Weise geordnet, strukturiert, qualifiziert ist. Nur so ist es möglich, in optimaler Weise zum diagnostischen Schloß den therapeutischen Schlüssel zu finden. Denn es gilt für jeden Akupunkturpunkt ebenso wie für jedes Arzneimittel, welcher nach dem Paradigma der chinesischen Medizin beschrieben ist, daß die zentrale Aussage jeweils in einer knappen Wirkbeschreibung zu finden ist:

1. wie der Akupunkturpunkt oder das Arzneimittel im Sinne der *Acht Leitkriterien* wirkt, ob also *calor-* oder *algor*-Bilder beeinflußt werden, ob er an der *Oberfläche* oder in der *Tiefe* wirkt und ob er eine suppletive, aufbauende (chin. bu) Wirkung zur Behebung einer *inanitas* hat oder ob er im Gegenteil pathogene Energieanteile, also eine *repletio,* ableitet;
2. auf welche Funktionsbereiche *(orbes)* bzw. welche Leitbahnen sich die Wirkung erstreckt;
3. welcher Einfluß auf das Energiepotential pathogener Faktoren vorliegt, z. B. ob *ventus* — Schädigungen ausgeleitet werden, ob *humor* — Belastungen (Feuchtigkeit) umgewandelt werden etc.

Wenn die Aufgabe des Arztes also darin besteht, eine Diagnose nach den beschriebenen Paradigma zu formulieren, so lautet die daraus resultierende Frage: Wie kommt er zu den nötigen Daten, mit welcher Untersuchungsmethode kann er valide Aussagen finden?

Eingangs war schon betont worden, daß der Arzt in der chinesischen Medizin lediglich seine Sinne benötigt, um die Phänomenologie des Patienten zu erfassen und zu bewerten.

Im Laufe von über 2000 Jahren haben sich schließlich die klassischen *Vier diagnostischen Verfahren* entwickelt. Sei bedeuten eigentlich nichts anderes als die deutliche Aufforderung an den Arzt, alle seine Sinne einzusetzen.

— Als erstes erfolgt die *Befragung* des Patienten, wobei dies weit über das hinausgeht, was die westliche Medizin unter Anamnese versteht. Gezielt ist zu fragen, in Gelassenheit ist zuzuhören, um sich ein umfassendes Bild vom Gegenüber zu machen. Unerläßlich ist es, sich nach den körperlichen Funktionen zu erkundigen wie Schlaf, Schweißen, Appetit, Ausscheidungen, Modalitäten all dieser Äußerungen, usw.

— Im zweiten Schritt, nämlich der *Beurteilung von Klang und Geruch,* geht es um Erscheinungsbilder wie die Stimme, die Atemgeräusche, den Geruch der Sekrete etc.

— Beim dritten Verfahren nimmt der Arzt eine umfassende *Betrachtung* des Patienten vor, wobei er sowohl den gesamten Körper (z. B. ob hager oder fett) oder die Bewegungen und die Körperhaltung als auch einzelne Körperpartien inspiziert. Eine ganz zentrale Rolle nimmt hier die Zungenbetrachtung ein. Aufgrund der differenzierten Aussagemöglichkeiten spricht man geradezu von einer *Zungendiagnose*.

— Der vierte und letzte Schritt besteht in der *Betastung* des Patienten. Schmerzhafte Areale, Verspannungen oder der Zustand der Akupunkturpunkte müssen ertastet werden. Von ganz besonderer Bedeutung ist jedoch die Pulstastung, insbesondere im Bereich der a. *radialis*. Auch hier spricht man wegen des umfassenden Informationsgehaltes geradezu von einer *Pulsdiagnose*.

In der chinesischen Medizin sollte der Arzt mit Sorgfalt alle Schritte der *Vier diagnostischen Verfahren* durchführen, um vom Patienten ein umfassendes Bild zu bekommen. Eine daraus resultierende Diagnose wird ihn in die Lage versetzen, aus dem *therapeutischen Schatzhaus* sinnvoll und gewinnbringend auszuwählen, um dem Patienten wirksam zu helfen.

Univ.-Prof. Dr. Guy Mazars, Strasbourg

Ayurvedische Medizin

Neben der importierten Medizin des Westens gibt es in Indien verschiedene Typen traditioneller Medizin: Wissenschaftliche Formen als Erben alter medizinischer Systeme auf der Basis von Schriften und ebenso volkstümliche, mündlich überlieferte. Die wichtigste und zugleich berühmteste dieser traditionellen Medizin stellt Ayurveda dar.

Was ist Ayurveda? Der Sanskritname bedeutet das *Wissen* (veda) vom *Leben* (âyus). Er könnte auch mit *Bio-logie* übersetzt werden. Tatsächlich zieht das Ayurvedasystem alle Lebensphänomene, normale wie krankhafte, in Betracht. In diese *Biologie* ist eine Psychologie eingeschlossen, denn das indische Denken kennt keinen Gegensatz zwischen somatischen und psychischen Phänomenen. Über die Regeln der medizinischen Praxis hinaus umfaßt Ayurveda alle organischen, biologischen und psychologischen Lebensbedingungen für Gesundheit und Krankheit. Den Patienten als Ganzes zu erkennen, ist nämlich die vorrangigste Forderung, die an einen »Vaidya« (Ayurveda-Arzt) gestellt wird.

Ayurvedische Medizin hat im gesamten Einflußbereich der indischen Zivilisation, von Persien bis Java und von Ceylon bis in die Mongolei, eine ähnliche Rolle wie die Medizin der alten Griechen bei den Arabern in Europa gespielt. Vor allem dort, wo sie gemeinsam mit dem Buddhismus eingeführt wurde, erlebte sie die größten Erfolge. Der Buddhismus legte immer großen Wert auf die körperliche Gesundheit, und die Existenz buddhistischer Spitäler spielte eine wichtige Rolle bei der Ausbreitung medizinischer Theorien und indischer Therapieverfahren.

Ayurvedische Medizin bietet uns ein zwar rudimentäres, aber rationales Interpretationssystem des Körperbaues, der Lebensfunktionen und der Krankheiten an. Die klassische Ayurvedalehre, die in Indien lange geläufige Ideen aufgreift — besonders die der Sâmkhyaphilosophie —, erscheint bereits zu Beginn der christlichen Ära voll ausgebildet in zwei medizinischen Sanskrit-Abhandlungen: der Carakasamhitâ und der Susrutasamhitâ bzw. in den Caraka- und Susruta-*Sammlungen*. Nach diesen alten Texten sind drei Elemente im Körper unmittelbar gegenwärtig und wirksam: Wind in Form von Lebensatem oder *prâna*, Feuer in Form eines feurigen Prinzipes, das *pitta* (Galle) genannt wird, und Wasser in Form einer allen Seren und Ausscheidungen des Körpers gemeinsamen Grundsubstanz, *sleshman* oder *kapha* (Schleim). Gemäß Ayurveda tritt Krankheit ein, wenn eines dieser Prinzipien übertrieben wird, oder, im Gegenteil, seine Aktion sich vermindert oder innehält. Deswegen hat man dieser Tirade vitaler Elemente den Namen *tri-dosha* gegeben, die *drei Störungen*. »Die Disharmonie der Körperelemente wird Krankheit genannt, und ihre Harmonie heißt normaler Gesundheitszustand«, sagt Caraka (Carakasamhitâ, Sûtrasthâna, IX, 4). Einmal fixiert, wurden diese ätio-pathologischen Konzepte von Ayurveda kaum mehr verändert, und die Theorie der *tri-dosha* bleib bis heute die Grundlage der âyurvedischen Medizin. Die Behandlungen bestehen ganz wesentlich aus Anweisungen zur Herstellung der Heilmittel, zur Hygiene und zur Ernährung. Ayurveda schlägt verschiedene Kurmethoden vor wie z. B. *vamana* (Brechmittel), *virecana* (Abführmittel), *vasti* (Klestiere), *nasya* (Reinigung der Nase) und *raktamokshana* (Aderlaß). Zusammenfassend heißen sie *pancakarman*, die *fünf Handlungen*.

Heute ist Ayurvedische Medizin weit davon entfernt, durch die Einführung westlicher Methoden verdrängt zu werden. Sie befindet sich in einer Wiederbelebungsphase. Seit Indien 1947 unabhängig ist, erkennt die Regierung die Dienstleistungen durch Ayurveda voll an und hat dieser Medizin eine neue Bedeutung beigemessen. Die Ausbildung und die Ausübung wurde geregelt, um unsachgemäße oder gefährliche Anwendungen durch Kurpfuscher zu verhindern. Derzeit gibt es in Indien für âyurvedische Medizin etwa 100 Schulen, wo ein Lehrplan geboten wird, in dem man das âyurvedische System mit den Errungenschaften der modernen Naturwissenschaft verbinden möchte. Aber manche Vertreter der modernen Medizin fragen sich, ob diese Förderung und offizielle Organisation des âyurvedischen Studiums nicht bloß eine Form von Medizin verewigt, die nach ihrer Meinung verschwinden sollte. Allgemein wird Ayurveda jedoch weitgehend sehr geschätzt. Therapieverfahren des Ayurveda könnten auch in das System moderner westlicher Medizin integriert werden.

Tatsächlich findet die âyurvedische Pflanzenheilkunde unter den Ärzten und Pharmakologen aus westlichen Ländern immer mehr Interesse. Etliche Pflanzen aus der âyurvedischen Pharmakopöe haben schon längst ihren Wirkungsnachweis erbracht. Jedoch in Indien wie im Westen ist die Epoche ihrer wissenschaftlichen Erforschung noch jung. In den letzten Jahrzehnten sind verschiedene pflanzliche Medikamente des Ayurveda in bezug auf ihre Wirksamkeit untersucht worden. Von diesen Arbeiten sollte an die ersten erinnert werden, die der *Rauwolfia serpentina Benth.* gewidmet waren, der *sarpagandhâ* in den Sanskrit-Texten, und die 1953 zur Entdeckung des Reserpins führten. Zwischen den Jahren 1951 und 1982 sind 2000 Pflanzen im *Central Drug Research Institute* in Lucknow studiert worden. Nach diesen Studien wären mehr als 400 dieser Pflanzen wirksam. *Calotropis procera (Ait.) R. Br.* (Asclepiadaceae) z. B. wäre wirksam als Kardiotonic. Auf Sansrit heißt diese Pflanze *kshîraparna*. Die angewandten Pflanzenteile sind Blüten und Blätter bei Wundbehandlung und bei Behandlung der Blutkrankheiten. Unter den wirksamen Pflanzen findet man auch *Colchicum luteum Baker* (Liliaceae) = *surânjana*, und *Melia azedarach L.* (Meliaceae) = *mahânimba*. Nach dem Ayurveda ist *surânjana* ein wichtiges Arzneimittel bei der Behandlung der Hautkrankheiten. *Melia azedarach* findet vor allem Anwendung bei Hämorrhoiden. Leider ist die genaue Pharmakodynamik der âyurvedischen Drogen noch nicht bekannt. Obwohl es im Verlaufe der letzten Jahre zahlreiche chemische und pharmakologische Studien gab, ist man noch weit entfernt, alle indischen Hilfsmittel des Heilpflanzenschatzes erfaßt zu haben, zum einen, weil er außerordentlich reich ist, zum anderen, weil der zu untersuchende Gegenstand sehr vielfältig und schwierig ist. Durch ungenaue Angaben zu den geernteten Teilen, dem Erntezeitpunkt, der Art der Umwandlung der Rohdroge in eine Darreichungsform, wie auch der Indikation wurden Chemiker und Pharmakologen oft falsch eingesetzt und haben kostbare Zeit verloren durch die Isolierung uninteressanter Substanzen oder durch die vergebliche Bemühung, schlecht definierte Wirkungen aufzuzeigen.

Ayurvedische Massagen finden auch Interesse unter den westlichen Ärzten und Heilpraktikern. Massagen stellen in Indien nicht nur eine Art und Weise der Therapie dar, sondern auch zusammen mit der Hygiene und der Ernährungslehre ein Mittel zur Vorbeugung, also für gesunde Menschen, um sich zu entspannen und zu erholen. Die âyurvedischen Massagen bestehen aus verschiedenen Handgriffen, mit oder ohne Salbe, alleine oder verbunden mit Badetherapie oder körperlichen Übungen. In der *Pancakarma*-Therapie sind mehrere Massagetechniken für verschiedene Störungen des *dosha*-Gleichgewichts entwickelt worden. Der gemeinsame Grundgedanke, der hinter den *pancakarman* steckt, ist der der Reinigung des Körpers, *suddhi* oder *sodhana* genannt. Jede dieser reinigenden Maßnahmen ist begleitet von einer Vorbehandlung *(pûrvakarman)* und einer Nachbehandlung *(pascâtkarman)*. Die Vorbehandlung besteht aus zwei Schritten: *snehana* (Ölen, Schmieren) und *svedana* (Schwitzen). Bei *snehana* werden ölige Substanzen innerlich und äußerlich angewandt. *Svedana* ist eine Erwärmung des Körpers mit Hilfe verschiedenster Mittel. Während der Nachbehandlung ist es wichtig, die gestörten *dosha* zu stärken und zu beruhigen. Für jede dieser Kurmethoden existiert je eine Liste für Indikationen und Kontraindikationen. Massagen spielen auch eine grosse Rolle in der *Marma*-Therapie.

Nach dem Ayurveda sind die *marman* lebenswichtige Regionen des Körpers. Die Behandlung von diesen *marman* wird zur Beseitigung von Energieblockaden angewendet.

In einer Zeit der Infragestellung der wissenschaftlichen Medizin und einer Rückbesinnung auf sogenannte natürliche Heilverfahren stellt der Ayurveda ein zukunftsträchtiges Gesundheitsprogramm dar. Manche âyurvedische Behandlungen, die bei vielfältigen Erkrankungen — vor allem den chronischen und den psychosomatischen — Hilfe versprechen, könnten westlich adaptiert werden. Aber zuerst bedürfen sie einer wissenschaftlichen Objektivierung. Deshalb muß man die âyurvedische Medizin aus der Sicht der modernen Wissenschaft sorgfältig studieren.

Literaturhinweise siehe Seite 383

ENTGIFTUNG UND DIÄT ALS GRUNDVORAUSSETZUNG ZUR HEILUNG

Statement von Dr. Herta Maria Plohberger, Hainburg

Der Gedanke der Entgiftung und Diät als Grundvoraussetzung zur Heilung ist keineswegs neu, sondern uraltes medizinisches Erfahrungsgut. Beobachtung des Kranken und der Reaktionen des erkrankten Organismus sind ja die Grundlage der medizinischen Wissenschaft überhaupt; Deutung und Unterstützung der Symptomatik die Grundlage der medizinischen Therapie. Entgiftung und Diätetik sind nichts anderes als therapeutische Unterstützung der vom kranken Organismus gegebenen Informationen.

Jeder Organismus hat die Tendenz, das Gleichgewicht — im weitesten Sinne des Wortes — aufrechtzuerhalten bzw. wiederherzustellen. Die Wiederherstellung geschieht über akute Krankheiten, welche, von der körpereigenen Abwehr gesteuert, Wege zur Gesundung sind. Die Naturheilkunde bezeichnet sie als *Reinigung* des Körpers über Ausscheidungsvorgänge.

Treten akute Erkrankungen auf, ist der Organismus bestrebt, alle Möglichkeiten der Entgiftung zu nutzen: hohes Fieber mobilisiert seine Abwehrkräfte; durch Schwitzen, Hautausschläge, Erbrechen, Durchfälle und konzentrierten *Fieberharn* entledigt er sich vieler pathogener Stoffe. Appetitlosigkeit tritt auf: Verbauung und Darm werden ruhiggestellt. Krankheitsabwehr und Heilung können nur dann ungestört erfolgen, wenn der Organismus sich nicht gleichzeitig mit den zugeführten Nahrungsmitteln auseinandersetzen muß. Appetitlosigkeit ist ja instinktive Diätetik, die therapeutisch dem Fasten entspricht. Es kommt zum Aufbrauchen der Reserven und dabei zur Einschmelzung verwässerter, versäuerter, verfetteter und vergifteter Zellen. Diese Stoffwechselschlacken und Gifte werden aus den Geweben mobilisiert und gelangen ins Blut: Es treten *Heilreize,* bei chronischen Krankheiten die sogenannten *Heilkrisen* oder *Erstverschlimmerungen* auf. Nach Alfred Brauchle müßte das Wisen um diese Selbsthilfe des Organismus Grundlage und Voraussetzung der Therapie sein. Jede entgiftende Maßnahme ist im Prinzip Nachahmung und Intensivierung der vom kranken Organismus signalisierten Informationen.

Die *Entgiftung über die Haut* wird unterstützt durch Kälte- oder Wärme-Anwendungen, welche die Durchblutung der Cutis und der subcutanen Gewebe anregen und Schweißdrüsenfunktion sowie Ausscheidung fördern.

Die *Entgiftung über den Darm* erfolgt einerseits durch das Fasten — »die unblutige, konservative und erhaltende Operation des Internisten«, wie Brauchle es definierte — und andererseits durch Darmreinigung: Laxantia und Klistiere. Stellt sich nach der Appetitlosigkeit wieder Eßlust ein, wird Heilkost angeboten und eine Normalisierung der Darmflora angestrebt.

Meist tritt vermehrter Durst auf, den man mit Wasser, Tee, aber auch mit Frucht- und Gemüsesäften sowie mit Gemüsebrühen stillen soll, die Vitamine und basische Mineralstoffe enthalten. *Nierenreinigende Maßnahmen* und vermehrte Flüssigkeitszufuhr fördern die Ausscheidung der harnpflichtigen Substanzen.

Entgiftung kann außerdem angeregt werden: *über die Lunge,* durch Tiefatmung oder bewußtes rhythmisches Atmen, und *über die Tonsillen* als stärkstes Lymphausscheidungsorgan, einfach durch forcierte Kaubewegungen, die einer Massage gleichkommen.

Bernhard Aschner heilte z. B. — ich sage bewußt *heilte* — durch Ableitung auf den

Entgiftung und Diät als Grundvoraussetzung zur Heilung

Darm, die Nieren, die Haut, die Nasenschleimhaut durch das Brechverfahren und das emmenagoge Verfahren akute und selbst chronische Leiden.

Bei allen lokalen Erkrankungen erscheint eine unspezifische Allgemeinbehandlung indiziert, denn nie ist nur ein Organ, immer ist der ganze Mensch krank. Allgemeinmaßnahmen im Sinne einer Ordnungstherapie müssen allerdings individuell angepaßt werden.

Und nun zur Diätetik: Unter Diätetik verstand man ursprünglich eine umfassende Gesundheitslehre, geprägt durch eine ganzheitliche, naturbezogene Denkweise. Sie basiert auf kretischen, mykenischen und griechischen Überlieferungen. Die *klassische Diätetik* gibt Hinweise, wie sich der Mensch verhalten sollte, um Körper und Seele gesund zu erhalten, Naturgesetze zu respektieren und seiner Umwelt vernünftig zu begegnen; ihr Ziel ist es, menschliche Verhaltensweisen zu ändern und damit jenen seelischen und körperlichen Erkrankungen vorzubeugen, die weitgehend durch individuelles Fehlverhalten bestimmt werden. Die Empfehlungen der Sozial-, Sport- und Präventivmedizin basieren auf den Erkenntnissen der klassischen Diätetik.

Die *klinische Diätetik* beschäftigt sich ausschließlich mit der Ernährung gesundheitsgestörter und bereits kranker Menschen. Ernährungstherapie ist also nur ein Teil der diätetischen unspezifischen Allgemeinbehandlung, muß aber als kausale Behandlung, als Basistherapie bei ernährungsabhängigen Krankheiten und Risikofaktoren konsequent durchgeführt werden.

Durch eine Langzeit-Ernährungstherapie ist es möglich, den Organismus im Sinne der Ganzheit optimal zu beeinflussen, die Stoffwechselabläufe zu normalisieren und die Abwehrkräfte zu mobilisieren. Dabei ist Quantität und Qualität der Lebensmittel ebenso ausschlaggebend wie die Zufuhr jener essentiellen Stoffe, welche die Funktionen und Strukturen des Organismus aufrechterhalten. Außerdem sichert nur eine ausgewogene Relation von Kohlehydraten, Fetten und Eiweiß den physiologisch programmierten Stoffwechselablauf.

Eine wissenschaftliche Erklärung dieser Wirkungen ernährungstherapeutischer Maßnahmen auf den Organismus erbrachte der Histologe Alfred Pischinger. Seine diesbezüglichen Forschungen erstreckten sich auf das weiche, zellreiche Bindegewebe, *das Grundsystem*. wie er es nannte. Dieses liegt ubiquitär zwischen Bindewebs- und Organzellen, Kapillar- und Lymphgefäßen sowie Nerven-Endfasern im gemeinsamen Wirkfeld der extrazellulären Flüssigkeit und nimmt am Stoffwechselgeschehen ebenso teil wie an der Ernährung der Organzelle. Es ist Transitstrecke zwischen Blut- und Organzellen, Zone der Flüssigkeitsbewegung, des Stoffaustausches, der Ablagerung von Stoffwechsel-Endprodukten und Wasser. Es ist aber auch Träger der Lebens-Grundfunktionen: des Stoffwechsels — etwa des Sauerstoff-Wasser-, Elektrolyt- und Säure-Basenhaushaltes —, des Kreislaufs, der äußeren und inneren Atmung und der unspezifischen Abwehr. Intakte Grundfunktionen sind Voraussetzung für Gesundheit bzw. Heilung.

Ziel aller unspezifischen diätetischen und entgiftenden Maßnahmen ist die Normalisierung der Grundleistungen und damit die Normalisierung der übergeordneten Funktionskreise — dazu gehören auch Regulationsmechanismen, Enzympotentiale, die Funktion der Verdauungsorgane, das Darmmilieu, die Leber als Stoffwechselzentrum und so weiter. Diese Art der Therapie beeinflußt also das Krankheitsgeschehen *indirekt:* sie wirkt auf verschiedene und eventuell gleichzeitig vorhandene pathologische Zustände, während organ- und funktionsspezifische Gesichtspunkte von sekundärer Bedeutung sind.

Ganzheitsmedizin und Ganzheitsbetrachtung des Menschen umfassen — neben fachmedizinischen diagnostischen und therapeutischen Maßnahmen, neben Entgiftung und Diät als Voraussetzung zur Heilung — auch, und nicht zuletzt, das Gespräch zwischen Arzt und Patienten.

ETHNOMEDIZIN

Entgiftung und Diät als Grundvoraussetzung zur Heilung

Schon im vierten Jahrhundert vor unserer Zeitrechnung ermahnte Hippokrates seine Zeitgenossen, die Kenntnisse der alten Medizin nicht zu geringzuschätzen, und Bernhard Aschner meinte in unserem Jahrhundert, daß durch eine kritische Wiederaufnahme der alten klassischen Humoralpathologie in Verbindung mit moderner Diagnostik und Technik nicht nur die konservativen und operativen Heilungsresultate verbessert, sondern auch das fehlende Verständnis für bisher unerklärliche Heilerfolge der komplementärmedizinischen Methoden verstanden und wissenschaftlich begründet werden könnten.

Statement von Dr. Karl Gartner, Wien

Der zivilisierte Mensch leidet *Mangel im Überfluß;*
Mangel an Vitalstoffen (Vitamine, Mineralstoffe, Spurenelemente);
Mangel an *Ballaststoffen* (Pflanzenfasern, Getreideschalen, Quellstoffe);
Mangel an vollwertigen Nahrungsmitteln (Gemüse, Salate, Obst, Vollwertgetreide, Milchprodukte) usw.

Dies führt allmählich zu einer allgemeinen Stoffwechselträgheit mangels sogenannter *Stoffwechselmediatoren* (siehe oben) und zu einer Anhäufung von mangelhaft verwerteten Stopffwechselendprodukten, wie z. B. Cholesterin, Triglyceride, Harnsäure, Milchsäure, Albumine u. dgl.

Die vitalstoffarme hochkalorische Ernährung bringt außerdem noch eine zunehmende Überlastung der Enzymproduktion der Verdauungsdrüsen mit sich. Die Folgen sind:
Darmträgheit = ungenügende fermentative Zersetzung der Nahrungsmittel, Bildung von Gärprodukten aus dem Kohlenhydratstoffwechsel (höherwertige Alkohole) bzw. von Fäulnisprodukten aus dem Eiweißstoffwechsel (Cadaverin, Putrescin etc.);
Veränderungen des Säuren-Basen-Milieus im Magen-Darm-Trakt (Magensäuremangel durch Überlastung der Magenschleimhautzellen, Überhandnehmen der Milchsäuregärung.;
Schädigung der Darmflora als Folge dieser Milieuveränderungen.

Der Darm ist die Wurzel des Menschen. Nach heutigen Erkenntnissen sind ca. 50% aller Erkrankungen — sprich der *Zivilisationskrankheiten* — als Folgen falscher Ernährung bzw. fehlgesteuerter Verdauungsfunktionen anzusehen. Entscheidendes Kriterium dafür scheint die ordnungsgemäße Funktion der obligaten Bakterienflora des Darms zu sein.

Bedeutung der Darmflora für den Organismus
Die obligate Bakterienflora des Darms gliedert sich in zwei Gruppen:
die *Milchsäurebildner* = anaerobe Bifidus- und Acidophilus-Keime, die das gesamte Darmrohr (Dünn- und Dickdarm) besiedeln;
die *aeroben Colibakterien,* die an der inneren Oberfläche der Dickdarmschleimhaut angesiedelt sind (sie beziehen ihre Sauerstoffversorgung durch die Kapillaren der Darmzotten).

Der menschliche Organismus lebt also in *Symbiose* mit seiner Bakterienflora. Diese Symbiose wird aufrechterhalten durch ein adäquates Milieu im Magen-Darm-Trakt, das wiederum durch die Säure-Basen-Verhältnisse in den einzelnen Darmabschnitten bestimmt wird:
Magen ph 1—2;
Duodenum, oberer Dünndarm ph 6—7;
unterer Dünndarm, Dickdarm ph 4,5—6,5.

Entgiftung und Diät als Grundvoraussetzung zur Heilung

Veränderungen des pH-Wertes (vor allem nach oben > 7) bewirken ein Zurückdrängen der Darmkeime und ein Überhandnehmen von Fremderregern (Eitererreger, Paracoli, Pilze, Parasiten), da die natürliche Schutzwirkung der Darmflora ebenfalls abgeschwächt wird. Ergebnis: *Dysbiose, Dysbakterie.*

Aufgaben der obligaten Darmflora
1. Vitalstoffhaushalt:
a) Körperliche Eigenproduktion der Vitamine B1, B2, B6, B12, E, K, Folsäure, Biotin, Pantothensäure. Sie sind 2alkaliempfindlich und werden durch die Wirkung der Milchsäure in Funktion gehalten.
b) Resorption von Mineralstoffen und Spurenelementen (z. B. Kalium, Natrium, Magnesium, Calcium, Kupfer, Zink, Selen, Lithium etc.). Sie werden hauptsächlich als Laktate gebunden, benötigen daher ebenfalls das von der Darmflora hergestellte und aufrechterhaltene milchsaure Milieu, um in den Blutkreislauf zu gelangen.
2. Körpereigene Immunabwehr:
a) Produktion von Immunstoffen (v. a. Globuline).
b) Produktion von *körpereigenen Antibiotica* oder antibiotisch wirkenden Substanzen (rechtsdrehende Milchsäure, Essigsäure, Ameisensäure) zur Abwehr von in den Darm eingedrungenen Infektionserregern.
c) Produktion von spezifischen *Anti-Krebs-Stoffen* (rechtsdrehende Milchsäure, krebszellauflösende Fermente etc.)
3. Stoffwechsel:
a) Inaktivierung von Schlackenstoffen: Unterbricht z. B. den enterohepatischen Kreislauf des Cholesterins, indem sie das Cholesterin von der löslichen in die unlösliche Form überführt und so dessen Wiederaufsaugung verhindert bzw. seine Ausscheidung über den Stuhl ermöglicht.
b) Reinigung des Lymphsystems: Der Darm ist das *Hauptlymphorgan* des Körpers (Peyersche Plaques); die Colibakterien wirken stimulierend auf die Produktion der Lymphozyten (erkenntlich an dem *Lymphozytenwall* in der Submukosa des Darmes).
4. Nerven- und Hormonsystem:
a) Bildung von Grund- und Aufbaustoffen für die Hormonproduktion: v. a. Lezithine, Liposaccharide.
b) Bildung von Grund- und Aufbaustoffen für die Bildung von nervalen Übertragungssubstanzen: v. a. Acetylcholin, Serotonin.
Schädigende Faktoren für die obligate Darmflora sind:
1. Ernährungsfaktoren:
a) Übermäßige Zufuhr von Nahrungsmitteln mit konservierender Wirkung: Weißmehl, Fabrikzucker, Kochsalz, scharfe Alkoholika etc.
b) Nahrungsmittelzusatzstoffe: Konservierungsmittel, Röststoffe, Medikamente (Antibiotica), Teerstoffe, Insektizide und sonstige chemische Zusätze.
2. Medikamente: Antibiotica, Sulfonamide, Hormone.
3. Sonstige: Magensäuremangel, Darminfektion, Darmmykosen, Parasitenbefall (Clamydien, Würmer).

Eine länger bestehende Dysbiose der Darmflora bringt vielfältige körperliche Befindensstörungen mit sich, die sich bis hin zu tiefgreifenden Stoffwechsel- und Gewebserkrankungen erstrecken können. Grundsymptome der ersten Zeit sind: abnorme Müdigkeit, Leistungsschwäche und Appetitlosigkeit. Seitens des Verdauungstraktes sind es zu Anfang die Symptome der *Dysenterie* (= Meteorismus, Wechsel von Durchfall und Verstopfung, Unverträglichkeit bestimmter Speisen u. dgl.)

Entgiftung und Diät als Grundvoraussetzung zur Heilung

Aus diesen heraus entwickeln sich die Symptome des Krankheitsvorfeldes, des Zwischenstadiums zwischen *nicht mehr gesund* und *noch nicht krank*...

Bemerkenswertes, empirisch feststellbares Phänomen ist, daß die Dysbiose offensichtlich auch für eine Reihe von neuro-vegetativen Störungen verantwortlich sein dürfte.

Zusammenfassung der Symptome der Dysbiose:
Erschöpfungssyndrom, nervöse Gereiztheit, depressive Verstimmung;
Infektsanfälligkeit, Abwehrschwäche, primär-chronische Entzündungen;
Anämien, Mineralstoffmängel, Vitaminmangelzustände;
Allergische Diathese, rheumatoide Beschwerdebilder;
Hautunreinheiten, akneforme Ekzeme;
Dysenterien, Darmträgheit, Meteorismus;
Stoffwechselentgleisungen, Hyperlipidämie, Hyperuricämie, Hyperalbuminurie, Altersdiabetes u. v. a. m.

Eines der vorrangigen Aufgabengebiete der modernen ursachenbezogenen Medizin müßte also die intensive Erforschung der Bedeutung der Dysbiose für die Entstehung der Grundkrankheiten unserer Zeit sein.

Die oben genannten Symptome des Krankheitsvorfeldes sind bei jahrzehntelangem Bestehen als Basis für weit schwerere z. T. irreversible Krankheitsbilder zu werten.

Die ganzheitliche Therapie der Dysbiose ist daher auch eine fundamentale Maßnahme der *aktiven Gesundheitsvorsorge,* die in den Therapiekonzepten der heutigen Medizin einen viel zu schmalen Raum einnimmt.

Therapieschema zur Wiederherstellung einer funktionierenden Symbiose
Schritt 1: Spezifische Diagnostik.
Blut: rotes und weißes Blutbild, BSG, BZ+Belastung, HbA1, Leberenzyme, Blutfette, Harnsäure, Pancreas Lipase, Fe, EBK, PHI, Elektrophorese, Elektrolyte (am besten Spectralanalyse).
Harn: komplett.
Stuhl: makroskopisch, mikroskopisch; zusätzlich Stuhlkultur auf Dysbakterie, Pilzinfektion, Würmer; zusätzlich evtl. Chymotrypsin, D-Xyloseresorption.
Sonstiges: Gastrotest, evtl. H2-Atemtest, Darm-Dysbiose-Bestimmung.
Schritt 2: Darmreinigungskur
Mehrwöchentliche Fastenkur nach F. X. Mayr, E. Rauch, Buchinger u. a. Zusätzlich »Colon-Hydro-Therapie« (= Darmwäsche, modernisiertes Darmbad).
Schritt 3: Allfällige spezifische antimykotische oder antibiotische Therapie bei Vorliegen einer manifesten Darminfektion.
Schritt 4: »Symbioselenkung«
Verabreichung von speziellen Bifidus-, Acidophilus- und Colibakterien zur Regeneration der Darmflora.

Dieses Therapieschema ist nötigenfalls 2—3mal pro Jahr in der beschriebenen Form durchzuführen, um eine dauerhafte Wiederherstellung der angestammten Darmfloraverhältnisse zu gewährleisten.

Damit betreibt man *Therapie von der Wurzel* her, die in ihrer Universalität und und dauerhaften Wirksamkeit kaum zu überbieten ist!

Entgiftung und Diät als Grundvoraussetzung zur Heilung

Statement von Dr. Grete Merlet, Wien

Es ist erst dann zu begreifen, daß man durch das Fasten — besser gesagt die Entschlackung — bedeutende gesundheitliche Erfolge und die Heilung von Krankheiten erreichen kann, wenn man den Vorgang der Verschlackung, die Selbstvergiftung des Körpers erkannt hat.

Es ist nicht geheimnisvoll, aber dem Einzelnen oft unbekannt, daß viele Leiden auf eine Selbstvergiftung durch verschiedene, im eigenen Körper entstandene Giftstoffe zurückzuführen sind.

Der menschliche Körper benötigt zur Erhaltung und zum Betrieb eine ganz bestimmte Menge an Nahrung, die sehr gut gekaut und möglichst innig mit Speichel vermengt werden muß. Die Nahrungsstoffe werden dann durch die Verdauungssäfte des Magens und Darms weiter aufgeschlossen und umgewandelt, für den Körper erst verwendbar gemacht. Das geschieht um so gründlicher, je besser die Nahrung zerteilt ist, je reichlicher und wirksamer die Verdauungssäfte sind, je harmonischer die Peristaltik abläuft. Die aufgesaugten Nahrungstoffe gelangen in die Blutbahn und werden mittels der Blutzirkulation zu jeder einzelnen Zelle gebracht. Die Organe und Drüsen benötigen ganz bestimmte Stoffe zur klaglosen Abwicklung ihrer Funktionen.

Die von den Verdauungssäften nicht bewältigte Nahrung ist nicht ohne Belang. Sie verläßt den Körper nicht einfach ungenützt.

Im Verdauungstrakt leben in Gemeinschaft mit dem menschlichen Organismus die Darmbakterien. Der Überschuß, den der Mensch nicht verdaut, wird ihre Nahrung; denn sie brauchen zum Leben dieselben Elemente. Wenn der Mensch zuviel ißt, tritt durch die Überbelastung eine Stockung in der Weiterbeförderung der genossenen Nahrung ein. Unter diesen für die Bakterien äußerst günstigen Bedingungen fangen sie an zu wuchern und bösartig zu werden. Das bedeutet Gärungs- und Fäulniszustände. Im Darm entstehen Giftstoffe, welche die Darmwände schädigen, zu Darmträgheit, Katarrhen, Entzündungen, Geschwüren und Durchfällen führen. Die Giftstoffe gelangen aber auch, im verstärkten Maße bei erkrankten Darmwänden, in die Blutbahn.

Der Körper braucht zum Erzeugen von Energie und Wärme Zuckerstoffe. Diese verbrennen zu Kohlensäure und Wasser, deren Ausscheidung einfach ist. Als Ersatz für abgenützte Zellen ist eine bestimmte Menge Eiweiß notwendig, das immer wieder zugeführt werden muß. Ein Zuviel ist folgenschwer, denn das Eiweiß ist ein mangelhafter Brennstoff, aus dem im Stoffwechsel abgebauten Eiweiß entstehen stickstoffhaltige Rückstände. Diese Stickstoffschlacken, insbesondere die Harnsäure, sind für den Organismus schädliche Stoffe.

Die Leber, das wichtigste Entgiftungsorgan des Körpers, nimmt die aus den Darmgefäßen zuströmenden Giftstoffe und die im Blut kreisenden Schwefelgifte auf und trachtet das Blut von ihnen zu reinigen, was ihr gelingt, solange der Ansturm nicht zu groß ist. Was sie nicht verarbeiten kann, geht in die Blutzirkulation über und wird von den Ausscheidungsorganen, der Niere und den vielen kleinen Schweißdrüsen, abgefangen. Wenn die Tätigkeit der Ausscheidungsorgane nicht ausreicht, um das Blut von den Giften zu befreien, blockieren sie den Kreislauf und sind beteiligt am Entstehen von Herzbeschwerden, Herzinfarkt, Kreislaufstörungen, Schlaganfällen, Übelkeiten, Schwindel, Kopfschmerzen, Migräne, Schlaflosigkeit, Nervosität, Gereiztheit, Sehstörungen usw.

Die Giftstoffe überfluten den Organismus, es ist wie eine Verseuchung, sie gelangen in jede Zelle. Je nach Anfälligkeit der verschiedenen Organe oder, besser gesagt, ihrer Widerstandskraft werden diese im entsprechenden Grad überreizt oder gelähmt.

Die Schlacken lagert der Körper auch an allen möglichen Stellen ab, er kapselt sie

Entgiftung und Diät als Grundvoraussetzung zur Heilung

sogar ein. Daraus ergeben sich verschiedene Kombinationen von Schäden und Krankheiten im menschlichen Organismus. Die Drüsen mit innerer Sekretion sind gegen die Selbstvergiftung sehr empfindlich, so die Schilddrüse, die Bauchspeicheldrüse, die Sexualdrüsen. Auch die organischen Erkrankungen des Nervensystems und der Sinnesorgane stehen im Zusammenhang damit; insbesondere bei den Störungen des vegetativen Nervensystems wird das deutlich.

Die übrigen Gewebe des Körpers, wie Blutgefäße, Muskeln, Knochen und Haut, leiden schwer unter dem Einfluß der Selbstvergiftung. Erkrankungen der Haut, der Fingernägel, der Haare, ebenso Rheumatismus und Erkrankungen der Knochen und Gelenke, die Spondylarthrose und die Arthrose der Kniegelenke und andere Leiden sind darauf zurückzuführen. Anhäufungen von Abfallstoffen sind oft Nährböden für Infektionskeime. Es können Entzündungen und Abszesse an verschiedenen Stellen entstehen. Auch ist ein mit Selbstgiften getränkter Körper sehr anfällig für alle Bakterien, erkrankt häufig an Grippe und Lungenentzündung, Angina und ähnlichem.

Da die Selbstvergiftung aus dem Darm die Hauptrolle spielt, muß der Darm gereinigt, durch eine entsprechende Behandlung und Pflege in einen besseren Funktionszustand gebracht werden, um die weitere Vergiftung aus dem Verdauungstrakt immer mehr abzuschwächen. Auch die Methoden der Entfernung von Stoffwechselschlacken aus dem Körper und der Anregung des Stoffwechsels führen zum Erfolg, wenn man sie konsequent durchführt. Dann es ist sehr wichtig, daß man die richtige Auswahl der Nahrung trifft, Mäßigkeit beim Essen und Trinken beachtet und auch der Schädlichkeit der Genußgifte eingedenk ist.

Nicht Krankheit allein, auch das vorzeitige Altern wird durch die Selbstvergiftung gefördert, und es ist erstaunlich, wie sehr sich ein entschlackter Körper verjüngt und gleichzeitig verschönt.

Es ist nicht nur die falsche Ernährung, das Essen zu später Stunde, das Versäumen des Schlafes vor Mitternacht, sondern auch der Mangel an Bewegung, zu geringe Ausscheidung über die Haut, unzweckmäßige Kleidung, Überanstrengung, Genußgifte, Medikamentenmißbrauch, Strahleneinwirkung, Luftverschmutzung und andere Umstände, welche die Verschlackung fördern.

Bei Nierenversagen kommt es zur Anhäufung giftiger, harnpflichtiger Stoffe im Blut, doch auch der gesunde Körper behält ständig Stoffwechselschlacken zurück, die er meist sorgfältig verteilt, ablagert. Die Lebensfunktionen werden dadurch vorerst kaum merklich beeinträchtigt. Die Säuren werden teilweise entschärft und neutralisiert mit Hilfe von Kalk, der aus den Knochen herbeigeholt wird. Bei zu großer Belastung treten alarmierende Schmerzen und ernstes Unbehagen auf.

In seinem Selbstheilbestreben sucht der Körper die Gesundheit zu bewahren und bei Gefährdung wieder herzustellen.

Man kann beobachten, wie er dabei wieder die gleichen Wege einschlägt.

Bei Unpäßlichkeit schwindet der Appetit, und es entsteht das Verlangen nach Ruhe und Wärme. Wenn das Essen wegfällt, wird die für die Verdauung nötige Energie eingespart, mit aller verfügbaren Kraft nimmt der Körper den Kampf gegen die belastenden Fremdstoffe auf. Fieber, Schwellungen, Rötungen, Katarrhe, Schleimabsonderungen, Schweißausbrüche, Durchfälle, dunkler Urin sind Zeichen gesteigerter Aktivität und vermehrter Ausscheidung.

Antibiotica, die in bedrohlichen Fällen eine erwünschte Hilfe sind, blockieren allzuoft diesen Heilprozeß, den man in Verkennung seines Bestrebens als Krankheit bezeichnet. Dieser in gewissem Sinne programmierte Selbstheilprozeß ist den Menschen vergangener Zeiten nicht entgangen, und sie haben versucht, durch bloßen Nahrungsentzug diesen Ablauf auszulösen, sich in ihn einzuschalten und zu Heilzwecken zu verwerten.

Entgiftung und Diät als Grundvoraussetzung zur Heilung

Das Fasten, der freiwillige Verzicht auf Nahrung, dient bei weitem nicht nur zur Gewichtsabnahme oder zur Unterstützung des Meditierens. Es kommt in Frage bei akuter Erkrankung, wo es den von der Natur gewiesenen Weg unterstützt.

Bei chronischer Erkrankung als Folge mangelnder Abwehrkräfte, wo es die Krankheit in ein akutes Stadium zurückführen und dann ausheilen kann.

Zur Vorbeugung, indem durch die Reinigung des Körpers der Erkrankung der Boden entzogen wird.

Unter den naturgemäßen Heilmethoden bietet sich das Fasten als umfassende Regeneration für den ganzen Körper an.

Die Empfehlung des Fastens in Laienkreisen zeigt einerseits, daß man sich seiner ungeahnten heilerischen Möglichkeiten nicht bewußt ist, die jedenfalls vom erfahrenen Arzt gelenkt werden müssen; andererseits, daß man die Gefahren bei einem mit Giften überladenen Körper unterschätzt. Schwierig ist es auch, bei auftretendem Unbehagen objektiv zu beurteilen, ob es sich nur um eine Krise handelt oder eine Situation, die zur Besorgnis berechtigt. Das kann unnötigerweise zu einer Abkürzung der Kur führen.

Bei einer Fastenkur wird das Reinigungsbestreben des Körpers durch Gaben von Bitter- oder Karlsbaderwasser unterstützt. Diese salinischen Lösungen verbleiben im Darm und dienen zum Auflösen der alten Rückstände, welche durch Einläufe besonderer Art noch zusätzlich aus dem Darm befördert werden.

Bürstungen, Waschungen, Packungen und Bäder, verschiedene Massagen lockern die Ablagerungen in den Geweben.

Ich zitiere Herbert M. Shelton, einen Fastenexperten aus USA: Die Leber vor allem ist ein Organ der Ausscheidung. Wenn der kranke Mensch fastet, vermehrt die Leber die Produktion von Galle gewaltig, und stößt sie in den Darm aus. Der Charakter der Galle hängt von der toxischen Belastung ab, unter welcher der Patient leidet. Solche, die reichlich Eiweiß und Kohlehydrate verzehren, produzieren die meiste Galle, und haben großes Unbehagen dabei.

Beobachtung von Tausenden Fastenden haben mich überzeugt, daß, je früher die Überproduktion der Galle beginnt und je mehr Galle abgestoßen wird, desto rascher gewinnt der Patient seine Gesundheit wieder. Die Galle hat oft einen abstoßenden, aber nicht fauligen Geruch, ist mißfarbig und mit reichlich Schleim versetzt.

Die Galle muß angesehen werden als ein Produkt der ausscheidenden Fähigkeit der Leber.

Die Reinigung auf diese Weise ist von unschätzbarem Wert bei der Wiederherstellung der Gesundheit bei solchen, die durch Raubbau und Nachlässigkeit es ihrer Gesundheit ermöglichten, zu schwinden. Hippokrates ebenfalls beschreibt diesen Vorgang bei erfolgreicher Beendigung einer Fastenkur.

Zu allen Zeiten und überall auf der Welt sind von aufmerksamen und scharfen Beobachtern immer wieder die gleichen Wahrheiten erkannt worden.

Es ist von untergeordneter Bedeutung, um welche spezielle Form oder Variante einer Fastenkur es sich handelt, wesentlich ist, daß das Fasten so lange ausgedehnt wird, bis es zu dieser vehementen Ausstoßung der Stoffwechselrückstände kommt. Es ist außerordentlich ungünstig, wenn die endlich gelockerten und gelösten Stoffe im Körper zurückbleiben. Er kann sie nämlich, wenn sie in so großem Umfang anfallen, nicht mehr verschieden verteilt deponieren, es bleibt ihm, wenn das Essen beginnt, dazu nicht mehr die Zeit, er lagert sie ab in Organen von lockerer Konsistenz oder in Hohlräumen, oder sie bleiben noch länger im Blut und können sehr unangenehme Zustände auslösen.

Den Zeitpunkt dieser Ausstoßung kann man schwer voraussagen, daran können Ungeduld und begrenzte Zeit des Fastenden nichts ändern.

Während einer Kur hat der Fastende Gelegenheit, die Reaktionen seines Körpers

Entgiftung und Diät als Grundvoraussetzung zur Heilung

kennenzulernen. Nachdem viele üble Stoffe seinen Körper verlassen haben und er sich gestärkt und gesund fühlt, erkennt er, daß diese stinkenden, giftigen Stoffe an seiner Krankheit schuld waren und er zu ihrer Bildung beigetragen hat. Er begreift, daß er die Verantwortung für die Erhaltung seiner Gesundheit auf sich nehmen muß.

Es kommt ihm zum Bewußtsein, wie sehr wir uns von der natürlichen Heilung entfernt haben, wie fremd uns ein Zustand selbstverständlicher Gesundheit geworden ist, was für einen enormen Raum die Krankheit in unserer Zivilisation einnimmt.

Es wird manchen schwer fallen, bei der Vielfalt von Krankheiten alle auf eine Grundursache zurückzuführen.

Die Erfahrung jedoch belehrt uns, daß durch die Reinigung und Entschlackung Beschwerden verschwinden und sich die Gesundheit wieder einstellt, die bei richtiger Lebensweise lange erhalten bleibt.

Schon die alten Ägypter wußten, daß Krankheiten durch das Essen in den Körper hineinkommen. Wir können uns dieser Erkenntnis anschließen. Ich empfehle, eine möglichst naturbelassene Nahrung in der Weise zu sich zu nehmen, wie es die Wirksamkeit der Verdauungssäfte erfordert und der Ablauf des Verdauungsvorganges. Dabei muß man auf die individuelle Verträglichkeit der Speisen und ihre Bekömmlichkeit achten. Alles paßt nicht für jeden.

In diesem Sinne habe ich 10 Grundregeln der richtigen Ernährung zusammengestellt:

1. In Ruhe essen
2. Gut kauen — gut einspeicheln
3. Nicht mehr essen, als man verdauen kann; aufhören, wenn es am besten schmeckt
4. Erst dann wieder essen, wenn der Magen leer ist, am besten nicht mehr als drei Mahlzeiten einhalten
5. Feste und flüssige Speisen trennen, eine Stunde vor dem Essen oder vier Stunden nach dem Essen trinken
6. Einfache Speisenfolge einhalten
7. Morgens reichlich essen oder Obst und Frischmilch nehmen
   Mittags ausgiebig essen, statt Suppe Gemüserohkost (mit kaltgepreßtem Öl) oder Rohgemüsesaft (keine Konserven)
   Abends so wenig wie möglich essen, weder Obst noch Gemüse, insbesondere nicht roh
   Fleisch, Eier, Fett und Zucker einschränken
   Nicht zu heiß und nicht zu kalt essen, schonend kochen
8. $4/5$ basenbildende Speisen (Gemüse, Kartoffel, Obst, Milch)
   $1/5$ säurebildende Speisen (Getreide, Fett, Käse, Eier, Fleisch)
9. In Anlehnung an die Haysche Trennkost: Stärkehaltige Speisen nicht zusammen essen mit Säure, da das Ferment Ptyalin des Speichels Stärke nur bei alkalischer Reaktion in Zucker verwandelt. Stärke nicht zusammen essen mit Eiweiß, da bei dessen Genuß der Magen einen stark sauren Verdauungssaft absondert, der bei der Weiterverdauung der Stärke im Magen hinderlich ist. Fett paßt zu Eiweiß ebenso gut, wie zu Stärke und Zucker.
10. Obst und Gemüse nicht in einer Mahlzeit genießen

HEILUNG DURCH VERÄNDERTES BEWUSSTSEIN

HEILUNG DURCH SEELE UND GEIST
    Prof. Arnold Keyserling 291
KÖNNEN PILLEN MEHR ALS PSYCHOLOGISCHE THERAPIE?
    emer. o. Univ.-Prof. Dr. Hans Strotzka 297
SPIRITUELLE HEILUNG ZWISCHEN RELIGION UND SCHAMANISMUS
    Univ.-Prof. DDr. Andreas Resch 300
    Dr. Hans Naegeli-Osjord 304
    Karl Anthony Francis 306
HEILUNGSMÖGLICHKEITEN IM VERÄNDERTEN BEWUSSTSEINSZUSTAND
    Dr. Ekkehard Schröder 308
    Dr. Wolfgang Lenk 312
LOGOTHERAPIE, VERHALTENSTHERAPIEN UND KÖRPERBEWUSSTSEIN
    Dr. Karl-Dieter Heines 314
    Prim. Dr. Gerd Powischer 317
    Corinna Lanner-Holtzhausen 319

HEILUNG DURCH SEELE UND GEIST

Prof. Arnold Keyserling, Wien

Asklepios und Hippokrates
Der Begriff der Geschichte als Weg zum Wissen ist abendländischer Herkunft. In Indien, im Islam, im Judentum war alles Entscheidende in der Offenbarung gesagt worden; in China, in den Frühlings- und Herbstannalen von Konfuzius, wurde der Erfolg oder Mißerfolg der Fürsten mit ihren moralischen Qualitäten in Beziehung gesetzt; doch das Wissen war einmalig im Buch der Wandlungen geoffenbart, und wurde immer wieder neu kommentiert wie die Veden durch die Upanischaden. Die gleiche Beziehung zur Heiligen Schrift besteht auch im Christentum, doch hat sie in ihrer Wirkung gegenüber dem historischen Fortschrittsglauben im Abendland sowohl im profanen als auch im religiösen Bereich die zweite Rolle gespielt. Augustinus sah den Weg zum Heil als historische Entfaltung, betrachtete die Zeit als lineare Entwicklung der Heilsgeschichte im Gegensatz zur zyklischen Geschichte der weltlichen Reiche. Das Entscheidende am christlichen Bekenntnis war der Glaube an die historische Wirklichkeit des Todes und der Auferstehung des Jesus.

Heilsgeschichte ist religiös, die Geschichte der Paradigmen der Heilung hingegen bezieht sich auf die Einstellung zum Sinn des Lebens. Paradigma heißt Beispiel oder Vorbild, vor allem aber denkerischer Ansatz. Es umfaßt Grundbegriffe und Kriterien, die die Welt in einer ganz bestimmten Weise auffassen, wie es Thomas Kuhn in seinem Buch über den Paradigmenwechsel der wissenschaftlichen Revolutionen geschildert hat. So wollen auch wir unseren Vortrag über das ganzheitliche Denken mit dem griechischen Ursprung des Heilens beginnen und von ihm aus bis in die Problematik der Gegenwart fortschreiten.

Der erste mythische Lehrer der ärztlichen Kunst war der Zentaur Cheiron, ein Wesen mit Menschenoberkörper und Pferdeleib. Der Name bedeutet auch *die Hand*, und die Fähigkeit des Arztes ist das Behandeln, vom Händeauflegen des Priesters über die ärztliche Behandlung bis zu jeglicher *Manipulierung*. Wir wissen, daß Hand und Großhirn in enger Beziehung stehen, und der von den Fingern losgelöste Daumen die Grundlage für die Fähigkeit bildete, Werkzeuge zu schaffen. Ferner ist die Hand in der okkulten Wissenschaft der Cheirologie der Spiegel des menschlichen Gemüts.

Der Mensch hat zwei Beine im Unterschied zu den vier des Zentauren. Er ist ein Schreiter. Der Zentaur verkörpert die Kraft der Erde mit ihren vier Elementen Feuer, Erde, Luft, Wasser. Damit kann er seine Hände frei zum Behandeln gebrauchen. Doch auch den Menschen befähigen durch den aufrechten Gang die Hände zur Arbeit, zum Austausch, zur Begrüßung, zur Gestaltung, zur Bildung von Werkzeugen; sie können der Vorstellung einen materiellen Ausdruck verleihen. Hier vereinigt sich der mythische griechische Gedanke mit der jüdischen Auffassung, daß die Welt das Werk von Gottes Händen sei.

Cheiron lehrte den Asklepios, den Vater der Heilkunst. Historisch war Asklepios ein König in Thessalien im zweiten vorchristlichen Jahrtausend, seine Enkel haben im trojanischen Krieg hochbetagt als Ärzte gewirkt. Asklepios erfand die Kunst, den Tod zu besiegen und alle Krankheiten zu heilen. Damit wurde der Hades arbeitslos, und Zeus tötete Asklepios, der fortan als Gott der Heilkunst verehrt wurde.

Hiermit ist das mythische Vorspiel abgeschlossen, und wir kommen in den Bereich der tatsächlichen Geschichte der Medizin. Überall in Griechenland gab es die Asklepieions, aus denen später die Krankenhäuser entstanden. Wir beschränken unsere

Der Einfluß von Heilung durch Seele und Geist

Beschreibung auf jenes in Kos, wo ein Nachkomme des Asklepios, Hippokrates, die abendländische Medizin begründete.

Heilung durch Kräuter und Minerale, durch Diäten und Veränderung der Lebensumstände gibt es seit Millionen von Jahren. Selbst Tiere kennen Heilkräuter und gebrauchen sie, um zu gesunden. Aber Tiere können einander nicht behandeln, sie werden in ihrem Verhalten durch Arterhaltungsinstinkt und Selbsterhaltungsinstinkt gesteuert. Der mythische Ursprung des Heilens wurde im Mysterium des Tempels von Kos veranschaulicht und vollzog sich über fünf Stufen.

Wenn ein Mensch eine Krankheit hatte, die nicht von einer falschen Lebensweise herrührte, welche durch einen Heilkundigen in eine gesunde verwandelt werden konnte, betrachtete er sein Siechtum als von den Göttern gesandt. Was die Götter geschickt haben, kann der Mensch aus eigener Kraft nicht wenden, er bedarf ihrer Hilfe. An bestimmten Orten, die eigens dafür geschaffen oder intuitiv gefunden wurden, kann er sich dem Ursprung der Heilkraft um Hilfe bittend nähern.

Für Kos waren zwei Fragen maßgebend: Entweder hatte der Mensch eine unheilbare Krankheit, oder er hatte seinen Lebenssinn verloren. Auf beide gab der Gott im Tempel Antwort.

Der Adept fuhr nach Kos mit einem Geschenk, das seinen Mitteln angemessen war. Er tötete einen Widder, von dessen Fleisch er essen mußte, und brachte das Fell zum Heiligtum.

Als erste Stufe mußte er seine Frage vorbringen. Er wurde durch den Torhüter nur dann zugelassen, wenn die Frage echt war, wenn also der Wille bestand, sein Leben fortan im Einklang mit der Heilung oder der neuen Aufgabe zu führen.

Als zweite Stufe, tatsächlich dargestellt in einer Ebene des Heiligtums, mußte er alle Vergangenheit in einem Becken von sich abwaschen und ein weißes Gewand anziehen. Die Waschung wurde intentional der Reinigung der Seele gleichgesetzt.

Auf der dritten Stufe und Ebene mußte er für eine gewisse Zeit in einer Zelle fasten — eine Spanne die er selbst auswählte —, und hier war der Ort des hippokratischen Spitals, wo ihm Ärzte mit den traditionellen Mitteln beistanden. Von der dritten Stufe des Heiligtums aus begann die Geschichte der Medizin, wie wir später sehen werden.

Auf der vierten stand der Tempel der Göttin Hygieia, begleitet von Eros-Hypnos, der Liebe und dem Schlaf. Hier mußte er seine eigene Weiblichkeit in der Göttin erkennen, versinnbildlicht durch eine Priesterin des Mondes. Danach schritt er nach rechts zum Tempel des männlichen Gottes Pan, dem Gehörnten, um über ihn seine Männlichkeit zu erfahren.

Beschreiben wir diese Stufe in heutiger psychologischer Sprache, so bedeutete sie die Lösung der Übertragung von den tatsächlichen Eltern und anderen Autoritätsfiguren. Pan, als Vertreter der Sonne, wurde zum männlichen Helfer und Hygieia zum weiblichen.

Erst wenn der Sucher männlich und weiblich integriert und vertieft hatte, konnte er die Stufen zur fünften Ebene erklimmen, wo der große Tempel der Heilung stand. Hier teilte sich der Weg: der unheilbar Kranke wurde in eine Grube gelegt, ähnlich einer indianischen Kiva. Dort blieb er während der drei Nächte der Verfinsterung des Mondes und erlebte im Tiefschlaf die Erscheinung des Gottes, falls er ihm den Weg zur Heilung offenbarte. Vollzogene Wunderheilungen wurden auf Bleiplatten aufgeschrieben. Eine davon berichtet: Asklepios forderte einen Mann, der seit Jahren gelähmt gewesen war, auf, er möge sich erheben und den größten Stein, den er in der Nähe fände, in den Tempel bringen, wo dieser bis zur Schließung des Heiligtums im sechsten Jahrhundert noch zu sehen war.

Wer nach seinem Sinn und seiner Aufgabe suchte, legte sich im Tempel auf sein eigenes Widderfell, das auf einer Lagerstätte ausgebreitet war, und wartete auf die

Der Einfluß von Heilung durch Seele und Geist

Vision im Schlaf. Es erschien ihm der Gott in irgendeinem Bild, wie dem der Schlange, oder aber der Zwerg Telesphoros — jener, der das Ziel trägt —, und offenbarte ihm seinen Weg in Worten oder in einem Bild. Das bekannteste Beispiel war der Rethor Aristeides im dritten Jahrhundert, der hier seine Berufung zum Redner erfuhr und sein Erleben genau geschildert hat.

Die Berichte der gelungenen Wunderheilungen in Kos und in anderen Asklepieions wie in Epidauros ähneln denen von Lourdes. Entscheidend aber war in Kos, daß Hippokrates versuchte, beide Formen der Heilung, die persönliche von der Krankheit und die geistige der mangelnden Aufgabe für die Gesellschaft, in der Heilkunst zu vereinen, und somit den Schritt vom Mythos zum Logos zu vollziehen, der zum abendländischen Schicksal geworden ist.

Mythos bedeutete für die Griechen gestalthafte Wahrheit, Logos sprachlich nachprüfbare. Mit dem Beginn der ionischen Stadtstaaten, vor allem Milet, trat der Mythos, der bis dahin den Sinnhintergrund des Lebens gebildet hatte, zurück und der Logos in den Vordergrund. Der Grieche nahm Abstand, bevor er eine Handlung begann: er suchte nach einem dramatischen Vorbild in der Vergangenheit, wodurch diese vereinzelte Handlung einen größeren Sinn erhielt. Je mehr nun das praktische Leben der Stadt durch rationale Entscheidungen gelenkt wurde, was bei der demokratischen Verfassung unausweichlich war, desto wesentlicher wurde die Frage, ob es nicht ein anderes Kriterium für den Lebenssinn als den Mythos gäbe, etwas, was man logisch verifizieren könnte. So suchten die vorsokratischen Philosophen nach natürlichen Erklärungsprinzipien anstelle der Mythen: Thales fand die *Arché* im Wasser, Anaximandros im Unendlichen, Anaximenes in der Luft, Pythagoras in der Zahl, Heraklit im Feuer, Xenophanes in den ruhenden Gesetzen, die dem Wandel zugrundeliegen, Parmenides im Sein und in der Logik — wenn etwas ist, dann ist das Gegenteil nicht, und im Rahmen dieses Gedanken gibt es kein Drittes. Das Sein wäre also das Kriterium der subjektiven Wahrheit, auf die man sich verlassen könne, um von Doxa zu Episteme, von der Meinung zum verstandenen Wissen überzusetzen, und damit das vielfältige Chaos in einen Kosmos, in eine menschengemäße Ordnung zu verwandeln.

Homöopathie und Allopathie

Die Vorsokratiker erfanden nicht etwa diese Gedanken, sie brachten sie in eine Form. In der babylonischen Überlieferung entsprechen die astrologischen Elemente Feuer, Wasser, Erde und Luft den Eigenschaften warm, feucht, trocken und kalt, sie wandeln sich dauern ineinander. Empedokles, der erste Philosoph des Heilens, hatte behauptet, dieser Wandel unterliege den beiden Prinzipien Liebe und Streit oder Haß, und es sei die Aufgabe des Philosophen, den Menschen in die Liebe und damit zum Heil zu führen. Neben der äußeren Wirklichkeit gebe es die Welt der gestalthaften Urbilder: Augen ohne Hälse, Arme ohne Leiber, also die webende Vielfalt des Traumes — und aus ihr schöpfe der Heiler seine Intuition und Vision.

Auch Hippokrates bezeichnete sich als Philosoph: *Iatros Philosophos* ist einer seiner Aussprüche. Mit dem hippokratischen Eid schuf er die Ethik des Arztes; ferner erfand er die Hierarchie der Behandlungsformen und entdeckte die Entsprechungen der vier Elemente zu den Temperamenten, den humores: Feuer — cholerisch, Wasser — phlegmatisch, Luft — sanguinisch und Erde — melancholisch; sie werden psychologisch den Funktionen Empfinden — Erde, Denken — Luft, Fühlen — Wasser und Wollen — Feuer gleichgesetzt.

Aller Medizin zugrunde liegt die Heilkraft, die sich in der Vision des Asklepios entweder als menschliche Aufgabe, als kollektiver Sinn, oder als Gesundung von einer Krankheit als persönlicher Sinn äußert. Medizin bedeutet heilend zu helfen, wenn das Gleichgewicht des Organismus nicht mehr von der doppelten Sinnkraft wiederhergestellt werden kann. In heutiger Terminologie bezeichnet man die Lebenskraft als Autopoiesis, Selbstorganisation.

Die Individualität des Kranken ist irrational. Wie kann man die Heilkraft anregen, ein gestörtes labiles Gleichgewicht wiederherzustellen? Im Asklepiosmysterium war es das Anliegen der dritten Stufe, durch das Fasten für eine bestimmte Zeit wird das Krankheitsbild für den Arzt überhaupt erst verständlich. Aber nun muß er sich entscheiden, wie er den Gesundungsprozeß anregen will.

Der dreifältige Organismus — körperlich, seelisch und geistig — sehnt sich nach Gesundheit, nach Ganzheit. Da ihm aber vielleicht Leid von außen her zugefügt wurde, von anderen Menschen oder gesellschaftlichen Umständen, kann auch ein anderer hilfreich eingreifen, um den Schaden wieder gutzumachen. Hier bieten sich zwei Weisen an, die man in heutiger Terminologie homöopathisch oder allopathisch nennt. Das eine ist die Behandlung durch Verstärkung der Symptome, das *kochen*. Die Heilung geschieht über die Ähnlichkeit der Medizin mit der Krankheit, um den Prozeß der Gesundung zu beschleunigen und zum Abschluß zu bringen. Die Krankheit ist immer die bestmögliche Antwort des Organismus auf eine Situation. So wird man ein Fieber vermehren oder einen Durchfall stärker werden lassen, um die Heilkraft anzuregen.

Die andere Weise ist die Wirkung durch das Gegenteil, durch Bekämpfung, die Allopathie. Um die störenden Symptome zum Verschwinden zu bringen, wird man das Fieber senken oder den Durchfall stoppen.

Mittel haben eine individuelle und eine allgemeine Wirkung. Der Heiler als Charismatiker zielt auf die individuelle Heilung; der Arzt als Techniker und Lehrer, als Rationalist auf die allgemeine. Mit Galen im zweiten nachchristlichen Jahrhundert gewann der Rationalismus die Überhand, weil er sich besser beschreiben und erlernen läßt und ist bis heute im Abendland die Grundlage der Schulmedizin geblieben. In über zweihundert Werken schuf Galen ein Kompendium der Heilkunde, zum Teil beschreibend, doch in der Hauptsache auf kausalen Eingriff zielend.

Mit Paracelsus kam der erste Einbruch, eine Rückkehr zum individuellen Heilen. In seiner Lehre von den Signaturen und Entsprechungen, von der Eingliederung des Menschen in die Heilkraft, dem Archeus zwischen sideralen, elementalen und idealen Kräften versuchte er individuelle und wissenschaftliche Bestimmung zu vereinen. Die Lehre von den Signaturen besagt: wenn eine Pflanze einem Organ sinnlich ähnlich ist — etwa in der Form oder im Geruch — dann könnte sie auch heilend eingesetzt —, werden, denn für jede Krankheit habe Gott ein Kraut geschaffen. Die Natur sei hierarchisch auf Heilung hin geschaffen: jedes Korn meint den Weizen, jede Blume die Rose, jedes Metall das Gold. Die alchemistische Läuterung ist also sowohl ein körperlich-chemischer als auch ein seelisch-geistiger Prozeß, den der Arzt verstehen muß.

Die Krankheiten haben ihren Ursprung in den vier Elementen, die man aber erst dann versteht, wenn man ihre Wesenhaftigkeit als Geister begreift — die Trolle, Zwerge, Feen, Undinen, Sylphiden sind wirklich in der Traumwelt. Somit müßte die Gesundheit auch ein Verständnis dieser Wesen mit sich bringen; eine andere Auffassung der Geisteskrankheiten, die Paracelsus mit der schamanischen Tradition verbindet.

Paracelsus blieb ein Einzelgänger. Die rationale Einstellung hatte seit Platon und Aristoteles, die das göttliche Sein der Ruhe und dem Gesetz gleichsetzten und es dem Werden überordneten, die Oberhand behalten. Sie ist das eigentliche Kennzeichen Europas und aller aus ihm entstandenen Kulturen bis zur heutigen weltweiten technologischen Zivilisation geblieben. Im 19. Jahrhundert wurde nun die wissenschaftliche Methode selbst — Erfahrung, wiederholbares Experiment, logische und mathematische Bestimmung über Messen und Zählen, Erklärung der Qualität durch die

Der Einfluß von Heilung durch Seele und Geist

Quantität — auch für die Medizin übernommen, die sich nicht mehr als Heilkunde und Kunst, sondern als reine Naturwissenschaft begreifen wollte. Seither ist ein Kranker ein *Fall* und kein Individuum; Tod und Traum sind ausgeklammert. Mit der Erkenntnis der Zellstruktur, der Bakterien und Viren als Verursacher von Krankheiten, mit der Überschreitung der Schwelle zwischen Physik und Biologie durch die Biochemie schien der rationale Anspruch endgültig gerechtfertigt. Er beschränkte sich nicht nur auf die Medizin, sondern ist seit Ende des letzten Jahrhunderts zur herrschenden akademischen Weltanschauung geworden.

The map is not the territory: Diese Wahrheit geriet im Bereich der wissenschaftlichen Medizin immer mehr in den Untergrund. Krankheiten werden diagnostisch definiert, führen ein Eigendasein. Sie sind nicht mehr integrierender Teil eines Menschen auf dem Weg zu einem höheren Dasein über den Tod hinaus, sondern Störungen, die gleichsam ingenieurhaft beseitigt werden sollen. Die Mehrheit der Patienten betrachtet den Körper wie ein Auto, das von Zeit zu Zeit repariert werden muß und wo schlechte Teile ausgetauscht werden. Man sieht Gesundung als Rehabilitation, als Wiederherstellung eines früheren Zustandes, beseitigt Schmerzen und viele Leiden. aber zum Sinn kann die rationale Schau nicht vordringen. Sie bleibt in den Mitteln stecken.

Angesichts dieser Tatsache entstand in den letzten Jahrzehnten überall eine Rückbesinnung auf alternative oder traditionelle Methoden. Den eigentlichen Schlüssel der Rückkehr zu Hippokrates finden wir aber in der klassischen Homöopathie, die vom Prinzip der Ähnlichkeit ausgeht: simila similibus curentur. Ursache jeglicher Krankheit ist ein Stoff, der bestimmte Symptome erzeugt. Die Symptome sind nicht kausal zu ergründen.

Weniger als ein Prozent der Heilmittel ist aus der Forschung entstanden, alle anderen wurden durch Zufall oder Intuition entdeckt. Was einen Menschen krank macht, daß muß er gleichsam werden. Daher muß das Medikament so weit verdünnt werden, daß nur die reine Information übrig bleibt, also unterhalb der Avogadroschen Zahl. Gleichzeitig wird die Energie durch Schütteln der Lösung potenziert, bis sie durch Resonanz imstande ist auf die genetische Struktur einzuwirken. Ähnlich wie einer Impfung und Inmunisierung ist nun der Körper zu einem neuen Verhalten gegenüber der Umwelt fähig.

Im Ursprung gibt es laut Samuel Hahnemann, dem Begründer der Homöopathie, nur drei Miasmen: die Krankheiten Psora, Sykose und Syphilis. Die erste erscheint in schwerster Form als Aussatz, die zweite bringt Auswüchse, die dritte zerstört. Die erste ist primär, die zweite und dritte sind Abwandlungen der ersten.

Übersetzen wir diese eigenwillige Terminologie in philosophische Sprache, so ist für die Homöopathen die Ursache aller Krankheiten die Tatsache, daß der Mensch sich aus dem großen Zusammenhang, mit dem er über die Haut in Beziehung steht, willkürlich vereinzelt: so die Psora. Diese Vereinzelung kann hektisch werden wie bei der Sykose, dann unterliegt er den Gemütswallungen, und weiß gar nicht mehr, wann er lügt oder wahrhaftig ist; oder sie kann zerstörend werden in der Trägheit, so daß ein Mensch trotz besseren Wissens aus seiner Lage nicht mehr herauskommt: Er geht sehenden Auges in sein Unglück, sein Organismus zerstört sich wie bei der Syphilis.

Alle Medizin ist für den Homöopathen individuell und irrational. Infolgedessen ist die empirische Grundlage der Heilung die genaue Beschreibung aller Symptome, die in Zusammenhang mit einem Stoff in der Arzneimittelprüfung auftauchen, körperliche Ausschläge ebenso wie seelische Verhaltensweisen oder düstere Erwartungen. Wo immer ein Mensch durch ein Medikament geheilt wurde, wurden in der *Materia Medica* die Symptome registriert. Es gibt keine Krankheiten, sondern nur kranke Menschen, und die gleiche schulmedizinische Krankheit wird homöopathisch bei zwei

Der Einfluß von Heilung durch Seele und Geist

Menschen mit verschiedenen Mitteln geheilt werden. Man spricht in der Praxis von einem Phosphor oder einem Schwefel, der in die Sprechstunde kommt.
Alle Krankheitskeime sind dauernd vorhanden. Welcher die Oberhand gewinnt, hängt von der Individualität ab. Wird aufgrund der Symptome das richtige Mittel gegeben, so tritt die Erstverschlimmerung ein. Durch die allopathische Behandlung sind die Krankheiten immer tiefer in den Organismus eingedrungen und müssen in umgekehrter Richtung wieder erscheinen, bis die Gesundheit erreicht ist.

Um die Krankheit zu erkennen, verwendet der klassische Homöopath sieben Stufen der Anamnese, die für jegliche Sinnfindung wichtig sind und die ich daher genau schildere.

1. Wie kommt der Patient in die Sprechstunde: Was sind seine Gebärden; wie setzt er sich, welche Ausdrücke gebraucht er, was ist seine Phänomenologie (blaß, fahrig, energisch, begeistert)?
2. Die Spontanerzählung: Wie sieht er sein Leiden, warum kommt er zum Arzt? Berichtet er exakt, übertreibt oder untertreibt er?
3. Die Stimmung: Will er nur von seinen Symptomen geheilt, also aktuell behandelt werden, oder tatsächlich gesunden, kausal bis zum Ursprung des Leidens zurückgehen, zu einer falschen Entscheidung, einem Traume oder schwerwiegenden äußeren Umständen?
4. Was sind die existentiellen Symptome? Wie lebt der Mensch, was sind seine Ängste, Träume und Emotionen? Wie sieht er die Gesellschaft, seine Ehe, seinen Beruf, seine Kompetenz? Wo glaubt er willentlich eingegriffen zu haben, selbständig zu entscheiden oder in Abhängigkeit oder Trägheit zu verharren?
5. Organotropie: In welchen Organen schlägt sich die Krankheit nieder, was sind deren Entsprechung in der Gesellschaft? (Magen — Ernährung; Leber — Energie...)
6. Wie ist das Verhältnis zur eigenen Herkunft, zu den Eltern, vielleicht zu früheren Inkarnationen? Wie steht es mit der Geburt und der embryonalen Entwicklung? Wie war die Geburt? An welchen Vorfahren knüpft er an, zu welchen steht er in Gegensatz?
7. Wie hierarchisiert er sein Leben, was ist sein Sinn? Wie können wir die Symptome nach ihrer Wichtigkeit ordnen? Welcher Wert ist für ihn im Augenblick der höchste?

Offensichtlich überschreitet diese Anamnese bei weitem das, was ein gewöhnlicher Patient vom Arzt erwartet. Während die allopathische, auf Gegensatz gegründete Medizin den Menschen immer allgemeiner als Fall sieht, will der Homöopath die Individualität verstehen. Es ist daher kein Wunder, daß ihm andere Wege der Heilung als Ergänzung verständlicher sind als dem Schulmediziner: Die chinesische Akupunktur, für die Krankheit Stagnation im Wechselfluß der fünf Zustände ist und die alles Geschehen auf Yin und Yang und ihren Gegensatz zurückführt; die Feldenkraismethode, die damit heilt, daß sie die Bewegungsabläufe auf ihren Ursprung zurückführt; die Chiropraktik und Osteopathie, und natürlich die traditionelle Kräutermedizin.

All diese Disziplinen gehen von der Ganzheit und der Gesundung aus. Sie bilden daher die echte Ergänzung der wissenschaftlichen Forschung in der Schulmedizin. Man kann letztere mit den Überlebensstrategien vergleichen, die traditionellen Methoden hingegen als Suche nach der verlorenen Ganzheit bestimmen. Aber sowohl Allopathie als auch Homöopathie gehen vom Organismus selbst aus und nicht von seiner möglichen Eingewobenheit ins Jenseits. Diese Frage beschäftigt eine ganz andere Weise der Ganzheitsfindung, welche uns vor allem die geistigen und religiösen Heilungswege vermitteln können.

KÖNNEN PILLEN MEHR ALS PSYCHOLOGISCHE THERAPIE?

Statement von emer. o. Univ.-Prof. Dr. Hans Strotzka, Wien

Seit Redlich und Hollingshead 1958 zwischen direktiv-organischen und indirektiv-analytischen Psychiatern unterschieden haben, ist diese Typisierung ständig weiter gültig.

Bei jeder Berufung in eine psychiatrische Führungspostition (besonders Primariate und Universitätslehrstühle) setzt ein mehr oder weniger fairer Kampf ein: Werden die Organiker oder die Psychiker die Oberhand gewinnen? Historisch war die Psychiatrie traditionell bis etwa 1950 immer organisch orientiert gewesen (»Geisteskrankheiten sind Gehirnkrankheiten«).

Es folgte dann eine Periode, in der vorwiegend psychoanalytisch orientierte Persönlichkeiten deutlich an Boden gewannen, allerdings mehr in den USA als in anderen Teilen der Welt. Es wurde von dynamischer Psychiatrie gesprochen. Neben den psychologischen (analytischen) Aspekten traten besonders bei den Psychologen die Theorien Skinners und Pawlows als Verhaltenstherapie in den Vordergrund.

Die fast überall katastrophalen Verhältnisse in psychiatrischen Anstalten führten zu energischen Bemühungen um eine Psychiatriereform, wobei diesmal soziale bzw. sozialpsychiatrische Konzepte auftauchten.

Inzwischen hat aber durch die Entwicklung neuer, äußerst wirksamer Medikamente und die generellen Fortschritte der Naturwissenschaften eine neue Erfolgswelle der jetzt sogenannten biologischen Psychiatrie eingesetzt und beherrscht weitgehend das Feld.

Dieser historische Exkurs war notwendig, um die jetzige Situation verständlich zu machen. Sucht heute ein Patient den Arzt mit Beschwerden auf, die sich bei der diagnostischen Abklärung als nicht organisch bedingt erweisen, fühlt sich der Arzt meist hilflos.

Erstens ist er in seiner rein naturwissenschaftlichen Ausbildung auf solche Patienten nicht vorbereitet, und zweitens fehlen personelle, organisatorische und finanzielle Voraussetzungen, um solche Patienten, wo psychosoziale und psychosomatische Behandlung notwendig wäre, patientengerecht versorgen zu können.

So ist es verständlich, daß solche Patienten, obwohl sie eigentlich damit in keiner Weise optimal bedient sind, mit Tranquilizern beruhigt werden. Dadurch wird zwar die Angst, die meist hinter den Beschwerden steckt, vorübergehend gemildert oder sogar aufgehoben. Weil aber kausal nichts geschehen ist, bleibt zu befürchten, daß die Beschwerden wiederkommen, der Tranquilizer gesteigert oder gewechselt werden muß, und so kommt ein circulus vitiosus ins Laufen, der auf die Dauer äußerst schädlich ist. Psychologische Therapie — oft beginnend mit dem einfachen Autogenen Training und Beratung — ist bei diesen ungeheuer häufigen Störungen, die alle den Neurosen nahestehen, unzweifelhaft den *Pillen* überlegen. Für solche einfache Psychotherapiemethoden ist auch die Ausbildung nicht kompliziert, man muß vor allem lernen, zuzuhören, und bereit sein, sich einzufühlen. Die Technik des Autogenen Trainings wird fast von allen erlernt, und die Wirkungen sind oft erstaunlich. Ich treffe oft Menschen, die sie vor 20 oder 30 Jahren bei mir erlernt haben und noch immer davon profitieren.

Die Tranquilizer sind aber nicht ganz abzulehnen, als Überbrückung in Krisen sind sie oft unentbehrlich. Der Patient muß jedoch verstehen, daß es sich nur um eine vorübergehende Maßnahme handelt, die eine Überbrückungsfunktion hat. Ebenso werden wohl alle Psychiker die wohltätige Wirkung von Antidepressiva anerkennen. Ich würde es für einen Kunstfehler halten, bei endogenen Depressionen, die phasenhaft wiederkehren, durch eine Störung der Biorhythmik, traurige Verstimmung, Angst und Hemmung charakterisiert sind, diese Mittel nicht einzusetzen. Das Leben der Patienten wird wesentlich erträglicher, und vor allem können viele Spitalsaufenthalte eingespart werden.

Psychotherapie und Sozialtherapie spielen bei den häufigen Depressionen, die reaktiv und situativ bedingt sind, auch wenn endogene (d. h. konstitutionelle) Faktoren mitbeteiligt sind, eine ebenso wichtige Rolle. Pille und psychosoziale Therapie können gemeinsam eingesetzt werden oder einzeln, je nach der Art der Störung, nach der Situation und den Persönlichkeiten der Beteiligten. Jedenfalls sollte ein Psychologe oder sonstiger nichtärztlicher Therapeut, der weder eine Diagnose erstellen, noch *Pillen* verordnen kann und darf, nicht ohne enge Zusammenarbeit mit Medizinern tätig sein.

Viel problematischer ist die Rolle der sogenannten Neuroleptika. Der erste Rausch der Begeisterung über diese Mittel, die manchmal psychotische (z. B. wahnhafte) Phänomene wie Schnee dahinschmelzen ließen, hat deutlich nachgelassen. Empfindlich störende Nebenwirkungen — wie parkinsonähnliche Zustandsbilder — sind schwer, in chronischen Fällen (Spätdyskinesien) manchmal gar nicht mehr beeinflußbar; d. h. die Pille ist zwar häufig wirksam, aber bei weitem nicht generell und nicht ohne Probleme.

Nun ergibt sich natürlich die Frage: Kann bei dieser Indikation (vor allem Schizophrenie) Psychotherapie mehr? Die Antwort wird *Nein* sein müssen. Mit ungeheuer massivem Einsatz der Persönlichkeit, Zeit und Energie sind Einzelerfolge erreicht worden. Schizophrenie ist auch keine einheitliche Erkrankung. Die mehr der Neurose nahestehenden Formen haben natürlich eine bessere Chance als die prozeßhaft zu einem Abbau führenden. Eine Kombination beider Therapiemöglichkeiten wird auch hier unvermeidlich sein.

Ich glaube, ich konnte die Frage des Titels für drei wesentliche Krankheitskategorien (Neurosen, Depression und Schizophrenie) und die drei Formen der *Pillen* (Tranquilizer, Antidepressiva und Neuroleptika) verständlich beantworten. Ein wirkliches Verständnis der Situation kann man aber erst aufgrund der epidemiologischen Daten bekommen, d. h. bei Berücksichtigung der tatsächlichen Häufigkeiten. Die Diskussion wird nämlich fast überall davon überschattet, daß die Anstaltsinsassen vorwiegend Schizophrene sind, die anderen Krankheitsgruppen in der Regel ambulant behandelt werden. Nun sind die Häufigkeitsdaten äußerst verschieden:

Psychosen machen etwa 1% der Bevölkerung aus,
Depressionen etwa 3%,
Neurosen aber etwa 10—12%.

Persönlichkeitsstörungen, zu denen Borderline-Fälle (zwischen Psychose und Neurose), ein Teil der Süchtigen und Kriminellen, Störer und Versager gehören, können auf etwa 8% geschätzt werden.

Die Problematik solcher Einschätzungen ist mir bewußt, alle absoluten Zahlen müssen begründet werden, nach Methoden der Fallidentifizierung, des Auffindens der Fälle und Art der Erhebung; das kann aber hier nicht diskutiert werden.

Es ist jedenfalls sicher, daß die Neurosen und psychosomatischen Störungen zahlenmäßig weit überwiegen und auch an Leid und sozialer Behinderung den Psychosen nicht nachstehen, also das größte Problem unserer Gesundheit darstellen.

Die merkwürdige Gruppe der Persönlichkeitsstörungen ist Hauptdomäne von Sozialtherapien, wie Bewährungshilfe, Alkoholikerdienste, Übergangsheime, rehabilitative Bemühungen etc.; Medikamente spielen hier keine Rolle.

Was ist also nun die Konsequenz dieser Einsicht? Daß Psychiker und Organiker untrennbar aufeinander angewiesen sind, außer bei jenen Patienten, die rein medi-

Können Pillen mehr als psychologische Therapie?

kamentös behandelt werden sollten (dann gehört aber dazu die sogenannte psychotherapeutische Grundhaltung, auf die wir noch zurückkommen werden) oder solchen, wo wir ganz auf Medikamente verzichten können. Zu letzteren gehören die Fälle für Erziehungs-, Eltern- und Familienberatung, die häufig auch intensivere Therapien brauchen. Dies ist die vorwiegende Domäne der Nichtärzte.

Zu der sogenannten psychotherapeutischen Grundhaltung meinen wir, daß etwa die Rogers-Kriterien —
   Akzeptieren des Patienten,
   Einfühlung in seine Gesamtsituationen,
      indirektive Beratung (d. h. dem Patienten nicht seine eigene Meinung aufdrängen) und
      Echtheit (d. h., daß der Patient versteht, daß ihm der Therapeut wirklich voll zugewandt ist) —
Maxime des Umgangs mit allen Patienten sein sollten.

Ich hoffe, daß ich in der Kürze der Zeit klar gemacht habe, daß psychologische Therapien und medikamentöse gemeinsam eingesetzt werden sollen. Dies erfordert aber eine radikale Reform der ärztlichen Ausbildung. Das ist aber eine komplexe Aufgabe, die hier nicht besprochen werden kann.

SPIRITUELLE HEILUNG ZWISCHEN RELIGION UND SCHAMANISMUS

Statement von Univ.-Prof. DDr. Andreas Resch, Innsbruck/Rom

Die Bezeichnung spirituelles Heilen ist in letzter Zeit sehr geläufig geworden. Eine nähere Deutung dieser Bezeichnung würde jedoch aufgrund ihrer Vielschichtigkeit den Rahmen dieser Einführung sprengen. Ich beschränke mich daher auf die Beschreibung jener Grundaspekte der Heilung durch den Geist, die heutiger Forschung zugänglich sind.

1. Grundstrukturen

Wo immer man von Heilung durch den Geist spricht, muß man bedenken, daß wir im Menschen vier Wirkqualitäten zu unterscheiden haben: die *Physis*, die unbelebte Materie, z. B. Spurenelemente wie Eisen, Brom usw., den *Bios*, den lebenden Organismus, die *Psyche*, die Fähigkeit zu empfinden und fühlen, und das *Pneuma*, den Geist, die Fähigkeit, Allgemeinbegriffe zu bilden und reflektiv zu denken.

Der Versuch, den Bios auf die Physis zurückzuführen, ist gescheitert. Allein schon das Bedürfnis nach Streicheleinheiten kann nur durch den entsprechenden lebenden Organismus befriedigt werden.

Auch Geist kann nicht durch Psyche ersetzt werden. Psyche ist als Kraft bewußter oder unbewußter Empfindungen und Gefühle an die Jetztheit der Körperlichkeit und an die Jetztheit der Bewußtseinslage des jeweiligen Individuums gebunden. Zudem werden Empfindungen und Gefühle vom Menschen völlig passiv erlebt. Sie überkommen den einzelnen und können nur indirekt über Körperlichkeit und Vorstellung abgeschwächt oder verstärkt werden. Im Geist, dem Wirkpotential des Ichbewußtseins, der Intuition und Kreativität besitzt, der Mensch hingegen die Fähigkeit, eine immaterielle Informationswelt aufzubauen, für die Körper und Psyche Resonanzboden oder Stimulation sein können. Nach dem äußeren Ausdruck des Geistes lassen sich ganz allgemein folgende Zustandsformen unterscheiden:

Erhöhte Zustände: Psychostase (erlebte Einheit mit dem Absoluten), Glückseligkeit (letztes, nachtodliches Erfülltsein)
Wachzustände: Wachheit, Luzidität (Evidenzerlebnisse) und Ekstase
Hypnotische Zustände: Schlaf, Hypnose, Biokömese (biologischer Schlaf: winterschlafähnliche Zustände)
Lethargische Zustände: Biostase (z. B. klinisch toter Zustand), Thanatose (irreversibler Vorgang des Sterbens)

Heilung durch den Geist vollzieht sich daher in einer oder in mehreren dieser Zustandsformen durch Vorstellungsmuster, die entsprechende Einheitsgefühle und -erlebnisse hervorrufen, um das kranke Organ, das psychische Syndrom oder die geistige Diskrepanz in die Harmonisierung von Physis, Bios, Psyche und Pneuma einzubinden, zumal Gesundheit im harmonischen Zusammenwirken dieser Qualitäten der menschlichen Natur besteht. »Heilen heißt daher Stützung der einzelnen Qualitäten, wenn sie die erforderliche Wirkung nicht mehr erbringen können. Diese Stützung hat immer im Blick auf die Gesamtharmonie zu erfolgen. Eine Über- oder Untersteuerung führt notgedrungen zu Unbehagen und Störungen. Selbst wo aus Gründen der Gesamtharmonie ein nicht mehr zur Harmonie zu bringender Teil durch chirugische Eingriffe entfernt werden muß, ist das weitere Zusammenspiel der genannten Wirkqualitäten zu berücksichtigen, wobei die selbstheilende Qualität des Organismus Grundvoraussetzung jedweder Heilung des Körpers bildet. Alle Therapie des Organismus kann nämlich nur über diese Qualität erfolgen.«¹ Damit ist die Grundlage der Heilung durch den Geist angesprochen, die der Macht der Vorstellung entspringt.

Vorstellungen umfassen das ganze Sinnessystem, das Wahrnehmungs- und Empfindungsvermögen, die Emotionen und die körperlichen Veränderungen. Sie haben eine oberflächliche, aber auch eine tiefgreifende Wirkung auf den Körper. So liegen gleich serienweise Ergebnisse aus den bedeutendsten Laboratorien der Welt vor, die nachweisen, daß in Streßsituationen das überstrapazierte Immunsystem erkrankt bzw. zusammenbricht und dadurch Krankheit und Tod verursachen kann. Diese Grundannahme, daß der Geist dem Körper Schaden zuzufügen vermag und daß die Streßerreger sehr wohl in der Vorstellung sitzen können, gehört bereits zum allgemeinen Sprachgebrauch. Die positiven Aspekte, die der Gesundheit erlauben würden, sich durch Freude, Hoffnung und Liebe zu verwirklichen, werden von der Schulmedizin größtenteils noch höhnisch belächelt. Allerdings haben auch in der Schulmedizin umfangreiche Beobachtungen gezeigt, daß Krankheiten nicht nur durch chirurgische Eingriffe und Zufuhr von Medikamenten beseitigt werden. Aufgrund der Funktion des Immunsystems, des Allgemeinzustandes der Konstitution, der seelischen Verfassung, kann auch ein natürliches Heilvermögen des Patienten auf den Heilungsprozeß wirken. Zudem kann die Arzneimitteltherapie durch unspezifische Maßnahmen wie Ernährung, Bettruhe, Pflege, Milieuwechsel unterstützt werden. Selbst die spezifische Wirkung der Chemikalie kann durch einen *Placebo-Effekt* (placebo = lat.: ich gefalle), also einen positiven Einstellungseffekt, modifiziert werden. »Solche Suggestivwirkungen können durch den Arzt selbst sowie durch seine mit der Arzneimittelzufuhr verbundene Handlung, aber auch durch das Medikament aufgrund seiner Bezeichnung, seiner Verpackung, der Farbe, des Geruchs oder des Geschmacks hervorgerufen werden. Auch die Einstellung des Patienten zum Medikament ist nicht ohne Wirkung. Schließlich kann ein Scheinmedikament, subjektiv empfunden, Symptome genau wie Medikamente vermindern oder beseitigen, aber auch verursachen.«²

»Ganz allgemein haben die genannten Reaktionen auf Placebos, mentale Übungen, Voodooflüche, Wallfahrten zu religiösen Zentren und medizinischen Heilstätten alle eines gemeinsam: Sie sind Mittel zu dem Zweck, die Vorstellung, das innere Bild oder die Erwartungshaltung zu ändern, die die Patienten hinsichtlich ihres Gesundheitszustandes haben. Die gewandelten Vorstellungen verursachen tiefgreifende physiologische Veränderungen, eine Tatsache, die vom Glanz der modernen Medizin nicht überschattet werden darf.«³

2. Schamane, Medizinmann, Heiler

Wenn man den Menschen als Gesamtheit von Physis, Bios, Psyche und Geist betrachtet, dann ist es nicht verwunderlich, daß es drei verschiedene Möglichkeiten der Heilung gibt, die auch als *Organtherapie, Intellekttherapie* und *Affekttherapie* bezeichnet werden.

Die *moderne Medizin* behandelt den Organismus und versucht die gestörten Organfunktionen in gesunde physiologische Abläufe zurückzuführen. Die *moderne Psychotherapie* bemüht sich durch Erklärungen und Diskussionen, den Patienten über seinen Intellekt zu einem Verständnis seiner Fehlentwicklungen und zu neuen Verhaltensweisen zu bringen.

Der *Schamane* und der *Medizinmann* gehen in ihrer Therapie den Weg der Gefühle und Affekte. Die Beeindruckbarkeit (= Suggestibilität) des Menschen steht hier im Mittelpunkt. Es werden die affektiven Bereiche angesprochen, um von da aus die Gesamtheit des Individuums wieder zu ordnen.

Der *Medizinmann* schafft zu diesem Zweck eine entsprechende Umgebung, in der die gewünschten Gefühle hervorgerufen und in eine bestimmte Richtung gesteuert werden, wobei die Familien- und Stammesangehörigen mit in die Therapie eingebunden werden.

Der *Schamane* versucht durch bestimmte Ekstasetechniken, veränderte Bewußtseinszustände sowie durch den Kontakt mit einer Reihe von Schutzgeistern anderen zu helfen. Hellsehen, Präkognition, Telepathie, Medialität, besondere Diagnose- und Heilungsfähigkeiten gehören zu dem psychischen Phänomen des Schamanismus, oder wie Louis Claude des Saint Martin sagt: »Alle Mystiker sprechen dieselbe Sprache und kommen aus demselben Land.«[4]

So berichten Heiler, daß sie durch Gebet oder durch meditative Techniken in die hellseherische Realität gelangen, mit deren Hilfe sie den zu Heilenden von einer geistigen Warte aus sehen. Der Heiler versucht nicht, dem zu Heilenden *etwas zu tun*, er versucht lediglich zu verbinden, zu verschmelzen, mit ihm eins zu werden. Das Herzstück des Heilungsvorganges ist tiefe, intensive Fürsorge und Liebe, die auf den Heilenden ausgerichtet ist. So sagt die bekannte russische Heilerin, Djuna Davitaschvili, daß die heilende Wirkung ohne wohlwollendes Verhalten dem Patienten gegenüber unmöglich ist. Ohne solches Wohlwollen bleiben die Anstrengungen des Hypersensiblen wirkungslos. Der Heilpraktiker muß ein guter Mensch sein, er muß seine Mitmenschen lieben. In einem bestimmten Augenblick *erkennen* dann beide, Heiler und zu Heilender, ihren Platz im Universum, wodurch der zu Heilende eine andere Lebenseinstellung gewinnt.

3. Diagnose

Was die Diagnose der Heilung durch den Geist betrifft, so führen einige Heiler »die Diagnose nicht selbst durch, sondern die *Patienten* beschreiben ihre Symptome und legen somit den Grundstein für jede weitere Behandlung (z. B. durch Handauflegen oder Heilung auf *Distanz*). Viele stimmen ihre Behandlungsmethoden auf direkte Hinweise ihrer Patienten hin ab oder lassen sich dabei von den Gesundheitsfortschritten ihrer Patienten leiten. Andere Heiler beziehen ihre Informationen über Krankheiten und organische Störungen auf *intuitivem* oder *hellseherischem* Weg. Sie fühlen zwar intuitiv, was mit dem Organismus nicht stimmt, können sich aber nicht erklären, warum sie das fühlen. Andere wiederum glauben zu *hören*, was dem Organismus fehlt, als würde es ihnen von unerklärlichen Mächten eingeflößt. Manche können durch den Körper *hindurchsehen* und so die Krankheit diagnostizieren. Viele Heiler *erstellen* ihre Diagnose nach eingehender Betrachtung der unmittelbaren Umgebung der betreffenden Person. Mit ihren *Händen ertasten* sie Hitze, Kälte, Schwingungen, Druck und erhalten so Aufschluß über das spezifische Leiden.«[5]

Was die *Wirksamkeit* sensitiver Diagnosen betrifft, geht aus einem Bericht über diesbezügliche Untersuchungen in Moskau von 1980 folgendes hervor:

»Im Verlauf von sechs Wochen wurden 43 Personen, die bereits vorher in verschiedenen klinischen Zentren Untersuchungen unterzogen worden waren, nochmals von Djuna Davitaschvili auf ihren Zustand hin untersucht. Der Grad der Übereinstimmung zwischen der klinischen Diagnose und der von Djuna Davitaschvili erstellten *Diagnose* betrug 97,3%. Beachtenswert ist, daß sie bei 49,7% der Fälle zusätzliche (begleitende) Krankheiten diagnostizierte, die nach weiteren Untersuchungen in 86,9% der Fälle bestätigt wurden.«[6]

4. Formen der Heilung

Was die *Formen der Heilung* durch den Geist betrifft, so unterscheidet man zwischen *präverbaler* und *transpersonaler* Heilvorstellung.

Bei der *präverbalen* Vorstellung wirkt die Imagination auf das eigene körperliche

Sein. Innere Bilder kommunizieren mit dem Gewebe, den Organen und den Zellen, um eine Veränderung zu bewirken.

Die *transpersonale* Heilvorstellung beruht auf der Annahme, daß Information vom Bewußtsein einer Person auf den Körper einer anderen übertragbar ist.

Hinsichtlich des Bewußtseins unterscheidet man zwischen Heilen bei *vollem Bewußtsein* und Heilen in *Trance*.

Die bestuntersuchte Form des Heilens bei Bewußtsein ist das sogenannte *Biofeedback*, dessen medizinische Bedeutung darin besteht, meßbare Körperfunktionen bewußt zu kontrollieren oder zu regulieren. Biofeedback ist heute bereits gründlicher überprüft und dokumentiert als die meisten ärztlichen Protokolle, einschließlich der Arzneimittel- und Operationsberichte.

Zum Heilen bei vollem Bewußtsein gehören ferner auch die Heilweisen mit Körperberührung und spiritueller Beeinflussung in Form von Sprüchen, Wünschen und Gebeten, wie auf den Philippinen, in Südamerika, und bei den verschiedensten Formen der Geistheilung.

Bei der Heilung *in Trance* wird man mit veränderten Bewußtseinszuständen, sei es nun bei den zu Heilenden oder den Heilern, konfrontiert.

Ein typisches Beispiel für die Tranceheilung des Patienten sind die *Sufi-Derwische*, die mit Musik und Tanz arbeiten. Der Patient übernimmt den Rhythmus, die Bewegung, und steigert sich so in die erforderliche Trance hinein. Die eigentlichen Heilkräfte setzt der Patient durch seine Teilnahme an der Musik und der Bewegung in sich selber frei.

Bei den Heilformen, wo sich der *Heiler in Trance* versetzt, tritt an die Stelle der bewußten Persönlichkeit meist eine sogenannte Trancepersönlichkeit, z. B. bei Dr. Edson de Queiroz, dem verstorbenen Arzt Dr. Adolph Fritz. Auch die Operationen, die durch die Hand von Dr. Edson de Queiroz mit völlig unsterilen Geräten und ohne jedwede Narkose erfolgen, sollen von Dr. Fritz durchgeführt werden. An der Echtheit und Wirksamkeit der Operationen von Dr. Edson ist nicht zu zweifeln.

5. Das Ritual

Welche Heilungsform auch immer verwendet wird, eines darf nicht übersehen werden: das *Ritual*, dessen heilende Bedeutung in der langwierigen Vorbereitung, in der Teilnahme, in der Festigung des Zusammengehörigkeitsgefühls, in der wieder hergestellten Harmonie mit der Geisterwelt, in der Bedeutung von Krankheit und Patient, in der hoffnungsfördernden Gefühlserregung des Patienten, in den Kosten, in der Verwendung von psychoaktiven Präparaten oder im Eintritt in einen veränderten Bewußtseinszustand besteht, was die geistige Vorstellung positiv beeinflußt. Die heilende Wirkung des Rituals steht außer jeder Diskussion und wird bereits von der Schulmedizin aufgegriffen.

6. Heilungserfolge

Was schließlich die Heilungserfolge betrifft, so gibt Frau Irina *Tschekmatschowa*, Chefärztin der Poliklinik des Staatlichen Plankomitees der UdSSR, folgenden Bericht über ihre Untersuchungen der Heilformen der Djuna Davitaschvili:

»Wir haben versucht, die an akuten Erkrankungen des peripheren Nervensystems — akuter Plexusneuritis (Gefäßerkrankung), akuter Radikulitis und Osteochondritis der Wirbelsäule — litten, durch das biologische Kraftfeld zu behandeln. Vor der Behandlung hatten sämtliche Patienten ein ausgesprochenes Schmerzsyndrom und konnten nur begrenzt ihre Gliedmaßen bewegen. Die Schmerzen verringerten sich schon nach der ersten Sitzung. Nach der fünften Sitzung war das Schmerzsyndrom bei allen Patienten vollständig beseitigt, die Funktion der Gließmaßen war wiederhergestellt. Ob die Heilung endgültig ist, kann ich nicht sagen. Wir müssen eine Zeitlang abwarten, aber schon heute steht fest, daß Djuna Davitaschvili die Fähigkeit besitzt, den Krankheitsverlauf zu beeinflussen. Wir haben mit Spezialgeräten auch eine funktionelle Untersuchung der Patienten vorgenommen. Die Geräte zeigten, daß sich bei den Patienten nach sieben oder acht Sitzungen der Zustand des Gefäßsystems des Kopfes und der Gliedmaßen besserte, die Blutversorgung wieder klappte, der arterielle und der Venentonus normal wurden. Auch die Herztätigkeit und der Zustand des Verdauungssystems verbesserte sich.«[7]

Die beeindruckendste Form der Heilung durch den Geist bilden heute ohne Zweifel die *Spontanheilungen* von Krebs. *Spontanheilung* heißt nicht mehr und nicht weniger, als daß eine Krankheit ohne jede medizinische Intervention und ohne ersichtlichen Grund wieder verschwindet. In der Medizin gehören die Spontanheilungen und der Placebo-Effekt zu jenen erstaunlichen Phänomenen, die veranschaulichen, daß der Körper sehr wohl sich selbst heilen kann. Da der Placebo-Effekt und spontane Remissionen ohne *wirkliche* Medikamente auskommen, wurden sie allerdings nie gebührend beachtet.

Bei näherer Betrachtung der verschiedenen Fälle ergibt sich als einziger gemeinsamer Faktor die veränderte Haltung des Patienten: Vor der Heilung war sein Denken bestimmt von Hoffnung und Vertrauen, von positiven Gefühlen und Vorstellungen überhaupt.

Andere Fälle von spontaner Remission treten auf, wenn Lebensumstände sich drastisch verändern, wenn das Leben wieder voll und ganz bejaht wird.

Zur Heilung durch den Geist gehört nicht zuletzt auch das Gebet, das von sich aus Hoffnung gibt, und wie ich aus persönlicher Erfahrung bezeugen kann, eine besondere Wirkung zeitigt. Ob dabei ein transzendenter Einfluß wie bei der Wunderheilung oder nur eine Art Placebo-Effekt zum Tragen kommt, läßt sich schwer beweisen. Entscheidend ist hier die Effizienz.

Literaturhinweise siehe Seite 383

Statement von Dr. Hans Naegeli-Osjord, Zürich

Bevor die Medizin auf den Universitäten zu einer vorwiegend rationalen und technischen Disziplin wurde — einer Entwicklung, die ihr enorme Fortschritte ermöglichte —, basierte sie, dies vor allem im Altertum und in den nicht intellektualisierten Kulturen, auf einer Symbiose zwischen religiöser Hingabe und Erfahrungswissenschaft.

Heilen gehörte im Urchristentum, wie auch in allen Naturreligionen, zum Gottesdienst. Der gesuchte Arzt war immer der *priesterliche* Arzt. Damit war *das* gewährleistet, was man heute unter dem Ausdruck *Ganzheitsmedizin* versteht. Es bedeutet dies die Einbeziehung harmonischer seelischer *Energien* ins pflanzliche chemische und chirurgische Therapiegeschehen.

Einerseits bemüht sich die Ganzheitsmedizin um eine Harmonisierung des seelischen Zustandes eines Kranken, was oft die Aufgabe der Psychotherapie darstellt, andererseits aber werden auch Kraftfelder und Energieströme aus dem Psychopotential des Therapeuten eingesetzt.

Diese feinstofflichen Energien entströmen der menschlichen Hand, wobei wir an die Austrittspunkte der Meridiane innerhalb der Akupunktur denken. Sie befinden sich in der Handinnenfläche (palma), den Mittel- und Kleinfingerbeeren. Diese Energie (japan. Ki) kann mit besonderen Apparaten gemessen werden. Außerdem treten Energieströme über den menschlichen Atem aus, deren Wirkung ich persön-

Spirituelle Heilung zwischen Religion und Schamanismus

lich bei den Geistheilern der Philippinen beobachten konnte. Wir kennen sie aber auch über das Anblasen des Kranken durch Schamanen, ganz besonders bei deren Exorzismen.

Der Schamanismus entwickelte sich als Ausdruck tiefster *Rückverbindung* mit transzendenten Wesenheiten innerhalb nicht-intellektualisierter Völker und ist also ebenso eine *religio* wie die unsere.

Spirituelle Heilungen finden sich also hier wie dort. Solche Heilungen können von den Prämissen und den daraus abgeleiteten Dogmen der Natur*wissenschaften* nicht erfaßt werden. Über Natur*philosophie* aber öffnet sich uns ein Zugang. Diese beachtet weniger das Äußere der Gegebenheiten, sondern vorwiegend das Wesenhafte derselben. Naturwissenschaft mißt, experimentiert und setzt den Intellekt ein. Naturphilosophie benötigt die Erkenntnisse, die uns vom Fühlen, Empfinden und Intuieren zukommen.

Es bedarf zum Ausloten der spirituellen Heilungen aller vier Erkenntnisfunktionen im Sinne C. G. Jungs.

Goethe, der Naturphilosoph par excellence, verdeutlicht die Situation im *Faust* mit folgenden Worten:

> »Geheimnisvoll am lichten Tag
> Läßt sich Natur des Schleiers nicht berauben
> Und was sie Deinem Geist nicht offenbaren mag,
> Das zwingst Du ihr nicht ab mit Hebeln und mit Schrauben!«

Bei den Heilungen der Schamanen, die auf Naturreligionen basieren, aber auch denjenigen unserer christlichen Kirche — und ich denke besonders an die Exorzismen — geht es nicht nur um Raum- und Zeitverhältnisse, sondern um *Zustands*verhältnisse, wie überall im Magischen.

Unter *Magie* als Grundbegriff haben wir uns eine Geschehenswirklichkeit zu denken, die *ethisch neutral* ist. Sie ereignet sich bei guten und bei bösen Absichten. Magie scheint den Regeln der klassischen Physik nicht unterworfen zu sein.

Raum und *Zeit* sind im Reich der Magie *relativiert* wie auch der *Aggregatzustand* der Materie. Auch diese kann vom atomaren, d. h. stofflichen Zustand in einen feinstofflichen übergehen, genauso wie wir dies innerhalb der Atomphysik zur Kenntnis nehmen durften.

Die Materie gehorcht innerhalb des magischen Geschehens nicht nur dem Gesetz der Kausalität im bis zum Beginn des Jahrhunderts axiomatisch gewordenen Sinne, sondern auch einer Kausalität, die im *geistig-seelischen Analogie-Geschehen* wurzelt. So läßt ein innerer seelischer Zustand — eine Trance — die philippinische Heilerin Josephine Seson einen Wattebausch sich auflösen und wieder neu bilden. Dies ist in den wissenschaftlichen Filmen Dr. Hans A. Trabers und Prof. Dr. Schiebelers unmißverständlich zu sehen. Es wäre dies eine *Kausalität des Analogiegeschehens* im Sinne der Entsprechung. Der *geistige Zustand des Menschen* wirkt zufolge einer noch unbekannten Energieform des Bioplasmas in einer seiner gedanklichen Vorstellung analogen Weise auf die *Materie* des Objekts.

Ein solches Geschehen läuft der naturwissenschaftlichen Lehre diametral entgegen. Die *Analogiekausalität* — wie ich dies nennen möchte — ist Grundprinzip der Magie. Sie findet sich nicht nur bei den Heilungen der Schamanen oder bei den begabtesten geistigen Heilern der Philippinen oder in England, sondern wirkt auch innerhalb der christlich-religiösen Heilungen, beispielsweise in Lourdes und beim Exorzismus der katholischen Kirche.

Die Analogiekausalität äußert sich ebensosehr bei intensivster Identifikation mit dem Wesen Jesu Christi als *spontan* auftretende Stigmata (Unmittelbarkeit der Symbolwirkung).

Im Heilgeschehen wirken also noch weiter Faktoren als nur chemische und physikalische. Innerhalb der psychologischen Behandlungsmethoden ist man sich dessen weit mehr, aber doch nicht ganz bewußt.

Aber besonders der Universitätsmedizin möchte ich zu bedenken geben: seit über 100 Jahren wurde die Notwendigkeit der körperlichen Berührung, die eigentliche Be*hand*lung, zugunsten einer chemischen und physikalischen Therapie vernachlässigt. Der körperliche Kontakt ist nicht nur Ausdruck einer seelischen Zuwendung, eines *Entgegen*kommens seitens des Therapeuten, sondern eben auch ein Austausch von Bioenergien, die auf einer Grundenergie, dem indischen *Prana* basieren. Diese werden von geistigen Urprinzipien richtunggebend gesteuert. Es sind dies Stimulation oder Dämpfung im Körperlichen, Gut und Böse im Seelischen und Yang und Yin im Universellen. Wichtig ist dabei die *pureté de l'intention*, die Aufrichtigkeit des Gedankens.

Naturwissenschaftlich ist es heute noch unmöglich zu entscheiden, ob beim *Exorzismus* Suggestionskraft, Vitalkraft oder das religiöse Charisma Erfolge bewirken. Vermutlich führen alle drei Komponenten zum eventuellen Gelingen. Tatsache ist aber, daß fast alle Leidenden, die ich neben der Anrufung positiver geistiger Mächte, Jesus Christus und die Engelwesen, auch durch Umfassen des Kopfes und über Bestrahlung der obersten Chakras (Sahasrara und Ajna) behandle, eine Entspannung in Körper und Seele erreichen. Diese ist meines Erachtens nicht nur auf Gefälligkeit des Patienten gegenüber dem Arzt oder der Suggestion zurückzuführen, sondern eine empfundene Wirklichkeit.

Abschließend möchte ich auch darauf hinweisen, daß innerhalb der akademischen Medizin sich die *Struktur* des Denkens verändern muß, sonst wird sie an vielen Problemen der *Ganzheitsmedizin* vorbeigehen. Sie bedarf der Überwindung der noch durchwegs geltenden rationalistisch-materialistischen Wissenschaftsphilosophie. Diese sieht den Geist und die Seele des Menschen nicht als *primär* energetisches und damit auch *primär wirkendes* Kraftfeld, sondern als Resultante äußerer und innerer Umweltfaktoren chemisch-physikalischer Natur. Seele und Geist sind vom nach außen wirkenden *Subjekt* zum bloßen *Objekt* degradiert worden. Unwürdigeres hätte man dem Menschen nicht antun können.

Statement von Karl Anthony Francis, London

Geistiges Heilen zwischen Religion und Schamanentum liefert eine interessante Grundlage für eine bildliche Definition des Symbolismus in der Metaphysik.

Das Wort *geistig* bedeutet in diesem Zusammenhang Natur und Eigenschaft des Geistes in den lebendigen Formen und Arten der Schöpfung, und das Wort *heilen* wurzelt in seiner Konzeption im Begriff der Ganzheit und Einheit.

Diese drei Disziplinen des geistigen Heilens, der Religion und des Schamanentums können, sieht man sie symbolisch als gleichseitiges Dreieck, den drei Punkten dieses Dreieckes zugeordnet werden: ein Scheitelpunkt und zwei Punkte auf der Hypotenuse.

Der Geist (*Gott* nicht manifestiert) kann allen drei Punkten zugeordnet werden, da er die Quelle des Lebens ist, die alle Arten von Lebewesen und lebenden Formen der Schöpfung durchdringt, vom Atom zu den Nebeln, vom Menschlichen zum Solaren und darüber hinaus zu den unsichtbaren Gefilden der das Bewußtsein überschreitenden Dinge.

Im Falle einer dreidimensionalen Darstellung einer dreiseitigen Pyramide wäre die Krönung im Scheitelpunkt der *Geist (Gott)* und die drei Hypotenusenpunkte

Spirituelle Heilung zwischen Religion und Schamanismus

wären für das geistige Heilen, die Religion und das Schamanentum reserviert, da der Geist als die Quelle nicht manifestiert ist, in seiner funktionellen Tätigkeit jedoch diversifiziert wird, wenn er sich in der materiellen Welt manifestiert.

Auch werden die Natur und das Bewußtsein all dieser Arten der Schöpfung qualifiziert, d. h. die diversifizierte Natur des Königreiches der Tiere, die Selbsterkenntnis des homo sapiens usw., wodurch all diese Arten jene ewige geistige Eigenschaft erhalten, die alle Formen des Lebens durchströmt.

Dank seiner grundlegenden Eigenschaften der Ganzheit und Einheit hilft geistiges Heilen bei der Aufrechterhaltung des Gleichgewichtes und der Harmonie im Leben. Die gelingt durch die Abstimmung auf geistige Gefilde und auf die Führung durch den Geist, der einen Bestandteil der Funktion des Heilens darstellt.

Da also die vorrangige Grundkomponente des geistigen Heilens der *Geist* ist (*Gott* manifestiert), der in alle Ewigkeit in der Natur wirkt, und da die geistige Eigenschaft und die Grundsätze der Einheit und Ganzheit ein Bestandteil der Funktion des geistigen Heilens sind, können wir geistiges Heilen dem Scheitelpunkt des Dreiecks zuordnen.

Der Geist führt zur Religion, wie sie *Gott* im Menschen manifestiert hat, und zum Schamanentum, wie es *Gott* in der Natur durch die Elemente der materiellen Welt manifestiert hat, nämlich Erde, Luft, Wasser, Feuer, Bäume, Steine, Mineralien, usw.

Bedient man sich des Symbols des Dreiecks als Leitfigur zur Verbundenheit der drei Disziplinen untereinander, werden wir zustimmen, daß alle von der Eigenschaft der Geistigkeit durchdrungen sind, weil der Geist die Quelle des Lebens ist.

Wenn wir weiters das geometrische Axiom Euklids heranziehen, daß »Dinge, die einer Sache gleichen, einander auch gegenseitig gleichen«, erhalten die Grundsätze der drei Disziplinen Heilen, Religion und Schamanismus, die jede für sich mit eigenen geistigen Eigenschaften ausgestattet sind, ein klein bißchen eine Gleichheit miteinander, weil sie ja alle geistig mit dieser Eigenschaft aus ein und derselben Quelle, nämlich des Geistes, ausgestattet sind.

Hier jedoch endet die Gleichheit. Religion basiert auf Glaubensgrundsätzen, Dogmen, Ritualen und philosophischen Konzepten. Sie stellt die intellektuelle, philosophische Seite der Brücke dar, die die Trennung zwischen Materie und Geist, Finsternis und Licht, Unwissenheit und Wahrheit, Unwirklichkeit und Wirklichkeit im Streben des Menschen nach einer Führung in der Suche nach Weisheit und Wahrheit seines Daseins überspannt.

Wer bin ich? Was bin ich? Warum bin ich? Und diese Suche geht immer weiter.

Schamanentum wieder bezieht sich grundsätzlich auf das Wissen um die Natur und die Funktion der elementaren Königreiche Erde, Wasser, Luft und Feuer, die durch die materielle Welt der Materie getragen werden. Und dies zum Zwecke der Aufrechterhaltung des Gleichgewichts der Kommunikation zwischen Materie und Geist innerhalb dieser Reiche mittels Ritual und Philosophie. Geistiges Heilen fällt in keine dieser beiden Kategorien.

Es funktioniert ungeachtet des Glaubens oder der Überzeugungen des einzelnen — religiöser oder anderer Natur —, seiner rituellen Handlungen, Gebete, Fürbitten sowie der Mehrzahl der philosophischen Überlegungen, die all diese Tätigkeiten zustande bringen.

Es beruht auf dem unausrottbaren Gesetz von Einheit, Ganzheit, Ordnung, Harmonie und Gerechtigkeit. Geistiges Heilen ist ein kontinuierlicher, unaufhörlicher und ewiger Prozeß geistiger Energie, der sich durch die Schöpfung im Einklang mit dem universellen Gesetz manifestiert. Dies ist das Medium, durch das sich der Evolutionsplan durch die verschiedenen Bereiche der Schöpfung hindurch manifestiert, vom Kosmos durch den Geist zur Materie und wieder zurück zum Kosmos.

Heiler sind Kanäle, die bewußt an dieser unaufhörlichen, ewigen, geistigen Tätigkeit teilhaben, indem sie ganz einfach durch ihren Glauben in Verbindung mit ihrem Wissen und ihrer Weisheit akzeptieren, daß der ewige Geist des Lebens unaufhörlich durch alle Arten des Lebens und alle Lebewesen funktioniert, sowie durch die Hinwendung zum Geist (*Gott*) und die Führung durch diesen, der in der Funktion des geistigen Heilens verankert ist.

Ich möchte mit einer genauen Definition des geistigen Heilens schließen, bei der es sich um eine Wissenschaft handelt, die in den alten Lehren der Weisheit begründet ist und durch Anwendung völlig natürlicher, universeller Gesetze funktioniert.

Alle Naturgesetze haben einen geistigen Ursprung und manifestieren sich in der Natur über die verschiedenen Evolutionsperioden. Die in dieser Disziplin verkörperten Grundsätze und Philosophien sind durch das Wissen und Verstehen jener Gesetze anwendbar, die das Universum und die menschliche Existenz regieren, aber auch die Natur und Aufgabe der Gesetze, die die Evolution aller Arten des Lebens regieren, sowie der gesamten Schöpfung, ob sichtbar oder unsichtbar, bekannt oder unbekannt.

Geistiges Heilen ist die Anwendung dieser Naturgesetze mit der Absicht, alle Wesen, Arten und Formen der Schöpfung günstig zu beeinflussen, auf daß sie untereinander Gleichgewicht und Harmonie aufrechterhalten und sich damit an der Erfüllung des Universalplanes der Schöpfung beteiligen.

Bewußtes Leben durch Liebe und Bereitschaft.

HEILUNGSMÖGLICHKEITEN IM VERÄNDERTEN BEWUSSTSEINSZUSTAND

Statement von Dr. Ekkehard Schröder, Saarbrücken

Unser Leben spielt sich in ganzheitlichen Strukturen ab, die wir aber nur erfassen können, wenn wir unsere Aufmerksamkeit auf einzelne Elemente lenken. Diese Ganzheit im Erleben, die wir als ein dynamisches Spiel von sich fördernden oder hemmenden Kräften und Elementen verstehen können, ist schon lange Gegenstand von Untersuchungen. Die Gestaltpsychologie etwa beschäftigt sich mit solchen Ganzheiten, wobei bekanntlich davon ausgegangen wird, daß das Ganze mehr ist als die bloße Summe der Teile, und in den Teilen eine Tendenz bestehe, auf eine ganzheitliche Gestalt zu drängen. Meine nun folgenden Bemerkungen zum Bewußtsein sind nicht neu, sondern versuchen, das Bekannte erneut durchzudenken: ich möchte das Bewußtsein mit dem Begriff des ICH verbunden sehen. Philosophen und Psychologen haben hierzu eine Erkenntnislehre entwickelt, wobei das Ich-Bewußtsein als ein flüchtiger Zustand verstanden wird, abgesetzt von unbewußten Zuständen vom eingeengten oder vom erweiterten Bewußtseinszustand. Als volle Bewußtheit dieses Ich-Bewußtseins ist der Zustand zu beschreiben, in dem das Leben nicht nur erlebt, sondern zum Gegenstand der Selbstwahrnehmung erhoben wird. Dies sind äußere Gegenstände sowie innere Gefühle, Willensregungen und Impulse. Das Bewußtsein bezieht sich in der Regel erstens auf jeden seelisch erlebten oder erlebbaren Vorgang, meint zweitens das unter besonderer Aufmerksamkeit stehende Handeln (nachdenken, fokusieren, Rätsel raten), charakterisiert drittens ein intentionales

Heilungsmöglichkeiten im veränderten Bewußtseinszustand

Verhältnis zwischen dem Ich und sich diesem bietenden Gegenständen: eine Wurst erzeugt Appetit und löst in mir einen Handlungsablauf aus, pathische Gestimmtheiten sind hier einzuordnen (Hunger, Brunst, Wut) und viertens das vollbewußte begriffliche Erfassen und denkende Durcharbeiten. Diese Begrifflichkeit steht durchaus in der Denktradition von Reńe Descartes (1596—1650), der häufig als Urheber neuzeitlicher Denkfehler angesehen wird, dem aber meiner Meinung nach in diesem Dialog ein wichtiger Platz zugewiesen werden muß. Bekanntlich war Descartes ein zweifelnder Mensch, wobei seine Zweifel sehr zeitbedingt waren. So verstand sich Descartes als ein denkendes, über sich selbst reflektierendes Wesen. Die von ihm entwickelte synthetische und analytische Methode soll ihm durch einen Traum evident geworden sein. Zum Kriterium der Wahrheit wird die Augenscheinlichkeit (Evidenz) der eigenen Existenz erhoben: Ego cogito ergo sum sive existo! Dieser Satz ist also nicht zu verstehen als ein Weg der Wahrheitsfindung. Jedoch folgt daraus die methodische Auftrennung in das erkennende, wissende Subjekt, also den ichbewußten Menschen, der dem gewußten Objekt erkennend gegenübersteht. Der Begriff des Bewußtseins bezieht sich auf die Ganzheit des erkennenden Subjektes und die Bewußtseinsinhalte, also die Objekte bzw. die Gegenstände der Erkenntnis. In diesem Ich-Bewußtsein erleben sich Menschen voneinander isoliert und können sich als abgegrenzte Ganzheiten erfahren. Es handelt sich dabei um eine ganzheitliche Gestalt, denn Erkennendes kann nicht erkannt werden. Im therapeutischen Kontext ist die Erfahrung der eigenen Abgrenzbarkeit sehr wichtig. Bei unserem Thema geht es insbesondere um die Veränderbarkeiten und Veränderungen dieser Ich-Abgrenzungen. Die Frage, ob es unabhängig von solch einem Bewußtseinsverständnis eine Wirklichkeit gibt oder ob solche immer an ein Bewußtsein gebunden ist, soll hier nicht erörtert werden.

Bewußtsein soll für uns vor allem die Fähigkeit signalisieren, daß wir uns Gegenstände präsent machen können. Dies geschieht in der Wahrnehmung und in der Vorstellung, hat also etwas mit Phantasie zu tun. Die Welt kann in mir präsent werden als äußere und innere Wirklichkeit, somit auch Vergangenes und Zukünftiges. Die innere Wirklichkeit hat Erkenntnischarakter für die äußere Wirklichkeit. Bewußtsein ist also eines vom Individuum, dem Ich; ist das Subjektive im Lebensprozeß; und transzendental gesehen der Einheit von Subjekt und Objekt. Das Ziel der Bemühungen ist die Erkundung einzelner Gegenstände. Das Unbewußte ist so gesehen ein Gegenstand, der konzipiert wurde, weil man merkte, daß es hilfebedürftige Menschen mit partiellen Unfähigkeiten zum Leben gibt. Das Konzept des Unbewußten weist einen Weg, über den erkannt und zurechtgerückt werden kann. Es ist ein Konzept aus der Lebenspraxis.

Wichtig in dieser Diskussion ist, daß auch die Möglichkeit von Täuschungen mitgedacht werden muß, die sich aus einer vorgestellten Wahrheit als Erkenntnisobjekt entwickeln kann. Das Konzept eines Bewußtseins wird dadurch nur untermauert, Täuschungen gehören einfach dazu. Der Psychosomatiker Viktor v. Weizsäcker beschäftigte sich in früheren Jahren eingehend mit optischen Täuschungen, die das Bewußtsein entscheidend modifizieren können.

Mein Exkurs berührt noch nicht die medizinisch-psychiatrische Betrachtung des Bewußtseins, die sich übrigens auch rein psychologischer Begriffe bedient, und die physiologische Betrachtungsebene. Ich möchte noch einen anderen Ahnen für unseren Dialog einführen: Paracelsus (1493—1541) ist für uns vor allem wegen seines erkenntnistheoretischen Konzeptes interessant. Er sagt, die Ärzte sollen nicht nur die Krankheiten als solche verfolgen, also bloße Gegenstände, weil so der Gesamtzusammenhang der Natur aus den Augen verloren gehe. Seine *ganzheitliche* Auffassung vom Kosmos stellt eine integrierte Summe verschiedener Wissensgebiete seiner Zeit dar und führt ihn zu der Idee eines organischen Lebens. Der Heilprozeß wird von ihm als erfahrbares Mysterium eines Werdens verstanden, oder als eine Behauptung des Daseins. Auch heute wissen wir ja letztlich nicht, was *Heilen* eigentlich ist. Dem Krankheitsprozeß wird also eine Erfahrungsqualität zugesprochen, wir können Kranksein als ein Lernen verstehen, wie es Kollege Lenk in seinen Ausführungen bezeichnet. Paracelsus als alemannischer Ritter versteht Krankheit als aktiven Kampf zwischen der Natur als einem geordneten Ganzen und den ihr feindlich-dämonisch gesonnenen Kräften, bei dem der Arzt mit Waffen ausgestattet ist, um in diesem Werdeprozeß lenkend eingreifen zu können. Die feindlichen Kräfte mögen heute mit anderen Worten belegt werden. Das Arztkonzept ist das eines in begrenztem Maße zum lenkenden Eingriff Befähigten, also nicht das eines Machers an einer Maschine Mensch. Für uns ist wieder wichtig, daß das Ganze aus dem Auge verloren werden kann, wenn das Detail alleine in den Vordergrund gerückt wird. Heilungswege orientieren sich an einer Gesundung des Ganzen. Wir kennen dieses Problem etwa aus der Transplantationsmedizin, wo biologisch junge, eingepflanzte Organe sich schnell an den Empfängerorganismus anpassen und das verfolgte Ziel fraglich werden lassen. Ein sehr einfaches Beispiel ist auch eine zu abrupte diätische Umstellung von Körperfunktionen ohne Rekurs auf die Lebenssituation, dabei kann Vollkornbrot zu einem *Un*heilmittel werden, nur Mißempfindungen auslösen und zu einem Kurabbruch führen. Medizinisch-therapeutische Möglichkeiten sollten also eingesetzt werden, um Lebensumstände neu zu ordnen. Die Naturheilkunde hat das Konzept einer Ordnungstherapie entwickelt, das erst in diesem Kontext seine unschönen Konnotationen verliert. Ganzheitliche Gestaltung berührt also auch die Sphäre einer geistigen Schulung. Die Gesamtheit eines Organismus ist über eine bewußte Manipulation beeinflußbar. Hier möchte ich die verschiedenen Formen, auf das Bewußtsein einzuwirken, einordnen, also Autogenes Training, Yoga, Qi Gong, Meditationen u. a. Diese Einwirkungen auf das Bewußtsein können heilende Faktoren darstellen. Psychologisch-rationale Übungen und Exerzitien führen zu einer psychophysiologischen Beeinflussung des Gesamtorganismus, zu Bewußtseinsveränderungen und zu *organismischen* Umschaltungen mit tiefgreifenden Folgen für das subjektive und objektive Befinden. Was Paracelsus als Waffe bezeichnete, sollten wir als Beeinflussungsmöglichkeit sehen.

Der Dialog um eine ganzheitliche Medizin muß hier allerdings die Handlungen, die das Bewußtsein beeinflussen können, in kritischer Distanz sehen. Beeinflussungen sind Folgen (ärztlicher) Handlungen, die u. a. Lernprozesse herbeiführen können, verändern können, umerziehen können und auch eine Gehirnwäsche bewerkstelligen können. Handeln enthält also eine ethische, ideologische und politische Dimension. Ganzheitskonzepte können oft bloße Worthülsen sein, wenn sie sich eben nicht die methodische Skepsis bewahren, die eine Trennung der ich-bewußten Ganzheitssicht als Bewußtheit ermöglicht, von der nicht beschreibbaren Totalität, etwa der Ekstase, wo Ich und Außenwelt zusammenfallen bzw. Subjekt und Objekt verschmelzen. Wenn aber ärztliche Arbeit erkennende und handelnde Arbeit ist, so muß ein Dialog zur Ganzheitsmedizin selbstkritisch die Frage immanent stellen, was und wie eigentlich beeinflußt wird. Bekanntlich sind Persuasion und Umgang mit machtvollen Instrumenten auf einer Gratwanderung zwischen Vertrauen und Hingabe, Allmacht und Selbstaufgabe angesiedelt. Hier möchte ich Descartes anwesend wissen, denn die negative Kehrseite unreflektierter Totalitäten sind totalitäre Gebilde, die eine Ent-ichung einzementieren. Dieses Phänomen kann bereits in so kleinen Formationen wie exklusiven Zirkeln oder Sekten beobachtet werden.

Ich habe zu Beginn das Ich-Bewußtsein als einen flüchtigen Zustand bezeichnet. Die Fähigkeit zur Phantasie, zur Erzeugung innerer Objekte, beeinflußt das Bewußtsein; ebenso beeinflussen die verschiedenen psychischen Modalitäten wie Stimmungen, Ergriffenheit, Euphorie, Staunen, sich Konzentrieren, und die Einflüsse

Heilungsmöglichkeiten im veränderten Bewußtseinszustand

von Affekten (Wut, Panik, Brunst). In der Ekstase, der Panik und Wut wird von einem *außer sich sein* gesprochen. Das, was als normal erachtet wird, setzt eine spezifische Strukturierung von Raum und Zeit voraus. Im kulturellen Rahmen werden durch Rituale diese modifizierbar und ermöglichen eine Varianz der Erfahrungen. Die Induktionswege verschiedener Bewußtseinszustände werden vor allem in der Ethnologie, Psychologie und der Ethnomedizin untersucht und beschrieben. Wichtig ist, daß mit jeder herbeigeführten Vorstellung, ob nun autogen oder fremdgesteuert, bestimmte Innervationen gekoppelt sind, die mit gewußten Körperzuständen assoziiert sind. Diese Assoziierungen sind trainierbar und erhalten oft unterschiedliche kulturelle und soziale Bedeutungen. Wir können etwa mit Scharfetter ein *mittleres Tagesbewußtsein* beschreiben, das sich aber durchaus an kultur- und situationsabhängige Normen orientiert und durch seine Veränderung, spontan oder ungewollt bzw. willentlich herbeigeführt, veränderte Erfahrungen ermöglicht bzw. zu heilenden Zwecken produziert (Meditation, Rausch, Trance, Ahaerleben...). Wir sprechen von veränderten Bewußtseinszuständen (altered states of consciousness = ASC). Solche werden durch verschiedenste Einwirkungen provoziert: psychologisch durch auto- und heterosuggestive Methoden, Konzentrationsübungen, rhythmische Stimuli über das Ohr oder durch sogenannte sensorische Deprivierung (zahlreiche psychologische Experimente, Folter in manchen Gefängnissen...); physiologisch z. B. durch Schlafentzug, Fasten, veränderte Motorik, Schmerz, verschiedene Atemtechniken; pharmakologisch (Drogen...). In vielen kulturellen Institutionen haben sich Experten herausgebildet, die die Erlebnisse jenseits des Alltagsbewußtseins steuern und erlebbar machen können, bzw. sind selbststeuerbare Techniken entwickelt worden. Hier bei uns ist das Autogene Training am bekanntesten. Oft sind solche Wege sehr spezifisch und nicht einfach übertragbar. Trotzdem ist die Frage nach einem Transfer fremder Praktiken legitim. Das Interesse daran signalisiert häufig eine Krise der eigenen bzw. der gesamtgesellschaftlichen Verfassung. Eine wichtige Aufgabe eines Dialoges zur Ganzheitsmedizin kann daher die Diagnose von ungeklärten, beängstigenden Teilen der eigenen oder gesellschaftlichen Verfassung sein mit dem Ziel, mit solchen Teilen in ein Gleichgewicht zu kommen, d. h., sie nicht ausgrenzen, verdrängen oder wegkurieren, sondern in Form eines sozialen Prozesses dafür regulative Instanzen zu schaffen. Heilende Rituale stellen solche geschaffenen Traditionen dar. In ihnen (Besessenheitskulte, Selbsthilfegruppen, hochentwickelte, komplexe psychotherapeutische Einrichtungen u. v. a.) wird Gelehrtes und Alltagswissen spezifisch tradiert, also auch der Umgang mit *Geistern*. In heilenden Ritualen geht es nicht darum, einen Menschen von seinen bedrohenden Geistern zu trennen, sondern durch Unterweisung und Praxis zu helfen, dem Geist nicht ungeschützt ausgeliefert zu sein. In den verschiedenen Formen der veränderten Bewußtseinszustände ist solch eine Lern- und Schutzfunktion besonders intensiv wirksam. Geordnete Wechselspiele mit solchen *Geistwesen* kennen wir, alleine durchgeführt, in Versenkungszuständen, Gebeten usw., oder in Gruppenausübung in ritualisierten Institutionen. Krankheiten und Heilungswege sind daher nicht nur streng medizinische Fragestellungen, sondern erfordern eine Zuordnung aufgrund kollektiver Einstellungen. Damit erhält der Dialog um eine Ganzheitsmedizin auch eine wichtige politische Dimension. Es bleibt zu wünschen, daß die Entscheidungen für unser Gemeinwesen aus einem solchen Alltagsbewußtsein heraus getroffen werden, in denen das Ich im referierten Sinne einen hohen Grad an Bewußtheit hat.

Literaturverzeichnis siehe Seite 383

Heilungsmöglichkeiten im veränderten Bewußtseinszustand

Statement von Dr. Wolfgang Lenk, Berlin

Die Psychotherapien (von der Psychoanalyse über die humanistischen Richtungen bis zur Verhaltenstherapie) haben praktisch nachgewiesen, daß psychische Heilung möglich ist, was sie allerdings mit recht unterschiedlichen Modellvorstellungen erklärt haben. Die modernen hypnotherapeutischen Richtungen (Klinische Hypnose nach M. Erickson, Neurolinguistisches Programmieren, aber auch die klassische Hypnose und das Autogene Training) gehen von dem Modell aus, daß die wesentlichen psychischen Veränderungen sich leichter in einem Trancezustand vollziehen oder manchmal so erst möglich werden, wobei hier unter Trance ein veränderter Bewußtseinszustand verstanden werden soll, in dem zwar die willentliche Kontrolle vorhanden, die Aufmerksamkeit aber so stark auf traumähnliche innere Erlebnisse fokussiert wird, daß diese fast wie eine Realität wahrgenommen werden (Ideosensorik) und entsprechende koordinierte Reaktionen des Organismus (Ideomotorik) auslösen[1].

Interessant für das Thema ist nur die Frage, inwieweit organische Heilungsprozesse durch gewisse Trancezustände ausgelöst, unterstützt oder gar gesteuert werden können. Dazu im folgenden kurz gefaßte Hinweise auf wissenschaftliche Berichte, eine klinische Falldarstellung und ein methodenkritischer Kommentar.

Wissenschaftliche Berichte über Heilungen durch Trancezustände

In wissenschaftlichen und anderen Publikationen gibt es inzwischen eine Fülle von Berichten über Heilungserfolge jenseits der bisherigen Schulmedizin, die bei oft aussichtslosen Fällen durch psychotherapeutische Interventionen in Trancezuständen erreicht worden sind. Stellvertretend für viele sei auf *Halls*[2] Übersichtsartikel zum Thema Hypnose und Immunmodulation hingewiesen, der berichtet, wie gewisse allergische Reaktionen oder manche unbehandelbare Hauterkrankungen körperteilspezifisch unterdrückt oder gelindert werden können. Ein weiteres Beispiel ist der Übersichtsartikel von *Araoz*[3] über das sehr differenzierte Gebiet hypnotischer Schmerzkontrolle bei terminalen Krebspatienten. Nicht zuletzt sei auf den spektakulären Versuch der *Simontons*[4], mittels Visualisierungstechniken im Trancezustand die Krebspatienten zu heilen (eine Arbeit, welche *Creighton*[5] fortsetzt), und *Newtons*[6] Erfolge hypnotherapeutischer Arbeit mit Tumorpatienten hingewiesen.

Klinische Falldarstellung

Vor nahezu drei Jahren kam in meine Praxis ein älterer, geschiedener Lehrer mit der Diagnose: inoperables Gallengangkarzinom, 10 cm Raumforderung, etwa ein halbes Jahr Lebenserwartung. Ich habe mit ihm gemäß der hypnotherapeutischen Modellvorstellung gearbeitet, daß in seiner Psyche eine Instanz existiert, welche dazu fähig ist, die Immunfunktion zu unterdrücken (und dementsprechend wieder zu stärken), und das im Moment aus noch unbewußten, aber guten Gründen tut (diese Annahme kommt aus dem NLP). In Trance hat er unter meiner Anleitung diese Instanz als Krake visualisiert, und von ihr die Information erhalten, daß sie ihn schon seit längerem, zunächst durch Kopfschmerzen, dann durch allgemeine gravierende Körperschmerzen, auf verdrängte, aber sehr vitale Lebenswünsche hinweisen wollte. Seit seiner Musikausbildung in seinen Jugendjahren wollte er immer einmal künstlerisch tätig werden, hat es jedoch immer auf *später* verschoben und wollte nun die sichere Beamtenposition nicht mehr aufgeben, obwohl er sich dort äußerst unglücklich fühlte.

Im veränderten Bewußtseinszustand fand er völlig neue, für ihn passende Lösungen, diese Wünsche doch noch zu realisieren, und die Krake versprach ihm, zu helfen und die Immunfunktion heraufzusetzen. Auf die direkte Frage, ob er wieder

Heilungsmöglichkeiten im veränderten Bewußtseinszustand

gesund werden könne, erhielt er von ihr innerlich die Antwort: es sei sehr schwer, aber wenn er sich an ihre Anweisungen halten würde, würde es gehen. Nach sechs Sitzungen ging es ihm wenigstens psychisch so gut, daß er Urlaub machen wollte. Der behandelnde Arzt stimmte zu in der Meinung, es sei der letzte Urlaub des Patienten. Doch einige Wochen später erschien er nach dem Urlaub zu einer weiteren Untersuchung, und die Diagnostik zeigte, daß sich die Tumormarker fast normalisiert hatten, und das Sonogramm zeigte einen verkleinerten Tumor. Ein Jahr später traf ich ihn zufällig in der Stadt und erfuhr, daß er inzwischen beruflich sehr erfolgreich als Musiker war, geheiratet hatte und Vater eines kleinen Mädchens geworden war.

Ein weiteres Jahr später kam er wieder zu mir, diesmal allerdings sehr, sehr krank: weiteres Tumorwachstum und schon 10 kg Gewichtsverlust. Als er das Fortschreiten seiner Krankheit bemerkt und wieder onkologische Spezialisten ohne die geringste Aussicht auf Erfolg aufgesucht hatte, kam er nach einer Phase starker Depression zu mir. Im ersten Interview stellte sich heraus, daß er seine Lebensentwürfe in der neuen Familienkonstellation nicht dauerhaft hatte verwirklichen können, aber vor allem den Kontakt zu dieser inneren Instanz, der Krake, seit über einem Jahr aufgegeben hatte. Ich half ihm, in Trance den Kontakt wieder herzustellen, um nach neuen, in die jetzige Situation passenden Lösungen für seine Lebensentwürfe zu suchen. Natürlich war alles viel schwieriger geworden. Doch nach 10 Sitzungen hatte sich sein Zustand erneut so weit gebessert, daß er mit seiner Familie im Spätsommer des Jahres wieder auf Urlaub fahren konnte. Aus dem Urlaub schrieb er mir eine Karte mit folgenden Worten: »Mir geht es — wenn ich mal so euphorisch sein darf — ausgezeichnet. Psyche ist eben doch alles!« Ich selbst bin nicht der Meinung, daß Psyche alles ist; doch hat er seine Diagnose bisher meist mit guter Lebensqualität um zwei Jahre überlebt.

Methodenkritische Bewertung

So eindrucksvoll diese und andere Berichte in ihrer Schilderung sind, die bisherigen Versuche, das maligne Zellwachstum in veränderten Bewußtseinszuständen und/oder durch hypnotherapeutische Interventionen zu beeinflussen, beschränken sich auf die Aufzählung von Erfolgsquoten bei behandelten Patientengruppen in Tumorzentren oder auf einzelne Falldarstellungen[7]. Dabei handelt es sich weder um ein im klassischen Sinne methodisch einwandfreies Untersuchungsdesign noch um Kontrollgruppenexperimente, so daß die Spontanremission und damit der in Frage stehende psychotherapeutische Effekt auf die behandelten Patienten nicht unmittelbar bekannt ist. Man könnte jedoch geneigt sein, die von den Autoren berichteten Erfolgsquoten eher als konservative Schätzungen zu betrachten, da es sich zumindest im Falle von *Simonton* um Patienten handelte, die sich im letzten Stadium der Krebsentwicklung befanden und nach der Behandlung im Durchschnitt ihre Lebenserwartung verdoppelten. Hinzu kommt, daß veränderte Bewußtseinszustände individuell so sehr verschieden sind, daß sie durch standardisierte Verfahren nicht zu optimieren sind[8]. Das könnte bedeuten, daß in den Trancezuständen sehr viel mehr *Heilungspotential* enthalten ist, als die bisherigen Studien zeigen können.

Heilung und Ausblick

Abschließend ist mir wichtig zu betonen, daß Krankheit nicht notwendigerweise als Defizit, sondern im Sinne einer produktiven Instabilität auch als Chance zur Veränderung persönlicher Lebensumstände konzeptualisiert werden kann — und damit Therapie nicht lediglich als Wiederherstellung des alten Zustandes, sondern in einem emphatischen Sinn als Heilung, als professionelle Hilfestellung für persönliches Wachstum und Reifung aufgefaßt werden kann. Eine Position, wie sie im mehr akademischen Bereich etwa durch *Weizäckers* anthropologische Medizin und im universitätsexternen Bereich z. B. durch *Dethlevsen*[9] oder *Houston*[10] repräsentiert wird.

So gesehen stellt die therapeutische Instrumentalisierung veränderter Bewußtseinszustände *ein Abenteuer des menschlichen Geistes* dar, um neue effektive Möglichkeiten für an Heilung gekoppeltes persönliches Wachstum zu entwickeln.

Literaturhinweise siehe Seite 383

LOGOTHERAPIE, VERHALTENSTHERAPIEN UND KÖRPERBEWUSSTSEIN

Statement von Dr. Karl-Dieter Heines, Bremen

Die Logotherapie ist eine sinnzentrierte Psychotherapie. Im Zusammenhang der Logotherapie bedeutet Logos einfach Sinn. Die Logotherapie wurde von dem Wiener Nervenarzt Professor Viktor E. Frankl begründet.

In unserer Wohlstands- und Wohlfahrtsgesellschaft leiden viele Menschen an einem quälenden Gefühl der Sinnlosigkeit und inneren Leere, dem von Frankl sogenannten *existentiellen Vakuum*. Den an Sinnlosigkeitsgefühlen leidenden Menschen begleitet die Logotherapie auf der Suche nach Sinn, läßt ihn Möglichkeiten und Kräfte der eigenen geistigen Person erkennen, mit denen er selber, aktiv entscheidend, an der Überwindung des existentiellen Vakuums, an der Heilung, Besserung oder Linderung seelischer Not oder körperlicher Krankheit mitwirken kann.

Die Logotherapie wird eingeleitet und ergänzt durch die von Frankl begründete Existenzanalyse. Existenzanalyse bedeutet Analyse des Menschseins auf Verantwortlichsein, bedeutet Erkennen geistiger Elemente, etwa des Gewissens, oder geistiger Möglichkeiten zum Gestalten, Erleben oder Erleiden der Wirklichkeit.

Frankl sieht, wie vor ihm Aristoteles, Scheler und andere, die Einheit des Menschen in den drei Dimensionen von Leib, Seele und Geist, die einander durchdringen und mehr oder weniger bedingen.

In der geistigen Dimension ist der Mensch frei, kann er sich gegenüber körperlichen, seelischen und Umweltbedingungen bejahend, verändernd oder verneinend einstellen.

Die Wirksamkeit der höheren, geistigen Dimension ist trotz der Abhängigkeit/Dependenz von der niederen, leiblich-seelischen Dimension dieser gegenüber frei/autonom. Frankl sagt, geistige Freiheit baut sich über der Naturgesetzlichkeit auf. Auch durch seelische Krankheit und psychischen Abbau hindurch bleibt die geistige Person des leidenden Menschen erhalten und für helfenden Zuspruch erreichbar.

In der geistigen Dimension sieht Frankl drei Gegebenheiten:
1. »Die Freiheit des Willens«
2. Des Menschen eigentliche, geistige Motivation ist *Der Wille zum Sinn*.
3. »Das Leben behält unter allen Umständen seinen Sinn«, solange die geistige Dimension/Person existiert.

Als geistiges Wesen ist der Mensch schon immer auf der Suche nach Sinn. Aus dem geistig Unbewußten heraus läßt das Gewissen den Menschen erahnen, erkennen,

Logotherapie, Verhaltenstherapien und Körperbewußtsein

wie er seinem Schicksal in konkreter Situation als konkrete Person sinnvoll begegnen kann.

Logotherapie bedeutet Erziehung zur Verantwortung. Statt sein Schicksal zu beklagen, bedeutet ver-antworten, daß der Mensch aufgerufen ist, seinem konkreten Schicksal die beste ihm mögliche Antwort zu erteilen.

Sinnsuche und Sinnfindung geschehen im Erkennen dessen, was jeweils des Menschen wert und würdig sei.

Frankl sieht drei allgemein anerkannte Möglichkeiten, dem Leben Sinn, Wert und Würde zu geben. Er spricht von Wertmöglichkeiten, die der Mensch verwirklichen, Wirklichkeit werden lassen kann. Es sind dies:
1. Die schöpferischen Werte; gemeint sind die Arbeit an einem Werk, einer Aufgabe, aber auch die großen und kleinen Mühen im grauen Alltag.
2. Die Erlebniswerte, das geistig bewegende Erleben der Natur, der Kunst und Kultur, die Begegnung mit anderen Menschen und dem geliebten Du.
3. Die Einstellungswerte, die höchste Wertmöglichkeit der aufrechten, tapfer ertragenden Einstellung auf unabwendbares Schicksal, auf die von Frankl sogenannte tragische Trias von Schuld, Leid und Tod.

Als geistige Ureigenschaften sind dem Menschen die Fähigkeiten zur Selbstdistanzierung und Selbsttranszendenz gegeben.

In der Selbstdistanzierung, im Abstand zu sich selbst, kann der Mensch fehlgehendes, irrendes, neurotisches Tun, Erleben, Verhalten erkennen und sinnbejahend seinem Leben eine neue Richtung geben.

Als geistiges Wesen sehnt sich der Mensch danach, selbsttranszendierend, selbstvergessen über sich hinauszulangen nach etwas, das nicht mehr er selbst ist, auf ein Werk, das zu vollbringen, oder auf einen anderen Menschen, das geliebte Du, dem zu begegnen es gilt. In der liebenden Zuwendung auf eine Aufgabe oder das Du kann der Mensch, das Ich, sich selbst erfahren, wirklich werden, sich selbst verwirklichen.

Großes Leid, überwältigende Freude, A. Maslows Gipfelerfahrungen, können den Menschen hellsichtig, die Welt durchsichtig werden lassen. Er mag dann ahnen, glauben, sich danach sehnen, daß konkreter Sinn umfangen sei von einem der menschlichen Erkenntnis verborgenen Sinn des Ganzen, einem Übersinn. Der Sinn des Ganzen ist nicht mehr faßbar, ist mehr als faßbar.

Frankl hat in seiner Existenzanalyse und Logotherapie alte und neue, östliche und westliche Erkenntnis und Weisheit zu heilsamen Perspektiven und Vorgehensweisen entwickelt. Diese können dem leidenden Menschen, dem einzelnen und der Gesellschaft unserer Zeit vielfach sehr wirksame, rasche und dauerhafte Hilfen geben. Je nach den Möglichkeiten des Patienten/Klienten und des Arztes/Therapeuten wird intuitiv improvisierend vorgegangen. Wirksam ist die heilsame Begegnung von Mensch zu Mensch, weniger die Methode.

Frankl hat entdeckt, daß auch ein heftiges Aufeinandertreffen von nicht zu vereinbarenden Wertvorstellungen, Wertkollisionen, zu erheblicher Beeinträchtigung des Lebensgefühls führen können. Solche krankhaften Verstimmungen in der geistigen Dimension nennt Frankl noogene Neurosen, unter Verwendung des griechischen Wortes *nous* = Geist.

Bei den noogenen Neurosen ist die Logotherapie spezifisch wirksam. Die Logotherapie hat aber gute Erfolge auch bei den psychogenen Angst-, Zwangs-, Konversions- und Sexualneurosen, weil bei der Entstehung psychogener Neurosen vielfach auch Sinnkrisen, Krisen des Sinnerlebens, mitwirken.

Für die psychotherapeutische Praxis hat Frankl zwei Methoden, die paradoxe Intention und die Dereflexion, entwickelt. Zur Behandlung von Neurosen wenden sich die paradoxe Intention und die Dereflexion an zwei Grundeigenschaften der geistigen Person, die Fähigkeit zur Selbstdistanzierung und Selbsttranszendenz.

Logotherapie, Verhaltenstherapien und Körperbewußtsein

Zunächst wird mit dem Menschen, der an einer Angst-, Zwangs- oder Sexualneurose leidet, die Einsicht erarbeitet, daß seine Erwartungsängste oder Zwänge nicht durch reale Gefahren begründet, sondern in seiner angstgetönten, zwanghaften Vorstellungswelt entstanden sind.

Dann wird er zum paradoxen Intendieren angeleitet, das heißt, er soll — aus seiner Sicht widersinnig, paradox erscheinend — gerade die Bereiche aufsuchen, welche Erlebnisweisen anstreben, die er bisher ängstlich oder zwanghaft gemieden hat. Statt vor einer angstgetönten Vorstellung, etwa einer Ohnmacht im Lebensmittelgeschäft, zu fliehen, wird ihm, paradox intendierend, anheimgestellt, sich quasi vorzunehmen, zum Entsetzen der Umgebung »mal tüchtig zu kollabieren« (was ihm dann natürlich nicht gelingt).

Frankl schlägt dem angstneurotisch leidenden Menschen sozusagen vor, sich mit Humor in die Höhle des Löwen zu begeben. Die therapeutische Effizienz verdankt die paradoxe Intentionstechnik dem Umstand, daß Humor und Angst Antagonisten sind.

Und nun zur Anwendung der Dereflexion. Die Sexualneurose Impotenz oder Frigidität entsteht beinahe zwangsläufig, wenn jemand sich im Vollzug des Geschlechtsaktes daraufhin beobachtet, ob er dabei auch besonders gut und erfolgreich sei, und darüber hinaus auch noch Potenz oder Orgasmus direkt anstrebt (*Hyperintention*).

Frankl sagt: »Je mehr es jemandem um die Lust geht, umso mehr vergeht sie ihm auch schon.«

Statt der ängstlich getönten Betrachtung, der Hyperreflexion des körperlich geschlechtlichen Vollzugs, wird dem Betroffenen die Vorgehensweise der Dereflexion anheimgestellt. Ihm wird nahegelegt, völlig von sich selbst abzusehen, sich zärtlich liebkosend dem geliebten Menschen zuzuwenden. Durch ein vom Arzt oder Therapeuten verordnetes Koitusverbot wird dem Betroffenen außerdem die Angst genommen, sich im körperlichen Aktvollzug potent erweisen zu müssen. Dieses Konzept: einerseits entlastendes Koitusverbot, andererseits körperlich zärtliches Liebkosen, führt sehr oft zu einer derart befreienden, liebenden Zuwendung, daß die Betroffenen das Koitusverbot schon nach wenigen Tagen nicht mehr einhalten können und — vom Leistungszwang befreit — sich als völlig potent erweisen.

Zum Schluß dieses kurzen Statements möchte ich dreierlei sagen:
1. Viktor Frankl hat mit seiner Existenzanalyse und Logotherapie entscheidend zur Überwindung mechanistisch reduktionistischer Denk- und Arbeitsweisen und damit zur Rehumanisierung der Medizin und Psychotherapie beigetragen. Auch die Rechtswissenschaften, das Bildungswesen und der Bereich des religiösen Denkens haben von der Lehre Frankls wichtige Anregungen erhalten.
2. In meiner psychiatrisch psychotherapeutischen Fachklinik habe ich die Logotherapie in neun Jahren an über tausend Patienten erfolgreich, vielfach mit überraschend guter Wirkung angewandt.
   Die Patienten arbeiten oft begeistert mit, wenn sie erst einmal erkannt haben, daß sie aus eigener Kraft entscheidend an der Überwindung seelischer oder körperlicher Leidenszustände mitwirken können. Sie arbeiten mit, obwohl am Anfang der Therapie schmerzliche Einsichten, Skepsis oder Ablehnung oft nicht zu vermeiden sind.
3. Das persönliche Beispiel und die Lehre Frankls haben mir nach Jahrzehnten der Suche und des Zweifels wesentliche Grundlagen für meine ärztliche Arbeit und mein Menschsein gegeben.

Logotherapie, Verhaltenstherapien und Körperbewußtsein

Statement von Prim. Dr. Gerd Powischer, Oberwart

Die Herzkrankheit ist die Todesursache Nr. 1 in unserer Bevölkerung. Diese Tatsache hat das öffentliche Interesse auf die Risikofaktoren der Herzkrankheit gelenkt und hat viele Leute ermutigt, ihre Eßgewohnheiten und ihr Bewegungsverhalten zu verbessern und mit dem Rauchen aufzuhören. Trotz dieser Änderungen und der Tatsache, daß nun weniger Herzinfarkte fatal verlaufen, ist die Anzahl der Herzinfarkte nicht zurückgegangen. Offensichtlich müssen wir andere, bedeutende Änderungen vollziehen, wenn wir einen wirklichen Schutz vor einem Herzinfarkt haben wollen. Es gibt nun eine zuverlässige medizinische Behandlungsmethode, um die Wahrscheinlichkeit herabzusetzen, einen Herzinfarkt zu erleiden. Die Methode stützt sich auf das Reccurent Coronary Prevention Projekt (RGPP), ein fünfjähriges Forschungsprojekt, das in sehr eindrucksvoller Weise gezeigt hat, daß eine Änderung des TypA-Verhaltens wiederkehrende Herzinfarkte zahlenmäßig um die Hälfte verringert. Ein wesentlich besseres Ergebnis zeichnet sich bei der vorbeugenden Anwendung ab.

Was ist TypA-Verhalten und wie wirkt es auf das Herz? TypA — Verhalten ist hauptsächlich gekennzeichnet durch das ständige Gefühl des Zeitdruckes und durch sehr leicht auslösbare Irritation oder Ärger. Diese Kennzeichen sind in unserer Gesellschaft äußerst verbreitet. Sie treten oft in Erscheinung durch:

Wetteifern, um immer mehr und mehr Dinge in immer kürzerer Zeit zu erreichen.

Denken an zwei Dinge zugleich. Ausführen von zwei oder mehreren Sachen gleichzeitig.

Häufiges Ausbrechen in Ärger als Antwort auf alltägliche Vorkommnisse.

Es gibt viele andere Bestandteile des TypA-Verhaltens. Einige sind sehr leicht, andere sehr schwierig zu erkennen. Wenn jemand ein oder mehrere dieser Kennzeichen hat, gilt er als TypA. Die Bandbreite des TypA-Verhaltens reicht von sehr mild bis sehr schwer. Die Denkmuster und Gewohnheiten eines TypA-Menschen erzeugen einen dauernden Wetteifer gegen Zeit und andere Menschen sowie freifließende Ärgerbereitschaft, freifließende Feindlichkeit und ständige Irritation.

Dieser Kampf veranlaßt den Körper, eine große Menge verschiedener Hormone freizusetzen, einschließlich Noradrenalin und ACTH. Diese verursachen mit der Zeit pathologische Veränderungen in den Arterien des Herzens und anderer Organe, kurz gesagt: Wie Sie sich fühlen und wie Sie auf die Umwelt reagieren — spielt eine viel größere Rolle dabei, einen Herzinfarkt auszulösen, als das, was Sie essen oder einatmen, oder wie sehr Sie ihre Muskeln vernachlässigen. Im RCCP z. B. gab es einige Herzinfarktopfer, die Raucher gewesen waren — aber es waren auch viele, die nie geraucht hatten Es waren einige, die hohen Blutdruck hatten oder hohe Serum-Cholesterinblutspiegel hatten und einige, deren Werte normal waren. Der eine Faktor, den alle Patienten in dieser Gruppe gemeinsam besaßen, war jedoch, daß jeder von ihnen viele Jahre lang bis zum Herzinfarkt TypA-Verhaltensmuster gezeigt hatte.

Ein Überprüfungsausschuß, des *National Heart, Lung and Blood Institute* erkannte 1981 das TypA-Verhaltensmuster als einen Haupt-Risiko-Faktor der koronaren Herzkrankheit. Der Bericht stellte fest, daß TypA-Verhaltensmuster als Risiko ebenso bedeutend ist wie alle bisher bekannten Risikofaktoren, wie z. B. hoher Blutdruck, erhöhtes Serum-Cholesterin und übermäßiges Rauchen. Um die Beziehung zwischen TypA-Verhalten und Herzkrankheit zu erforschen, prüfte das RCPP, ob TypA-Verhalten geändert werden kann, und ob diese Veränderung zu einem nachweislichen Schutz gegen Herzinfarkt führt. Die Studie wurde von Dr. Meyer-Friedmann im *Mount Zion Hospital and Medical Center, San Francisco* geleitet. An der Studie beteiligten sich 1000 Männer und Frauen, die alle mindestens einen Herzinfarkt erlitten hatten. Etwa die Hälfte der Teilnehmer erhielt einen Spezialkurs in

TypA-TypB-Training. Die Ergebnisse dieser Studie waren wirklich aufsehenerregend. Die meisten Teilnehmer, die das spezielle TypA-TypB-Training erhielten, änderten erfolgreich ihr Verhaltensmuster, und es gab in der Folge halb so viele zweite Herzinfarkte. Das *National Heart, Lung and Blood Institute* fand die Resultate des RCPP so zuverlässig, daß es empfahl, das Forschungsprojekt ein Jahr früher als geplant abzubrechen. So konnten die Teilnehmer der Kontrollgruppe das lebensrettende TypA-TypB-Training ebenfalls erhalten. Als der Nutzen des TypA-TypB-Trainings in San Franzisco Bay Area bekannt wurde, entschieden eine Gruppe von Kardiologen und Leiter öffentlicher und privater Institute, daß diese Behandlung der Allgemeinheit zugänglich gemacht werden muß. So wurde das *Meyer-Friedmann Institute* gegründet, welches dasselbe TypA-TypB-Training durchführt, das sich in der RCPP-Studie als so erfolgreich erwies.

Dieses Institut bildet seither Therapeuten aus und führt TypA-TypB-Training durch. Es sollte hervorgehoben werden, daß das TypA-TypB-Training die übliche medizinische Behandlung ergänzen soll, aber nicht ersetzt.

Was ist das TypA-TypB-Änderungstraining? Das Behandlungsverfahren wurde im RCPP entwickelt. Es unterscheidet sich deutlich von den herkömmlichen psychologischen Veranstaltungen und Seminaren für Streßminderung. Es unterscheidet sich auch völlig von individueller psychologischer Therapie. Das TypA-TypB-Änderungstraining gleicht am ehesten Problemlösungsseminaren im modernen Management. Das TypA-TypB-Änderungsprogramm besteht aus folgenden Standard-Bausteinen:

Diagnostik-Einzelstunde: Zu Beginn wird an Hand eines Videointerviews das Ausmaß des TypA-Verhaltensmuster dokumentiert und diskutiert.

TypA-TypB-Training: An zwei aufeinanderfolgenden Wochenenden wird ein 40-Stunden-Interviewseminar abgehalten, und mehrmals jährlich findet ein Kursprogramm für ehemalige Seminarteilnehmer statt.

Alternativ dazu gibt es regionale Ein- oder Zweijahresgruppen. Während dieses Standardprogrammes erhält man Hilfe, Denkmuster und Gewohnheiten zu prüfen, sodaß die Grundlagen für chronischen Zeitdruck und ständige Ärgerbereitschaft bleibend geändert werden können. Man bekommt Anleitungen, wie man neue, vernünftige und gesunde Denkmuster und Gewohnheiten übernehmen und behalten kann.

RCPP-Teilnehmer, die TypA-TypB-Änderungstraining erhalten hatten und dabei das TypA-Muster änderten, verminderten die Wahrscheinlichkeit eines zweiten Herzinfarktes, wurden außerdem ruhiger und hatten Situationen besser im Griff. Darüber hinaus verbesserte sich ihr Selbstwertgefühl und ihre Selbstsicherheit. Sie wurden bessere Zuhörer. Sie hörten damit auf, zuviele Dinge gleichzeitig zu tun, so daß sie ihren jeweiligen Aufgaben mehr Aufmerksamkeit widmen konnten. Sie wurden angenehmere Kollegen oder Partner. Fast ohne Ausnahme brachte ihre Verhaltensänderung eine Verbesserung des familiären und sozialen Lebens und nachweislich auch ihrer Berufskarriere mit sich.

Dieser Prozeß benötigt Zeit, einen großzügig offenen Geist und intellektuelle Wachsamkeit. Das Programm ist kein Schnellsiedekurs, aber es ist einige Anstrengung wert, dem Leben eine neue Perspektive und Erfahrung zu geben. Der Nutzen wird wahrscheinlich ein längeres Leben sein, sicherlich aber wird es weitaus reichhaltiger und glücklicher werden.

Logotherapie, Verhaltenstherapien und Körperbewußtsein

Statement von Corinna Lanner-Holtzhausen

Die Feldenkrais-Methode — benannt nach ihrem Erfinder Moshé Feldenkrais — wird in den letzten Jahren von mehr und mehr Menschen als eine außergewöhnliche Methode anerkannt und geschätzt. Dies ist eine Methode, die jedem einzelnen die Möglichkeit gibt, seine angelernten Bewegungsmuster und seine angeeigneten Verhaltensweisen im Leben, die keineswegs immer zum Wohl des Betroffenen beitragen, zu verändern, d. h. sich in einen Prozeß des Umziehens oder des Umlernens einzulassen.

Der Mensch ist geprägt — so sagt Feldenkrais — von seiner genetischen Veranlagung, von seiner Erziehung und seiner Umwelt und von seinem eigenen Verhalten. Jedoch verfügt der Mensch über die Fähigkeit, sein eingeprägtes Verhalten zu ändern.

Und nun zur Körperbewegung als Funktion des Menschen als Einheit. Jeder Gedanke, jedes Gefühl des Menschen, z. B. Angst, Schmerz, drücken sich in seiner Haltung und seinen Bewegungen aus. Bewegungen wiederum werden als Signal an das Gehirn geleitet und werden dort als sogenannte Bewegungsmuster gespeichert.

Gesetzt den Fall, wir können uns von den alten eingefahrenen Bewegungen lösen, so gibt die neuerlernte Körperbewegung eine Information an das Gehirn, und eine Veränderung in der Hirnrinde (Cortex) findet statt. Folglich kann das Gehirn wiederum neue Signale an die Muskeln zurückgeben.

In dieser Umkehrbarkeit im menschlichen Nervensystem liegt eine einzigartige Chance, daß der Mensch umlernen und sich umziehen kann.

Feldenkrais unterscheidet zwei Arten von Lernen: einerseits das schulische Lernen, das Übernehmen von Wissen und Erfahrung von anderen, und andererseits das organische Lernen, welches über eigenes Erfahren erfolgt. Das organische Lernen geht in kleinen Schritten vor sich, unterliegt keiner Bewertung und ist nicht zielgerichtet. Es ist vergleichbar mit dem frühkindlichen Lernverhalten.

Stellen wir uns ein Kleinkind in der Bauchlage vor, das im Stadium unmittelbar vor dem Kriechen ist. Das Kind nimmt eine reflektorische Kopfhaltung ein, die ebenso bei einem Erwachsenen ideal wäre. Die Augen sind horizontal ausgerichtet, der Kopf kann leicht und fließend nach den Seiten gewendet werden. Der übrige Körper ist so gebeugt — und das ist sehr wichtig —, daß die Stellung der Halswirbelsäule die größtmögliche Bewegungsfreiheit gibt. Käme ein Erwachsener in Versuchung, dies nachvollziehen zu wollen, würde er bald ermüden oder dazu überhaupt nicht in der Lage sein. Für das gesunde Kleinkind ist das organische Lernen etwas ganz Natürliches. Voraussetzung dafür ist, daß dem Kind die für dieses Lernen notwendige Zeit zugestanden wird, um das Rollen und Krabbeln, das Sich-Aufsetzen, das Aufstehen und Gehen viele Male zu erproben und schließlich erlernen zu können. Der jugendliche oder erwachsene Mensch hingegen hat diese Weise zu lernen weitgehend verlernt. Sehr oft sind bereits Kinder nicht mehr fähig, organisch zu lernen.

Die Feldenkrais-Methode umfaßt zwei Möglichkeiten zu lernen: einmal in der Gruppe *Bewußtheit durch Bewegung* und andererseits in der Einzelstunde *Funktionale Integration*.

In der Gruppenstunde werden unter Anleitung des Lehrers Bewegungen bis hin zu Bewegungsabläufen gemacht, die einfach, leicht und ohne Schmerz und Anspannung 15- bis 20mal ausgeführt werden und mit der sinnlichen Wahrnehmung erspürt werden. Es gibt keine Leistung, kein gut oder schlecht, kein falsch oder richtig. Je einfacher und müheloser die Bewegungen geschehen können, desto spürbarer werden Unterschiede in den Bewegungen deutlich, und eine immer feinere Differenzierung der Bewegungen wird möglich. Wir können unterscheiden, ob wir die anstrengende oder die fließende, spielerische Bewegung machen wollen. Aus mindestens zwei oder mehr Wahlmöglichkeiten können wir unsere Entscheidung für die angenehmste Ausführung der Bewegung treffen. Können wir aus dem Muster der mühsamen Bewegung herauskommen, so geschieht die Veränderung über das Nervensystem. In der Folge liegen und sitzen, stehen und gehen wir anders, können uns schmerzfreier bewegen und atmen bewußter. Aus dieser Veränderung heraus kann eine neue Art des Verhaltens entstehen.

In der Einzelstunde erkundet der Lehrer durch feine Berührung und Führung von Körperteilen den Bewegungsspielraum des Schülers; er zeigt ihm damit die Funktion seines Skeletts auf und macht ihm wichtige ganzheitliche funktionale Zusammenhänge im Körper deutlich. Dadurch werden dem Lernenden diese Erkenntnisse an das Nervensystem übermittelt. Die Einzelstunde verläuft weitgehend non-verbal.

Die Gruppen- und die Einzelstunden ergänzen einander.

An den Gruppenstunden kann jeder teilnehmen, der sich aus freier Entscheidung bewegen kann. Spürbare oder nicht wahrgenommene Verspannungen und Schmerzen werden sich lösen.

Viele Künstler, Schauspieler, Musiker, Tänzer und Athleten haben durch diese Methode sehr kreative und positive Erfahrungen gemacht.

Bei behinderten Menschen und Menschen, die durch Krankheit oder Unfall in der Funktion ihres Nervensystems Schaden erlitten haben, hat die Behandlung in der Einzelstunde außergewöhnliche Erfolge gebracht, insbesonders bei Spastikern, Hemiplegikern, bei Kinderlähmung und multipler Sklerose, bei Bandscheibenschäden und Schulterversteifung und bei anderen Bewegungsbehinderungen.

Moshé Feldenkrais lebte von 1904 bis 1984. Er verließ Rußland in jungen Jahren und ging nach Israel. Er war ursprünglich Physiker, forschte mit Joliot-Curie in Frankreich an der Kernspaltung. Er erwarb den schwarzen Gürtel als erster Europäer in Judo und gründete den bekannten Jiu-Jitsu Club in Frankreich.

Im Alter von 35 Jahren machten sich starke Schmerzen im Knie von einer alten Sportverletzung bemerkbar. Allen Voraussagungen zum Trotz, einer zunehmenden Behinderung ausgeliefert zu sein, begann er mit dem Studium der Neurophysiologie, der Anatomie und Anthropologie und der Bewegungsmechanik und näherte sich schrittweise seiner Methode der Selbsthilfe. Letztlich konnte er sich und vielen anderen helfen.

Feldenkrais hat immer betont, daß er weder ein Therapeut noch ein Heiler sei. Er bezeichnete sich als Lehrer, der seinem Schüler aufzeigt, wie das Lernen über den Körper wieder zu erlernen ist.

Vorläufer seiner Arbeit waren Elsa Gindler, Matthias Alexander und Heinrich Jaccoby.

Das, was andere Menschen vor ihm in östlicher und westlicher Kultur intuitiv erahnt haben, hat Feldenkrais als erster erklärbar, klar verständlich und für den Menschen zugänglich gemacht. Er legte Wert darauf, daß nicht der bewegliche Körper, sondern der bewegliche Geist im Vordergrund steht.

Der Sinn der Methode: sich der Qualität seiner Bewegungen und seiner ganzheitlichen Körperfunktionen wieder bewußt zu werden und aus dieser Bewußtheit heraus wissender und liebevoller mit seinem Körper umzugehen.

Dadurch können wir einem neuen, vielleicht nie gekannten Lebensinhalt näherkommen und in Eigenverantwortung bewußt Schritte gehen auf dem Weg zu menschlichen Ganzheit und zur menschlichen Würde.

BEGLEITENDE VERANSTALTUNGEN

MACHT ANGST KRANK?
    Dr. Stephan Rudas 323

IST DIE MEDIZIN EINE NATURWISSENSCHAFT?
    Univ.-Doz. Dr. Karl W. Kratky 325

GROSSELTERNKLUBS IN KUBA
EINE NEUE STRATEGIE DER GANZHEITSBETREUUNG DES ÄLTEREN
MENSCHEN IN DER FAMILIE
    Dr. Juan Antonio Alvarez Gomez 327

MAGISCHE ELEMENTE IN DER ALTEN HEILKUNST
    Prof. Dr. Hans Biedermann 330

PARACELSUS UND DIE ALPENMEDIZIN
    Sergius von Golowin 334

MAGISCH-MEDIALES HEILEN IM OBERDEUTSCH-ALPENLÄNDISCHEN
RAUM UNTER BESONDERER BERÜCKSICHTIGUNG
DES SPRUCHHEILENS
    DDr. Ebermut Rudolph 340

GANZHEIT UND GESUNDHEIT
    Univ.-Prof. Dr. Fritjof Capra 347

MACHT ANGST KRANK?

Chefarzt Dr. Stephan Rudas, Kuratorium für Psychosoziale Dienste der Stadt Wien

»*Die Angst selbst brauche ich Ihnen ja nicht vorzustellen, jeder von uns hat diese Empfindung, oder richtiger gesagt, diesen Affektzustand irgendeinmal aus eigenem kennengelernt...*«
(Sigmund Freud, 25. Vorlesung/1917)

Angst ist ein zutiefst menschliches Phänomen, sie ist mit unserem Leben und Erleben untrennbar verbunden. Angst als Empfindung, Gefühl, Affektzustand ist *wertfrei* zu sehen als integrierter Teil menschlicher Existenz. Angst begleitet unser Leben und schützt es auch. So würden wir nicht zurücktreten, wenn eine Straßenbahn kommt und nicht vermeiden, aus großen Höhen herunterzufallen.

Jeder Mensch hat seine eigene Art, Angst zu empfinden, meist fallen die körperlichen Begleiterscheinungen der Angst besonders auf: Herz- und Atemfrequenzen nehmen zu, Schwitzen und Zittern treten auf, Blasen- und Darmträgheit werden verstärkt.

Im Laufe der Geschichte der Menschheit gibt es zahlreiche Versuche, Phänomene, die mit der menschlichen Existenz untrennbar verbunden sind, durch *kollektive Ächtung* bewältigen zu wollen. Jahrhundertelang galt in manchen Kulturen *Sexualität* als etwas *Böses, Gefährliches* und *Schlimmes.* Vor einigen Jahren hat in unserer Kultur die *Aggressivität* weitgehend diesen Platz eingenommen.

Unter dem Eindruck entsetzlicher Äußerungsformen menschlicher Aggressivität wurde nicht der mißlungene Umgang mit unseren aggressiven Anteilen sondern das Phänomen als Ganzes als *böse* bezeichnet.

Gegenwärtig sind wir dabei, die *Angst* zu *ächten,* und zwar — der Epoche, in der wir leben, entsprechend — als *krankhaft.* Bevor auf die Frage, ob Angst krank macht, eingegangen wird, muß festgehalten werden, daß umgekehrt Krankheit oft mit großer Angst verbunden ist.

Es ist bedauerlicherweise im gegenwärtigen Medizinbetrieb noch keineswegs selbstverständlich, auf diese Tatsache einzugehen. Weder wird im durchschnittlichen Behandlungsablauf die Angst des Kranken vor der Krankheit — und vor den Untersuchungs und Therapieabläufen — entsprechend einbezogen und berücksichtigt, noch ist unser Wissen über die Zusammenhänge zwischen Angst und Heilungsverlauf ausreichend. Dieser Mangel wird dadurch weiter fortgeschrieben, daß viel zu wenige Forscher sich mit diesen Fragen beschäftigen, und ihr Ansehen in der gegenwärtig eher *naturwissenschaftlichen* medizinischen Forschung gering ist.

Im Rahmen psychiatrischer Erkrankungen hat Angst eine zentrale Stellung. Bei nahezu jeder psychischen Erkrankung tritt verstärkt Angst auf, oft in sehr dramatischer Form.

Angst ist nicht nur ein Begleitsymptom psychischer Störungen und Erkrankungen, Angst ist auch an der Entstehung dieser Leiden beteiligt, und sie spielt natürlich auch bei der Behandlung eine große Rolle. Unabhängig von der angewendeten Methode ist eine Psychotherapie, die die Angst (auch jene, die sie selbst provoziert) nicht einbezieht, meist wenig erfolgreich.

Angst kann also als Folge von Krankheit, als eine Begleiterscheinung und auch als Teil von Krankheit gesehen werden und spielt auch in der Behandlung eine große Rolle. Wieweit führt sie ursächlich zur Krankheit, wie weit macht also Angst krank?

In Österreich sind von 7,5 Millionen Einwohnern etwa 10.000 drogenabhängig, etwa 110.000 sind tablettenabhängig und etwa 300.000 sind alkoholkrank. Die Zahl der

Macht Angst krank?

Menschen mit im engeren Sinne psychosomatischen Leiden wird selbst von vorsichtig schätzenden Experten mit über 10% der Bevölkerung angegeben. Natürlich wäre die Aussage, *die Angst* schlechthin habe diese große Zahl von Menschen krank gemacht, in der verkürzten Form unzulässig. Gerechtfertigt ist aber die Feststellung, daß mißlungene Versuche der Angstbewältigung und Angstverarbeitung oft einen sehr großen Anteil an der Entstehung der angeführten Krankheiten haben. Krankheit kann dort entstehen, wo andere Formen der Angstbewältigung nicht bzw. nicht mehr möglich waren, oder mißlungen sind. Die nichtbewältigte Angst wirkt als — zu großer — Streß und begünstigt bzw. bewirkt das Auftreten von Erkrankungen. Angst kann also als Folge von Krankheit, als eine Begleiterscheinung und auch als Teil von Krankheit gesehen werden.

Unser Verständnis für Umweltfragen und Umweltgestaltung wächst. Wir wissen immer besser um die Tatsache Bescheid, daß Gesundheitsvorsorge lange vor dem Auftreten von Erkrankungen und Störungen einzusetzen hat. Die Bedeutung einer möglichst gesunden Lebensführung und einer gesunden Ernährung ist unbestritten. Ein Gebiet wird jedoch in der Vorbeugung stark vernachlässigt: die psychische Gesundheit. Die Psyche ist nach wie vor ein vergessenes »*Organ*«. Betrachtet man sogenannte negative psychosoziale Indikatoren (Zahl negativer Ereignisse und Abläufe mit psychosozialem Hintergrund) so sieht man ein alarmierendes Bild.

In Österreich gebt es jährlich etwa 50.000 Aufnahmen in psychiatrische Krankenhäuser, etwa 2100 Tote durch Selbstmord, etwa 1300 Verkehrstote und etwa 2800 Tote durch andere Unfälle.

Der psychosozialen Prävention kommt also mindestens soviel Bedeutung zu wie der sonstigen Prävention und Prophylaxe. Besonders wichtig dabei ist die Anwendung jenes Wissens über die psychische Hygiene des Kindes-und Jugendalters, das seit Jahrzehnten als wissenschaftlich zweifelsfrei gesichert anzusehen ist. Es genügt sicher nicht, wenn wir Plätze, Straßen, Institute und Kindergärten nach berühmten Psychologen, Pädagogen und Psychonalytikern benennen. Wir müssen auch ihre Erkenntnisse für unseren täglichen Umgang mit unseren Kindern (und mit uns selbst) gezielt und umfassend anwenden.

Sozialpsychiater sind häufig mit einer besonderen Form der Angst konfrontiert: mit der *Angst vor der Angst*. Diese *Angst vor der Angst* ist umso größer, je geringer oder ungeeigneter die individuellen und kollektiven Möglichkeiten der Angstbewältigung sind. Als eine verhängnisvolle Methode der vorübergehenden (und meist nur scheinbaren) Angstbewältigung muß die regelmäßige Einnahme von angstmindernden Medikamenten (Beruhigungsmittel) angesehen werden. Die Fähigkeit, natürliche Ängste *auszuhalten*, sie zu verarbeiten und zu bewältigen, nimmt oft dramatisch rasch weiter ab, die Dosierung der Substanzen muß fortwährend gesteigert werden, die Medikamentenabhängigkeit entsteht. Da sich der rasche Griff zur Beruhigungstablette sehr schnell ausbreitet, steigt die Zahl der Süchtigen, die von *legalen* Drogen abhängig sind, in alarmierendem Ausmaß. Offensichtlich ist es uns wieder einmal gelungen, Mittel mit einer gezielten Wirkung viel rascher zu entwickeln als den besonnenen Umgang mit diesen Mitteln.

Zusammenfassend läßt sich festhalten: Angst ist ein integrierter Teil unseres (Er)lebens. Angst kann auch krank machen und spielt bei Erkrankungen und ihrer Bewältigung eine große Rolle. Geeignete individuelle und kollektive Angstverarbeitungs- und Angstbewältigungsmechanismen sind Bestandteil der psychosozialen Prophylaxe.

Literaturhinweise siehe Seite 384

IST DIE MEDIZIN EINE NATURWISSENSCHAFT?

Univ.-Doz. Dr. Karl W. Kratky, Institut für Experimentalphysik, Universität Wien

Abstract:
Die *Schulmedizin* stützt sich weitgehend auf die Naturwissenschaften, während die Haltung der *Komplementärmedizin* zwiespältig ist. Einerseits versteht sie sich als über die Naturwissenschaften hinausgehend, andererseits führt sie in naturwissenschaftlichem Rahmen Beweise, um von der Schulmedizin anerkannt zu werden. Als charakteristisch für das naturwissenschaftliche Paradigma gelten dabei das Kausaldenken und die Zerlegbarkeit von Ganzheiten in Teilbereiche, woraus das wiederholbare Experiment folgt.

Allerdings haben sich die Naturwissenschaften (speziell die Physik) seit der Entwicklung der Quantenmechanik von diesen *Charakteristika* selbst entfernt. Besonders ausgeprägt ist diese Entwicklung in den letzten 20 Jahren auf dem Gebiet der statistischen Physik (Thermodynamik), wo systemtheoretische Ansätze zunehmend an Bedeutung gewinnen. Dabei sind vor allem zwei Richtungen zu nennen: Die Synergetik Hakens und die dissipativen Systeme Prigogines.

Aufgrund dieser Transzendierung des alten naturwissenschaftlichen Standards ist aber die Entwicklung einer ungeteilten Medizin = Ganzheitsmedizin möglich. Die Schulmedizin, die sich auf die Naturwissenschaften beruft, wird — nach dem Akzeptieren der neuen Entwicklungen eben dieser Naturwissenschaften — ganzheitlich denken. Auch der oben erwähnte Zwiespalt in der Komplementärmedizin wird sich dementsprechend auflösen.

Macht man einen Blick in das Vorlesungsverzeichnis der Universität Wien, erkennt man, daß nur in drei der acht Fakultäten das Wort *wissenschaftlich* nicht vorkommt: in der katholisch-theologischen, der evangelisch-theologischen und der medizinischen Fakultät. Bei der Theologie ist klar, daß Wissen nicht alles ist, daß das *komplementäre Spannungsverhältnis von Wissen und Glauben* das Wesentliche ausmacht. Wie ist die Sachlage aber bei der Medizin? Fragt man Mediziner um ihre persönliche Meinung, fallen die Antworten uneinheitlich aus, im allgemeinen wird aber doch festgestellt, daß sich die (Schul-)Medizin großteils auf naturwissenschaftliche Methoden stützt. Einige meinen sogar, daß die *Medizin selber eine Naturwissenschaft* ist.

Vertreter der *Alternativmedizin* bzw. *Komplementärmedizin* wollen sich — zumindest teilweise — von den Naturwissenschaften abkoppeln bzw. darüber hinausgehen, sehen sich aber oft gezwungen, Beweise für die Wirksamkeit bestimmter Heilmittel streng nach den schulmedizinisch/naturwissenschaftlichen Richtlinien führen zu müssen, um überhaupt Gehör zu finden. Um einen Ausweg aus diesem Dilemma zu finden, ist es notwendig, einen kurzen Blick auf die *Geschichte von Naturwissenschaft und Medizin* zu werfen.

Das naturwissenschaftliche Weltbild wandelte sich etwa mit Beginn der *Neuzeit*, wobei die Physik besonders erfolgreich war und daher zum Leitbild für die anderen Naturwissenschaften wurde. Wesentliche Charakteristika dieses Weltbilds sind das kausale Denken und die Zerlegbarkeit des Ganzen in Teilbereiche. Das *kausale Denken* besagt im wesentlichen, daß ein eindeutiger Zusammenhang zwischen Ursache und Wirkung besteht. Die Wirkung wird zur Ursache einer weiteren Wirkung, wodurch letztlich eine (lineare) Kette von Ursachen und Wirkungen entsteht. Das äußert sich im *wiederholbaren (reproduzierbaren) Experiment,* d. h. in der Denkweise, daß jedes Experiment, unter den gleichen Bedingungen durchgeführt, das gleiche Resultat liefert. Experimente dienen der Feststellung eines isolierten

Ist Medizin eine Naturwissenschaft?

Sachverhalts (z. B. der Fallgesetze), was aber nur möglich ist, wenn die *Welt in (kleine) Teilbereiche zerlegbar* ist, die man dann isoliert betrachtet.

Der neuzeitliche Ansatz in der Physik trat einen wahren Siegeszug an, immer mehr Wissenschaften schlossen sich diesem neuen Standard (Paradigma) an. In der Biologie und speziell in der Psychologie gab es jedoch Probleme damit. Das führte jedoch nicht zur Einschränkung des Gültigkeitsbereichs des Paradigmas, sondern es wurde z. B. der Psychologie angelastet, daß sie eben noch nicht (natur-)wissenschaftlich genug sei. Das führte in der Folge zum *Behaviorismus* — Lebewesen als black box, das auf einen bestimmten Reiz (= Ursache) mit einer bestimmten Reaktion (= Wirkung) antwortet — ebenso wie zum Aufschwung der *Statistik* in der Psychologie, da die Einzelergebnisse schlecht reproduzierbar waren (und sind).

Auch die Medizin lehnte sich immer mehr an die Naturwissenschaften an. In der Medizin entspricht dem Ursache-Wirkungs-Prinzip beispielsweise die gezielte Gesundung durch eine bestimmte Behandlung. Der andere Punkt des neuzeitlichen (= klassischen) Paradigmas, die Zerlegbarkeit des Ganzen in seine Teile, führte in der Medizin zur Untersuchung von immer kleineren Teilen des Menschen: den Organen, den Zellen (Virchow), letztlich den Molekülen (Molekularbiologie, Biochemie). Parallel mit dem Verlust der ganzheitlichen Betrachtungsweise splitterte sich die Medizin in immer mehr Spezialdisziplinen auf. Die so entstandene *Schulmedizin* feierte auf vielen Gebieten genauso große Erfolge, wie sie das klassische Paradigma den Naturwissenschaften beschert hatte.

Inzwischen zeichnete sich aber in der Physik (um 1930) ein *Paradigmenwechsel* ab. Durch die *Quantenmechanik* wurde z. B. die Isolierbarkeit von Einzelereignissen zumindest in Frage gestellt. Die Diskussion dauert an (siehe z. B. Heindler und Moser). Da aber die Quantenmechanik schwer verständlich ist, und ihre Auswirkung auf makroskopische Systeme im allgemeinen und Organismen im besonderen undurchsichtig ist, hatten die quantenmechanischen Ergebnisse zunächst wenig Einfluß auf die Biowissenschaften.

Seit etwa 20 Jahren gibt es aber eine Entwicklung in der Physik (Thermodynamik), die sich direkt auf makroskopische Systeme bezieht und den *ganzheitlichen Aspekt* betont. Zwei Hauptrichtungen sind zu nennen: Die *Synergetik* (H. Haken, Stuttgart) und die *Theorie dissipativer Systeme* (I. Prigogine, Brüssel). Schlagworte zu diesem neuen großen Bereich sind: *Chaos und Ordnung, komplexe Systeme, Musterbildung und -erkennung, Selbstorganisation, Vernetzung* (vlg. Dress et al./ 1986, Gierer/1986, Haken/1981, Katz/1986, Küppers/1987, Nicolis und Prigogine/1987, Vester/1986). Dieser ganzheitliche Zugang wird auch manchmal als das *Paradigma der Selbstorganisation* bezeichnet. Parallel zur systemtheoretisch/ganzheitlichen Betrachtung wachsen auch die Einzelwissenschaften wieder zusammen, die angegebenen Bücher sind durchwegs *interdisziplinär*. Das gilt auch für die Richtung der *Autopoiese*, die eine besonders akzentuierte Theorie der Selbstorganisation darstellt (vgl. Maturana und Varela /1987). Im Sinne des Paradigmas der Selbstorganisation bedeutet die *Heilung* eines Kranken letztlich *Selbstheilung* des autonomen Systems *Mensch,* ausgelöst durch geringfügige Einwirkungen von außen (durch den Arzt).

Es gibt also derzeit in den Naturwissenschaften neben dem klassischen auch ein neues Paradigma. Ob es sich um einen *Widerspruch* handelt, der das alte Paradigma zu Fall bringen wird, oder um eine *komplementäre Beziehung,* wo beide Paradigmen in gewisser Weise beibehalten werden, wird sich zeigen. Vermutlich wird das klassische Paradigma ein Spezialfall (Grenzfall) des neuen werden, zumindest hat es seinen *Alleinvertretungsanspruch* verloren. Jedenfalls kann man eine *Zeitenwende* erkennen, die auch in vielen Büchern angesprochen wird (z. B. in Brockmann /1987, Capra/1987, Pietschmann/1980). Nicht nur zwischen altem und neuem Paradigma kann man übrigens eine komplementäre Beziehung sehen, sondern auch innerhalb des neuen Paradigmas (z. B. Welle-Teilchen, Subjekt-Objekt, usw.). Darauf kann hier aber nicht näher eingegangen werden (vgl. dazu Fischer/1987, Pietschmann/1980).

Der ganzheitliche Ansatz in den Naturwissenschaften wird sich bald auch auf die naturwissenschaftlich orientierte Schulmedizin auswirken und die Kluft zwischen ihr und der Komplementärmedizin verkleinern bzw. beseitigen. Dabei wird der *Biophysik* eine entscheidende Rolle zukommen. (Siehe z. B. Popp/1984, der sich mit Kohärenzphänomenen in Organismen beschäftigt, wie ja auch die Synergetik von kooperativen und Kohärenzphänomenen — Theorie des Lasers — ihren Ausgang genommen hat.)

Es ist zu erwarten, daß es in naher Zukunft wesentliche Fortschritte in der Bekämpfung nichtorganischer, also *funktioneller* und *systemischer Krankheiten* geben wird. Demgegenüber wird die Frage, ob die neue Ganzheitsmedizin (nur) Naturwissenschaft ist, sekundär sein.

Literaturhinweise siehe Seite 384

GROSSELTERNKLUBS IN KUBA
EINE NEUE STRATEGIE DER
GANZHEITSBETREUUNG DES ÄLTEREN MENSCHEN
IN DER FAMILIE

Dr. Juan Antonio Alvarez Gomez
Professor für Allgemeine Integralmedizin an der Fakultät *Comandante Manuel Fajardo*, Institut für Medizinwissenschaften, Havanna

Die Überalterung der Bevölkerung, das heißt der Anteil von Menschen über 60 Jahre in der Bevölkerung, bildet eines der Probleme, mit denen sich das öffentliche Gesundheitswesen vieler Länder gegenwärtig zu befassen hat.

Laut den demographischen Jahrbüchern der Vereinten Nationen waren im Jahre 1950 etwa 200 Millionen Menschen über 60 Jahre alt. 1975 waren es etwa 350 Millionen. Es wird damit gerechnet, daß es im Jahre 2000 gemäß den demographischen Studien der Vereinten Nationen 590 Millionen sein werden.

Die sich aus verschiedenen Faktoren ergebende Alterung der Bevölkerung zeigt sich auch in Kuba, und zwar in steigendem Maße. 1950 machten die über 60jährigen 6,7% der Bevölkerung aus, 1986 waren es 11%, und es wird erwartet, daß im Jahre 2025 etwa 21% der Einwohner in Kuba älter als sechzig Jahre sein werden.

Die Alterung bringt normalerweise bestimmte biopsychosoziale Eigenschaften mit sich. Das Interesse des älteren Menschen für seine Umgebung läßt nach, er verfügt nicht mehr über den erforderlichen Antrieb, um sich für Neues zu interessieren, und beschränkt sich auf sein Innenleben.

Laut Schilder verteidigt sich der ältere Mensch durch psychologische Reaktionen- wie Depression, Hypochondrie, Mißtrauen und irrsinnige Gedanken — gegen die Unsicherheit, die er angesichts der Alterung seines Körpers spürt.

Durch die wachsende Entwicklung der Gesellschaft und die immer größere Eingliederung der Frau in Tätigkeiten außerhalb des Familienkreises wird die Pflege der älteren Menschen immer schwieriger, vor allem in den Fällen, wo diese sich nicht mehr selbst helfen können; dadurch ist ihnen auch ein harmonisches Zusammenleben mit den jüngeren Generationen verwehrt. Dies hat im allgemeinen den vorzeitigen Gang in das Altersheim zur Folge.

Diese mit der demographischen Alterung der Bevölkerung verbundene Problematik verlangt neue Formen integraler Betreuung des älteren Menschen so nahe seiner Familie wie möglich, was ihm ein harmonisches Zusammenleben mit anderen Generationen ermöglicht.

Um diese Ziele zu erreichen, hat diese Betreuungsform die biopsychosoziale Rehabilitierung des älteren Menschen zur Voraussetzung und zwar durch die Erhaltung bzw. Steigerung seiner eigenen Kräfte, um sich selbst helfen zu können, wobei auch an das Verständnis und die Anteilnahme der anderen Familienangehörigen für die Problematik des älteren Menschen appelliert wird.

Für die Verwirklichung dieser neuen Betreuungsform des älteren Menschen bieten die Familienmedizin und das Fachgebiet der Allgemeinen Integralmedizin eine ausgezeichnete Arbeitsgrundlage, denn der Arzt arbeitet und wohnt in der Nähe der von ihm betreuten Familien. Außerdem verfügt er über Grundkenntnisse der Gerontologie-Geriatrie und über die Gesundheitserziehung als Wissenschaft.

Aus diesen Ansätzen entsteht der Großelternklub als neue Form integraler Betreuung des älteren Menschen durch den *Arzt der Familie* (médico de la familia), dessen Hauptarbeitsinhalt die Herbeiführung einer Änderung des Lebensstils entsprechend ihrem Alter und seelischem Zustand ist, wodurch sie gleichzeitig auch sich selbst besser helfen können.

Der Großelternklub beinhaltet eine erste Phase der geriatrischen Gesundheitserziehung, wo die Gruppendynamik als Erziehungsmethode verwendet wird, indem die aktive Teilnahme der älteren Menschen in der Bildung der Begriffe angestrebt wird, und wodurch auch die Selbstverantwortung im Verhalten als Grundelement für die Änderung der Lebensweise begünstigt wird. In der zweiten Phase werden sie in einer Gruppe für die Durchführung vielfältiger Aktivitäten organisiert.

Diese Gruppe verfügt über Autonomie. Die Gruppenführer haben Funktionen und auch Verantwortung zu tragen. Die Gruppen selbst finanzieren ihre Aktivitäten durch einen Monatsbeitrag. Dabei können wir auf folgendes hinweisen:
1. Tägliche Körperübung. Diese Aktivität findet auf leeren Flächen oder in kleinen Gassen statt, welche während der Übung für den Verkehr gesperrt werden. Sie wird durch den vorher ausgebildeten Gruppenführer geleitet, und ist auf die Möglichkeiten der teilnehmenden älteren Menschen ausgerichtet.
2. *Feste.*
3. *Ausflüge.* Mit Ausflügen konnte eine große Motivation bei den älteren Menschen erzielt werden.
4. *Kunstgewerbe-Werkstatt (Basteln).* Diese Aktivität wird als Ergotherapie verwendet.
5. *Filmvorführung mit anschließender Diskussion.*
6. *Theaterensemble.* Als Erziehungstechnik wurde das soziale Drama verwendet.

Einmal in der Woche wiederholt der Gruppenführer eines der im Lehrgang der geriatrischen Gesundheitserziehung behandelten Themen zur Einprägung der erworbenen Kenntnisse. Hiebei wird ebenfalls die Gruppendynamik und die Teilnahme der älteren Menschen motiviert.

Die älteren Menschen werden einmal in der Woche durch den *Arzt der Familie* untersucht, bevor mit den körperlichen Übungen angefangen wird, indem der Blutdruck gemessen wird.

Eine weitere Arbeitsaufgabe des *Arztes der Familie* besteht darin, den älteren Menschen im Rahmen seiner Familie zu besuchen und zu erreichen, daß die Familienangehörigen des älteren Menschen für seine Probleme empfänglich werden, indem die Familiendynamik als Methodologie verwendet wird. Dies revitalisiert die

Großelternklubs in Kuba

Familie, verstärkt sie und macht die Beziehung der verschiedenen Generationen untereinander harmonischer.

In unserem Land bürgert sich die Aktivität der *Großelternklubs* immer mehr in dem Maße ein, wie sich der Einsatz der *Ärzte der Familie,* ausgehend von den Provinzhauptstädten bis aufs Land und in die gebirgigen Gebiete, ausbreitet.

Anschließend möchte ich einige Ergebnisse einer vorläufigen Feldforschung auf Basis einer Studie der Großelternklubs mit einer repräsentativen Auswahl der Bevölkerung mit oder über sechzig Jahre aus meiner Ordination vorlegen, welche der Behandlungszone der Poliklinik *Plaza de la Revolución,* Havanna, angehören, wobei während eines Zeitraumes von sechs Monaten verschiedene Parameter der biologischen, psychologischen, sozialen und ökonomischen Sektoren erfaßt wurden, sowie untersucht wurde, inwieweit die Änderung eines dieser Parameter auch andere Parameter beeinflußt.

— Es wurde die Aufnahme vom 100% der erforschten Gruppe in die körperlichen Übungen erreicht.

— Der Anteil seelischer Depressionen konnte von 14,3% auf 0% reduziert werden.

— Bezüglich der aterogenischen Eßgewohnheiten wäre zu erwähnen, daß zu Beginn der Untersuchung 100 % der Patienten Fett tierischer Herkunft aßen. Sechs Monate später wurde dieser Konsum auf 75,7% reduziert.

— Das Rauchen konnte von 51,4% auf 31,4% reduziert werden.

— Es ist gelungen, den Prozentsatz von fettleibigen Menschen von 25,7% auf 20% und den Anteil an übergewichtigen Menschen von 21,4% auf 18,5% zu reduzieren.

— Der Prozentsatz älterer Menschen mit pathologischen Ziffern von Triglyceriden wurde von 55,7% auf 38,5% reduziert.

— Der Prozentsatz älterer Menschen mit pathologischen Ziffern von HDL-Cholesterin (Lipoproteinen mit hoher Dichtheit) hat sich von 52,8% auf 40 % reduziert.

— Es ist gelungen, den Prozentsatz älterer Menschen mit pathologischer plasmatischer Glykämie von 20,5% auf 8,5% zu reduzieren.

— Es ist ebenfalls gelungen, die Anzahl älterer Menschen, welche in Spitäler eingeliefert werden mußten, von 7 auf 2, sowie die Tage des Spitalaufenthaltes von 52 auf 15 zu reduzieren.

— Es wurde eine wesentliche Reduzierung des Verbrauches in fünf Gruppen von Medikamenten erreicht; vor allem bei den Psychopharmaka von 94,2% auf 42,8%, und bei den Analgesika von 95,7% auf 62,1%.

MAGISCHE ELEMENTE IN DER ALTEN HEILKUNST

Prof. Dr. Hans Biedermann, Graz

Angesichts der sinngemäßen Ähnlichkeit vieler bei diesem Dialog gemachten Aussagen ist es möglich, diese Ausführungen kurz zu halten, um Wiederholungen zu vermeiden. Mehrfach kommt in diesem Rahmen der Wunsch zum Ausdruck, die Medizin der Gegenwart möge etwas vom traditionellen Sinn des Wortes Heil-Kunst akzeptieren und sich nicht auf die bloße (wenn auch perfekte) Technik bei der Behandlung einzelner Symptome konzentrieren. Die Ganzheit des Menschen sollte wieder mehr im Blickpunkt des Heilkundigen stehen.

Daß die Heilkunst der alten Hochkulturvölker wie auch jene der schriftlosen Völker der Gegenwart viele im weiteren Sinne magische Elemente enthält, ohne deshalb ausschließlich nur von diesem Standpunkt aus beurteilt werden zu können, ist allgemein anerkannt. Der Arzt und Medizinhistoriker von heute hat dabei freilich vielfach die Tendenz, solche Heilmagie als eine Art von peinlicher *Urdummheit* abzutun, die dem Fortschritt der Heilkunde nur im Wege gestanden sei. So wurde etwa die Meinung zitiert (zugleich auch kritisiert), daß »die ägyptische Medizin empirisch begann, sich nach der rationalen Seite hin entwickelte und schließlich zu einer Gebets- und Beschwörungsmedizin entartete.« (H. Sigerist). Beide Arten der Einwirkung auf den Heilungsuchenden, die *vernunftgemäße* und die *metaphysische*, könnten gut nebeneinander bestanden haben, wie dies schließlich auch bei der Heilkunst exotischer Völker der Fall ist. Dort verläßt sich bei einem Knochenbruch niemand auf Beschwörungen, bei Störungen im Gesamtorganismus aber auch niemand auf die bloße Verabreichung von Medikamenten.

Die vielfach als Entartung aufgefaßte *Gebets- und Beschwörungsmedizin* hat zweifellos ihrerseits Möglichkeiten, bei psychosomatisch erklärbaren Krankheitsbildern therapeutische Wirkungen zu erzielen, die der reinen *techne* und ihrer Rationalität völlig unzugänglich sind. Der Heileffekt mag im psychischen Bereich liegen oder sogar als bloße Placebo-Wirkung erklärt werden. Daß Menschen, die nicht einspurig der Rationalität verschrieben sind und dem respektierten Medizinmann, Schamanen oder Heiler anderer Art voll Vertrauen beggnen, wirklich Heilung oder zumindest Linderung ihrer Leiden erfahren können, wird kein vernünftiger Mensch bezweifeln. Anders wäre es nicht zu erklären, daß sich die Institution des Heilers über die Jahrtausende hinweg erhalten hat und daß in exotischen Ländern neben *westlich* ausgebildeten Ärzten auch *Medizinmänner* (oder wie immer sie genannt werden) praktizieren dürfen und in den Heilprozeß integriert werden. Eine Verifikation durch Erfolge ist in diesem Fall jedenfalls vorauszusetzen. Der Mensch der vortechnischen Kulturen fühlte (oder fühlt sich noch heute) in ein weltweites System von makromikrokosmischen Entspechungen eingebettet und empfand Störungen jeglicher Art als Krankheitsursache. Das Ziel der heilkundlichen Bestrebungen war es, das kosmische Gleichgewicht der Wirkkräfte wiederherzustellen oder es durch diätetisch-prophylaktische Mittel möglichst lange aufrechtzuerhalten. Die dabei herangezogenen Therapiemethoden mögen uns, die wir in einem rationalen Denkkorsett aufgewachsen sind, vielfach unsinnig und *abergläubisch* erscheinen, weil wir den verfolgbaren Kausalnexus zwischen der Krankheit und der Heilmethode nicht sehen. Für *magische* Denksysteme ist aber charakteristisch, daß es auch Wirkungen gibt, die nur analogistisch oder *synchronistisch* betrachtet werden können. Die Gesetze der Logik sind offenbar nicht die einzigen, die im Laufe der Menschheitsgeschichte als wirksam betrachtet wurden und die nur von uns verabsolutiert werden. Zahlreiche alte Kulturen mit *non-utilitaristischen* Denkmälern aller Art

Magische Elemente in der alten Heilkunde

können einfach nicht vom Standpunkt des Argumentierens mit Ursache, Wirkung und Nützlichkeit beurteilt werden. Die Pyramiden Altägyptens, die Steinblockalleen der Bretagne oder der Tempel Burubudur in Java haben mit Vernunft und Logik so wenig zu tun wie die Kathedrale von Chartres, sind aber ohne Zweifel Monumente, die Ehrfurcht einflößen. Ob unser Computerzeitalter jemals imstande sein wird, mit all seiner kristallklaren Rationalität den Werken der vortechnischen Kulturen auch nur annähernd Vergleichbares zur Seite zu stellen, müßte erst einmal abgewartet werden.

Dies bedeutet nicht mehr, als daß der ethnozentrische Gesichtspunkt des Verachtens alles Nichtrationalen und *Magischen* nur Inkompetenz in allen Bereichen verrät, die einen Blick über die eigenen Grenzen erfordern. Nur wer in der Lage ist, auch andersartige Denkweisen in ihrem Eigenwert anzuerkennen, ohne sie abzuqualifizieren, hat die Möglichkeit, sich mit den Grenzen und Möglichkeiten der traditionellen Heilkunst zielführend auseinanderzusetzen. Er wird dann, wenn etwas darin für uns nicht auf den ersten Blick einsichtig ist, nicht gleich von Gaukelei und Scharlatanerie sprechen, sondern zumindest theoretisch konzidieren, daß es auch intuitive, nicht sofort erklärbare Arten der Einflußnahme auf leidende Menschen gibt, die sich positiv auswirken können.

Hochgezüchtete Heiltechnik im modernen Sinn ist offenbar nicht ganz in der Lage, im humanen Sinn überall dort zu helfen, wo der ganze Mensch der Heilung bedarf. Der alte Lehrsatz der Alchimisten *Ars totum requirit hominem* (Die Kunst beansprucht den ganzen Menschen) besagt in diesem Zusammenhang, daß das gesamte widerspruchsvolle Menschenwesen nicht allein von der vernunftgemäßen Seite her betrachtet werden kann, wenn der Mensch wirklich Hilfe braucht und nach innerer und äußerer Harmonie strebt. Mit Heiltechnik allein läßt sich der Heilwille des Leidenden nicht mobilisieren, das heißt, daß die innere Mitarbeit des Patienten ebensowenig wie ein Ritual allein eine eitrige Blinddarmentzündung beheben kann. Psychophysische Wechselwirkungen aber waren in den alten Kulturen offenbar genauer bekannt als in der *westlichen* Medizin, die erst seit einigen Jahrzehnten versucht, sich mit psychosomatischen Problemen intensiver auseinanderzusetzen.

Als Beispiel für eine *suggestiv-integrale Heilmethode* soll bloß ein Ritual angeführt werden, der dem Ethnologen wohlbekannte *Große Nachtgesang* der Navaho-Indianer, die in den Staaten New Mexico, Arizona und Utah der USA beheimatet sind.

In ihrer Glaubenswelt spielen die *Übernatürlichen* eine dominierende Rolle — Wesen der Urzeit, die einst die Erde bevölkert haben und sich, nachdem sie das Volk der Navaho erschaffen hatten, in das Land um die Kardinalpunkte der Welt (Zenit und Nadir, Osten, Westen, Süden und Norden) zurückgezogen hatten. Ihr Erbe an die Menschen waren heilige Riten, Lieder und Kulttänze, mit deren Hilfe sie jederzeit angerufen werden konnten. Wenn ein Mensch erkrankt ist und ihm ein *Heiler niederen Ranges* nicht helfen kann, so muß irgendwo die kosmische Ordnung gestört worden sein, und zu ihrer Wiederherstellung werden nun mehrtägige Riten zelebriert. Der *Große Nachtgesang* dauert neun Tage und Nächte. Der rein empirische Teil davon sind Schwitzbäder und Bäder in dem Absud von Yuccawurzeln, doch als wichtiger wird das Zeremoniell angesehen, das die makro-mikrokosmische Harmonie günstig beeinflussen soll.

Ihr integrierender Bestandteil sind die *Navaho Sand Paintings,* vergängliche Bilder aus auf den geglätteten Boden gestreuten Pulvern aus Erdfarben, ausgewogene Kosmogramme mit stilisierten Darstellungen der kosmischen Symbole, der Himmelskörper und Wolken, der vier Winde und des verbindenden Regenbogens sowie der übernatürlichen Wesen. Sie sind jedoch nicht Kunstwerke *an sich*, sondern gehören zum Heilritual. Wenn die Sandbilder exakt getreu dem überlieferten Vorbild hergestellt worden sind, stellen sie mächtige Anziehungspunkte für die Übernatürlichen dar. Der Kranke wird in das Zentrum der Erdfarbengemälde gelegt und wartet, daß die dämonischen Wesen herankommen — vor allem jene, die den Kranken beeinträchtigt haben. Wenn sie nun sehen, daß im Weltbild alles stimmt, können sie nicht weiter grollen und fühlen sich von der ihnen gemäßen Ordnung günstig beeinflußt. Der Leidende fühlt, daß nunmehr alles ins rechte Lot kommen muß. Wenn das Sandbild mit Adlerfedern ausgelöscht wird, haben die darin gefangenen, früher erzürnt gewesenen Übernatürlichen ihren Groll und ihre Macht über den Kranken verloren, der sich von ihnen befreit und zugleich gereinigt fühlt. Sein Heilwille ist mobilisiert, er hat seinen ihm gemäßen Platz innerhalb der großen Ordnung gefunden, und mit der psychischen Harmonie erhöht sich offenbar auch eine sehr tiefgreifende Stabilisierung der Persönlichkeit. All dies muß auf die Physis des Kranken einwirken und ihn gegen alle möglichen Fehlhaltungen und Schwächezustände wappnen. Daß jeder wirklich eingestimmte Teilnehmer an einer solchen *ritualmagischen* Zeremonie eine tiefgreifende Erschütterung erfährt, wird von vielen neutralen Beobachtern bestätigt und dabei auch erwähnt, daß sich auch für *westliche* Ärzte dabei objektiv feststellbare Heilerfolge registrieren lassen: nicht nur auf psychotherapeutischem Gebiet, sondern auch im Hinblick auf die Physis des Kranken. Mag es sich auch nicht um *Wunderheilungen* handeln, so bringt die traditionelle Behandlung der leibseelischen Ganzheit doch sehr häufig auffallende Erfolge mit sich. Die beobachtenden Ärzte sind dann am ehesten bereit, die Wirksamkeit derartiger Kuren anzuerkennen, wenn es sich um pathologische Störungen handelt, deren Genese im psychisch-funktionellen Bereich liegt. Die Frage, ob eine vom rationalen Standpunkt aus nur suggestiv wirkende Therapie auch organische Leiden beeinflussen kann, steht wohl im Mittelpunkt aller einschlägigen Erörterungen. An dieser Stelle soll bloß vermerkt werden, daß die Beeinflußbarkeit selbst schwerer Krankheiten wie Tuberkulose und Krebs zwar kaum exakt nachweisbar ist, aber von ärztlicher Seite jedenfalls nicht selten vermutet und diskutiert wurde — ebenso wie nicht bestritten wird, daß psychische Labilität sich andererseits nachteilig auf alle körpereigenen Abwehrsysteme auswirkt. Wenn einem Kranken mit Hilfe empirischer wie auch *spiritueller* Methoden die Gewißheit gegeben wird, daß in der großen wie in seiner kleinen Welt die Harmonie wiederhergestellt wurde, so hat sein Organismus bestimmt bessere Chancen, mit den Impakten der Viren und Bakterien besser fertig zu werden — ohne daß der ethnologisch interessierte Arzt oder der medizinisch vorgebildete Ethnologe deshalb buchstäblich an das Eingreifen übernatürlicher Feinde oder Helfer glauben muß. Wenn er dies dennoch tut, wird dies die Therapie kaum stören, und er läuft lediglich Gefahr, von seinen Fachkollegen als Exzentriker eingestuft zu werden.

Harmoniestreben ist letztlich auch die Begründung all jener diätetischen Lehren, die im Sinne eines ausgefeilten Systems von Analogien den Menschen gegen das Überwiegen des einen oder anderen Urprinzips oder *Körpersaftes* gegen Krankheiten schützen sollen. Die antike Medizin basiert auf der Theorie, daß im Organismus eine Art kosmischer Ordnung herrschen muß und weder *kalte* noch *heiße*, weder *trockene* noch *feuchte* Essenzen in ihm Einseitigkeiten krankmachender Art hervorrufen dürfen. Wir haben es dabei mit tastenden Versuchen einer Präventivmedizin zu tun, die sicherlich auch Erfolge verzeichnen konnte, wenn auch die auf ihr basierenden Entsprechungstabellen auf den ersten Blick unsinnig wirken. Es ist sicherlich nicht leicht einzusehen, weshalb etwa der von der *gelben Galle* beherrschte Choleriker *starre und trockene Nerven* besitzt, weshalb ihm die äolische Tonart und die Musik von Trompeten, Pauken und Trommeln besonders liegt, wobei die Zirkulation »ungleich und heftig« ist. Dennoch ist jedem Zeitgenossen das schematische Bild eines Cholerikers geläufig, und im Sinne der traditionellen Lehre wäre es eine Übersteigerung, einen solchen Menschen mit *hitzigen* (scharfen) Gewürzen und Getränken zu behandeln. Im gesunden Organismus, so die Lehre von den Körpersäften, stehen Blut, Schleim, Gelbe und Schwarze Galle im Gleichgewicht und sollen nicht

Magische Elemente in der alten Heilkunde

durch Diät, Lebensweise und sogar Musik aus ihrer naturgemäßen Balance gebracht werden. *Hitzigen* Menschen werden *kühlende* Speisen und Getränke verordnet, *kalten* hingegen *erwärmende*. Die Analogietabellen gehen noch weiter — sie empfehlen entsprechend den Anlagen ausgleichende Farben, Klänge und Edelsteine. Das Prinzip des Zusammenordnens scheinbar heterogener Dinge führt zu einem System der Diätetik, das uns oft als völlig willkürlich erscheint, vielleicht aber auf intuitiv erfaßten Wirkungen beruht, die sich wohl auch bewährt haben müssen. Mangel an Ausgewogenheit kann in der Tat zu Betriebsstörungen im Organismus führen, zu erhöhtem Blutdruck oder Fettleibigkeit, aber auch zu Magersucht. Entsprechungstheorien, die in die Praxis umgesetzt werden, sind rational kaum durchschaubar, sondern verzichten (scheinbar oder anscheinend) auf jede Logik und müssen daher als *magisch* bezeichnet werden. Ungeachtet aller Erfahrungswerte sind rational nicht erklärbare Vorschriften auch in den Rezepturen eines berühmten antiken Heilkundigen wie Pedanios Dioskurides (1. Jahrhundert n. Chr.) zu finden, und sie wurden in der spätantikbyzantinischen Medizin wie auch später in jener des Mittelalters ohne Schwierigkeit nachvollzogen. Der Medizinhistoriker ist geneigt, derartige Reste *vorwissenschaftlichen* Denkens mit überlegenem Lächeln hinzunehmen, sollte aber auf jeden Fall auch akzeptieren, daß es völlig andersartige Weltbilder gegeben hat und noch gibt, die ohne jegliche Verifikation durch innere und äußere Bestätigung keine Existenzberechtigung gehabt hätten. Entscheidend ist, daß die Welt nicht durch Computer, Stahlbeton und Börsenkurse aus ihrer Existenzkrise gerettet werden kann, sondern eher durch behutsames Streben, die natürliche Harmonie zu erhalten oder sie wenigstens dort wieder herzustellen, wo sie bereits ernstlich gefährdet zu sein scheint.

Nicht verhehlt soll in diesem Zusammenhang werden, daß nicht alles Unorthodoxe und Alternative *eo ipso* als Allheilmittel akzeptiert werden darf. Vernunft sollte nicht verachtet, sondern bloß in ihrem naturgemäßen Rahmen eingestuft werden. Wie früher erwähnt: kein afrikanischer oder melanesischer Medizinmann würde es unternehmen, einen Knochenbruch nur mit Ritualmagie zu heilen. Die Heilkunde unserer Zeit hat im Hinblick auf Bakteriologie und Virologie, auf Chirurgie und Physiotherapie Erfolge zu verzeichnen, die kein traditioneller Heiler sich jemals hätte erträumen können. *Techne* ist nicht etwas, das wir verabscheuen müßten — nur sollte sie ihre Rolle nicht überbewerten. Im Hinblick auf Einsicht in über die Physis hinausgehende Zusammenklänge hat mancher ungebildete Heiler zweifellos das größere *Gespür* für verborgene Ursachen von Krankheiten. Ideal wäre es, wenn der Arzt ohne Arroganz auf manche Fähigkeit des Heil-Künstlers zurückgreifen könnte und die Forderung im Auge behielte, daß er nicht Symptome zu kurieren, sondern Menschen zu behandeln hat. Von außerakademischen Heilern sollte andererseits verlangt werden, über fundamentale Gesetze des Organismus Bescheid zu wissen und nicht etwa Karzinome durch Auflegen von Kohlblättern therapieren zu wollen. Eine Synthese von intuitiv-ererbtem Wissen und von allen Errungenschaften rationaler Medizin, von einem Erfassen größerer Zusammenhänge und dem klugen Gebrauch all dessen, was der Medizinmann der schriftlosen Kulturen nicht ahnen konnte, wäre anzustreben — ein Wunschbild, das freilich aufgrund der heute herrschenden Art der Ausbildung zunächst noch in weiter Ferne liegt. Ganzheitsmedizin würde eine ganzheitliche Art des Medizinstudiums voraussetzen, in dem auch Ethnomedizin und ganzheitliche Psychologie ihren Platz haben müßten: ohne Überbewertung des eigenen rationalen Standpunktes, unter Einbeziehung all dessen, was fremde Kulturen aufgrund ihrer Erfahrung (auch aufgrund innerer Erfahrung) als wegweisend erfaßt haben.

Literaturhinweise siehe Seite 384

PARACELSUS UND DIE ALPENMEDIZIN
Die Wurzeln unserer Überlieferung

Statement von Sergius von Golowin, Almendingen, Schweiz

In seiner geistigen Krise — Ursache oder Folge der wirtschaftlichen? — ist das Abendland offensichtlich bereit, eine Reihe seiner bisherigen Werte aufzugeben. Im rasenden Wechsel der Monde suchen viele der lebendigsten Vertreter unser Zivilisation nach Trost bei indianischen, indischen oder ostasiatischen Weisheitslehrern.

Leider findet sich noch keine umfassende Untersuchung, die uns überzeugend zeigt, wie sehr gerade auf dem Gebiet der Ganzheitsmedizin, diese auf die schöpferischste und großzügigste Art verstanden, zumindest ein Europäer seit jeher fast weltweit zu einem Schutzheiligen wurde: Ich meine den in jeder Beziehung erstaunlichen Alpenarzt Theophrastus Bombastus von Hohenheim, der unter dem lateinischen Namen Paracelsus schon zu Lebzeiten eine Märchengestalt wurde.

Obwohl Paracelsus, wenn wir den Hinweisen in seinem Werk und den Traditionen trauen, unseren ganzen Kulturkreis durchwanderte, ist er sehr eng mit dem eigentlichen Alpenraum verbunden: Nahe dem schweizerischen Pilgerort Einsiedeln wurde er 1493 geboren. Sein trotziges Wesen erklärte er selber aus Tatsache, daß er unter Tannzapfen aufwuchs. In Kärnten fand er seine zweite Heimat, und in Salzburg ist er 1541 gestorben. Fast bis in die Gegenwart blieb ihm auch der Geist der Bergwelt erstaunlich treu, wie sonst wohl wenigen seiner Kinder!

Viele Heiler und Heilerinnen aus diesem Raum bezogen sich, was ihr Wissen angeht, auf geheime Traditionen, die er einst wiedergefunden und gehütet haben soll. In den schönsten Volkssagen erscheint er als der große Wundermann, der sogar mit Tieren und Pflanzen über die Rätsel der Natur zu reden versteht. In Fasnachtszügen ließ man in den gleichen Gebieten häufig einen lustig maskierten *Doktor* laufen, »der sogar die Toten auferstehen lassen kann« — gern hat man diesen wiederum mit dem unsterblichen Paracelsus gleichgesetzt...

Auf alle Fälle ist eins sicher: Als in den Sechzigern und Siebzigern unseres Jahrhunderts in den idealistischen Jugendbewegungen von Mitteleuropa das Suchen nach zeitlosen Traditionen begann, erschien in den Aufrufen dieser Kreise ausgerechnet wieder einmal Paracelsus: als Wegweiser für alles neue Wahrheitssuchen — genau wie er es schon in früheren Jahrhunderten für Rosenkreuzer, Romantiker und Theosophen gewesen war. Wie unter all diesen fantastischen Vorgängern, von denen stets auf Kunst und Wissenschaft so viele Anregungen ausgingen, tauchte hier von neuem der Traum einer freien, *paracelsistischen* Akademie auf. Einer Stätte der unabhängigen und angewandten Forschung. Einem Ort der Rettung und Bewahrung für Erfahrungen und Überlieferungen, wie sie in den Bergtälern durch alle Völkerstürme und Umwälzungen hindurch gehütet wurden.

Was am ganzheitlichen Weltbild von Paracelsus mitriß und bezauberte, ist der eigentümlich optimistische Gehalt seiner Heilkunst, die eben mit Kunst und Religion nicht weniger zu tun hat als mit naturwissenschaftlicher Medizin. Die Welt ist Gottes Schöpfung. Nichts ist in ihr an sich schlecht, es kann nur übel gemacht, mißbraucht, dumm verwendet werden! Was aber in der Hand des Böswilligen oder Stümpers viel Schaden anrichtet, ist ein Schatz für den Weisen. Es gibt keine Gifte, es gibt keine Heilmittel, alles ist nur eine Frage der richtigen Anwendung.

Geist und Materie sind einander nicht feindlich. Sie wirken zusammen, bedingen einander, beschenken sich gegenseitig. Die sichtbare Welt mit ihrer Fülle von Erscheinungsformen, Steinen, Pflanzen, Tieren, Gestirnen, ist eine endlose Fundgrube von heilenden, uns beglückenden Dingen. Auch hier, Gott hat sie zu unserer Freude, zu einem glücklichen Dasein geschaffen: Der unsterbliche Geist in uns — er

Paracelsus und die Alpenmedizin

ist aber der eigentliche Arzt, Künstler, Alchimist. Können wir ihn zu seinem vollen Wirken erwecken, dies sieht eigentlich Paracelsus als die Hauptaufgabe seiner ganzheitlichen Medizin, steigert sich die Fähigkeit des Leibes ins Unendliche: Auf eine Fülle von Arten wird diesem dadurch ermöglicht, alles für seinen gesunden Aufbau Notwendige aus sämtlichen Stoffen seiner Umwelt zu nutzen.

Eine Unzahl von zeitgenössischen Beispielen, von denen ich selbstverständlich nur wenige anführen kann, scheinen mir zu beweisen, wie wichtig es ist, diese Grundgedanken von Paracelsus zum Ausgangspunkt zu nehmen.

Wundermittel der Atomzeit

Durch die rasche Ausweitung des abendländischen Kulturkreises während Renaissance und Reformation wurde eine ungeheure Anzahl von Heilmitteln aus den anderen Erdteilen bekannt. Wie man weiß, betrachtete aber gerade Paracelsus das Vertrauen auf solche exotische Medizinen, z. B. im Fall der damals *modernen* Seuche Syphilis, als einen teilweise sogar gefährlichen Aberglauben. Seine großzügige Lehre, nach der jedes Gebiet der Welt die richtigen Arzneien für die Leiden *seiner* Menschen hervorbringt, wird uns heute verständlich: Paracelsus, der sich auf Traditionen und den lebendigen Volksglauben stützte, besaß anscheinend eine feste Überzeugung: Irgendwie setzen wir ein tiefes Vertrauen auf die Kräfte, die schon unsere Vorfahren kannten, mit denen sie sich in ihren Bräuchen für verwandt und eng befreundet ansahen, von denen sie ihre uralten Erfahrungen in Sagen und Märchen erzählten.

Es ist, in diesem Sinn betrachtet, erstaunlich, wie ein ähnliches Denken unter verschiedenen Völkern der Welt auftaucht. Gerade in neuen und bedrohenden Zuständen, also im Schatten der Radioaktivität und von bisher unbekannten Seuchen (AIDS), setzt man in anderen Kulturkreisen ein neues Vertrauen auf natürliche Dinge, die in der eigenen Überlieferung eine für Außenstehende schwer verständliche Bedeutung besaßen. Wir erinnern nur an die in Japan und nachträglich anscheinend in China, der Mongolei und Rußland verbreitete Behauptung, daß nach der Atomkatastrophe des letzten Weltkrieges gerade fleißige Trinker von Grüntee in erstaunlichen Ausmaßen verschont blieben: »Sie überlebten nicht nur, aber begannen sich viel besser zu fühlen.« (Letzteres bezieht sich offensichtlich auf solche Menschen, die durch die Strahlung schon schwer geschädigt waren...)

In Japan erscheinen von da an Zeitungsberichte, über deren Wert wir selbstverständlich nicht urteilen können, mit Titeln wie »Der Tee ist die Rettung bei Strahlung« oder »Der Tee — das Getränk des Atomzeitalters«. Die Lehre, die auch unter ostasiatischen Fachleuten ihre Anhänger fand, verbreitete sich auch über die Sowjetunion: Professor Gorodetzki vom Kiewer Bogomoletz-Institut will eine Bestätigung für die günstige Wirkung von Bestandteilen im Grüntee bei Radioaktivität durch Tierversuche an Mäusen gewonnen haben.

In Rußland scheinen solche Forschungen Begeisterung und sogar ein Gefühl der inneren Sicherheit erzeugt zu haben — und zwar ebenso an Universitäten wie unter den Anhängern einer ursprünglichen Volksmedizin: »In der guten alten Zeit war der Tee in Rußland sehr volkstümlich, nicht nur als Getränk, sondern auch als Heilmittel. Heute werden in der Sowjetunion Einführungen in die Teetherapie durchgeführt. Die erzielten Ergebnisse erstaunen ebenso die Kranken wie die sie behandelnden Ärzte... Uralte Handschriften versicherten, daß der Tee den Leib erfrischt, das Herz sanftmütig macht, das Denken weckt und den Geist stark werden läßt.«

Ich zweifle gar nicht an dem Vorhandensein von Wirkstoffen, die man heute in diesem Genußmittel entdeckt. Es scheint mir aber sehr bemerkenswert, wie sehr gerade der Tee im Mittelpunkt der ganzen Volkskultur, sogar der religiösen Zeremonien, von fast ganz Ostasien steht. Ich erinnere nur an die Legenden um den großen indischen Buddhisten Bodhidarma: Er soll seinen Jüngern das Geheimnis der

Teepflanze offenbart haben, als Mittel, um die innere Stärke und Wachheit für Meditationen über den Sinn der Welt zu gewinnen.

Das gleiche wie für die Japaner und Chinesen gilt eigentlich auch für die europäischen Russen, die die Einflüsse der gleichen Pflanze durch die tatarisch-mongolischen Nomaden kennenlernten. Wie uns die Belege beweisen, die wir aus den einheimischen Dichtern und den ostslawischen Tratitionen gewinnen können, war hier gar kein Friede im Haus und auch keine Feststimmung ohne »die Musik des Teekochers (Samowar)« denkbar. »Wenn der Samowar nie brennt, dann zieht der Hausgeist (domowoi) weg«, soll man gesagt haben. Wenn aber dieser nicht mehr »zu den Sachen« schaut, »dann zieht das Übel im Haus ein«.

Ich kann mir also zusammenfassend vorstellen, daß der Tee vor allem unter den Menschen seine Wohltaten erzeugt, die aus Kulturkreisen stammen, für die er schon seit Jahrhunderten oder Jahrtausenden als ein göttliches Wunder geehrt wurde. Auch wenn die von Japan bis in die Ukraine durch Forscher beobachteten günstigen chemischen Bestandteile im Tee ihre volle Bestätigung erhalten, zweifle ich nicht, daß es auch die seelischen Erwartungen gegenüber der *Wunderpflanze* sind, die unserem Körper helfen, diese heilenden Stoffe voll aufzunehmen und zu nutzen. Wir sehen ja auch in Westeuropa, daß Menschen, die durch ihre Neigungen auch sonst eine gesteigerte geistige Beziehung zu Ostasien besitzen (so Anhänger von buddhistischen und anderen Kampftechniken) vom Einfluß des Grünen Tees schöne Geschichten zu berichten wissen, wie man sie unter *gewöhnlichen* Teetrinkern kaum vernimmt. Als *gewöhnliche Teetrinker* verstehe ich selbstverständlich solche, die mit dem Genußmittel keinerlei weltanschauliche Beziehungen verbinden...)

Tibetanisch-mongolische Balneologie

Noch eine weitere Erfahrung aus der östlichen Medizin, die offensichtlich ihre tiefen Wurzeln im eurasischen Volksglauben besitzt: In der Mongolei gibt es am Fuß der Berge die in Asien berühmte Quelle Chalun Arschan, die seit jeher aus weitem Umkreis von den Kranken aufgesucht wird. Das Wasser rinnt in eine Vertiefung, die die Gestalt eines riesigen, zwischen den Felsen liegenden Menschen besitzt: Die Leidenden baden nun in jenem Körperteil des *Wassermannes,* der dem Ort ihres Hauptübels entspricht — bei Kopfschmerzen in seinem Haupt, bei Fußfehlern in dem Becken der mächtigen Füße, usw. Die Bewohner der Umgebung, die zu einem wesentlichen Teil von der einzigartigen Heilstätte leben, sehen in diesem Riesen ein Kunstwerk der Schöpfung, vom Himmelsgott selber hergestellt.

Ein russischer Arzt, nach seiner Auswanderung ein Bahnbrecher der Volksmedizin in Amerika, stellt dazu fest: »Der Verfasser ist mit etwa zehn Leuten bekannt, die in dieser Quelle ihre Heilung fanden. Einstimmig versichern sie, daß sie Berge von Hunderten von Krücken erblickten, die von Rheumakranken und anderen Lahmen weggeworfen wurden, weil sie ihnen nach der Heilung im heiligen Heilwasser völlig überflüssig erschienen... Es gäbe hier viele Zehntausende dieser liegengelassenen Krücken, wenn sie nicht von den Mongolen im Winter als Brennholz verwendet würden.« Selbstverständlich werden diese Krücken, Zeugnisse des wunderbaren Geschenks wieder schmerzloser Beine, vor allem in der Nähe der *Füße* des Quellenriesen niedergelegt. Im Zusammenhang zu unserem Vortrag scheint mir eins sehr wesentlich. Viele Zeugen der Vorgänge im erstaunlichen Heilbad kamen zu einer wichtigen Beobachtung: Die Russen und anderen Europäer, die es benutzen, lachen und scherzen, wenn sie in das heiße Wasser der Wunderquelle steigen. Wenn sie beim Baden die notwendigen medizinischen Vorsichtsmaßnahmen benützen, erleben sie zweifellos gewisse Besserungen ihrer Leiden, aber eben nur das. Die wirklich wunderbaren Heilungen, die hier offensichtlich stattfinden, bleiben aber vor allem den kranken Angehörigen der mongolischen Stämme vorbehalten...

Paracelsus und die Alpenmedizin

Diese besuchen eben die Quelle mit einer ganz anderen Grundhaltung. Sie gilt ihnen, schon aus den Zeiten ihrer verehrten Vorfahren her, als *heilig* und *göttlich*. Sie lassen sich, bevor sie ins Wasser steigen, von ihren Lamas dazu geistig vorbereiten: Bei diesen Anhängern des tibetanisch-mongolischen Buddhismus, der auch viele schamanistische Traditionen in sich aufnahm, ist bekanntlich die ganze Medizin noch sehr eng mit der Religion und der Philosophie verbunden.

Der kranke Mongole betrachtet also seinen Besuch der Quelle fast als eine Art Gottesdienst, bei dem er sich mit der Schöpferkraft des Weltalls und den örtlichen Göttern, Naturgeistern und Heiligen in unmittelbare Beziehung setzt. Er betet dabei unablässig und zählt unermüdlich die frommen Worte seiner Ahnen auf — unabhängig, ob er sich anschickt, ins Wasser zu steigen, darin geduldig sitzt oder es wieder verläßt, um sich zu erholen.

Solche Traditionen, die eine Zusammenfassung von Erfahrungen durch ganze Jahrhunderte sind, ließen möglicherweise einige ostslawische Märchen um das *lebendige Wasser* (schiwaja woda) entstehen: Es soll irgendwo, weit gegen Sonnenaufgang, aus dem Erdboden sprudeln... Als Kind vernahm ich sogar die Sage, daß die Mongolen und Tataren, die weit bis nach Europa vorstießen und gewaltige Reiche gründeten, von solchen *Lebensquellen* ihre *Macht*, ihre Riesenkraft (silu welikuju) erhalten hätten. »Wie wäre es ihnen sonst möglich gewesen, wochenlang (?), ohne abzusteigen, auf den Rücken ihrer flinken Rosse bleiben zu können, um sich dann ohne Rast in blutige Schlachten zu stürzen?«

Paracelsus, der nach der Tradition des 17. Jahrhunderts sogar die Tatarenreiche am Schwarzen Meer besuchte, mag viel über das uralte Heilwissen der Kulturen vernommen haben. Von hier kommt zweifellos seine Lehre, nach der die verschiedenen Kräfte der Natur nicht überall und auf sämtliche Menschen die gleichen Wirkungen erzeugen können. In seinen verschiedenen Werken finden wir darum eine großzügige medizinische Volkskunde und Geographie: Der Arzt muß jedesmal Land und Leute, deren Bräuche und Gewohnheiten studieren, wenn er wissen will, wie er ihnen am besten zu helfen vermag.

Paracelsus und das Badewesen

Durch das gute Beispiel der heiligen Heilquelle der Mongolen wird uns, zumindest nach meiner Auffassung, auch eine wichtige Grundlage der einheimischen Alpenmedizin verständlich. Gerade Paracelsus war für seine Zeit der wohl wichtigste Beobachter des Bäderwesens — dieses echten Schatzes in der Erde, besonders im Umkreis der ihm bekannten Berggebiete.

In der geistigen Welt der alten Rosenkreuzer, Alchimisten und Theosophen, die fast bis in die Gegenwart unter den ländlichen Heilern nachwirkte, sah man in den *von den Alpen her* strömenden Wassern ein Hauptwunder unserer Schöpfung: Die Verwandschaft solcher Auffassungen mit denen der mongolisch-tibetanischen Lamas und der sibirischen Schamanen scheint uns auch hier so auffallend, daß wir übereinstimmende seelische Grundlagen vermuten dürfen. Unter den in früheren Jahrhunderten so bewunderten *Badern* und *Baderinnen*, die in Mitteleuropa herum um die Bäder wirkten, finden wir auf alle Fälle zähe Vertreter besonders urtümlicher Überlieferungen.

Der Glaube an die Wunderkraft in den *Wassern der Tiefe* war im Alpenraum besonders lebendig, weil man gerade die Gebirge als eine ewig wirkende Schöpfungswerkstatt Gottes ansah. Der volkstümliche schweizerische Chronist Hans Rudolf Grimm (1665—1749), herkunftsmäßig aus einer Baderfamilie stammend, versichert uns noch: »Die Berge sind rechte Urquellen der Flüsse, denn sie gehen tief in die Erde und in die Wasser-Adern. Denn so haben die Wasser auch ihre Zweige und Äste und einen verborgenen Samen. Und so haben die Berge und Wasser auch eine Ver-

Paracelsus und die Alpenmedizin

einigung mit dem Gestirn, denn so werden die Berge verglichen mit einem Brenn-Hafen, darunter das Feuer ist, welches die Wasser in die Höhe treiben tut, welches hernach oben zu den Bergen herausgeschwitzt wird und einen Fluß verursacht.«

Die Quellen haben darum nach den alten Alpenärzten ihre Ursache in einem echten alchimistischen Vorgang. Die Berge sind wunderbare *Brenn-Hafen...*, in denen die Wasser durch die Einwirkung der Sternenkräfte entstehen, sich entfalten und hervorströmen. Möglichst nahe an den Ort ihrer Verwandlungen müssen sie nach diesem uralten Vorstellungsbild besonders rein, von den Energien der Elemente erfüllt, in jeder Beziehung wirksam sein: Es wird uns schon aus dieser Stelle bei Grimm verständlich, daß unter dem Einfluß der mystischen Naturkunde die Menschen auch in Europa überzeugt waren, in den Heilquellen und den um sie entstandenen Bädern aller Alpenvorländer dem ewigen Schöpfungswunder besonders nahe zu sein. Dies ist wahrscheinlich der Hauptgrund, daß ein *Gesundheitstourismus* dieser Gebiete schon in keltisch-römische Zeiten zurückgeht. In Mittelalter und Renaissance kamen hierher aus weiten Ländern die Menschen, weil sie von den heilenden Wassern geradezu eine völlige seelisch-körperliche Erneuerung erwarteten — nicht weniger als noch in unserem Jahrhundert die Asiaten von den Heilquellen zwischen Pamir und Mongolei. Dies mag in gewissen Fällen, zumindest teilweise, das wirtschaftsgeschichtliche Rätsel erklären, warum Wohlstand und auch weltoffene Bildung in schwer zugänglichen und abgelegenen Tälern emporblühen konnten.

Gerade der Alpenarzt Paracelsus hat uns den Schlüssel zu der ganzen Glaubenswelt geliefert, die zweifellos im 15./16. Jahrhundert in solchen Gegenden bestand. Um die von ihm niedergelegten Erfahrungen in ihrer Bedeutung voll auszuschöpfen, würde es heute die enge Zusammenarbeit zwischen Sagenkennern und Badeärzten brauchen. Was herauskäme, wäre sicher nicht nur eine wichtige Bereicherung der alpenländischen Volkskunde, sondern auch die Erschließung der erhaltenen Volkserfahrung — einer zeitlosen Seite des Wesens der natürlichen Kurorte.

Alpenmedizin und Volkssage

In seinen medizinischen Schriften, die zu lesen ebenfalls ein künstlerischer Genuß ist, erklärt Paracelsus die so verschiedene Wirksamkeit der kalten und warmen Bäder aus dem Zusammenspiel der Elemente. Der lange verkannte Mann, Wissenschaftler der faustischen Renaissance und großer Dichter in einem, entwickelt vor uns eine großzügige Astrologie: Jedes der aus den Tiefen steigenden Wasser hat nach ihm die Eigenschaften gewisser Planeten. Wer dies weise, von einem erfahrenen Kenner beraten, nutzt, nimmt also mit Wasser und Luft geradezu Sternenkräfte zu sich.

Die Badequellen entstehen in Erde und Fels aus einem wunderbaren Zusammenspiel der Naturkräfte, denen auch die bunten Kristalle und anderen Edelsteine oder auch die Kräuter ihre Bildung verdanken. Sie besitzen darum nach Paracelsus von Fall zu Fall die Eigenschaften bestimmter Juwelen — oder auch der Heilkräfte besitzenden Pflanzen, die in ihrer unmittelbaren Umgebung gefunden werden können. Der Mensch, der diese Bäder besucht, benutzt nach ihm nicht nur ihre sichtbaren Wasser. Er taucht sozusagen in einen Wirbel der kosmischen Energien, aus denen im Schoß der Erde ebenso die Gesteine entstehen, wie auf dem Boden die Pracht der Blumen erwächst.

Paracelsus ging mit seinen dichterischen Bildern noch viel weiter, und dies hat bekanntlich bewirkt, daß ihn die stark materialistische Kulturgeschichte des 18./19. Jahrhunderts als einen Phantasten und Märchenerzähler abzustempeln versuchte, den man niemals als einen echten Arzt betrachten dürfe. Die Welt betrachtete er nicht nur aus sichtbaren Stoffen gebildet. Für ihn war sie voll von Nymphen, Nixen, Wasserfrauen, Melusinen und anderen Naturgeistern. Man kann sie, zumindest wenn man wache Sinne besitzt, in den Elementen wahrnehmen. Sie offenbaren dem

Paracelsus und die Alpenmedizin

Menschen, der ihnen lieb ist, die eigentlichen Schätze ihrer Umwelt. Sie kennen die Kunst, ihn im tieferen Sinn dieses Wortes reich, gesund, glücklich werden zu lassen.

Man weiß, daß viele der unzähligen Alpenbäder in den letzten Jahrhunderten verschwanden, weil man in ihren Wassern zuwenig von chemisch nachweisbaren, unseren Körper beeinflussenden Wirkstoffen auffinden konnte! Die Volkssage weiß aber, daß man viele der Quellen darum aufsuchte, weil man sie von geheimnisvollem Leben erfüllt glaubte: Diese Fülle der Kräfte brachte man mit Einflüssen der Heiligen zusammen, wobei der Alpenraum eine bedeutende Zahl von Beschützern der Heilwasser kennt. Wenn man vielen der Legenden trauen kann, war es gerade die Erschließung dieser *Wunderquellen* durch fromme und weise Menschen, die nach Ende des römischen Zeitalters dem Christentum in den mitteleuropäischen Berggebieten zum Siege verhalfen: Die neue Zeit brachte demnach nicht nur einen neuen Geist, sondern auch Gesundheit für den Leib.

Dazu kamen all die Geschichten über die Wasserfrauen, Nymphen und ähnlichen Naturgeister, die auf unglaubliche Weise die Phantasie der Leute in den Gegenden der Alpenbäder anregten. Ein alter Mann, der noch in unserem Jahrhundert die Gesundheit in den Tessiner Bergwassern suchte, ich meine den bekannten Ernährungsreformer Rudolf Müller (1899—1986), erzählte: »Wenn ich nach meiner schweren, von Krankheit erfüllten Jugend ein Bad aufsuchte, fragte ich zuerst gar nicht nach dessen chemischen Wirkstoffen. Ich ließ mir Zeit für die Vorbereitung und fragte in den alten Wirtschaften der Umgebung, ob es über die Quelle des Bades schöne Sagen gäbe. Wenn die Leute etwas von Wassernixen oder ähnlichen Geschichten wußten, nahm ich an, daß sie durch Jahrhunderte gute Erfahrung mit der guten Lebenskraft des Ortes besaßen. Wenn dem so war, glaubte auch ich, daß man auf ihn Vertrauen setzen und hier vielleicht seine gestörte Gesundheit wiederfinden konnte.«

Im Bewußtsein einer großen Tradition, bis in die Gegenwart in der Umgebung der Alpen nachweisbar und sicher die geheime geistige Quelle unseres Traumes von einer neuen Alpenmedizin, lebt also heute noch Paracelsus. Wer sich nach ihm dem Volksglauben, den überlieferten Märchen voll hingibt, schaltet sich sozusagen auf den Empfang der guten Naturkräfte. Er versetzt seine Seele stufenweise in den Zustand der Bereitschaft, in die Erwartung, die guten Kräfte der Welt in sich aufzunehmen.

Durch einen wunderbaren geistigen Sprung, der ihn auch heute zu einem Neuerer und Bahnbrecher machen würde, verband er eine naturwissenschaftliche Medizin mit der Notwendigkeit des Märchenerzählens, der Dichtung, der Kunst.

Gerade von den Zeiten der geistigen Krisen, die er mit dem Siegeszug der mörderischen Seuchen zusammenbrachte, lehrte Paracelsus: wie soll man unter solchen Zuständen den gefährdeten Menschen helfen? »Man soll ihn trösten, ihm das (die Bedrohung der Ansteckung! S. G.) aus dem Sinn schlagen, mit ihm fröhlich sein, ... oder sonst Kurzweil treiben. Das (diese Lehre) sollt ihr nicht für meinen Scherz oder Gespött halten, obgleich es lächerlich genug ist, daß einem so leicht geholfen werden kann.«

Der Arzt als Unterhalter, Spielmann, Befreier der schöpferischen Phantasie, Freudenbringer des Kranken, der ihn in eine Stimmung bringt, die gute Kraft der Natur voll aufzunehmen! Wir dürfen nach Paracelsus eins nicht vergessen: Die Welt ist für jede schlimme Lage voll von köstlichen Wundermitteln ... »Das alles, sage ich, sind nichts anderes als Bundesgenossen« — also unsere Verbündeten im Kampf wider die uns bedrohenden äußeren Übel. »Doch deren General und oberster Herr ist die Vorstellungskraft (Imagination).«

Hier finden wir den guten Geist, der den Reichtum des Heilwesens der Alpen ausmachte, wie er in der Märchenwelt um die heute noch berühmten und auch um die teilweise vergessenen Heilbäder lebte. Das ist für mich ein Tor zur Ganzheitsmedizin, wie sie sich um die Tagung von Wien entwickeln wird.

MAGISCH-MEDIALES HEILEN IM OBERDEUTSCH-ALPENLÄNDISCHEN RAUM UNTER BESONDERER BERÜCKSICHTIGUNG DES SPRUCHHEILENS

DDr. Ebermut Rudolph, Rain am Lech, BRD

Zur Psychologie und Umweltbezogenheit deutschsprachiger Spruch- und Gebetsheiler

Unter steter Beachtung aller Vorsicht im Detail, aller notwendigen Zurückhaltung hinsichtlich schulmedizinisch-interner Fachdiskussionen glaube ich doch, aus volkstümlicher Forschungsarbeit einige Aspekte zur ganzheitlichen Sicht von Heilung und Heilungsvorgang beisteuern zu können, wenngleich mein Hauptaugenmerk seit jeher mehr der Persönlichkeit bäuerlich-volksfrommer Heiler gegolten hat, ihren Methoden und Traditionen, ihrer Psychologie und Umweltbezogenheit, ihren religiösen Vorstellungen, vor allem aber den Bereichen, in denen diese — objektiv gesehen — Besserung von Leiden erzielen konnten (Schmerz- und Fiebernehmen, *Brand*-Löschen, Blutstillen auch in die Ferne, Beseitigung von Haut- und Nervenleiden (Warzen, Gürtelrose usw.).

Eine Fülle anderer Aspekte alpenländischen, magisch-medialen Brauchtums kann infolge zeitlicher Begrenzung eines Kurzreferats allenfalls andeutungsweise berührt werden, obwohl sich gerade hier die Möglichkeit zu besonders farbigen Schilderungen ergeben hätte. Dazu gehören:

a) der *Diebeszauber*, für den sich Anfang der siebziger Jahre in den Landschaften Allgäu, Bregenzer Wald und Montafon immerhin noch sechs verschiedene Formen fanden;

b) der *Milchzauber* (Tisch- und Handtuchmelken) sowie der *Eierzauber* (Eierziehen im Vorarlberger Klostertal);

c) die *Bannung von Schadinsekten* (Heuschrecken, Ameisen, Wespen, letztere heute noch im Montafon bekannt);

d) *magische Manipulationen* im ländlich-bäuerlichen Raum, besonders im Westallgäu und in der Schweiz (sog. »Ringe« oder »Cliquen«).

Meinem Vortrag möchte ich ein aus der Antike überliefertes Sprichwort voranstellen: Verbis — Herbis — Lapidi(bu)s, das heißt nach traditioneller Deutung: Heilung anstreben zuerst mit *Worten* (heute: aufklärendes wie seelsorgerisches Gespräch); zweitens: mit *Kräutern* (Tees, Salben, Medikamente im weiteren Sinne); drittens: durch steinerne *Messer* (= Operationen), diese Art von Eingriffen allerdings erst als ultima ratio, wenn den einfacheren Behandlungsmethoden ein Erfolg nicht beschieden ist.

Der allgemein üblichen Deutung steht gelegentlich die Ansicht gegenüber, bei den *lapidis* (korrekt: lapidibus) handle es sich nicht um steinerne Operationsmesser, sondern um steinerne Amulette, Talismane und dergleichen. Diese Frage ist für mich derzeit noch zu klären.

Intensive Begegnungen mit mehreren Allgäuer Spruchheilern warfen die Fragen auf: Was waren bzw. sind diese Heiler für Menschen? Was war von der Meinung zu halten, sie könnten auch dann noch helfen, wenn der Arzt mit seiner Kunst am Ende sei? Von wem hatten sie ihre Kenntnisse und Fähigkeiten erworben, und an wen werden sie sie (wenn überhaupt) weitergeben? Wie erklärt sie sich selbst die gelegentlich tatsächlich aufweisbaren Besserungen des Zustandes ihrer Patienten? Die medizinische und volksmedizinische Literatur konnte diese Fragen nicht beantworten. Zahlreiche Exkursionen während mehrerer Jahre im Allgäu brachten

Magisch-Mediales Heilen

weitere Einblicke. Mein Beruf als Pfarrer, der zudem auch an einem Nervenkrankenhaus arbeitete, gab den Aufgesuchten das Gefühl für die notwendige Seriosität bei Befragungen.

Von Leopold Kretzenbacher aus Graz, dem damaligen Ordinarius für Volkskunde im München ermutigt, besucht ich weitere Heiler auch in Österreich, in der Schweiz, dem Bayerischen Wald und in Südtirol und verbrachte im Sommer 1983 mehrere Wochen in nord- und nordwestdeutschen Gegenden, im Lande Hadeln zwischen Hamburg und Bremen, im Emsmoor, der Lüneburger Heide und im Hannoverschen Wendland.

1975 waren bereits über 300 deutschsprachige *Spruchheiler* (Abbeter, Braucher, Besprecher, Wender — je nach Lokalbezeichnung) besucht.

Zum Selbstverständnis der Heiler

Wie unter allen anderen Menschengruppen finden sich unter denjenigen der Spruch- oder Sympathieheiler durchaus verschiedene Menschentypen und Seriositätsgrade, so daß im Blick auf Verallgemeinerungen Vorsicht geboten erscheint. Objektive Angaben lassen sich lediglich über feste Daten, Lebensalter, Beruf oder Stand, Wohnsitz etc. machen. Bereits bei der Frage nach der möglichen Weitergabe waren nur Mutmaßungen möglich, der Verweis auf Hoffnungen und Absichten. Während der Zeit der Befragungen (1970—1975) ergaben sich folgende Werte für das Durchschnittsalter der Informanten:

Bayerisches Allgäu (73 Befragungen) .... 66 Jahre
Bayrisch-Schwaben, nördlich des Allgäus (24 Befragungen) .... 67 Jahre
Oberschwaben, Württemberg — (18 Befragungen) .... 71 Jahre
Vorarlberg (22 Befragungen) .... 64 Jahre
(Übriges Österreich sowie Schweiz und Südtirol: nur vereinzelte Sprachheiler, daher Durchschnittsalter ohne Relevanz.)

Da die meisten meiner interessantesten und vielseitigsten Heiler inzwischen verstorben sind, könnte es durchaus sein, daß das Durchschnittsalter pro Region sich in einigen Fällen inzwischen erheblich gesenkt hat, was natürlich nicht zu dem Trugschluß führen darf, als ob sich damit die Prognosen für ein Fortleben des Spruchheiler-Wesens heute günstiger anließen als zur Zeit des Abschlusses der Untersuchung. In fast allen Gegenden ist mit einem sehr starken Rückgang in allernächster Zeit zu rechnen. Das hat verschiedene Gründe:

Einmal gibt es heute auch im alpenländischen Raum kaum noch irgendwelche Ortschaften, die außerhalb des Wirkungsbereiches motorisierter Landärzte lägen. Für viele Krankheiten, Krankheitssymptome oder andere Minderungen des Wohlergehens ist der Gang zum Volksheiler ganz einfach nicht mehr *nötig*.

Aber es kommen noch andere Momente hinzu: Immer wieder klagen ältere Heiler oder Heilerinnen, die jungen Leute heute hätten *keinen Glauben mehr* oder nicht die *Nerven* dazu. *Weltbild* und *Lebensumstände* haben sich innerhalb der letzten beiden Generationen so grundlegend gegenüber früher geändert, wie wohl kaum jemals zuvor.

Der *Typus* des süddeutschen Volksheilers katholischer Konfession orientierte sich an einem ganz bestimmten Koordinatensystem, in dessen Mittelpunkt er selbst zu sehen war. Die Vertikale: von oben her: Gott — dann die Geistwesen, Engel — erlöste Seelen. Nach unten hin vom Heiler aus gesehen: die noch unerlösten Seelen — Dämonen — der Satan (Teufel, Luzifer etc.). Diese Rangstufe außermenschlicher Wesenheiten wurde ihm durch seine Erziehung (Elternhaus, Kirche, seltener Schule) vermittelt. Er leidet heute oftmals an der Furcht, daß sich seine Kirche und deren Theologie augenscheinlich von diesem Vorstellungssystem teilweise wenigstens zu lösen begonnen haben. Viele der religiös engagierten Volksheiler suchen neue

Magisch-Mediales Heilen

Orientierung an kirchlich nur teilweise legitimierten Wallfahrts- und Gebetsstätten wie Wigratzbad im Allgäu, Heroldsbach in Mittelfranken, San Damiano in Norditalien oder Garabandal in Spanien. Man geht von der Vorstellung aus, daß es für überirdische Kräfte heute Zeit sei, ins Weltgeschehen einzugreifen, nachdem die Kirche und ihre Vertreter ganz offensichtlich zu lau geworden seien in der Verfechtung der Wahrheit, oder sich gar — durch Einführung der Steh- oder Handkommunion — mit auf seiten des christentumsfeindlichen Fortschritts gestellt hätten.

Nun aber zur *Horizontale,* den geheimnisvollen Kräften des Kosmos. Man kannte früher Kräuter, die es heute kaum mehr gibt; man sammelte sie zu bestimmten Stunden, oft schweigend, teils unter Beachtung des Mondstandes. Neben diesen greifbaren Bestandteilen der Volksmedizin hatte man acht auf besonders reines Wasser und auf die Mondphasen, die speziell beim Abbeten von Krankheiten oder Krankheitssymptomen eine Rolle spielten. Man kann also unterscheiden zwischen diesen materialen Bestandteilen der Volksmedizin und den magisch-medialen (also Gedankenkonzentration, Sympathie, Telepathie usw.). Diese von mir eingeführte Unterscheidung wurde gelegentlich kritisiert, ohne daß brauchbare Alternativen aufgezeigt worden wären. Magisch-mediale Heilbräuche ganz aus der Volksmedizin ausklammern zu wollen, wie das zuweilen versucht wird, halte ich für nicht besonders weise, da gerade auch in den Behandlungsmethoden der Schulmedizin zumindest *psychologische* Momente doch auch eine ganz wichtige Rolle spielen. Aber das ist — von Ausnahmen abgesehen — erst sehr spät erkannt worden. Das mechanistische Weltbild der modernen Schulmedizin beginnt erst heute mehr und mehr einem *ganzheitlich* orientierten zu weichen. Psychoanalyse, Psychosomatik, Tiefen- und auch Parapsychologie haben das ihre dazu beigetragen. Kinder aus Heilerfamilien sind bereits in einem völlig andersorientierten Bezugssystem großgeworden: sie vermögen weder mit den ehedem so geheimnisvollen Kräften des Kosmos etwas Rechtes anzufangen, noch sind sie in der Lage, ihr Leben in das religiöse Weltbild der Vorfahren einzuordnen. Ihre Wahrnehmungsfähigkeit ist stark bestimmt durch Einflüsse der Massenmedien und die Vorliebe für laute Fahrzeuge. Sie würden zumeist auch kaum die Ausdauer besitzen, sich stundenlang gedanklich mit Kranken und ihren Krankheiten zu befassen — ganz unbeschadet der Wertung, die man Erscheinungen wie Telepathie und dgl. zukommen lassen möchte. Sie sind zudem weit eher anfällig für Streß; die Alten sagen ganz einfach, die Jungen hätten eben *keine Nerven mehr* dazu.

Viele Leute meinen, wenn der *Glaube* durch die Tür entlassen werde, steige der *Aberglaube* durchs Fenster. Daran ist etwas Richtiges. Die Horoskopgläubigkeit vieler ist im Grunde nur schlechter Ersatz für das früher weithin vorhandene Gottvertrauen. Aber mann kann manches auf diesem Gebiet auch ganz anders sehen. Der dörfliche Mensch von früher hat die Grenzen zwischen Glauben und Aberglauben anders gezogen, als das der Theologe heute tun würde. Gerade im katholischen Bereich sind die Grenzen immer sehr fließend gewesen, der bäuerliche Mensch vermochte vieles zusammenzusehen und zusammenzubringen, was für den Intellektuellen durch unüberbrückbare Grenzen getrennt schien.

Dort wo Söhne und Töchter aus renommierten Heilerfamilien dem Heilerberuf weiterhin treu bleiben (mir sind da eine Reihe von Fällen bekannt), werden sie Heilpraktiker, verschreiben zumeist Medikamente, weil ihnen die gedankliche Konzentration des früheren Spruchheilers zu anstrengend ist. Andere wollen überhaupt nichts mehr damit zu tun haben, weil sie meinen, die Eltern oder Großeltern hätten damit doch keine ruhige Stunde gehabt: jeden Augenblick habe jemand vor der Tür gestanden oder das Telefon geklingelt. Und dann habe es oft nicht einmal ein *Vergelts-Gott* gegeben, oder die Kirchenzeitung hätte über das Heilen und Abbeten so abfällig geschrieben wie über Zauberei, Spiritismus und anderes Teufelswerk. Dennoch ist die

Magisch-Mediales Heilen

religiöse Fragestellung unter den jüngeren Heilern und Heilpraktikern nicht gänzlich abgeklungen; gerade hier beschäftigt man sich mit allen möglichen esoterischen Ideen und glaubt an Reinkarnation und Seelenwanderung heute genauso fest wie die Alten an die Bedürftigkeit und Mithilfe der unerlösten *Armen Seelen* der Verstorbenen. Der ältere Heiler wird auf die Frage, wo er denn helfen könne, beinahe stereotyp-abwesend reagieren mit Antworten wie: Der Heiler könne überhaupt nicht helfen, helfen könne nur *der Herrgott,* oder: man sei nur *ein Werkzeug,* wie ein *Draht,* man sei nur *Mittelsmann* und dgl. Einige meinen, wenn Jesus seinen Jüngern die Gabe des Heilens gegeben habe, dann gelte das doch sicherlich auch für spätere Zeiten. Sie verstehen ihre Fähigkeiten, ihr Können, im Sinne des urchristlichen *Charismas,* einer Gnadengabe — unbeschadet manches mehr magisch-abergläubischen Beiwerks. Die Mehrzahl dieser zumeist volksfrommen Leute würde sich aber wohl eher mit einem Hinweis der Herkunft der Fähigkeiten *von Gott* begnügen und diese mehr schöpfungsmäßig verankert sehen wollen, als den direkten Bezug zwischen der Heilertätigkeit Jesu und seiner Apostel und der eigenen herzustellen. Daß sich ins Auge fallende Unterschiede zwischen dem überwiegend protestantischen Norden und dem überwiegend katholischen Süden aufzeigen lassen, sei nur beiläufig erwähnt. Im Norden spielt das gemeinhin als *abergläubisch* Bezeichnete doch eine wesentlich größere Rolle als im Süden; man findet dort auch viel mehr Heiler mit einem säkularen oder doch stark säkularisierten Heilungsverständnis.

Ethische Probleme des Spruchheilerwesens

Zwei Dinge sind es, die im Zusammenhang unseres Themas immer wieder angesprochen werden. Da ist einmal die Frage des Honorars, der *Bezahlung* für geleistete Dienste, zum anderen das Problem möglicher Kompetenzüberschreitungen. Ich habe über beide Fragen ausführlich in meinem Buch »Die geheimnisvollen Ärzte. Von Gesundbetern und Spruchheilern« (Olten 1977/78) geschrieben und möchte hier nur das Wichtigste zusammenfassen: Ganz zweifellos gibt es Spruchheiler, die aus ihrer Tätigkeit eine schöne Zubuße erwirtschaften. Es handelt sich hier um ein in der Tat recht schwieriges Kapitel. Auf der einen Seite besteht in Heilerkreisen die weitverbreitende Meinung: wenn man Geld *nehme,* verlöre man die *Kraft* (Geld-nehmen = im Sinne von Geld *fordern* verstanden). Freiwillige Gaben dürfen an sich genommen werden. Anderseits ist doch bei vielen das Gefühl vorhanden, daß die — wie auch immer vorgestellte Gottheit oder *höhere Macht* — die Heilgabe nicht zur persönlichen Bereicherung verleihe. Viele Heiler *opfern* regelmäßig, d. h. geben etwas von ihren Einnahmen für diesen oder jenen *guten Zweck.*

Der einzelne Heiler dürfte hier in einem inneren Spannungsverhältnis stehen: er bringt viel Zeit und Kraft für seine Tätigkeit auf, die dem Hof, dem Beruf, der Familie oder auch der eigenen Gesundheit verloren gehen, und dann soll er keine Entschädigung annehmen dürfen? Die meisten meinen, man dürfe durchaus etwas annehmen, nur über das *Wieviel* wird keine Einhelligkeit zu erzielen sein.

Das andere *ethische* Problem möglicher Kompetenzüberschreitungen dürfte heute nicht mehr sehr gewichtig sein. Zwar ist weithin noch die Vorstellung anzutreffen, Menschen, die einen Spruchheiler aufsuchen, um sich von diesem behandeln zu lassen, hätten offenbar noch nichts davon gehört, daß es auch ausgebildete Ärzte und Krankenhäuser gebe. Das ist natürlich Unsinn. Kaum jemand wird heute einen *Sympathiedoktor* aufsuchen, ohne nicht vorher beim Arzt gewesen zu sein. Die allermeisten allerdings waren schon bei verschiedenen Ärzten, bis sie sich endlich als Hilfesuchende — oft anfangs etwas verschämt — unter die auf einen Laienheiler Wartenden einreihen. Ich kenne mehr als einen Heiler, der bereits Sanitätskurse absolvierte, um sich soviel wie möglich zusätzliches Wissen anzueignen. In mehr als einem Falle aber hörte ich, bei den früheren Heilern auch unter den eigenen Vorfahren habe es *Scharlatane* gegeben, die sich auf Behandlungen eingelassen hätten, die unbedingt in die Obhut eines Arztes gehörten. Besonders wird hier die Symptombehandlung genannt, das Schmerz- oder Fiebernehmen: der Heiler kann — oft sogar über Entfernungen von vielen Kilometern — die Fieberkurve beeinflussen oder schwere Schmerzen abnehmen. Es sind mir viele Fälle glaubhaft bekannt, wo das tatsächlich funktioniert haben soll. Die Gefahr besteht darin, daß Schmerz oder Fieber dann als Indikator für schwere Erkrankungen entfallen können.

Das Problem unserer Spruch- und anderen medialen Heiler besteht nun nicht etwa darin, daß sie *nicht* zu helfen vermögen, sondern nur *scheinbar*, d. h. an der falschen Stelle *helfen*. Sie vermögen Fieber und Schmerzen zu *nehmen*, ohne daß die eigentliche Ursache derselben erkannt wird. Solche Fälle kommen heute noch gelegentlich vor, dürften aber außergewöhnlich selten sein. Daß sich ein Patient mit einem nicht diagnostizierten inneren Leiden an einen Laienheiler wendet und dieser dann seine Künste versucht, gehört heute zu den Ausnahmen. Die meisten der mir bekannten Laienheiler bestehen auf der Vorlage der medizinischen Diagnose und treten erst dann in Aktion, wenn der Patient bei mehreren Ärzten war, ohne aber echte Hilfe gefunden zu haben.

Anders liegen die Dinge freilich bei Haut- und Nervenkrankheiten: Rose und Flechte, Warzen und andere Verunstaltungen der Haut werden schneller behandelt, da man weiß, daß viele Ärzte in diesem Fall an die Fähigkeiten des Spruchheilers *glauben* und selbst oft Patienten dorthin senden.

Offene Kooperation zwischen Arzt und Laienheiler aber ist selten, ebenso offene Gegnerschaft. Man *weiß* in der Regel umeinander und läßt einander gewähren.

Die Umweltbezogenheit des Spruchheilers

In der Regel sind *ländliche* sogenannte *Gesundbeter* recht geachtete Mitbürger ihres Gemeinwesens, auch wenn sich gelegentlich »gescheiterte« Existenzen auf diesem Gebiet bewegen. Gerade im katholischen Süden sind diese Menschen sehr oft aktive Mitglieder ihrer Kirchengemeinden, singen im Kirchenchor mit oder besuchen zumindest regelmäßig die Gottesdienste. Viele glauben, daß sie auf diese Weise *die Kraft* bekommen, um anderen zu helfen. Manche unternehmen regelmäßig Wallfahrten zu diesem Zweck, andere haben ihre Hausaltäre, kleine Kapellen oder andere Heiligtümer, die ihnen zur inneren Sammlung verhelfen. Selbst im deutschen Norden traf ich auf Frauen, die regelmäßig — als Protestanten — am Hl. Abendmahl teilnehmen in dem Glauben, das helfe ihnen bei ihren Heilbehandlungen.

Die einheimische Geistlichkeit im katholischen Süden weiß zwar in der Regel, daß dieses oder jenes Gemeinschaftsmitglied sich auf dem Gebiet des Heilwesens betätigt, vermeidet aber inquisitorische Fragen. Nur vereinzelt geschieht es, daß Heiler oder Heilerinnen sich an den Pfarrer oder eine andere kirchliche Behörde wenden, um dort zu erfragen, wie es mit der Legitimität der angewandten Sprüche stehe. Weder im katholischen Süden noch im protestantischen Norden kommt es häufig vor, daß Geistliche sich um nähere Informationen aus erster Hand bemühen. Man akzeptiert in der Regel, daß es eben Gebiete gibt, die einer gewissen Diskretion bedürfen. Anders Geistliche oder Prediger einer stark pietistisch-evangelikalen Prägung: für sie ist das gesamte Gebiet des Spruchheilerwesens *dämonisch* besetzt und eventuelle Erfolge werden *dämonistisch* interpretiert. D. h. man verweist auf Fälle, die so aus dem katholischen Umfeld kaum bekannt sind, wo dem Kranken ein körperliches Leiden genommen oder wenigstens gelindert worden sei, sich im Gefolge der offensichtlich nur scheinbaren Heilung dann allerdings psychische Deformationen eingestellt haben, etwa große innere Unruhe, eine Aversion gegen Kirchgang und Teilnahme am Abendmalsempfang. Beobachtungen dieser Art sind zweifellos ernst zu nehmen, die Frage aber ist die des Zustandekommens derartiger Schädigungen. Hier geht

Magisch-Mediales Heilen

es um die Frage einer psychologischen Erklärung oder einer *dämonisch-diabolischen* Einflußnahme, eine Möglichkeit, mit deren Ernstnehmen die psychologische Deutung allerdings überfordert wäre. Ich habe zu diesen Fragen im Schlußteil meines Buches ausführlich Stellung genommen, ohne zu verschweigen, daß auch mir noch nicht alle Zweifelsfragen genügend geklärt erscheinen.

Diskretion und Geheimhaltung des Wissens
Zusammenfassend wäre folgendes zu sagen: von den über 300 auf dem Gebiet der Spruchheilungen Tätigen, die ich besuchen und befragen konnte — die große Mehrheit von diesen lebte in den Alpenländern —, hatte etwa die Hälfte keinerlei Bedenken, mir auch ihre *Geheimnisse,* also *Gebete* (lies *Heilsegen, Sprüche*) anzuvertrauen. Man ist aber in der Regel außerordentlich zurückhaltend damit, da viele der Meinung sind, wenn man sein Wissen zu Lebzeiten *weitergebe,* dann verlöre *es* an Kraft. In Vorarlberg darf man das zwar tun, aber nur schriftlich. Man empfindet den Heilspruch als ein *Gebet für Notfälle,* das nicht (auch nicht bei der Weitergabe) ohne Not gesprochen werden darf. Mein Status als Geistlicher erschien vielen als Ausnahmefall. Zwar sagten sie sonst niemandem, auch nicht den eigenen Familienangehörigen den Wortlaut ihres *Gebetes,* bei einem Geistlichen aber machten sie diese Ausnahme. Andere wieder sahen den Pfarrer als ganz normalen Menschen, so daß hier die gleiche Zurückhaltung zu gelten hatte wie für andere Personen. Gelegentlich aber traf ich auf Heiler, die prinzipiell keinen Wert auf Geheimhaltung legten: So hatte der 74jährig am 26. Oktober 1972 verstorbene Heiler Alois Mayr aus Breitenthal bei Krumbach in Bayerisch-Schwaben die Eigenart, Heilsprüche aus dem Albertus-Magnus-Buch abzutippen und das Getippte hektographieren zu lassen, um den Rat- und Hilfesuchenden zur weiteren Eigenbehandlung ihren Spruch mit auf den Weg zu geben.

Dort wo hingegen strenge Geheimhaltung geübt wird, mag man dies im Einzelfall durchaus *magisch* verstehen können. Kein Theologe wird ja wohl auch zugeben können, daß es *Gebete* geben soll, die nur wenigen Eingeweihten bekannt sein dürften. Ein Beten im Sinne eines *mit Gott* Redens kann keinen Platz für Geheimformeln haben. Ich glaube aber, daß hier auch andere Dinge noch mit hineinspielen. So mag es für den Spruchheiler gut sein zu wissen, daß er allein in der Familie um den vollen Wortlaut des geheimnisvollen *Segens* weiß, um sich dann, wenn der Ernstfall eintritt, besser konzentrieren zu können. Ein Großteil der Heiler ist sich des fundamentalen Unterschiedes zwischen einem von der Kirche legitimierten Gebet und dem Heilsegen nicht bewußt. Andere aber merken, daß es sich hier doch um formal recht verschiedene Dinge handelt. Das demütige Bitten zu Gott ist nun einmal etwas anderes als der religiös verbrämte Befehl an die Krankheit, aus dem Körper des Betroffenen zu entweichen. Allerdings haben auch diejenigen Kritiker nicht recht, die hier bereits von *Gebetszwängerei* sprechen und vorgeben, damit würde der *liebe Gott* gewissermaßen magisch unter Druck gesetzt. Für diese Denk- und Interpretationsweise fehlt den allermeisten Spruchheilern jegliches Verständnis. Für sie ist der Heilspruch etwas dem kleinen Exorzismus vergleichbares; sie setzen nicht *Gott unter Druck,* sie beten aber auch nicht demütig zu Gott — jedenfalls nicht zum Zeitpunkt der von äußerster Konzentration beherrschten Heilbehandlung — sondern sie versuchen, *mit Gottes Hilfe* den Krankheitsdämon aus dem Körper des Kranken auszutreiben, so etwa wie Jesus die Dämonen aus den Besessenen. Dort wo sie den Unterschied zum *Gebet wie in der Kirche* deutlich erkennen, helfen sie sich folgendermaßen: Sie besuchen die Gottesdienste in ihrer Orts- oder in einer Wallfahrtskirche und beten dann etwa so:

»Lieber Herrgott usf. usf., wenn die nächste Woche wieder Kranke zu mir kommen, dann gib, daß mein Gebetle/meine Gebete auch helfen.«

Auf diese Weise scheinen kirchliches Gebet und Heilsegen miteinander harmonisiert. Gott erhört das erste und verhilft dem zweiten zum Gelingen.

Spruchheiler sind wohl fast alle der Meinung, daß ihre *Gebete* (lies: Heilsagen) zum gewünschten Erfolg führen können, aber nicht unbedingt *müssen*. Oft gestehen sie ihr eigenes Erstaunen ein.

»Aber wie das geht, mit der Sympathie...« sagte mir einer, das wisse er nicht.

Fremdbehandlung — Eigentherapie

Feste Regeln sind beim *Besprechen* bzw. *Abbeten* nicht zu erkennen. Es gibt unter den Spruchheilern einfühlsame *Psychologen* mit einem gleichsam seelsorgerischen Charisma, die sofort Vertrauen erwecken. Es gibt viele andere, die mehr barsch und burschikos vorgehen. Manche Heiler beschimpfen den Patienten ziemlich unsanft und werden erst im Laufe der Behandlung freundlicher.

Viele Heiler sind der Ansicht, einem Blutsfremden könne man besser helfen als einem Verwandten. Manche geben vor, sich selbst auch *Schmerzen nehmen* zu können, andere glauben, allen helfen zu können, nur sich selbst nicht. Etwas resignierend stellen sie fest, es gehe ihnen wie Jesus (gemeint Matth. 27,42: »anderen hat er geholfen und kann sich selber nicht helfen«).

Möglicherweise erhöht der verwandtschaftliche und damit psychologische Abstand die Fähigkeit zur Konzentration. In diesem Zusammenhang muß noch eine Erscheinung genannt werden, die allerdings nur bei *sehr wenigen* Heilern auftritt, die *Indentifikation:* der Heiler spürt die Schmerzen des Patienten am eigenen Leibe oder er *übernimmt* sogar — zeitlich begrenzt — dessen Leiden. Anschließend verspüren diese Heiler ein Unwohlsein, zittern am ganzen Körper. Psychologisch läßt sich das — allerdings nur teilweise — als Folge großer Anstrengung nach einem intensiven Einsatz erklären.

Viele volkstümliche Heiler, allerdings mehr nördlich der österreichischen Grenzen, bezeichnen — auch das war ausgesprochen worden — ihre Tätigkeit im Anschluß an den ausführlich erwähnten großen Paracelsus — als *Sympathie*. Unter *Sympathie* ist ein Stück Weltanschauung bzw. Welt*sicht* zu verstehen, welche dort *Zusammenhänge* sieht, wo der analytisch denkende und argumentierende Mensch in und außerhalb des Bereichs Krankheit—Heilung—Heiler noch immer bestrebt ist, die Dinge auseinanderzudividieren.

Ich darf an ein berühmt gewordenes Wort des Paracelsus erinnern, dessen Aktualität wir heute als schicksalhaft empfinden: »Berühre eine Blume, und die Sterne erzittern.«

GANZHEIT UND GESUNDHEIT

Univ.-Prof. Dr. Fritjof Capra
Elmwood Institute, Berkeley, USA

Krise und Wandel

In den letzten Jahren ist es immer klarer geworden, daß die dringendsten Probleme unserer Zeit nicht voneinander getrennt werden können. Die wachsende Drohung des Atomkriegs, die Zerstörung unserer natürlichen Umwelt, das gleichzeitige Bestehen von Fortschritt und Armut sogar in den reichsten Ländern — das alles sind keine Einzelprobleme. Es sind verschiedene Facetten ein und derselben Krise, die im wesentlichen eine Krise der Wahrnehmung ist. Sie ist eine Folge der Tatsache, daß die meisten unter uns, und vor allem unsere mächtigen gesellschaftlichen Institutionen, an einem überholten Weltbild festhalten, an einer Weltanschauung, die zur Lösung der vielfältigen Probleme in unserer global vernetzten Welt ungeeignet ist.

Gleichzeitig wird jedoch an den Grenzgebieten der Wissenschaft und in einer großen Zahl von gesellschaftlichen Bewegungen eine neue Sicht der Wirklichkeit entwickelt, welche die Grundlage unserer zukünftigen Technologien, Wirtschaftssysteme und gesellschaftlichen Institutionen bilden wird.

Wir befinden uns also am Beginn eines tiefgreifenden Wandels der Weltbilder und Wertvorstellungen in Wissenschaft und Gesellschaft. Das alte Weltbild, oder Paradigma, das jetzt langsam zurücktritt, hat unsere Kultur mehrere hundert Jahre lang beherrscht und hat während dieser Zeit die ganze Welt wesentlich beeinflußt. Es enthält eine Anzahl von Ideen und Wertvorstellungen: darunter die Auffassung, das Universum sei ein mechanisches System, das aus materiellen Grundbausteinen besteht; das Bild des menschlichen Körpers als eine Maschine; die Vorstellung des Lebens in der Gesellschaft als ein ständiger Konkurrenzkampf um die Existenz; der Glaube an unbegrenzten materiellen Fortschritt durch wirtschaftliches und technisches Wachstum; und — nicht zuletzt! — der Glaube, daß eine Gesellschaft, in der das Weibliche überall dem Männlichen untergeordnet ist, einem grundlegenden Naturgesetz folgt. Alle diese Annahmen haben sich während der letzten Jahrzehnte als sehr begrenzt erwiesen und bedürfen einer radikalen Neuformulierung.

Eine solche Neuformulierung findet jetzt auch tatsächlich statt. Das im Entstehen begriffene neue Paradigma kann in verschiedener Weise beschrieben werden. Es ist ein ganzheitliches Weltbild und kann auch als ökologisch bezeichnet werden, wenn das Wort »ökologisch« im Sinne der sogenannten »tiefen« Ökologie gebraucht wird. Ökologisches Bewußtsein in diesem tiefen Sinn erkennt die grundlegende Verknüpfung und wechselseitige Abhängigkeit aller Phänomene und die Einbettung des einzelnen, wie der Gesellschaft, in die zyklischen Prozesse der Natur.

Die mechanistische Auffassung der Gesundheit

Der Wandel von einem mechanistischen zu einem ganzheitlichen Weltbild ist heute auf dem Gebiet der Medizin und, allgemeiner gesprochen, auf dem Gebiet der Gesundheitsfürsorge besonders auffallend. Trotz der großen Fortschritte der medizinischen Wissenschaft in unserem Jahrhundert sind wir augenblicklich Zeugen einer tiefgreifenden Krise des Gesundheitswesens. Für die weitverbreitete Unzufriedenheit mit den medizinischen Institutionen werden viele Gründe genannt: schwieriger Zugang zur Gesundheitsfürsorge, wenig Sympathie und Anteilnahme, verantwortungsloses Verhalten der Ärzte usw. Zentrales Thema aller Kritik ist jedoch das auffallende Mißverhältnis zwischen Kosten und Nutzen der modernen Medizin. Trotz

Ganzheit und Gesundheit

des alarmierenden Anstiegs der Kosten für das Gesundheitswesen in den vergangenen Jahrzehnten und trotz der von der Ärzteschaft ständig betonten wissenschaftlichen und technologischen Leistungen scheint sich die Gesundheit der Bevölkerung nicht wesentlich gebessert zu haben.

Die Ursachen der Krise unseres Gesundheitswesens sind mannigfaltig und liegen innerhalb wie außerhalb der medizinischen Wissenschaft; sie sind unauflöslich verknüpft mit der umfassenderen gesellschaftlichen und kulturellen Krise. Dennoch wächst die Zahl der Fachleute wie der Laien, welche die Mängel unseres gegenwärtigen Gesundheitswesens in dem theoretischen Rahmen suchen, der die medizinische Theorie und Praxis abstützt. Diese Beobachter meinen, die Krise werde so lange andauern, bis dieser Rahmen verändert wird.

Die theoretische Grundlage der modernen wissenschaftlichen Medizin ist das sogenannte biomedizinische Modell, welches fest im mechanistischen kartesianischen Denken verankert ist. Descartes gründete seine Naturanschauung auf die fundamentale Unterscheidung zwischen zwei unabhängigen und getrennten Bereichen: dem des Geistes und dem der Materie. Das materielle Universum war für ihn eine Maschine, die als prinzipiell vollkommen verstanden werden kann, indem man sie in ihre kleinsten Teile zerlegt.

Descartes dehnte dieses mechanistische Bild auch auf lebende Organismen, und insbesondere auf den menschlichen Körper, aus. So schrieb er, zum Beispiel:

»Für mich ist der menschliche Körper eine Maschine. In Gedanken vergleiche ich einen kranken Menschen und eine schlecht gemachte Uhr mit meiner Idee von einem gesunden Menschen und einer gut gemachten Uhr.«

Die wesentlichen Merkmale des biomedizinischen Modells und viele Aspekte der gegenwärtigen medizinischen Praxis können auf dieses kartesianische Bild zurückgeführt werden.

Gemäß der kartesianischen Methode hat sich die medizinische Wissenschaft auf den Versuch beschränkt, die biologischen Mechanismen zu verstehen, die betroffen sind, wenn einzelne Teile des Körpers Schaden erleiden. Diese Mechanismen werden aus der Sicht der Zell- und Molekularbiologie erforscht, wobei alle nichtbiologischen Einflüsse auf biologische Vorgänge ünberücksichtigt bleiben. Aus dem großen Netzwerk von Phänomenen, welche die Gesundheit beeinflussen, greift die biomedizinische Methode nur einige physiologische Aspekte heraus. Deren Kenntnis ist natürlich sehr wichtig und nützlich, doch stellen sie nur einen kleinen Teil des Sachverhalts dar. Eine medizinische Wissenschaft mit einem derart engen Horizont ist in der Förderung und Erhaltung guter Gesundheit nicht sehr wirkungsvoll. Dieser Zustand wird sich erst dann ändern, wenn die medizinische Wissenschaft die Erforschung der biologischen Aspekte der Krankheit auch auf die allgemeine körperliche und psychische Kondition des menschlichen Organismus und seiner Umwelt ausdehnt.

Angesichts ökologischer und sozialer Probleme meinen medizinische Forscher häufig, diese lägen außerhalb der Grenzen der Medizin. Die ärztliche Praxis muß ihrer Meinung nach prinzipiell von sozialen Belangen getrennt werden, da letztere von Kräften verursacht würden, auf die der Arzt keinen Einfluß habe. Doch haben gerade die Ärzte eine große Rolle bei der Entstehung dieses Dilemmas gespielt, da sie darauf bestehen, sie alleine seien befugt festzustellen, was Krankheit bedeutet, und die angemessene Therapie zu bestimmen. Solange sie ihre Position an der Spitze der Hierarchie des Gesundheitswesens behalten, müssen sie auch die Verantwortung übernehmen, auf alle Aspekte der Gesundheit einzugehen.

Das zentrale gedankliche Problem der Schulmedizin ist die Verwechslung von Krankheits*prozessen* und Krankheits*ursachen*. Statt zu fragen, warum eine Krankheit auftritt, und dann zu versuchen, die verursachenden Bedingungen zu beseitigen,

Ganzheit und Gesundheit

bemühen sich die medizinischen Forscher, die biologischen Mechanismen zu verstehen, nach welchen die Krankheit abläuft, um entsprechend eingreifen zu können. Diese Mechanismen und nicht die wahren Ursprünge gelten im heutigen medizinischen Denken als Krankheitsursachen, und diese Verwechslung bildet den Kern der Probleme im Gedankengebäude der Schulmedizin.

Bei ihrem Bemühen, Krankheit auf ein biologisch klar umrissenes Phänomen zu reduzieren, hat sich die Aufmerksamkeit der Ärzte vom Patienten als ganze Person entfernt.

Durch Konzentration auf kleine und immer kleinere Teile des Körpers verliert die moderne Medizin oft aus den Augen, daß der Patient ein menschliches Wesen ist; und da sie Gesundheit auf mechanische Funktionen reduziert, ist sie nicht mehr imstande, das Phänomen des Heilens einzubeziehen. Das ist vielleicht der schwerwiegenste Mangel des biomedizinischen Ansatzes. Obwohl jeder Arzt weiß, daß Heilen ein wesentlicher Aspekt aller medizinischen Praxis ist, gilt dieses Phänomen als außerhalb des wissenschaftlichen Rahmens stehend. Der Grund liegt auf der Hand: Heilen ist ein Phänomen, das nicht mechanistisch erfaßt werden kann.

Obwohl die Unzufriedenheit mit der Medizin und den Ärzten heute weit verbreitet ist, sind sich die meisten Leute nicht bewußt, daß einer der Hauptgründe für die gegenwärtige unbefriedigende Lage der enge begriffliche Rahmen der Schulmedizin ist. Im Gegenteil: das biomedizinische Modell wird allgemein akzeptiert, und seine Grundprinzipien sind fest in unserer Kultur verwurzelt. Die meisten Patienten verstehen seine komplexen Aspekte kaum, sind jedoch konditioniert zu glauben, der Arzt allein wisse, was sie krank mache, und technologische Interventionen seien der einzige Weg zur Besserung. So ist also das biomedizinische Modell heute viel mehr als nur ein Modell. Bei der Ärzteschaft hat es den Status eines Dogmas erlangt, und für die allgemeine Öffentlichkeit gehört es unauflöslich zum allgemeinen kulturellen Weltbild. Die Überwindung des biomedizinischen Modells wird uns nur dann gelingen, wenn wir als Gesellschaft dazu fähig sind, uns ein neues ganzheitlich-ökologisches Weltbild anzueignen.

Die Theorie lebender Systeme

In der Naturwissenschaft bietet die aus der Kybernetik der vierziger Jahre entstandene, jedoch erst in den letzten zehn Jahren voll entwickelte Theorie lebender Systeme den idealen Rahmen zur wissenschaftlichen Formulierung des ganzheitlich-ökologischen Denkens und damit auch die ideale Grundlage für einen ganzheitlichen Ansatz zur Gesundheitsfürsorge. Da dieser Ansatz zutiefst ökologisch ist, ist er auch im Einklang mit der hippokratischen Überlieferung, der Wurzel unserer abendländischen Medizin.

Lebende Systeme sind integrierte Ganzheiten, deren Eigenschaften sich nicht auf die kleinerer Einheiten reduzieren lassen. Anstatt auf Grundbausteine konzentriert sich die Systemtheorie auf grundlegende Organisationsprinzipien. Beispiele für Systeme gibt es in der Natur in Hülle und Fülle. Jeder Organismus — von der kleinsten Bakterie über den weiten Bereich der Pflanzen und Tiere bis hin zum Menschen — ist ein integriertes Ganzes und somit ein lebendes System. Zellen sind lebende Systeme, und ebenso die Gewebe und Organe des Körpers. Dieselben Ganzheitsaspekte zeigen sich auch in Sozialsystemen — z. B. in einer Familie oder einer Gemeinschaft — und ebenso in Ökosystemen, die aus einer Vielzahl von Organismen in ständiger Wechselwirkung mit lebloser Materie bestehen.

Alle diese natürlichen Systeme sind Ganzheiten, deren spezifische Strukturen sich aus den wechselseitigen Beziehungen und Abhängigkeiten ihrer Teile ergeben. Systemeigenschaften werden zerstört, wenn ein System in isolierte Einzelteile zerlegt wird, sei es physisch oder theoretisch. Obwohl wir in jedem System Einzelteile

Ganzheit und Gesundheit

unterscheiden können, ist das Ganze immer etwas anderes als die bloße Summe seiner Teile.

Ein weiterer wichtiger Aspekt lebender Systeme ist die ihnen innewohnende Dynamik. Ihre Formen sind keine starren Strukturen, sondern sind flexibel und erwachsen aus den den Systemen zugrundeliegenden Prozessen. Systemdenken ist immer Prozeßdenken. Jede Struktur wird als Manifestation von Systemprozessen erkannt, und lebende Systeme werden durch ihre Organisationsmuster dargestellt.

Was sind nun die Organisationsmuster, die für das Leben, d. h. für lebende Systeme, charakteristisch sind? Es stellt sich heraus, daß die vielfältigen Prozesse und Phänomene, die für Lebewesen bezeichnend sind, als verschiedene Aspekte ein und desselben Prinzips verstanden werden können, des Prinzips der Selbstorganisation. Ein lebender Organismus ist ein selbstorganisierendes System, d. h. seine Ordnung wird ihm nicht von der Umwelt auferlegt, sondern wird vom System selbst bestimmt. Mit anderen Worten: lebende, selbstorganisierende Systeme haben eine gewisse Autonomie ihrer Umwelt gegenüber. Das heißt aber nicht, daß sie von der Umwelt isoliert sind. Ganz im Gegenteil: sie stehen mit der Umwelt in ständiger Wechselwirkung, doch bestimmt diese Wechselwirkung nicht ihre Organisation.

Ein zentrales Merkmal dieser lebenden, selbstorganisierenden Systeme ist die Tatsache, daß sie ihre Strukturen ständig ändern, dabei aber ihr Organisationsmuster beibehalten. Ein wichtiges Beispiel dieses Phänomens ist der Prozeß der Selbsterneuerung. Jeder lebende Organismus erneuert sich fortlaufend: Zellen zerfallen und bauen neue Strukturen auf; Gewebe und Organe ersetzen ihre Zellen in stetigen Zyklen. Trotz dieses ständigen Wandels behält der Organismus im wesentlichen seine Erscheinungsform bei. Seine Teile werden fortlaufend erneuert und *recycled*, doch das Organisationsmuster bleibt dasselbe. Andere Phänomene, die mit der Selbsterneuerung in engem Zusammenhang stehen, sind die Prozesse der Selbstheilung, Regeneration und Anpassung an Umweltveränderungen.

Bei all diesen Prozessen spielen Fluktuationen eine wesentliche Rolle. Jedes lebende System kann durch eine Anzahl von wechselseitig abhängigen Variablen beschrieben werden, von denen jede zwischen Grenzwerten schwankt, so daß das System sich in steter Fluktuation befindet. Diesen Zustand nennt man Homöostase. Es ist ein Zustand eines dynamischen Gleichgewichts mit einem hohen Grad von Flexibilität. Tritt eine Störung auf, so neigt der Organismus dazu, zu seinem ursprünglichen Zustand zurückzukehren, indem er sich auf die verschiedenste Weise an Umweltveränderungen anpaßt. Rückkoppelungsmechanismen kommen ins Spiel, die dazu tendieren, jegliche Abweichungen vom Gleichgewichtszustand wieder zu verringern.

Dies ist jedoch nur eine von zwei Möglichkeiten eines lebenden Systems, auf Störungen zu antworten. Lebewesen haben nicht nur die Neigung, sich in ihrem dynamischen Zustand zu erhalten, sondern auch die Tendenz, sich selbst zu überschreiten und kreativ neue Strukturen zu schaffen. Dieses Prinzip der Selbstüberschreitung zeigt sich in den Prozessen der Entwicklung und Evolution, wie auch in jedem Akt des Lernens.

Das Systembild der Gesundheit

Das Systembild des Lebens, das ich hier kurz umrissen habe, bietet die ideale Grundlage für ein entsprechendes Systembild der Gesundheit. In Systemen denken heißt in Vorgängen denken, und dementsprechend ist das Systembild der Gesundheit ein Bild ständiger Aktivität und ständigen Wandels. Da der Zustand eines Menschen stets erheblich von der natürlichen und sozialen Umwelt abhängen wird, kann es keine von der Umwelt unabhängige absolute Ebene der Gesundheit geben. Die ständige Veränderung des Organismus in Beziehung zur sich ändernden Umwelt wird

Ganzheit und Gesundheit

ganz natürlich auch vorübergehende Phasen mangelhafter Gesundheit einschließen, und es wird sich oft als unmöglich erweisen, eine klare Trennungslinie zwischen Gesundheit und Erkrankung zu ziehen.

Die systemische Auffassung der Gesundheit wird weiterhin auch noch dadurch erschwert, daß Gesundheit ein vieldimensionales Phänomen ist mit voneinander abhängenden physischen, psychischen und sozialen Aspekten. Die übliche Darstellung von Gesundheit und Erkrankung als entgegengesetzte Punkte eines eindimensionalen Kontinuums ist daher ziemlich irreführend. Körperliche Erkrankung kann durch eine positive psychische Haltung und durch gesellschaftliche Unterstützung ausgeglichen werden, so daß der Gesamtzustand durchaus Wohlbefinden sein kann. Andererseits können emotionelle Probleme oder gesellschaftliche Isolierung eine Person trotz körperlicher Fitneß sich krank fühlen lassen. Diese multiplen Dimensionen der Gesundheit beeinflussen einander im allgemeinen, und das stärkste Gefühl, gesund zu sein, wird dann auftreten, wenn sie gut ausgeglichen und integriert sind. Aus der Sicht der Systemlehre entsteht das Ergebnis der Erkrankung aus Störungen, die sich auf verschiedenen Ebenen des Organismus äußern können, wie auch bei den verschiedenen Formen des Zusammenwirkens zwischen dem Organismus und den größeren Systemen, in die er eingebettet ist.

Wie wir gesehen haben, sind lebende Systeme selbstorganisierende Systeme mit einem hohen Grad von Stabilität. Diese Stabilität ist äußerst dynamisch und zeichnet sich durch kontinuierliche, multiple und voneinander abhängige Fluktuationen aus. Um gesund zu sein, braucht ein solches System Flexibilität, so daß ihm eine große Zahl von Möglichkeiten der Wechselwirkung mit der Umwelt offenstehen. Je dynamischer der Zustand des Organismus ist, desto größer die Flexibilität. Dies gilt nicht nur für individuelle Organismen, sondern auch für Sozial- und Ökosysteme. Welcher Art die Flexibilität auch sein mag — physisch, psychisch, gesellschaftlich, technologisch oder wirtschaftlich — es kommt ganz entscheidend darauf an, daß das System imstande bleibt, sich Umweltveränderungen anzupassen. Verlust an Flexibilität bedeutet Verlust an Gesundheit.

Dieses Bild der lebenden Systeme legt den Begriff des dynamischen Gleichgewichts als zentralen Begriff zur Definition der Gesundheit nahe. Das Wort »dynamisch« ist hier entscheidend; es handelt sich nicht um ein statisches Gleichgewicht, sondern um ein flexibles Fluktuationsmuster. In diesem Sinne möchte ich Gesundheit definieren als *ein Gefühl des Wohlbefindens als Ergebnis dynamischer Ausgeglichenheit der physischen und psychischen Aspekte des Organismus sowie seines Zusammenwirkens mit seiner natürlichen und gesellschaftlichen Umwelt.*

Die Vorstellung der Gesundheit als dynamisches Gleichgewicht stimmt nicht nur mit dem modernen Systembild des Lebens überein, sondern auch mit vielen überlieferten Modellen von Gesundheit und Heilen, darunter auch die hippokratische Überlieferung und die der klassischen chinesischen Medizin. Wie bei diesen überlieferten Modellen beinhaltet der Begriff *dynamisches Gleichgewicht,* daß in jedem lebenden Organismus Heilungskräfte vorhanden sind, d. h. daß der Organismus eine angeborene Tendenz hat, zu einem Gleichgewichtszustand zurückzukehren, wenn dieser gestört ist. Und zwar kann er durch verschiedene Prozesse der Selbsterhaltung mehr oder weniger zum ursprünglichen Zustand zurückkehren. Als Beispiele für dieses Phänomen ließen sich die kleineren Erkrankungen anführen, die zu unserem Alltag gehören und sich von selbst heilen. Andererseits kann der Organismus auch Prozesse der Selbstwandlung und Selbstüberschreitung durchmachen, mit Phasen der Krise und des Wandels, an deren Ende sich ein völlig neuer Gleichgewichtszustand ergibt.

Um das Ungleichgewicht in einem Organismus zu beschreiben, scheint der Streßbegriff äußerst nützlich zu sein. Dieser Begriff des Stresses befindet sich in völliger

Ganzheit und Gesundheit

Übereinstimmung mit dem Systembild des Lebens und kann nur dann voll erfaßt werden, wenn man das subtile Zusammenspiel von Geist und Körper wahrnimmt. Streß bedeutet fehlende Ausgeglichenheit im Organismus als Reaktion auf Umwelteinflüsse. Vorübergehender Streß ist ein wesentlicher Aspekt des Lebens, da das fortlaufende Zusammenwirken zwischen Organismus und Umwelt oft zu einem vorübergehenden Verlust an Flexibilität führt. Anhaltender oder chronischer Streß kann jedoch schädlich sein und spielt bei der Entwicklung vieler Erkrankungen eine bedeutsame Rolle.

Hat man erkannt, welche Rolle der Streß bei der Entstehung von Erkrankungen spielt, dann gelangt man dadurch zur bedeutsamen Erkenntnis, daß eine Erkrankung auch ein *Problemlöser* sein kann. Soziale und kulturelle Zwänge machen es uns oft unmöglich, unseren Streß auf gesunde Weise loszuwerden, weshalb wir — bewußt oder unbewußt — die Krankheit als Ausweg wählen. Sie kann sich physisch oder psychisch äußern oder auch als gewalttätiges Verhalten, Verbrechen, Drogenmißbrauch, Selbstmord usw. — Erscheinungen die man gut als soziale Erkrankungen bezeichnen kann. All diese *Fluchtwege* sind Formen schlechter Gesundheit, wobei eine physische Krankheit nur einer von mehreren ungesunden Wegen ist, mit Streßsituationen im Leben fertigzuwerden. Deshalb muß die Heilung der Krankheit den Patienten nicht zwangsläufig gesund machen. Wird die Flucht in eine bestimmte Krankheit durch ärztliches Eingreifen gestoppt, während die Streßsituation anhält, kann das zur Verlagerung der Reaktion dieser Person in eine andere Art von Flucht führen, etwa Geisteskrankheit oder antisoziales Verhalten, was genauso ungesund wäre. Eine ganzheitliche Methode wird die Gesundheit aus dieser Perspektive sehen und klar zwischen dem Ursprung einer Erkrankung und ihrem Erscheinungsbild unterscheiden müssen.

Wenn Krankheit als ein Weg gesehen wird, mit Streßsituationen im Leben fertigzuwerden, dann gelangt man natürlich auch zum tieferen Sinn einer Erkrankung, zu der Erkenntnis, daß eine bestimmte Krankheit uns eine »Botschaft« übermittelt. Diese Botschaft zu verstehen bedeutet, schlechte Gesundheit als eine Mahnung zur inneren Einkehr, zur Selbstbeobachtung anzunehmen. Nur so kann das ursprüngliche Problem, können die Gründe für einen bestimmten Fluchtweg auf eine bewußte Ebene gebracht werden. Hier können psychologische Beratung und Psychotherapie eine wichtige Rolle spielen, selbst bei der Behandlung physischer Erkrankungen. Die Integration physischer und psychologischer Therapien wird zu einer bedeutenden Revolution in der Gesundheitsfürsorge führen, da sie die volle Anerkennung der wechselseitigen Abhängigkeit von Körper und Geist in Gesundheit und Krankheit voraussetzt.

Ganzheitliche Gesundheitsfürsorge

Das Systembild der Gesundheit macht es möglich, eine Reihe von Richtlinien für die Gesundheitspflege aufzustellen und den neuen ganzheitlichen Ansatz in seinen groben Umrissen zu erfassen. Gesundheitsfürsorge wird darin bestehen müssen, das dynamische Gleichgewicht der einzelnen Patienten und Patientinnen, wie auch der Familien und anderer gesellschaftlicher Gruppen wiederherzustellen. Das bedeutet, daß der Mensch ganz individuell sich um seine eigene Gesundheit kümmern muß, dann auch im Rahmen der Gesellschaft und mit Hilfe von Therapeuten. Ein zukünftiges Gesundheitssystem wird in erster Linie darin bestehen, ein umfassendes, wirksames und gut integriertes System der Vorbeugung aufzubauen. Die Erhaltung der Gesundheit wird teils Privatangelegenheit, teils kollektive Aufgabe sein, und meistens werden beide eng verbunden sein.

Die individuelle Gesundheitsfürsorge beruht auf der Erkenntnis, daß die Gesundheit der einzelnen vor allem von ihrem eigenen Verhalten abhängt, von der Er-

Ganzheit und Gesundheit

nährung und der Art ihrer Umwelt. Als Individuen haben wir die Macht und die Verantwortung, unseren Organismus durch Beachtung einer Anzahl einfacher Verhaltensregeln über Schlaf, Ernährung, körperliche Betätigung und Drogen im Gleichgewicht zu halten. Die Rolle der Therapeuten wird darin bestehen, uns dabei behilflich zu sein. Das ist übrigens der ursprüngliche Sinn des Wortes *Therapie,* das vom griechischen *therapeuin (beistehen)* kommt. In den hippokratischen Schriften wird die Rolle des Therapeuten als die eines Beistehenden oder Gehilfen im natürlichen Heilungsprozeß definiert.

Wenn es auch für das künftige System einer ganzheitlichen Gesundheitsfürsorge von entscheidender Bedeutung sein wird, die persönliche Verantwortung des einzelnen zu akzeptieren, so wird es nicht weniger entscheidend sein anzuerkennen, daß die Verantwortung erheblichen Beschränkungen unterworfen ist. Einzelpersonen können nur insoweit verantwortlich sein, wie sie die Freiheit haben, sich um sich selbst zu kümmern; eine Freiheit, die oft durch gesellschaftliche und kulturelle Zwänge eingeschränkt ist. Außerdem entstehen viele Gesundheitsprobleme aus ökonomischen und politischen Faktoren, die nur durch kollektives Handeln geändert werden können. Zur individuellen Verantwortung muß die gesellschaftliche hinzukommen, und individuelle Gesundheitsfürsorge muß durch gesellschaftliche Aktivitäten und politische Maßnahmen unterstützt werden. *Soziale Gesundheitsfürsorge* scheint der angemessene Ausdruck für politische und gemeinschaftliche Maßnahmen zur Erhaltung und Verbesserung der Gesundheit zu sein.

Was ganzheitliche Therapie betrifft, so wird der erste und wichtigste Schritt darin bestehen, dem Patienten so weit wie möglich Art und Umfang seines inneren Ungleichgewichts bewußtzumachen. Dazu müssen die Probleme des Patienten in den größeren Zusammenhang gestellt werden, aus dem heraus sie entstanden sind. Dies wiederum macht eine sorgfältige Erforschung der vielfachen Aspekte der Erkrankung durch den Therapeuten und den Patienten nötig. Allein schon die Erkenntnis, daß es diesen Zusammenhang gibt — das Gewebe untereinander verknüpfter Einflüsse, die zu der Störung führen — wirkt in hohem Maße therapeutisch, da sie Besorgnis vermindert, Hoffnung und Selbstvertrauen steigert und so die Selbstheilung in Gang bringt. Eine wichtige Rolle spielt bei diesem Prozeß die psychologische Beratung, und daher sollten Therapeutinnen und Therapeuten die dazu notwendigen psychologischen Grundkenntnisse besitzen. Hauptzweck der ersten Begegnung zwischen Patient und praktischem Arzt sollte es sein, von dringenden Notmaßnahmen abgesehen, den Patienten über Natur und Sinn der Erkrankung aufzuklären und auch über Möglichkeiten zur Veränderung der Lebensweise, die zu dieser Erkrankung geführt hat. Dies ist ja die ursprüngliche Rolle des *Doktors,* dessen Berufsbezeichnung sich aus dem Lateinischen *docere (lehren)* ableitet.

Grundlegendes Ziel jeder Therapie muß es sein, das innere Gleichgewicht des Patienten wiederherzustellen. Da das neue Gesundheitsmodell die in jedem Organismus innewohnende Tendenz zur Selbstheilung anerkennt, soll der Therapeut auch nur geringfügig eingreifen und die Behandlung so schonend wie möglich gestalten. Die Heilung wird stets durch das Geist-Körper-System selbst erfolgen. Der Therapeut soll nur übermäßigen Streß verringern, den Körper stärken, den Patienten zu mehr Selbstvertrauen und einer positiven seelischen Haltung ermuntern und ganz allgemein das der Heilung am besten dienende Milieu schaffen.

Zum Paradigmenwechsel im Gesundheitswesen gehören neue Begriffsmodelle ebenso wie neue Institutionen und neuartige politische Maßnahmen. Was die Organisation angeht, so könnte eine ganze Reihe von Maßnahmen sofort in Angriff genommen werden. Bei den therapeutischen Modellen und Methoden ist die Lage etwas komplizierter. Bis heute gibt es noch kein wirklich etabliertes Therapiesystem, das der neuen Anschauung von der Erkrankung als einem vieldimensionalen und vielschichtigen Phänomen entspricht. Doch gibt es zur Zeit schon einige Modelle und Verfahren, die erfolgreich auf verschiedene Aspekte schlechter Gesundheit einzuwirken scheinen. Es scheint mir daher, daß die wirkungsvollste Strategie darin bestehen würde, ein Mosaik therapeutischer Modelle und Methoden von begrenzter Wirkungsweise zu entwickeln, die miteinander übereinstimmen. Es wäre dann die Aufgabe des Allgemeinmediziners oder Gesundheitsteams herauszufinden, welches Modell und welche Methode bei dem jeweiligen Patienten die passendste und wirksamste wäre. Parallel dazu müßten Forscher und Kliniker diese Modelle noch näher erforschen und sie schließlich in ein zusammenhängendes System integrieren.

Die ganzheitliche Gesundheitsbewegung

Die Kräfte, die neue Gedanken über Gesundheit und Heilen propagieren, sind inner- und außerhalb des medizinischen Systems tätig. Ärzte schließen sich zu Vereinigungen zusammen und diskutieren die Vorteile der ganzheitlichen Medizin auf Kongressen. Angesichts des wachsenden Interesses am breiteren Zusammenhang der Gesundheit sind nichtakademische Praktiker und Institutionen in der Lage, ihren Status und Einfluß zu verstärken. Außerdem finden einige Regierungen neues Interesse an Vorbeugungsmaßnahmen und der Erhaltung der Gesundheit, und es werden Behörden geschaffen, um die Entwicklung der ganzheitlichen Gesundheitsfürsorge zu studieren.

Die wichtigste Kraft in dieser Revolution der Gesundheitsfürsorge ist eine starke Basisbewegung aus einzelnen Frauen und Männern und aus neugebildeten Organisationen, die mit dem jetzigen Gesundheitssystem unzufrieden sind. Sie suchen intensiv nach alternativen Wegen, zu denen auch die Propagierung gesunder Lebensgewohnheiten und der persönlichen Verantwortung für die eigene Gesundheit sowie der jedem Individuum innewohnenden Kraft zur Selbstheilung gehören. Ferner bezeugen sie ein starkes Interesse für traditionelle Heilkünste aus anderen Kulturen, die physische und psychologische Wege zur Gesundheit integrieren. Schließlich bleibt zu erwähnen die Bildung von Zentren für ganzheitliche Gesundheitsfürsorge, von denen viele mit unorthodoxen Therapien experimentieren.

Der Wandel der Begriffe, Werte und Lebensweisen, der von den Bewegungen für ganzheitliche Gesundheit propagiert wird, wird weiterhin von einer ganzen Reihe von gesellschaftlichen Bewegungen — der Ökologiebewegung, der Frauenbewegung, der Friedensbewegung, der grünen Bewegung usw. — unterstützt. Bis vor kurzem haben diese Bewegungen noch verhältnismäßig getrennt gearbeitet, ohne zu erkennen, wie ihre Bestrebungen miteinander in Beziehung stehen. Doch in den letzten Jahren haben sich einige Koalitionen ergeben, und es ist zu erwarten, daß alle diese Aktivitäten eine machtvolle Kraft gesellschaftlicher Umgestaltung bilden werden.

Ich habe diese neu entstehende gesellschaftliche Kraft die *aufsteigende Kultur* genannt, wobei ich dieses Bild von Arnold Toynbee übernahm, der kulturelle Evolution als einen regelmäßigen Prozeß von Anstieg, Höhepunkt, Niedergang und Verfall beschrieben hat. In der gegenwärtigen kulturellen Umwandlung beherrscht die verfallende Kultur — d. h. die etablierten politischen Parteien, die großen Industriekonzerne, usw. — noch das Bild. Doch sie wird ihren Niedergang unweigerlich fortsetzen, weil sie auf veralteten Anschauungen beruht, die heute nicht mehr anwendbar sind. Andererseits wird die aufsteigende Kultur stetig wachsen und schließlich die führende Rolle übernehmen.

Dieser Prozeß des Wandels spielt sich heute deutlich in unserer Gesellschaft ab und kann auch von jedem und jeder einzelnen als innerer Prozeß des Wandels nachvollzogen werden. Die Erkenntnis, daß es sich hier nicht um vorübergehende Schwankungen, sondern um eine evolutionäre Wandlung von weltweitem Ausmaß handelt, bildet meiner Meinung nach unsere größte Hoffnung für die Zukunft.

ZUSAMMENFASSUNG

DERZEITIGE VERBREITUNG DER GANZHEITSMEDIZIN IN
ÖSTERREICH
    Univ.-Doz. Dr. Franz Rainer 357
DER WIENER DIALOG MUSS WEITERGEHEN
    ao. Univ.-Prof. Dr. Alois Stacher 367
WIEN ALS ZENTRUM DER GANZHEITSMEDIZIN
    Vizebürgermeister Hans Mayr 370

ZUSAMMENFASSUNG

DERZEITIGE VERBREITUNG DER GANZHEITSMEDIZIN IN ÖSTERREICH

Univ.-Doz. Dr. Franz Rainer, Medizinische Universitätsklinik, Graz

Über die Verbreitung bzw. Anwendung der sogenannten *außerschulischen* Behandlungsmethoden existieren bislang in Österreich keine Untersuchungen; man ist diesbezüglich auf Vermutungen bzw. Schätzungen angewiesen. Um hier klare Vorstellungen zu bekommen, haben wir zu diesem Thema eine österreichweite Umfrage bei allen niedergelassenen Ärzte durchgeführt. Die Erhebung der Daten erfolgte mit Hilfe eines Fragebogens (Tabelle 1a und 1b), der an alle niedergelassenen Ärzte mit Begleitschreiben und Rückantwortkuvert verschickt wurde. Jene Kollegen, die sogenannte *außerschulische* Behandlungsmethoden bereits anwenden, konnten 12 Fragen beantworten; Ärzte, die bisher solche Methoden noch nicht angewandt hatten, 7 Fragen.

Die Aussendung erhielten 8852 niedergelassene Ärzte, geantwortet haben 2200 (24,9%). Innerhalb der Ärzteschaft war ein unterschiedliches Antwortverhalten feststellbar (Abbildung 1): Die höchste Antwortrate erzielten die niedergelassenen Chirurgen (35,9%), es folgten die Internisten (29,1%) und die Praktischen Ärzte (28,6%); bei den Kinderärzten betrug die Antwortrate noch 22%, bei den Gynäkologen 18%, sie sank wieder ab bis zu 11% bei den Dermatologen. Für alle übrigen Fachrichtungen liegt die Antwortrate unter 10%. Aufgrund der unterschiedlichen

Abbildung 1

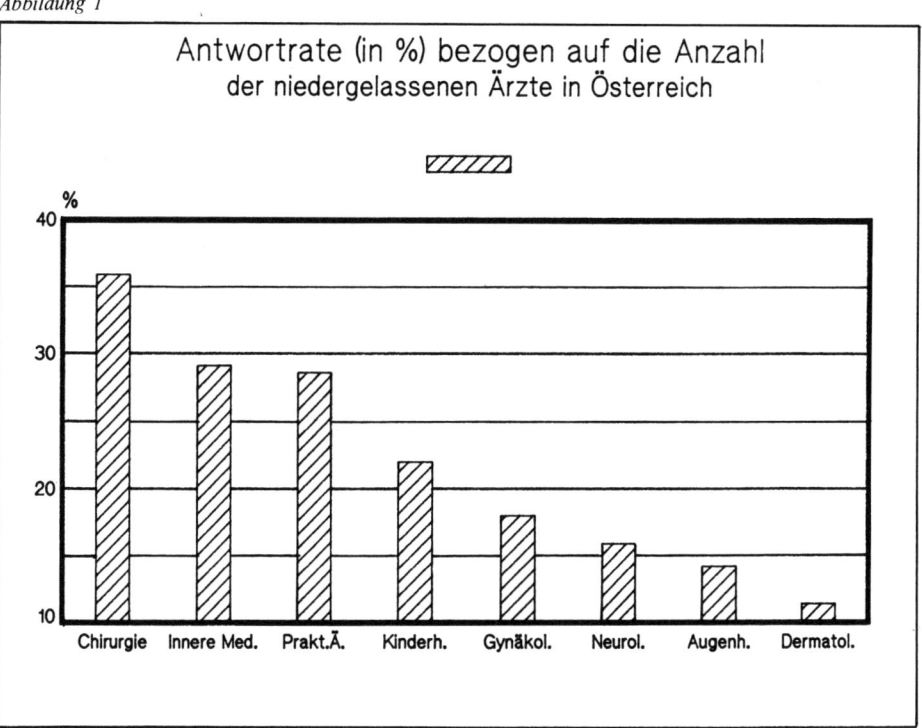

ZUSAMMENFASSUNG
Derzeitige Verbreitung der Ganzheitsmedizin in Österreich

Tabelle 1 a

Hinweis zum Ausfüllen des Fragebogens

Auf dieser Seite sind die Fragen alphabetisch (von A – I) gekennzeichnet. Die jeweiligen Antworten sind numeriert. Tragen Sie bitte auf der gegenüberliegenden Seite die jeweils Ihrer Antwort entsprechende Zahl in der Spalte unter dem dazugehörigen Buchstaben ein.

Frage A Welchem Bereich ordnen Sie die auf dem Antwortblatt angeführten außerschulischen Behandlungsmethoden zu?
1 = zählt für mich bereits zur Schulmedizin
2 = zählt für mich zu den außerschulischen Behandlungsmethoden
3 = kann von mir derzeit noch nicht eingeordnet werden (Grenzbereich)
4 = kann ich noch nicht beurteilen – bin über diese Methode zu wenig informiert

Frage B Wie beurteilen Sie die auf dem Antwortblatt angeführten außerschulischen Behandlungsmethoden?
1 = die Methode halte ich für nützlich
2 = kann ich noch nicht entscheiden
3 = die Methode halte ich für nutzlos

Frage C Soll eine der auf dem Antwortblatt angeführten Methode in die medizinische Ausbildung genommen werden?
1 = ja, um über sie informiert zu werden, 2 = ja, um sie praktizieren zu können, 3 = nein

Frage D Verwenden Sie eine oder mehrere auf dem Antwortblatt angeführten außerschulischen Behandlungsmethoden?
1 = gelegentlich, 2 = häufig, 3 = nein
Wenn NEIN – weiter bei Frage 1 auf der gegenüberliegenden Seite

Frage E Die Anwendung erfolgt (Mehrfachantwort möglich):
1 = anstelle der Schulmedizin
2 = kombiniert mit der Schulmedizin
3 = vor Anwendung einer schulmedizinischen Therapie
4 = als Ultimaratio bei Versagen der Schulmedizin
5 = auf Wunsch des Patienten
6 = um eigene Erfahrungen zu sammeln
7 = als gezielte Plazebo-Therapie
8 = andere Gründe, nämlich:

Frage F Bei welchen Krankheiten setzen Sie die außerschulischen Behandlungsmethoden vorwiegend ein? (Mehrfachantwort möglich):
1 = Bei Erkrankungen, die schulmedizinisch nicht zufriedenstellend therapiert werden können
2 = Bei Befindlichkeitsstörungen (ohne organischen Befund)
3 = Bei psychisch überlagerten organischen Erkrankungen
4 = Bei _____

Frage G Besonderes Interesse besteht bezüglich der Behandlung rheumatischer Erkrankungen – falls Sie solche Patienten behandeln, bei welchen Diagnosegruppen setzen Sie außerschulische Behandlungsmethoden ein:
1 = bei degenerativen rheumatischen Erkrankungen
2 = bei entzündlichen rheumatischen Erkrankungen
3 = bei weichteilrheumatischen Erkrankungen
4 = nein, kein Einsatz bei rheumatischen Krankheiten

Frage H Wie häufig erleben Sie Therapieerfolge mit der jeweils angewandten Methode:
1 = selten, 2 = eher häufig, 3 = fast immer

Frage I Sollte durch die Krankenkasse eine leistungsgerechte Bezahlung der jeweils gewählten außerschulischen Behandlungsmethoden erfolgen?
1 = ja, 2 = nein

ZUSAMMENFASSUNG

Derzeitige Verbreitung der Ganzheitsmedizin in Österreich

Tabelle 1 b Auswahl außerschulischer Behandlungsmethoden

Frage mit dazugehöriger Spalte	A	B	C	D	E	F	G	H	I
Akupressur									
Akupunktur									
Anthroposophie									
Chelattherapie									
Chiropraktik									
Frischzellentherapie									
Fußreflexzonenmassage									
Homöopathie									
Hypnose									
Neuraltherapie									
Ozontherapie									
Phytotherapie									
Reflexzonentherapie									
Andere: _____									

Beantworten Sie bitte die folgenden Fragen durch ein Kreuz im entsprechenden Kästchen:

1. Wäre Ihrer Meinung nach die breite Anwendung dieser Methoden durch die Ärzte mit einem Imageverlust für die Ärzteschaft verbunden?
   Ja ☐   Nein ☐   Imageverbesserung ☐

2. Die Behandlung von Patienten ist in Österreich nur den Ärzten vorbehalten, im Gegensatz zur Bundesrepublik Deutschland wo auch Heilpraktiker zur Behandlung zugelassen sind. Was halten Sie von der ausschließlichen Behandlung durch den Arzt?
   richtig ☐   unentschieden ☐   falsch ☐

3. Im österreichischen Ärztegesetz heißt es im Paragraphen 184: „Wer, ohne die, zur Ausübung des ärztlichen Berufes erforderliche Ausbildung erhalten zu haben, eine Tätigkeit, die den Ärzten vorbehalten ist, in Bezug auf eine größere Zahl von Menschen gewerbsmäßig ausübt, ist mit Freiheitsstrafe bis zu drei Monaten oder mit einer Geldstrafe bis zu 180 Tagessätzen zu bestrafen." Sind Sie der Meinung, daß dieser Paragraph bestehen bleiben soll, verschärft oder gemildert oder aufgehoben werden soll?
   Der Paragraph soll bestehen bleiben ☐   Der Paragraph soll verschärft werden ☐
   Der Paragraph soll gemildert werden ☐   Der Paragraph soll aufgehoben werden ☐
   Weiß nicht ☐

STATISTISCHE DATEN

4. GESCHLECHT: weiblich ☐   männlich ☐
5. Praxisjahre: 0–5 ☐   6–10 ☐   11–20 ☐   21–30 ☐   über 31 ☐
6. Prakt. Arzt ☐   FA für _____
7. Ausbildungsuniversität: Wien ☐   Graz ☐   Innsbruck ☐
8. Kassen: Alle ☐   nur kleine ☐   keine ☐
9. Einwohnerzahl am Ort Ihrer Praxis
   unter 10.000 ☐
   10.000–100.000 ☐
   über 100.000 ☐

Platz für Stampiglie

ZUSAMMENFASSUNG
Derzeitige Verbreitung der Ganzheitsmedizin in Österreich

Rückantwortrate ist eine Hochrechnung auf alle Ärzte schwierig, andererseits kann man wohl sagen, daß die große Datenmenge hinsichtlich der Ergebnisse doch auf eine gewisse Repräsentativität schließen läßt. Eine gute Verteilung ergab sich in Abhängigkeit von der Ausbildungsuniversität, der Dauer der Niederlassung und auch bezüglich der Verteilung von Stadt und Land.

In dieser Darstellung der Ergebnisse werden nicht alle Fragen des Fragebogens berücksichtigt. Der Schwerpunkt bezieht sich auf die Bewertung und Verwertung der sogenannten *außerschulischen* Behandlungsmethoden.

Abbildung 2 zeigt eine graphische Darstellung der Ergebnisse der Frage A: Welchem Bereich ordnen Sie die auf dem Antwortblatt angeführten außerschulischen Behandlungsmethoden zu?

Die Chiropraxis und die Neuraltherapie werden von der Mehrzahl als zur *Schulmedizin gehörig* bewertet (Chiropraxis 78%, Neuraltherapie 74%). Die Akupunktur wird bereits von 46% zur Schulmedizin gezählt, die Homöopathie hingegen erst von 30%, die Phytotherapie von 24% und die Reflexzonentherapie nur von 21%. Die übrigen Methoden werden nur zu einem geringen Prozentsatz als zur Schulmedizin gehörig bewertet (Ozontherapie 16%, Fußreflexzonentherapie 12%, Akupressur 14%, Frischzellentherapie 10% — zum Zeitpunkt der Befragung war diese Methode noch nicht verboten).

Auffällig ist, daß die Antworten 3 (Grenzbereich) oder 4 (zu wenig informiert) nur von einem kleinen Prozentsatz gewählt wurden.

Bei der getrennten Auswertung der Frage A für praktische Ärzte und Internisten zeigt sich, daß erstere sämtliche Methoden mit Ausnahme der Chiropraxis häufiger

Abbildung 2

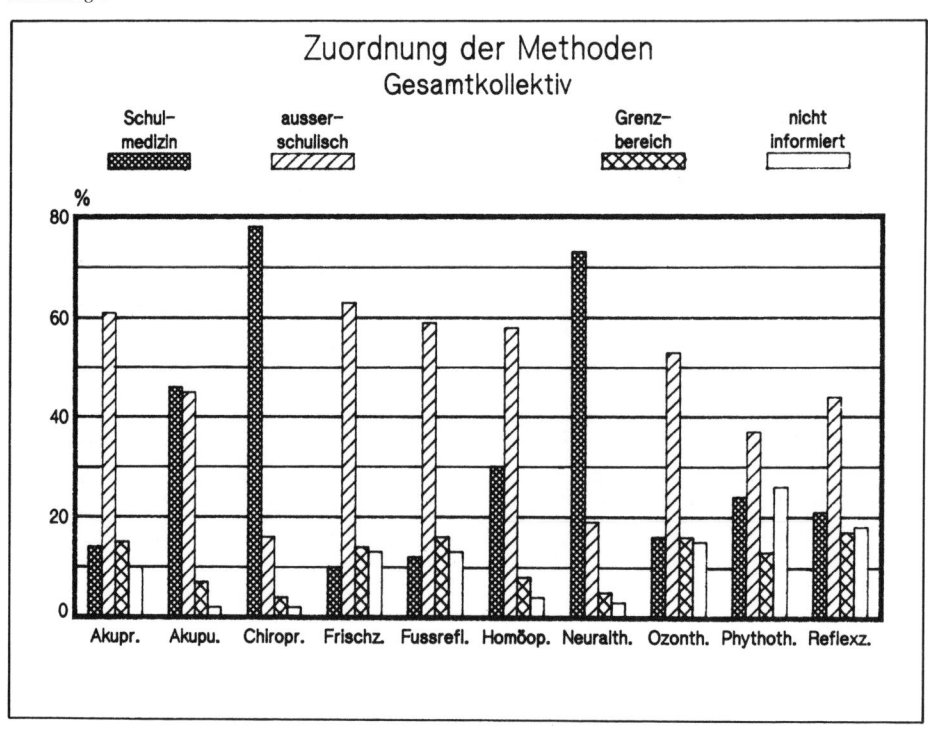

ZUSAMMENFASSUNG

Derzeitige Verbreitung der Ganzheitsmedizin in Österreich

als zur Schulmedizin gehörig bewerten, als Internisten. Bei der Homöopathie und auch bei der Neuraltherapie sind die Unterschiede statistisch gesichert (p v 0,001).

Die Auswertung der Frage A in Abhängigkeit von der Ausbildungsuniversität ergab keine Unterschiede bezüglich der Zuordnung der Behandlungsmethoden; ebenso bei der Auswertung in Abhängigkeit vom Geschlecht.

Die Tabelle 2 zeigt die Zuordnung der angeführten Methoden zur Schulmedizin in Abhängigkeit von Niederlassungsdauer. Die Prozentangaben in der Klammer beziehen sich auf jene Antworten, die eine Zuordnung nicht durchführten, da sie über diese Methoden zu wenig informiert waren. Auffallend ist, daß die Prozentangaben bei der Akupunktur, Chiropraxis und Phytotherapie mit zunehmender Niederlassungsdauer bezüglich der Zuordnung zur Schulmedizin abnehmen, während sie bei der Frischzellentherapie, der Ozontherapie, der Fußreflexzonenmassage und der Reflexzonentherapie zunehmen.

Die Tabelle zeigt auch, daß bezüglich des Infomationsstandes innerhalb der Methoden beträchtliche Unterschiede bestehen. Während sich bei der Akupunktur oder auch bei der Chiropraxis nur 1 bis 4% als »zu wenig informiert« bezeichnen, steigt dieser Prozentsatz bei der Ozontherapie auf 14 bis 20% und bei der Phytotherapie auf 25 bis 28% an. Bei der Anthroposophie bezeichnen sich bereits 48% und bei der Chelattherapie sogar 58% als »zu wenig informiert«.

Tabelle 2: Zuordnung der angeführten Methoden zur Schulmedizin (Angaben in %) in Abhängigkeit von der Niederlassungsdauer (Praxisjahre)

Praxisjahre	Akupunktur	Chiropraxis	Frischzellentherapie	Homöopathie	Neuraltherapie	Ozontherapie	Phytotherapie	Reflexzonentherapie	Fußreflexzonenmassage
0— 5	53(1)	82(1)	6(13)	34(2)	79(2)	15(14)	30(25)	20(18)	12(10)
6—10	43(2)	81(2)	5(12)	30(2)	76(2)	15(13)	26(25)	18(17)	10(10)
11—20	49(2)	76(2)	11(11)	27(3)	69(4)	18(15)	23(25)	21(14)	13(12)
21—30	37(1)	76(2)	11(12)	22(5)	70(4)	19(20)	18(28)	21(13)	8(16)
30	42(3)	71(4)	18(15)	32(7)	72(4)	19(20)	22(28)	26(20)	13(20)

Die Tabelle 3 zeigt die Ergebnisse zur Frage B im Gesamtkollektiv. Die angeführten Methoden werden unterschiedlich bewertet. Auffällig ist, daß die »Chiropraktik« von 91% der antwortenden Ärzte als eine nützliche Methode bezeichnet wird; nur 2% halten die Methode für nutzlos und 7% können diese Methode noch nicht beurteilen. Auch die Akupunktur (85%) und die Neuraltherapie (84%) werden in einem hohen Prozentsatz als nützliche Methoden bezeichnet. Desgleichen werden noch die Homöopathie (63%), die Hypnose (57%) und die Akupressur (51%) noch von der Mehrheit für nützliche Methoden gehalten. Deutlich über der 30% Grenze bezüglich einer positiven Beurteilung liegen noch die Reflexzonentherapie, die Phytotherapie und die Fußreflexzonenmassage. Die Ozontherapie wird noch von 28% als eine nützliche Methode beurteilt und 21% geben dieses Urteil auch für die Frischzellentherapie ab. Die Anthroposophie und die Chelattherapie wird nur von einer Minderheit als eine nützliche Methode betrachtet. Bei diesen beiden Methoden ist der Anteil derer, die sich nicht entscheiden können, am höchsten. Ein hoher Prozentsatz kann auch die

ZUSAMMENFASSUNG

Derzeitige Verbreitung der Ganzheitsmedizin in Österreich

Reflexzonentherapie, die Phytotherapie, die Fußreflexzonenmassage, die Ozontherapie und die Frischzellentherapie nicht beurteilen. Die Frischzellentherapie wird aber von 44% als eine nutzlose Methode beurteilt. Je ein Drittel der antwortenden Ärzte halten die Chelattherapie und die Ozontherapie für nutzlos.

Abbildung 3 zeigt die Ergebnisse der Frage C im Gesamtkollektiv. Der Wunsch nach Aufnahme der Methoden in die medizinische Ausbildung betrifft vorwiegend die Methoden Neuraltherapie (62%), Chiropraxis (61%), Akupunktur (53%) und auch die Homöopathie (44%). Es folgen die Hypnose (25%), die Phytotherapie (24%), die Akupressur (24%) und die Reflexzonentherapie. Ein äußerst geringes Interesse besteht für die Chelattherapie, für die Anthroposophie, für die Frischzellen-, Ozon- und Fußreflexzonentherapie. Der Wunsch nach Information überwiegt bei folgenden Methoden: Akupressur (51%), Fußreflexzonenmassage (46), Hypnose (54%), Ozontherapie (42%), Phytotherapie (43%) und Reflexzonentherapie (51%). Eine Ablehnung bezüglich der Aufnahme in die medizinische Ausbildung betrifft insbesondere die Chelattherapie (58%), die Anthroposophie (49%), die Frischzellentherapie (49%) und auch die Ozontherapie (42%). Praktische Ärzte wünschen sich zu einem höheren Prozentsatz eine Aufnahme der angeführten Methoden in die medizinische Ausbildung, als z. B. Internisten. Diese Aussage gilt für alle angeführten Methoden und erreicht bei der Neuraltherapie die 70%-Marke. Deutliche Unterschiede bestehen auch bei der Homöopathie. Während nur 20% der Internisten eine Aufnahme dieser Methode in die medizinische Ausbildung wünschen, besteht bei 50% der Praktischen Ärzte dieser Wunsch.

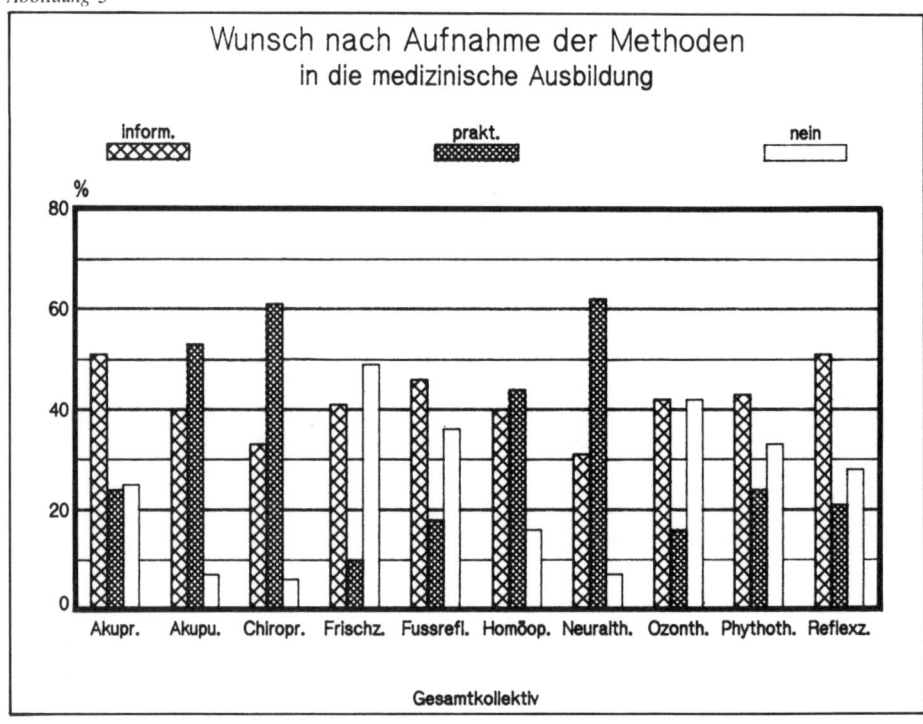

Abbildung 3

ZUSAMMENFASSUNG

Derzeitige Verbreitung der Ganzheitsmedizin in Österreich

In der Tabelle 4 ist die Anwendungshäufigkeit für das Gesamtkollektiv dargestellt. Die größte Verbreitung besitzen die Neuraltherapie und auch die Homöopathie. Danach folgen die Chiropraxis, die Akupunktur, die Phytotherapie und die Akupressur. Zahlenmäßig besitzen die Reflexzonentherapie, die Frischzellentherapie, die Fußreflexzonenmassage und die Ozontherapie eine deutlich geringere Bedeutung. Eine Anwendung der übrigen Methoden wurde nur von weniger als 10% angegeben.

Bei allen Methoden überwiegt die gelegentliche Anwendung, nur bei der Neuraltherapie wird eine häufige Anwendung öfters genannt.

Tabelle 3: Bewertung der angeführten außerschulischen Behandlungsmethoden: Antwort 1 = die Methode halte ich für nützlich, Antwort 2 = kann ich noch nicht entscheiden, Antwort 3 = die Methode halte ich für nutzlos.

Methode	Antwort 1	2	3
Akupressur	51	36	13
Akupunktur	85	11	4
Anthroposophie	13	64	23
Chelattherapie	3	64	33
Chiropraktik	91	7	2
Frischzellentherapie	21	35	44
Fußreflexzonenmassage	36	42	22
Homöopathie	63	20	17
Hypnose	57	33	10
Neuraltherapie	84	11	5
Ozontherapie	28	39	33
Phytotherapie	35	46	19
Reflexzonentherapie	38	47	15

Tabelle 4: Anwendungshäufigkeit (Angaben in %) der Behandlungsmethoden im Gesamtkollektiv.

Methode	gelegentlich	häufig	nie
Akupressur	21	4	75
Akupunktur	23	12	65
Anthroposophie	5	2	93
Chelattherapie	1	1	98
Chiropraxis	24	11	65
Frischzellentherapie	11	3	86
Fußreflexzonenmassage	10	3	87
Homöopathie	40	20	40
Hypnose	5	3	92
Neuraltherapie	31	41	28
Ozontherapie	5	5	90
Phytotherapie	18	12	70
Reflexzonenmassage	13	7	80

Bei Auswertung dieser Frage nach dem Geschlecht ergibt sich, daß Ärztinnen die Akupressur, die Fußreflexzonenmassage und insbesondere die Homöopathie häufiger anwenden; ein deutlicher Unterschied zugunsten der Ärzte besteht bei der Chiropraktik und bei der Neuraltherapie. Die Auswertung dieser Frage in Abhängigkeit von der Ausbildungsuniversität ergibt keine wesentlichen Unterschiede.

Die Abbildung 4 zeigt mit Hilfe einer graphischen Darstellung einen Vergleich der Anwendungshäufigkeiten von Praktischen Ärzten und von Fachärzten mit hoher Antwortrate. Bei dieser Darstellung wurden die Antworten »gelegentlich" und »häufig« zusammengefaßt und in Form einer Säule dargestellt. Die Abbildung zeigt klar, daß praktische Ärzte — mit Ausnahme der Chiropraktik — die sogenannten außerschulischen Behandlungsmethoden häufiger anwenden als die verschiedenen Fachärzte. Besonders eindrucksvoll sind die Unterschiede bei der Anwendungshäufigkeit zwischen Praktischen Ärzten und Internisten bei der Neuraltherapie und bei der Homöopathie. Bei der Neuraltherapie wird von 85% (32% gelegentlich und 53% häufig) der Praktischen Ärzte eine Anwendung angegeben. Von den Internisten geben hingegen nur 57% eine Anwendung der Neuraltherapie an (31% gelegentlich und 26% häufig). Auch bei der Anwendung der Homöopathie stehen die Praktischen Ärzte zahlenmäßig an der Spitze (69%) gefolgt von den Fachärzten für Kinderheil-

ZUSAMMENFASSUNG

Derzeitige Verbreitung der Ganzheitsmedizin in Österreich

kunde. Internisten geben eine Anwendung der Homöopathie nur in 35% an (26% gelegentlich, 9% häufig). Auffällig ist weiters, daß Praktische Ärzte die Phytotherapie häufiger anwenden als Internisten (Praktiker = 36%, Internisten = 22%). Bei den anderen Methoden sind die Unterschiede zwischen Praktischen Ärzten und Internisten geringer.

Auch zwischen den einzelnen Fachärzten bestehen bei einigen Methoden beträchtliche Unterschiede in der Anwendungshäufigkeit. Teilweise sind Unterschiede durch das Fachgebiet bedingt erklärbar (z. B. Chiropraktik bei Kinderheilkunde und Gynäkologie), bei anderen Methoden kann man bezüglich der Häufigkeitsunterschiede nur Spekulationen anstellen. Auffällig ist, daß Kinderärzte eine Anwendung der Ozontherapie verneinen. Kinderärzte verwenden bevorzugt die Homöopathie, es folgen mit deutlichem Abstand die Phytotherapie, die Akupressur und die Akupunktur. Die anderen Methoden spielen zahlenmäßig nur eine geringe Rolle.

Von der Methodenseite her erlaubt die Abbildung eine Unterteilung in 3 Gruppen:

Gruppe I: eine sehr häufige Anwendung (bis zu 85%): dies trifft zu für die Neuraltherapie und für die Homöopathie

Gruppe II: weniger häufige Anwendung (20—40%): dies gilt für Akupressur, Akupunktur, Chiropraxis, Phytotherapie und Reflexzonentherapie.

Gruppe III: eine sehr seltene Anwendung (um 10%): dies trifft zu für die Frischzellentherapie, die Fußreflexzonenmassage und die Ozontherapie.

Abbildung 5 zeigt die Anwendungshäufigkeit in Abhängigkeit von der Dauer der Praxisjahre. Ein statistisch gesicherter Unterschied besteht nicht; Ärzte mit einer

Abbildung 4

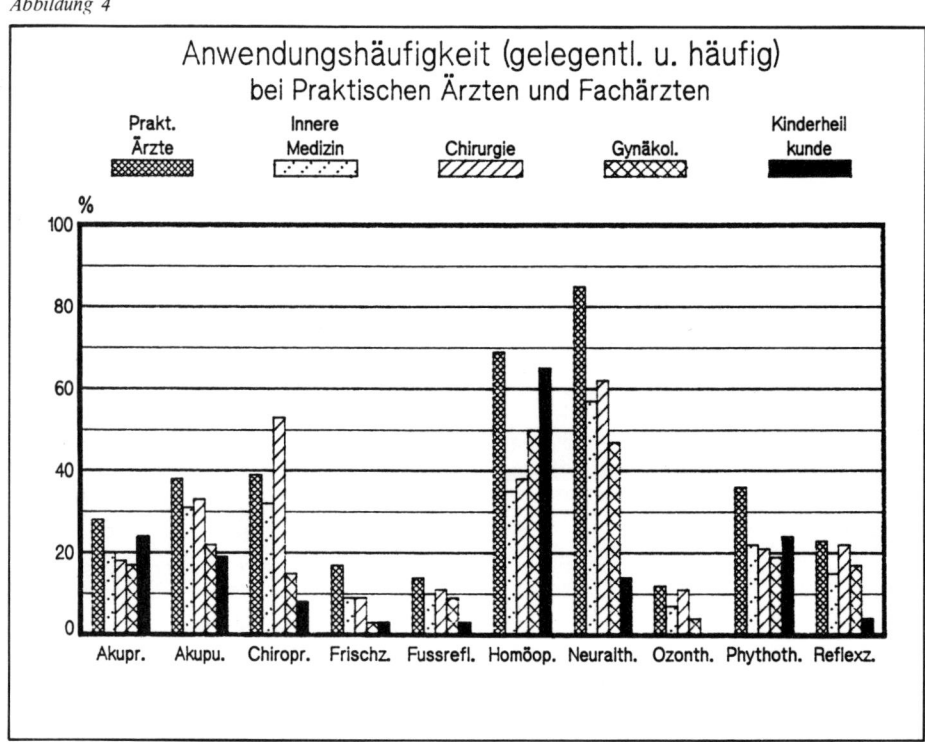

ZUSAMMENFASSUNG

Derzeitige Verbreitung der Ganzheitsmedizin in Österreich

Niederlassungsdauer bis zu 5 Jahren geben mit Ausnahme der Frischzellen- und Ozontherapie eine häufigere Anwendung an. Mit zunehmender Praxisdauer ist dann eine geringfügige Abnahme der Anwendungshäufigkeit feststellbar, bei den älteren Kollegen nimmt dann die Anwendungshäufigkeit bei den meisten Methoden wieder zu.

Die Abbildung 6 (Frage E) zeigt klar, daß die Anwendung der Methoden vorwiegend *kombiniert mit der Schulmedizin* erfolgt; dies trifft insbesondere für die häufig angewandten Methoden zu. Die Anwendung statt der Schulmedizin spielt zahlenmäßig nur bei der Homöopathie und bei der Neuraltherapie eine Rolle; gerade noch über der 10%-Marke liegen für diese Anwendungsart die Neural- und die Phytotherapie, die Chiropraktik und die Akupunktur. Die Häufigkeitsangaben für die Antwort *vor der schulmedizinischen Therapie* liegen für alle Methoden unter der 10%-Marke. Nur von einer Minderzahl genannt und in der Abbildung nicht angeführt wurde die Anwendung als *Ultimaratio* bei Versagen der Schulmedizin. Auffällig ist, daß die Anwendung *auf Wunsch des Patienten* bei vielen Methoden zahlenmäßig von Bedeutung ist; dies trifft besonders für die Frischzellentherapie zu. Nur vereinzelt genannt wurde die Antwort 6 (um eigene Erfahrungen zu sammeln) und die Antwort 7 (als gezielte Plazebo-Therapie).

Die weitere Verbreitung dieser Methoden bei klinisch ausgebildeten Ärzten in der Praxis ist eine Realität. Sie sollte Anlaß sein, sich mit diesen außerschulischen Behandlungsmethoden so weit als möglich emotionslos, dafür aber sachlich auseinanderzusetzen.

Abbildung 5

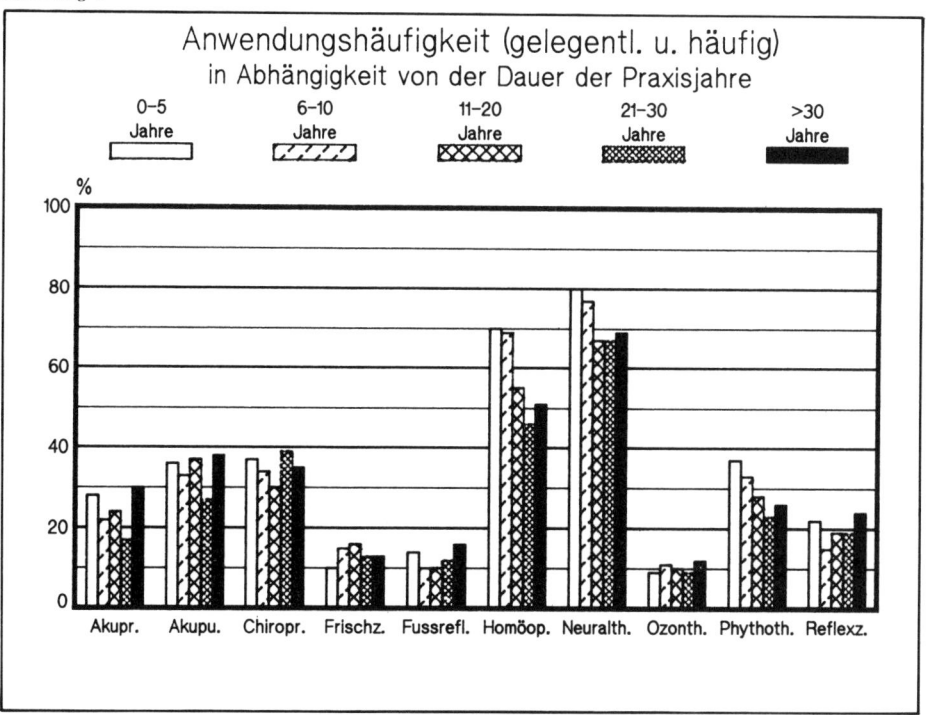

ZUSAMMENFASSUNG

Derzeitige Verbreitung der Ganzheitsmedizin in Österreich

Abbildung 6

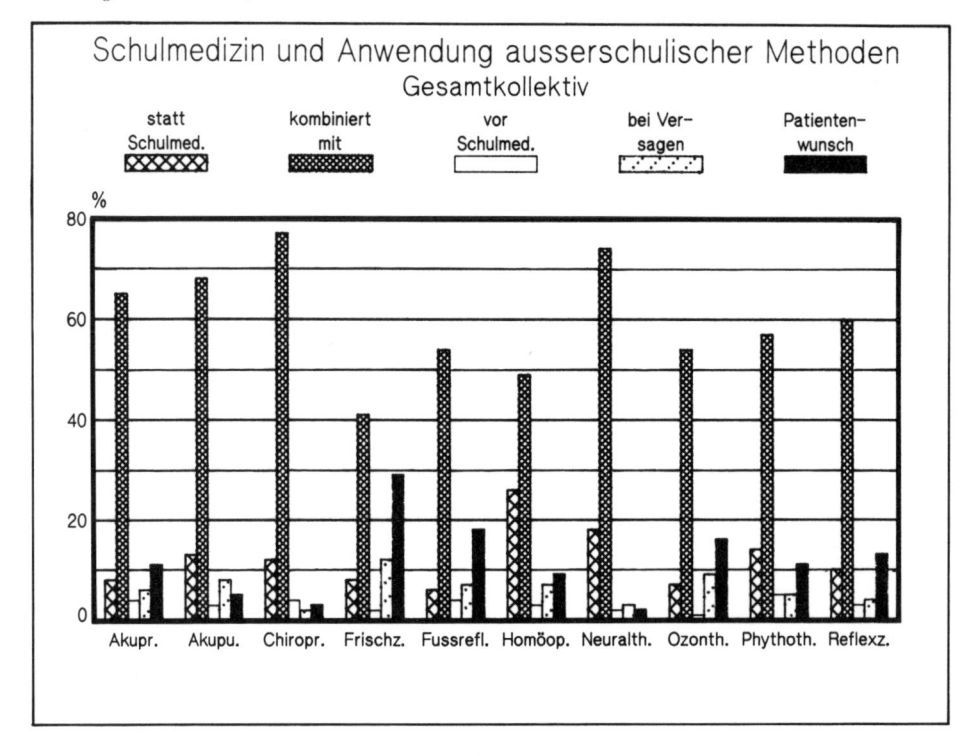

Schulmedizin und Anwendung ausserschulischer Methoden
Gesamtkollektiv

Legende: statt Schulmed. | kombiniert mit | vor Schulmed. | bei Versagen | Patientenwunsch

Kategorien: Akupr. | Akupu. | Chiropr. | Frischz. | Fussrefl. | Homöop. | Neuralth. | Ozonth. | Phythoth. | Reflexz.

ZUSAMMENFASSUNG

DER WIENER DIALOG MUSS WEITERGEHEN

a.o. Univ.-Prof. Dr. Alois Stacher, Amtsführender Stadtrat

Überblickt man den abgelaufenen Kongreß von verschiedenen Gesichtspunkten her, nämlich als naturwissenschaftlich ausgebildeter Mediziner, der auch komplementären Methoden gegenüber aufgeschlossen ist, und als für das Gesundheitswesen der Stadt Wien verantwortlicher Stadtrat, dann fällt vor allem die Bereitschaft der Teilnehmer auf, sich mit ihnen nicht bekannten Ideen, Wissensgebieten und Methoden auseinanderzusetzen und weitgehend vorurteilslos zu versuchen, die anderen zu verstehen.

Es hat sich gezeigt, daß die Heilkunde aus primär philosophischen Überlegungen entstand, daß die Magie, die Psychologie eine große Rolle spielten, und daß vieles davon durch die unerhörten Fortschritte der rein naturwissenschaftlichen Medizin verloren gegangen ist bzw. nicht mehr als integraler Bestandteil der Heilkunde gelehrt und empfunden wird. Wir sahen in den letzten Jahren eine Polarisierung zwischen *Schulmedizin* und *Alternativmedizin,* wobei beide Ausdrücke eigentlich irreführend sind, weil sie nicht klar erkennen lassen, daß sie keine Gegensätze darstellen, sondern sich ergänzen können. Wir haben bei diesem Kongreß erlebt, wie verschieden die Medizin, von verschiedenen Kulturkreisen stammend, aufgefaßt werden kann und auch, wie verschieden sie viele Ärzte erleben und ausüben. Nicht allen ist klar, daß sie eigentlich immer eine Ganzheitsmedizin betreiben.

Es ist meine persönliche Überzeugung, daß jede Medizin Ganzheitsmedizin ist, weil es überhaupt keinen Eingriff, keine Therapie oder Diagnostik und kein Zusammenleben mit anderen gibt, ohne daß der gesamte Organismus in *Mitleidenschaft* gezogen wird. Die Frage ist ja nur, worauf beziehe ich meine Untersuchungen, wohin richte ich mein Interesse, oder wo und wie äußert sich die Störung des gesamten Organismus. Daher sollten wir unter diesem Titel der *Ganzheitsmedizin* in Zukunft alle wichtigen Methoden der Heilung, auch die der naturwissenschaftlichen Medizin subsumieren.

Weiters wurde auch bei dieser Tagung übereinstimmend festgestellt — im politischen Leben hört man es täglich —, daß die Prävention das Primäre und die Behandlung das Sekundäre sein soll. Hier müssen wir als Mediziner zwischen Störungen des Befindens, also Befindlichkeitsstörungen oder — wie wir sie schon vor 30 Jahren in unserem Arbeitskreis mit Akupunkteuren, Homöopathen, Neuraltherapeuten, naturwissenschaftlich ausgerichteten Medizinern u. a. m. genannt haben — Regulationsstörungen und tatsächlichen Erkrankungen mit Zerstörung von Zellen, Organen bzw. Organsystemen unterscheiden.

Es ergeben sich schon große Unterschiede auch im Denken des Arztes. Die naturwissenschaftliche Medizin hat sich alle technischen und naturwissenschaftlichen Möglichkeiten zunutze gemacht, um vorwiegend lebensbedrohende Krankheiten zu behandeln bzw. zu heilen. Das geschah und geschieht oft mit unerhörtem Aufwand, aber auch mit unerhörtem Erfolg. Es ist fast verständlich, daß in den letzten Jahren bei der Konzentration der Forschung auf diese Gebiete die einfachen, täglich in der Praxis feststellbaren, leichten Störungen des Organismus forschungsmäßig zu kurz gekommen sind. Sie standen nicht im Zentrum des Interesses, sie wurden zum Teil nicht ernst genommen und dementsprechend auch vernachlässigt.

Die Befindlichkeitsstörungen und chronischen Erkrankungen sind und bleiben die Domäne des praktischen Arztes, dem aber heute von der Schule zu wenig Rüstzeug dazu angeboten wird. Er sucht daher in vielen Fällen andere und möglichst nicht schädigende Methoden, um auch für diese Gesundheitsstörungen therapeutische Möglichkeiten zu haben. Damit ergänzen viele aus der Erfahrung der Ärzte stammende Methoden die naturwissenschaftliche Medizin. Sie sind also keine Alternative, sondern Ergänzung.

Dies ergab im Prinzip auch die Umfrage bei Ärzten, von der wir vorhin gehört haben. Sehr viele unserer grundsätzlich naturwissenschaftlich ausgebildeten Ärzte verwenden komplementäre Methoden mit gutem Erfolg. Differenzen, die bei Diskussionen über die Methoden auftauchen, beziehen sich ja meistens auf die Art und Weise, wie man den Kranken mit Befindlichkeitsstörungen behandelt, ob mit Akupunktur oder Neuraltherapie, mit balneologischen oder physikalischen Maßnahmen, mit chemischen Substanzen oder Naturheilmitteln. Wir müssen einmal feststellen, daß verschiedene Wege zur Heilung oder Besserung führen können.

Das ist bei unserem heutigen Wissen um die Funktion der Zellen und der Gewebe auch leicht vorstellbar. Die Zellsysteme und die Zellen haben ihre spezifischen Funktionen und Reaktionsmuster. Sie können naturgemäß über verschiedene Reize zur Reaktion oder Nicht-Reaktion gebracht werden. Wir haben ein vernetztes System von Funktionskreisen, die sich gegenseitig positiv oder negativ beeinflussen. Zwischen den Zellen haben wir die Grundsubstanz — und da können wir auf unsere vor 30 Jahren durchgeführten Untersuchungen im Rahmen der Pischingerschen Überlegungen zurückgehen —, die zusammen mit den Bindegewebszellen, wie Prof. Dr. Heine an diesem Kongreß so schön dargelegt hat, mitverantwortlich ist dafür, ob Informationen die spezifischen Zellen erreichen oder nicht.

Wir kennen Regelkreise, die humoral, zellulär oder nerval gesteuert werden; wir wissen, daß geringe lokale Einwirkungen vom Organismus nach Möglichkeit an Ort und Stelle mit Hilfe lokaler Regulationssysteme ausgeglichen werden, und daß erst, wenn dies nicht gelingt, stufenweise die übergeordneten Systeme zur Abwehr eingeschaltet werden.

Wenn wir diese Regulationssysteme bei äußeren Einwirkungen oder Erkrankungen zur Kenntnis nehmen, dann ist es klar, daß sie bei inneren, z. B. psychischen Reizen ebenfalls wirksam werden. Es ist aber auch selbstverständlich, daß wir sie uns auch therapeutisch zunutze machen können, da viele, zum Teil lokale, zum Teil allgemein wirkende Verfahren auch eine Heilung oder Besserung induzieren können. Es ist nur die Frage, welche Methode bei welcher Erkrankung bzw. bei welcher Regulationsstörung des Patienten am besten wirkt, am einfachsten durchzuführen ist und die wenigsten negativen Nebeneffekte auslöst.

Die Forschung hat in den letzten drei Jahrzehnten derartig viele neue Erkenntnisse und Methoden gebracht, daß es an der Zeit ist, auch die uns bisher aus der Erfahrungsmedizin nicht erklärbaren Wirkungen zu erforschen. Wenn wir daran denken, wie sich die physikalische Meßtechnik weiterentwickelt hat, dann wundert es uns nicht mehr, wenn Herr Bergsmann mit physikalischen Meßmethoden im Rahmen der Neuraltherapie eine *Harmonisierung* der Meßergebnisse erzielt oder wenn Herr Bischko mit seinen Mitarbeitern nach der Akupunktur mit thermodiagnostischen Methoden eine auf eine Lunge beschränkte Durchblutungssteigerung nachweisen konnte. Gerade die molekularbiologischen Forschungen der letzten Jahre, sei es über Interferone, Interleukine und anderes mehr, könnten auch dem naturwissenschaftlich arbeitenden Arzt manche Wirkungen der Homöopathie oder der *sanften* Phytotherapie gedanklich näherbringen. Dabei sollen die Psychologie und die Psychotherapie nicht vernachlässigt werden.

Ohne auf die eine oder andere Aussage bei der abgelaufenen Tagung eingehen oder die verschiedenen Methoden bewerten zu wollen, nehmen wir aus den Vorträgen und Diskussionen sicherlich mit, daß alle Methoden — auch die sogenannten naturwissenschaftlichen — Ganzheitsmedizin sind, ihre

ZUSAMMENFASSUNG

Der Wiener Dialog muß weitergehen

Wirkung entfalten und bei richtiger Anwendung Heilwirkungen aufweisen. Wir können aber auch feststellen, daß keine Methode alle anderen ersetzt. Daraus entsteht die klare Forderung, daß man in der Medizin dort, wo die Ursachen einer Erkrankung eruierbar sind, eine kausale und rationale Therapie durchführen soll, daß man sich aber dort, wo eine rationale Therapie nicht vorhanden ist, an der Phänomenologie orientieren und aus der Erfahrung behandeln muß. Das ganzheitliche Denken ist dabei zu wahren oder wieder stärker in den Vordergrund zu rücken. Es muß einem bewußt sein, daß der seelische Zustand des Kranken und sein soziales Umfeld ebenso wichtig sind wie Verhaltensnormen oder ethnologisch-linguistische Aspekte.

Trotzdem wird es keinen Arzt geben, der alle diese Aspekte und therapeutischen Möglichkeiten beherrscht. Bei der Vielfalt des heutigen Wissens und der Erfahrung ist eine Spezialisierung nicht nur in der wissenschaftlichen Medizin, sondern auch in der sogenannten Erfahrungsheilkunde oder komplementären Medizin auf der Basis eines ganzheitlichen Denkens notwendig. Daher sehe ich mehrere Aufgaben vor uns: Um das ganzheitliche Denken und das gegenseitige Verständnis zu stärken, muß unser Dialog nicht nur weitergehen, sondern intensiviert und sicher noch mit anderen Aspekten angereichert werden. Um sicherzugehen, daß verschiedene bereits erprobte Heilverfahren nicht von Scharlatanen in Mißkredit gebracht werden, ist die entsprechende Ausbildung auch in den Methoden, die von der medizinischen Schule noch nicht gelehrt werden, notwendig. Besonders wichtig erscheint mir in der heutigen Zeit, die sehr zu Neologismen und manchmal gewollten Mißverständnissen tendiert, die Vereinheitlichung der Sprache. Es ist nicht dasselbe, wenn der eine nur dann von Heilung spricht, wenn der Patient nach einer Erkrankung jahrelang sowohl subjektiv als auch objektiv gesund ist, und der andere es bereits Heilung nennt, wenn der Patient beschwerde- oder symptomfrei ist.

Abgesehen von den genannten drei Aufgaben wird es aber auch nötig und sinnvoll sein, zur Forschung auf diesen Gebieten zu motivieren. Sie sollte sich mehr als bisher mit derzeit noch nicht erklärbaren Wirkungen oder Phänomenen mittels der neuen technischen und biologischen Methoden auseinandersetzen und deren Wirkungsmechanismen vorurteilslos nachgehen. Man muß sich von dem »Was nicht sein darf, das nicht sein kann« trennen und zur Kenntnis nehmen, daß wir für viele Phänomene und Wirkungsmechanismen heute noch keine Maßmethoden haben, daß manche Phänomene vielleicht nicht objektiv meßbar sind oder — ganz einfach — daß wir sie noch nicht verstehen.

Die Stadt Wien, in der Ärzte wie Rokitansky, Billroth, Semmelweis, Hebra u. a. für die Organmedizin, Freud und Adler für die Psychotherapie, Hahnemann für die Homöopathie und andere auf anderen Gebieten Grundsätzliches erarbeitet haben, ist meines Erachtens prädestiniert dafür, die heute noch auseinanderstrebenden Teile der Medizin wieder zu vereinen oder zumindest zu einer Vereinigung beizutragen. Deshalb soll nicht nur der *Wiener Dialog über Ganzheitsmedizin* weitergehen, sondern auch eine *Internationale Akademie für Ganzheitsmedizin* geschaffen werden, für eine Medizin, welche die psychischen, physischen und sozialen Gegebenheiten des Menschen so berücksichtigt, wie es in der Definition des Begriffes Gesundheit von der Weltgesundheitsorganisation gefordert wird.

WIEN ALS ZENTRUM DER GANZHEITSMEDIZIN

Vizebürgermeister Hans Mayr

Wenn im Vorspiel zu Faust der Teufel zum lieben Gott sagt: »Es ist so nett von diesen großen Herren, mit dem Teufel selbst zu sprechen«, dann erbitte ich von diesem Auditorium als Laie und Finanzer, daß Sie auch mir die gleiche Nettigkeit entgegenbringen. Ich habe mir vorgenommen, Ihnen heute zwei Themenkreise zu unterbreiten. Was mir, soweit ich dieses Symposium verfolgen konnte, fehlte, ist von meinem Standpunkt aus das wichtigste in der Medizin — nämlich der Patient. Und ich darf einige Sätze als Patient zu Ihnen sagen:

Erstens: Ich möchte durchaus vom Arzt über meinen Zustand aufgeklärt werden, ich möchte aber auch Vertrauen zum Arzt haben und haben können. Die Funktion als Medizinmann ist noch nicht zur Gänze erloschen, ich brauche sie auch. Mich interessiert eigentlich in keiner Weise, wie die Methode, die mich gesund macht, getauft ist, welches Etikett sie trägt, welche Überschrift darüber steht, mich als Patient interessiert eigentlich nur der Effekt. Und weiters möchte ich dazu sagen — und damit leite ich eigentlich schon zum zweiten Teil über: Was mir am Vortrag von Prof. Capra am meisten imponiert hat, war die Forderung nach persönlicher Verantwortung.

In einem Gespräch, das ein Arzt mit mir persönlich geführt hat, ich brauche ihn nicht von der Schweigepflicht zu entbinden, weil ich ja selbst der Patient war, war seine Aussage folgende: »Sie sind schwer übergewichtig, bringen Sie das in Ordnung. Beim Menschen ist es nicht so wie bei einem Auto, bei dem ein neuer Vergaser eingesetzt werden kann. Sie haben eine ungeheure Überlebenschance, Sie sind viel besser dran als ein Auto, Sie regenerieren sich selbst, sofern Sie die Voraussetzung dazu schaffen!« Das war vor zwölf Jahren — und der Arzt hat recht gehabt. Ich glaube, was wir politisch und auch medizinisch tun müssen, ist klarzustellen, daß wir eine höchstpersönliche Verantwortung, einen höchstpersönlichen — auch als Finanzer meine ich: nicht nur einen finanziellen — Beitrag zu leisten haben, einen moralischen Beitrag in der Haltung und in der Lebensführung, damit wir geistig und körperlich gesund bleiben. Eine unserer wichtigsten Aufgaben wird es sein, dies klarzustellen.

Nun zum zweiten Teil: Wien als Zentrum einer Ganzheitsmedizin! Ich möchte davon ausgehen, meine Damen und Herren, und es sollte Sie nicht verwundern, daß sich der Finanzreferent der größten spitalserhaltenden Gemeinde Österreichs und sogar darüber hinaus, der noch dazu mitten in Diskussion um die Spitalsfinanzierung steht, auch darüber Gedanken macht.

Erstens: Unser Gesundheitssystem ist in zu viele Sparten aufgegliedert, die miteinander schlecht, zu spät oder gar nicht kommunizieren; bei denen es keinen Ersatz gegeneinander gibt, und bei denen oft aus organisatorischen bzw. versicherungstechnischen Gründen Methoden angewendet werden, die nicht oder noch nicht zum Einsatz gebracht hätten werden sollen. Ich glaube daher, daß unser Finanzierungssystem am Ende einer geschichtlichen Strecke angelangt ist. Daß mit dem Ende dieses Finanzierungssystems eine intensive Diskussion zu beginnen hat, die zu wichtig ist, um sie einer einzelnen Gruppe von Interessenten — weder den Politikern noch den Medizinern — allein zu überlassen.

Ich fürchte mich davor, eine schlagartige und generelle Umstellung durchzuführen, weil ein System, das jetzt durch knappe 100 Jahre gewachsen ist, ein Verhalten der Patienten erzogen hat, das man nicht über Nacht wegbringen kann.

Mein persönlicher Vorschlag ist daher, den Versuch zu unternehmen, in einzelnen, kleinen Teilen der Bevölkerung, etwa 3—4%, auf freiwilliger Basis neue Formen

Wien als ein Zentrum der Ganzheitsmedizin

der medizinischen Versorgung, neue Formen der Organisation der Medizin, neue Formen der Zusammenarbeit zwischen den einzelnen Sparten zu suchen und zu finden.

Ich glaube, wir sollten Zeit und Geduld haben, in kleinen Gruppen, in kleinen Dosen eine so große Veränderung einmal zu probieren und erst dann, wenn sich diese Veränderung im kleinen Bereich als wirksam und zweckmäßig erwiesen hat, sie ins Gesamte umzusetzen.

Es gibt eine gute, alte österreichische Tradition dafür, die zwar von einer anderen Wissenschaft stammt, aber man darf ja, man soll ja voneinander lernen. Es war die Erprobung des Allgemeinen bürgerlichen Gesetzbuches in Galizien. Damals haben wir noch Galizien gehabt, heute müssen wir alles im eigenen Bereich ausprobieren.

Ich glaube, meine Damen und Herren, daß wir in diesem Symposium sehr viel und sehr Eindringliches gelernt haben. Ich darf auch ein paar Sätze sagen, warum es zu dieser Überlegung gekommen ist. Wir haben von der modernen Physik, und nicht zuletzt Prof. Capra war einer derjenigen, der diese Erkenntnisse einer breiteren Masse zugänglich gemacht hat, gelernt, daß das naturwissenschaftliche Bild in den letzten Jahrzehnten einer dramatischen Änderung unterzogen worden ist. Beginnend mit jenem berühmten Schreibtisch, auf dem Lisa Meitner, Hahn und Straßmann die erste Kettenreaktion zustande gebracht haben und der — wie ich höre — heute in Bayern steht, um jetzt die Frauenbewegung anzusprechen, ohne den Namen Lisa Meitner zu erwähnen. Lassen Sie mich es als Laie sagen, daß alle fixen Punkte, die wir geglaubt haben zu kennen und mit denen wir geglaubt haben zu können, verschwunden sind und daß wir einem völlig neuen Bild gegenüberstehen, in dem ein fester Punkt nicht mehr ein fester Punkt, eine Masse nicht mehr eine Masse ist, und sich alles in einem Raum-Zeit-Kontinuum auflöst.

Ich gehe damit völlig mit und glaube daher, daß wir Konsequenzen in allen Bereichen des menschlichen Lebens zu ziehen haben: in den Bereichen der Wissenschaft, im Bereich der Naturwissenschaften, in dem wir am weitesten fortgeschritten sind, und in der Philosophie. Der alte Streit der Materialisten und Idealisten ist mehr als tot. Beide wissen es nur noch nicht; sie wissen nicht, daß sie bereits gestorben sind. Wir haben Konsequenzen auch in gesellschaftlicher Hinsicht zu ziehen. Die Ideologen der politischen Parteien haben ebenfalls noch keine Konsequenzen gezogen. Wenn ich sage, noch nicht, dann bin ich der Überzeugung, daß sie zu ziehen sind, und ich bin darüber hinaus der Überzeugung, wer sie nicht zieht, dem werden sie gezogen, der verschwindet von der Bühne, auf der er agiert.

Es wird Sie sicher nicht überraschen, daß ich im Gegensatz zu Prof. Capra nicht auf Grün, sondern auf Rot setze, aber meine Ausführungen mögen Ihnen zeigen, daß wir sehr intensiv darüber nachdenken, uns sehr intensiv damit beschäftigen und damit schon die Chance fürs Überleben bekommen haben. All das einzubinden auf einen schmalen Teil, in eine Ganzheitsmedizin, ist eine Aufgabe, die wir uns gestellt haben. Eine Aufgabe, die wir uns gestellt haben für eine moderne Entwicklung — und wenn ich »moderne Entwicklung« gesagt habe, dann bin ich nicht so sehr stolz auf Maschinen, Mikroelektronik und Gentechnik, sondern darauf, daß wir heute eine Gesellschaft vorfinden, deren sozialer Reichtum nicht zu vergleichen ist mit dem des Jahres 1889 bei Einführung der sozialen Krankenversicherung —, und die jetzt in allen Bereichen, auch in der Medizin, die Konsequenzen daraus zu ziehen hat.

Meine Aufforderung an Sie kann sich nur mit der meines Freundes und Kollegen Prof. Dr. Alois Stacher decken. Was wir als Patienten und auch als Politiker erwarten, ist die vorurteilslose, die bedingungslos offene Diskussion zwischen den einzelnen Bereichen. Was Sie von uns erwarten dürfen, und was wir hoffen, erfüllen zu können, ist ebenfalls klar. Wir können das Podium dafür anbieten und die Chancen, wir können die Möglichkeiten dafür anbieten, wir können versuchen, ein Klima dafür zu schaffen, aber ob wir erfolgreich sein werden, das wird an Ihnen liegen. Ich bin als Finanzer und Wirtschaftsreferent immer sehr skeptisch gegen rein altruistische Vorschläge. Ich habe da immer bestimme Angst und eine »Man merkt die Absicht und ist verstimmt«-Ansicht über manchen altruistischen Vorschlag. Ich sage ganz offen und schließe damit den Kreis, ich meine auch, daß wir es aus wirtschaftlichen Gründen ganz einfach notwendig haben, den jetzigen Teufelskreis zu sprengen. Ich bin hier nicht nur Altruist, ich bin auch der Wirtschaftsverantwortliche. Bitte nehmen Sie das Wort ganz klein geschrieben, weil ich weiß, wie weit eine Administration wirklich eingreifen und verantworten kann. Aber sie kann Initiativen, sie kann Anregungen geben. Ich also, als zumindest formal der auch für die Wirtschaft Verantwortliche, ich weiß daher, daß wir dies alles nicht nur tun, um eine bessere Medizin, um einen besseren Heilerfolg zu erreichen, sondern ich weiß auch, daß wir es tun, um uns die künftige Entwicklung überhaupt leisten, um sie finanzieren zu können.

In diesem Sinne darf ich meine Konsequenz ziehen: Wir haben in diesem Symposium viel gelernt, wir haben viel erfahren, wir haben aber als Wichtigstes, ich nehme es zumindest für meinen Teil so, die Erfahrung gemacht, daß hinter den verschiedenartigsten Bemühungen, wie immer sie motiviert waren, der gute Wille steht und daß es jetzt unsere Aufgabe ist, diesen guten Willen zusammenzufassen. Meine Versprechung an Sie: Wir werden uns bemühen, Ihnen die notwendige Plattform, die notwendige Möglichkeit zu geben. Meine Bitte an Sie: Nützen Sie die Möglichkeiten, die wir Ihnen geben werden.

LITERATURHINWEISE

o. Univ.-Prof. Dr. Herbert Pietschmann

1) *Schwarz, G.:* Die heilige Ordnung der Männer. Westdeutscher Verlag, Wiesbaden 1985
2) *Kuhn, Th.:* Die Struktur wissenschaftlicher Revolutionen. Suhrkamp Verlag, Frankfurt 1973
3) *Pietschmann, H.:* Die Sicherheit der Naturgesetze — Polarität von Mensch und Kosmos. Eranos-Jahrbuch 1986, Insel-Verlag, Frankfurt
4) *Pietschmann, H.:* Das Ende des naturwissenschaftlichen Zeitalters. Zsolnay-Verlag, Wien 1980
5) *Popper, K.:* Logik der Forschung, 4. Auflage. Mohr Verlag, Tübingen 1971
6) *Pauli, W.:* Physik und Erkenntnistheorie. Vieweg Verlag, Braunschweig 1984
7) *Prigogine, I.:* Vom Sein zum Werden. Piper Verlag, München 1979
8) *Kant, I.:* Grundlegung zur Metaphysik der Sitten (1785)
9) *Zimmer, H.:* Spiel um den Elefanten. Diederichs Verlag, Düsseldorf 1976
10) *Pietschmann, H.:* Personale Verantwortung und die Struktur naturwissenschaftlichen Denkens. Zs für Ganzheitsforschung 27 (51), 1983
11) *Leibholz, G.:* Gutachten über das Grundrecht der Wissenschaftsfreiheit und seine Bedeutung für die Homöopathie. (1982)

Dr. Helmut Anemueller

Anemueller, H.: Ernährung als Faktor der Ordnungstherapie. Ärztezeitschrift für Naturheilverfahren, Heft 3, 1986
Anemueller, H.: Das Grunddiät-System, Leitfaden der Ernährungstherapie. Hippokrates Verlag, Stuttgart 1987
Brüggemann, W.: Medizin im Wandel — Prognose und Trend. Ärztezeitschrift für Naturheilverfahren, Heft 9, 1984
Brüggemann, W.: Was ist Ordnungstherapie? Ärztl. Praxis, XXVIII (1986—1990), 1976
Gerok, W.: Probleme und Perspektiven einer sich wandelnden Medizin. Deutsche Therapiewoche, 36 (4327—4334), 1986
Hentschel, H. D.: Über Naturheilverfahren und Außenseiter-Methoden. Sonderdruck Physikalische Therapie Nr. 6/7, 1987
Hildebrandt, G.: Neuere Erkenntnisse in der physikalischen Therapie. Therapiewoche 36 (2117—2118), 1986
Oepen, I.: An den Grenzen der Schulmedizin (Analyse umstrittener Methoden). Deutscher Ärzte-Verlag, Köln 1985
Schäfer, H.: Plädoyer für eine neue Medizin. Piper Verlag, München 1979
Schipperges, H.: Wege zu neuer Heilkunst. Haug Verlag, Wiesbaden 1978
Schipperges, H.: Wirkliche Gesundheitspolitik — da ist noch nichts in Sicht. Ärztl. Praxis 71, 1987

MedRat DDr. Robert Seitschek

1) *Boiron, J. u. a.:* Aspects de la Recherche en Homeopathie. Equipe de Recherche — Laboratoires Boiron, Lyon, Vol. I, 1983 (umfassende Literaturangaben)
Boiron, J.: Recherche et Homeopathie. Genes, April 1984
Boiron, J.: Recherche en Homeopathie, 1986 FFRH
Wurmser, L.: Die Entwicklung der homöopathischen Forschung. Sonderdruck Allgem. homöopathische Zeitung 1969, 214, (377ff), Informationsdruck DHU
Schoeler, H.: Über die wissenschaftlichen Grundlagen der Homöopathie — über angewandte Toxikologie. Die Pharmakologie, 7. Beiheft (469—509), 1. Ergänzung, Band 1948
2) Siehe 1) Boiron
3) Siehe 1)
4) *Bier, A.:* Wie sollen wir uns zur Homöopathie stellen? MMW, 1925 (713)
Bier, A.: Homöopathie und harmonische Ordnung der Heilkunde. Verlag Lehmann, München—Berlin
5) *The Lancet,* 18. Oktober 1986, (881—886)
6) Siehe 1)

Dr. Ursula Wagner

1) *Barnes, P. J.:* The Third Nervous System in the Lungs: Physiology and Perspectives. Thorax 39 (561—567), 1984
2) *Berger, D.;Nolte, D.:* Hat Akupunktur einen nachweisbaren bronchospasmolytischen Effekt bei Asthma bronchiale? Med. Klin. 70 (1827—1830), 1975
3) *Bin, G.; Qishong, M; Xingwei, K.:* Biochemical and Immunological Studies of asthmatic children. J TCM 6 (257—278), 1986
4) *Bischko, J.:* Akupunktur: Grundlagen, Indikationen, Grenzen. Wien, med. Wschr. 20 (553—555), 1979
5) *Boushay, H. A.; Holtzmann, M. J.; Nadel, J. A.:* Bronchial Hyperreactivity. Am. Rev. Resp. Dis. 121 (389—413), 1980
6) *Chow, O. K.; So, S.Y.; Lam W. K.:* Effect of Acupuncture on Exercise-induced Asthma. Lung 161 (321—326), 1983
7) *Christensen, P. A.; Laursen, L. C.; Taudorf, E.; Sörensen, S. C.; Weeke, B.:* Acupuncture and Bronchial Asthma. Allergy 39 (379—385), 1984
8) *Kim, S. S.:* Mediators of Acupuncture. Am J Acupuncture 4 (25—32), 1976
9) *Kubista, E.; Nezbeda, J.; Boschitz, E.:* Wirkung der Akupunktur auf die Nebennierenrindenfunktion. Dtsch. Zschr. Akup. 4 (89—92), 1980
10) *Nadel, J. A.:* Autonomic Regulation of Airway Smooth Muscle. In Physiology and Pharmocology of the Airways. M. Dekker, New York—Basel, 1980
11) *Madel, J. A.; Barnes, P. J.:* Autonomic Regulation of the Airways. Am Rev. Med. 35 (451—467), 1984
12) *Nolte, D.:* Asthma. Urban und Schwarzenberg, Wien—München—Baltimore 1984
13) *Pauser, G.:* Neurophysiologische und neuropharmakologische Untersuchungen über Mechanismen der peripheren Stimulationsanalgesie. Wr. klin. Wschr. 92 (Suppl. 113:3—21) 1980
14) *Phelan, P. D.:* Does Adult Chronic Lung Disease Really Begin in Childhood? Br. J. Dis. Chest 78 (1—9), 1984
15) *Pongratz, W.; Linke, W.; Baum, M.; Richter, J. A.:* Elektroakupunktur-Analgesie bei 500 herzchirurgischen Eingriffen. Anästh. Prax. 13 (19—32), 1977
16) *Reismann, R. E.:* Allergenetic Extracts. Bull NY Acad. Med. 57 (549—558), 1981
17) *Silvermann, M.; Wilson, N. M.:* Bronchial Responsiveness in Children, a clinical View. (Pediatric Respiratory Diseases. Eds: Martin, J.; Milner, A. D.) Butterworth, London 1981
18) *SEPCR Working Group »Bronchial Hyperreactivity«:* Guidelines for Standardization of Bronchial Challenges with (nonspecific) bronchoconstricting Agents. Bull Europ Physiopath Resp. 19 (495—514), 1983
19) *Szentiany, A.:* The Beta-adrenergic Theory of the Atopic Abnormality in Bronchial Asthma. J Allergy 42 (203—232), 1986
20) *Takshima, T.; Mue, S.; Tamura, G.; Ishihara, T.; Watanabe, Z.:* The bronchodilatating Effect of Acupuncture in Patients with acute Asthma. Ann Allergy 48 (44—49), 1982
21) *Tashkin, D. P.; Bressler, D. E.; Kroening, R. J.; Kerschner, H.; Katz, H.; Coulsen, R. L.:* Comparison of Real and Simulated Acupuncture and Isoproteronol in Methacholin-induced Asthma. Ann Allergy 39 (379—387), 1977
22) *Virsik, K.; Kristufek, P.; Bangha, O:* The Effect of Acupuncture on Pulmonary Funktion in Bronchial Asthma. Prog. Respir. Res. 14 (271—275), 1980
23) *Widdicombe, J. G.:* The Parasympathic Nervous System in Airways Disease. Scand J Resp. Dis., Suppl. 103 (38—40), 1979
24) *Yu, D. Y. C.; Lee, S. P.:* Effect of Acupuncture on Bronchial Asthma. Clinical Science of Mol. Med. 51 (503—509), 1976
25) *Zach, M.:* Empfehlungen zur Standardisierung der inhalativen Provokation zur Messung der unspezifischen bronchialen Reaktivität. Prax. Klin. Pneumol. 40 (356—364), 1986

Univ.-Lekt. Dr. Georg König
1) *Pietschmann. H.:* Das Ende des naturwissenschaftlichen Zeitalters. Zsolnay Verlag, Wien 1980
2) *Lorenz, K.:* Die Rückseite des Spiegels. Deutscher Taschenbuchverlag, München 1980
3) *Pauli:* (Siehe Pietschmann)
4) *Riedl, R.:* Biologie der Erkenntnis. Parey Verlag, Berlin 1980
5) *Needham, J.:* Wissenschaftlicher Universalismus. Suhrkamp Verlag, Frankfurt 1977
6) *Seitelberger, F.:* (Persönliche Mitteilung)
7) *Ricker, G.; Riese, J.:* Akute äußere Prozesse. Maudrich Verlag, Wien 1968
8) *Auerswald/König:* Ist Akupunktur Naturwissenschaft? (Band I: Zur Theorie, Band II: Zur Praxis) Maudrich Verlag, Wien 1983
9) *König, G.:* Zur Anerkennung der Akupunktur in Österreich. Österr. Ärztezeitung 18 (29—32), 1987
10) *König, G.:* Stand der Akupunktur in Japan. Österr. Ärztezeitung, 1986
11) *König/Wancura:* Praxis und Theorie der neuen chinesischen Akupunktur. (Band I 1978, Band III 1986) Maudrich Verlag, Wien
12) *Wancura, I.:* Innere Krankheiten. Band II, Maudrich Verlag, Wien 1986
13) *Bergsmann O.:* Muskelmeridiane. Haug Verlag, Heidelberg
14) *König/Wancura:* Neue chinesische Akupunktur. Maudrich Verlag, Wien 1975
15) *Fritsch, A.:* (Vortrag am 16. 10. 1987/Dialog für Ganzheitsmedizin)
16) *Han, Jisheng:* Neurochemie der Akupunktur-Analgesie. In Auerswald/König, (s. 8)
    Han, Jisheng: The Neurochemical Basis of Pain Relief by Acupuncture. 1973—1987, Beijing Medical University
17) *König-Wenzel:* Versuche mit QI-GONG-Therapie im Spital. Akupunktur Theorie und Praxis Zeitschrift 15/3 (152—157), 1987

Prim. Univ.-Doz. Dr. Hans Tilscher

Brügger, A.; Rhonheimer, Ch.: Pseudoradikuläre Syndrome des Stammes. Huber Verlag, Bern 1967
Cyriax, J.: Textbook of orthopaedic medicine, (Vol. 1) Bailliere, Tindall, Cassell, London 1969
Dosch, P.: Einführung in die Neuraltherapie mit Lokalanästhesie. Haug Verlag, Heidelberg 1974
Eder, M.; Tilscher, H.: Schmerzsyndrome der Wirbelsäule. Wirbelsäule in Forschung und Praxis, (Bd. 81), Hippokrtes Verlag, Stuttgart 1982
Gross, D.: Therapeutische Lokalanästhesie. Hippokrates Verlag, Stuttgart 1972
Head, M.: Die Sensibilitätsstörungen der Haut bei visceralen Erkrankungen. Hirschwald, Berlin 1898
Kibler, M.: Das Störungsfeld bei Gelenkerkrankungen und inneren Erkrankungen. Hippokrates Verlag, Stuttgart 1958
König, G.; Wancura, I.: Praxis und Theorie der neuen chinesischen Akupunktur. Maudrich, Wien 1978
Kunert, W.: Wirbelsäule und innere Medizin. Enke Verlag, Stuttgart 1975
Schliack, H.: Das Segment. Biha GmbH, Arneimittelfabrik, Stuttgart 1966
Tilscher, H.; Eder, M.: Lehrbuch der Reflextherapie. Hippokrates Verlag, Stuttgart 1986
Tilscher, H.;Steinbrück, W.: Symptomatik und manualmedizinische Befunde bei der Hypermobilität. Orthop. Praxis 2, 1980
Tilscher, H.: Halswirbelsäule und Kopfschmerz. Therapiewoche 30 (8058), 1980
Tilscher, H.: Ursachen für Lumbalsyndrome. Der Rheumatismus (Bd. 44), Steinkopff, Darmstadt 1979

Dr. Alexander Meng

Porkert, M.: Die theoretische Grundlage der chinesischen Medizin. Wiesbaden 1973
Unschuld, P.: Medizin in China. Verlag C. H. Beck, München 1980
Bischko J.: Einführung in die Akupunktur. Haug Verlag, Heidelberg. (9. Auflage) 1977
Bischko, J.; Meng, A.: Akupunktur für mäßig Fortgeschrittene. Haug Verlag, Heidelberg 1978
Meng, A.; Exel, W.: Die Heilkunst der Chinesen. Orac Verlag, Wien 1984
Ji Zhongpu et al.: Zhongxiyi jiehe yanjiu Silu yü Fangfaxue. Shanghai Kexuejishu chubanshi, 1985

Univ.-Prof. Dr. Urlich Warnke

1) *Warnke, U.:* Auswirkungen der Kombination von elektrischen und magnetischen Wechselfeldern sowie elektro-magnetischer Schwingungen in der Umgebung von Hochspannungsleitungen auf den Organismus. Gutachten, Landesgericht Innsbruck (Rechtssache), 1987
2) *Oepen, I.:* An den Grenzen der Schulmedizin. Eine Analyse umstrittener Methoden. Deutscher Ärzte Verlag, Köln 1985
3) *Warnke, U.:* Some primal mechanisms concerning the effects of pulsating magnetic fields (PEMF) in the ELF-range on human beings. (In: Popp a. o. (eds.): Electromagnetic Bio-Information), Urban und Schwarzenberg, München/Wien/Baltimore 1988
4) *Warnke, U.:* Zur Sensibilität der Versuche mit pulsierenden Magnetfeldern. Ein Beitrag zur Grundlagenforschung der sogenannten Magnetfeldtherapie. Die Heilkunst 99 (491), 1986

Dr. Michael K. H. Elies

1) *Eriksson, M. B. E.; Sjölund, B. H.:* Transkutane Nervenstimulierung zur Schmerzlinderung. Verlag für Medizin Dr. E. Fischer, Heidelberg (2. Aufl.) 1986
2) *Flöter, Th.:* Die Wirksamkeit der Heimtherapie in Abhängigkeit von der Behandlungshäufigkeit. 6. 4. 1. in: Handbuch der transkutanen Nervenstimulation schwa-medico, Frankfurt, 1987
3) *Jenkner, F. L.:* Nervenblockaden auf pharmakologischem und auf elektrischem Weg. Springer, Wien/New York (4. Aufl.) 1983
4) Kongreßbericht — Akupunktur gegen den Schmerz. Münch. med. Wschr. 129 (22—25), 1987
5) *Pothmann, R.:* Akupunkturähnliche transkutane elektrische Nervenstimulation — Möglichkeiten und Grenzen. Akupunktur — Theorie und Praxis 3 (165—169), 1984
6) *Seemann, H.:* Hintergrundpapier zum Internationalen Symposium Health Promotion and Chronic Illness. (Bad Honnef, 21. Juni—25. Juni 1987)

DDr. Robert Riegler

1) *Bunzel, B.; Riegler, R.; Pfersmann, Ch.:* Änderung der subjektiven Schmerzempfindungen bei chronischer Mastopathie nach Akupunkturtherapie. Klinikarzt 39 (428), 1986
2) *Fischl, F.; Riegler, R.; Bieglmayr, Ch.; Nasr, F.; Neumark, J.:* Die Beeinflußbarkeit der Samenqualität durch Akupunktur bei subfertilen Männern. DZA 3 (53), 1984
3) *Pauser, G.:* Akupunktur, Schmerztherapie, eine interdisziplinäre Aufgabe. Workshop Linz (O. Ö.), Landwirtschaftsschule, 1984
4) *Riegler, R.; Bunzel, B.; Pfersmann, Ch.:* Beeinflussung der Schmerzempfindungen bei benignen Erkrankungen der weiblichen Brust durch Akupunkturbehandlung. DZA 4 (85), 1986
5) *Riegler, R.; Fischl, F.; Nasr, F.; Bieglmayr, Ch.:* The influence of acupuncture treatment on sperm quality 8th World Congress of Anaestesiology, Manila. Book of Abstracts, Volume I. (143), 1984
6) *Riegler, R,; Fischl, F.; Neumark, J.; Bieglmayr, Ch.; Nars, F.:* Spermiogrammveränderungen unter Akupunkturbehandlung. Österreichische Ärztezeitung 19 (1271), 1984
7) *Riegler, R.; Fischl, F.; Bunzel, B.; Neumark, J.:* Korrelation psychischer Veränderungen und Spermiogrammverbesserungen nach Akupunktur. Urologie 23 (329), 1984
8) *Stux, G.; Stiller, N.; Rothmann, R.; Jajcasurya:* Lehrbuch der klinischen Akupunktur. Springer, Berlin/Heidelberg/New York, 1981

Dr. Felix Perger

Bordeu, L.: Recherches sur le tissu muqueux au l'organ cellulaire. Paris 1767
Eppinger, H.: Die Permeabilitätspathologie als die Lehre vom Krankheitsbeginn. Springer Verlag, Wien 1949
Heine, H.: Neue Erkenntnisse zum System der Grundregulation. Vortrag beim 14. Symposion der ÖNR, Baden bei Wien, 18. Oktober 1986 (Sonderdruck herausgegeben von d. Fa. GEBRO/Fieberbrunn i. T.)
Weitreichende Wechselwirkungen als Grundlage der Homöostase. Vortrag vor dem 37. Jahreskongreß der DAH, Bad Nauheim, 17. April 1986
Der Extrazellulärraum — eine vernachlässigte Dimension in der Turmforschung. Krebsgeschehen 17 (124—127), 1985

Dr. Felix Perger (ff.)

Heine, H.; Schaeg, G.: Informationssteuerung in der vegetativen Peripherie. Z. f. Hautkrankheiten 54 (590—598), 1979
Kellner, G.: Die Wirkungen des Herdes auf die Labilität des Grundsystems. Öst. Z. f. Stomat. 60 (312—320), 1963
Kellner, G.: Zur Histopathologie des Störfeldes am Beispiel der Narbe. Phys, Med. und Rehab. 10 (Nr. 4), 1969
Meyer, K. et al.: Science 79 (61), 1943
Perger, F.: Die Revision des Herdbegriffes durch die Erforschung der unspezifischen Abwehrsysteme. Wien. Klin. Wschr. 70 (421—429), 1958
Die therapeutischen Konsequenzen der Grundregulation. Erf. HKd. 21 (261—269, 341—350), 1972
Das Grundsystem nach Pischinger. Phys. med. und Rehab. 20 (275—287), 1979
Regulationsstörungen im Vorfeld der Malignomentwicklung. Wien. Med. Wschr. 131 (189—196), 1981
Klinische Aspekte des Zinkmangels beim Menschen. D. prakt. Arzt 40 (1591—1605), 1986
Pischinger, A.: Die Lage des isoelektrischen Punktes histologischer Elemente als Ursache ihrer verschiedenen Färbbarkeit. Z. Zellf. und mikrosk. Anatomie (Bd. 3), 1926
Theoretische Grundlagen der Herderkrankung. Ärztl. Praxis 18 (1242—1246), 1966
Über die Zellen des weichen Bindegewebes (Antrittsvorlesung). Wien. Klin. Wschr. 71 (73—77), 1959
Selye, H.: Einführung in die Lehre vom Adaptationssyndrom. Thieme Verlag, Stuttgart 1953

Univ.-Prof. Dr. Hartmut Heine

Balasz, E. A.: Chemistry and Biology of the intercellular matrix. Academic Press, New York/London 1970
Balasz, E. A.; Gibbs, P. A.: The rheological prperties and biological function of hyaluronic acid. In: Balasz E. A. (Ed): Chemistry and Molecular Biology of the Intercellular Matrix (Vol 3, 1241—1254). Academic Press, New York/London 1970
Buddecke, E.: Grundriß der Biochemie. de Gruyter, Berlin 1971
Fischer, G.: Morph. Jahrbuch 131 (569), 1986
Frese, W.: Universitas 40 (1047), 1985
Fülgraff, G.: Pharmazeut. Ztg. 130 (3309), 1985
Hascall, V. C.; Hascall, G.: Proteoglycans. In: Hay, E. (Ed.): Cell Biology of the Extracellular Matrix (39—64). Plenum Press, New York/London 1983
Hauss, W. H.; Gunge-Hülsing, G.; Gerlach G.: Die unspezifische Mesenchymreaktion. Thieme, Stuttgart 1968
Hay, E. D.: J. Cell Biol. 91 (205s), 1981
Heine, H.: Acta anat. 130 (415), 1978
Heine H.; Schaeg G.: Z. Hautkr. 54 (590), 1979
Hollemann, A. F.; Richter, F.: Lehrbuch der organischen Chemie (37) de Gruyter Berlin (41. Auflage), 1964
Hunter, R.: Spektrum der Wissenschaft, Oktober 1984
Huneke, W.: Das Sekundenphänomen. Krankheit und Heilung anders gesehen. Haug Verlag, Heidelberg (5. Auflage), 1983
Levine, St. A.; Kidd M. P.: Antioxidant Adaption. Its role in Free Radical Pathology. Biocurrent Division, San Leandro, California 1985
Perger, F.: Erf. Hkd. 32 (376), 1983
Pischinger, A.: Das System der Grundregulation. Grundlagen für eine ganzheitsbiologische Theorie der Medizin. Haug Verlag, Heidelberg (4. Auflage), 1983
Popp, F. A.: Neue Horizonte in der Medizin. Haug Verlag, Heidelberg 1983
Thomas, F.: Die Anwendung einfacher Prinzipien der Regelung komplexer Systeme auf die Humanmedizin. DDFVLR-Mitt. 84—13, Braunschweig 1986
Trincher, K.: Biological Cybernetics 30 (141), 1978
Wiener, N.: Kybernetik-Regelung und Nachrichtenübermittlung im Lebewesen und in der Maschine. Econ Verlag, Düsseldorf 1963

Dr. Karl-Heinz Gebhardt

Dorcsi, M.: Stufenplan und Ausbildungsprogramm in der Homöopathie. Band II. Haug Verlag, Heidelberg 1977
Hahnemann, S.: Organon der Heilkunst. Hippokrates Verlag, Stuttgart, (6. Auflage) 1955
Hahnemann, S.: Die chronischen Krankheiten. Arnoldi, Dresden/Leipzig 1835
Kuhn, Th.: Die Struktur wissenschaftlicher Revolution. Suhrkamp Verlag, Frankfurt 1981
Resch, G.; Gutmann, P.: Die wissenschaftlichen Grundlagen der Homöopathie. O. Verlag, Berg 1986
Tischner, R.: Das Werden der Homöopathie. Hippokrates Verlag, Stuttgart 1950
Wissenschaft: (Definition) Brockhaus Enzyklopädie Band 20, (412—413), 1974

Dr. Helga Lesigang

Bayr, G.: Von Hahnemann bis heute. Documenta homoeopathica Nr. 4, Haug Verlag, Heidelberg 1981
Dorcsi, M: Isolation oder Integration. Documenta homoeopathica Nr. 5, Haug Verlag, Heidelberg 1982
25 Jahre Homöopathie in Österreich. Festschrift der Österreichischen Gesellschaft für homöopathische Medizin und des Ludwig-Boltzmann-Instituts für Homöopathie. Wien 1978

Dr. Peter Heusser

1) *Kolisko, L.:* Physiologischer und physikalischer Nachweis der Wirksamkeit kleinster Entitäten. Stuttgart 1959 (Hrsg.: Arbeitsgemeinschaft antrhoposophischer Ärzte, Stuttgart)
2) *Pelikan, W.; Unger, G.:* Die Wirkung potenzierter Substanzen. Pflanzenwachstumsversuche mit statistischer Auswertung. Philos.-Anthroposophischer Verlag, Dornach 1965
3) *Reilly, D. T. et al.:* Controlled trial for homoeopathic potency, with pollen in hay fever as model. The Lancet (881—886), 1986
4) *Gebhardt, K. H. (Hrsg.):* Beweisbare Homöopathie. Haug Verlag, Heidelberg 1980
5) Vgl. den in diesem Band abgedruckten Vortrag von Prof. Dr. Harisch.
6) *Steiner, R.:* Grundlinien einer Erkenntnistheorie der Goetheschen Weltanschauung. 1886
7) *Steiner, R.:* Wahrheit und Wissenschaft. 1892
8) *Steiner, R.:* Die Philosophie der Freiheit. 1894
9) *Steiner, R.:* Theosophie. Einführung in übersinnliche Welterkenntnis und Menschenbestimmung. 1904
10) *Steiner, R.:* Wie erlangt man Erkenntnisse der höheren Welten. 1904/05
11) *Steiner, R.:* Die Geheimniswissenschaft im Umriß. 1910
12) *Steiner, R.; Wegman, I:* Grundlegendes für eine Erweiterung der Heilkunst nach geisteswissenschaftlichen Erkenntnissen. 1925

Alle Schriften Steiners sowie seine Vorträge — etwa zur Medizin — sind in Neuauflagen beim Rudolf Steiner Verlag, Dornach/Schweiz, erschienen.

Dr. Hamish W. Boyd

1) *Scofield, A. M.:* Experimental research in homoeopathy — a critical review. Br. Hom. J. 1984 (73:161—80, 211—26)
2) *Kollerstrom, J.:* Basic scientific research into the »low dose effect«. Br. Hom. J. 1982 (71:41—7)
3) *Devenas, E.; Poitevin, B.; Benveniste, J.:* Effects on mouse peritoneal macrophages of orally administered very high dilutions of Silica. Eur. J. Pharmac. 1987 (135: 313—19)
4) *Poitevin, B.; Aubin, M.; Benveniste, J.:* Approach to a quantitative analysis of the effect of Apis mellifica on the in vitro human basophil degranulation. J. Innov. Tech. Biol. Med. 1986 (7:64—8)
5) *Boyd, W. E.:* Biochemical and biological evidence of the activity of high potencies. Br. Hom. J. 1954 (44:6—44)
6) *Barnard, G. P.; Stephenson, J. H.:* Microdose paradox: A new biophysical concept. AM. J. Inst. Hom. 1967 (60:277—286)
7) *Resch, G.; Gutmann, V.:* Scientific foundations of Homoeopathy. Germany: Barthel & Barthel, 1987

Dr. Hamish W. Boyd (ff.)

8) *Keysell, G. R.; Williamson, K. L.; Tolman, B. D.:* An investigation into the analgesic activity of two homoeopathic preparations — Arnica and Hypericum. Commun. Br. Hom. Res. Group. 1984 (11:32—48)
9) *Fisher, P.:* The treatment of experimental lead intoxication by penicillamine and Plumbum metallicum. Proc. 35 Int. Hom. Congress, 1982 (320—2)
10) *Demarque, D.:* The development of proving methods since Hahnemann. Br. Hom. J. 1987 (76:71—5)
11) *Paterson, J.:* Report on mustard gas experiments (Glasgow and London). Br. Hom. J. 1943 (33:131—143)
12) *Owen, R. M. M.; Ives, G.:* The mustard gas experiments of the British Homoeopathic Society 1941—1942. Proc. 35 Int. Hom. Congress.
13) *Gibson, R. G.; Gibson, S. L. M.; Mac Neill, A. D. et al.:* Salicylates and homoeopathy in rheumatoid arthritis: preliminary observations. Br. J. Clin. Pharmacol 1978 (6:391—395)
14) *Gibson, R. G.; Gibson, S. L. M.; Mac Neill, A. D. et al.:* Homoeopathic therapy in rheumatoid arthritis: evaluation by double blind clinical therapeutic trial. Br. J. Clin. Pharmacol 1980 (9:453—59)
15) *Reilly, D. T.; Taylor, M. A.; Mc Sharry, C.; Aitchison T.:* Is homoeopathy a placebo response? Controlled trial of homoeopathic potency with pollen in hay fever as model. Lancet (881—6), 1986
16) *Reilly, D. T.; Taylor, M. A.:* Potent placebo or potency? A proposed study model with initial findings using homoeopathically prepared pollens in hay fever. Br. Hom. J. 1985 (74:65—75)
17) *Carey H.:* Double blind clinical trial of Borax and Candida in the treatment of vaginal discharge. Comm. Br. Hom. ge of remedies to treat fibrositis. Br. Hom. J. 1986 (75:142—7)
18) *Fisher, P.:* An experimental double-blind trial method in homeopathy. Use of a limited range of remedies to trat fibrositis. Dr. Hom. J. 1986 (75:142—7)
19) *Day, C. E. I.:* Control of stillbirths in pigs using homoeopathy. Vet. Rec. 1984 (114:216)
20) *Day, C. E. I.:* Isopathic Prevention of Kennel Cough. Is vaccination justified? 1987 (IJHV Vol 2: No 1/p45)

Dr. Franz Swoboda

Hahnemann, S.: Reine Arzneimittellehre. — Die chronischen Krankheiten.
Mezger, J.: Gesichtete Arzneimittellehre.
Dorcsi, M. (Hrsg.): Documenta Homöopathica, Band 6—8: Arzneimittelprüfungen; Bd. 8: Übersetzung der Arbeit von David T. Reilly, Galsgow.
Bayr, G.; Stübler, M.: Berberis vulgaris. Haplopappus baylahuen — zwei AMP.
Alle Titel erschienen im Haug Verlag, Heidelberg

a. o. Univ.-Prof. Dipl.-Ing. Dr. Johannes Menzel

1) *Seifert, J.; Ganser, R.; Brendel, W.:* Z. Gastroenterol. 17 (1), 1979
2) *Steffen, C.; Menzel, J.:* Wien. klin. Wschr. 97 (376), 1985
3) *Steffen, C.; Menzel, J.:*Z.Rheumatol. 42 (249), 1983
4) *Steffen, C.; Menzel, J.:* Wien. klin. Wschr. 15 (525), 1978
5) *Nakazawa, M.; Emancipator, S. N.; Lamm M. E:* J. Exp. Med. 164 (1973), 1986
6) *Sjöholm, A. G.; Brun, C.; Larsen S.; Thysell, H.:*Int. Archs. All. appl. Immunol. 72 (9), 1983
7) *Steffen, C.; Smolen, J.; Miehlke, K.; Hörger, I.; Menzel, E. J.:*Z. Rheumatol. 44 (51), 1985
8) *Heinz, H. P.; Loos, M.:* Immunbiol. 165 (175), 1983
9) *Bryant, S. M.; Guthrie, L. A.; Pabst, M. J.; Johnston R. B.:* Cell. Immunol. 103 (216), 1986

Eleonore Blaurock-Busch

Cheraskin, E.; Ringsdorf, W. M: J. Orthomol. Psych. 8 (2:82—83), 1979
Passwater, R. A.; Cranton, E. M.: Trace Elements, Hair Analysis and Nutrition. Keats, 1983
Pfeiffer, C. C.: Mental and Elemental Nutrients. Keats, 1975
Schmidt, K.; Bayer, W.: Mineralstoffwechsel und Abwehrsystem. Vfm, 1982
Scholz, H.: Mineralstoffe und Spurenelemente — nötig für unsere Gesundheit. Hippocrates, 1985
Sugiura, Y. et al.: J. Amer. Chem. Society 98 (8:2339—2341), 1976

Dr. Renate Viebahn

Weibel, E. R.: The Pathway for Oxygen. Harvard University Press, Cambridge (MAI)/London 1984
Bannister, J. V., Bannister, W. H.: The Biology and Chemistry of Active Oxygen. In Developments in Biochemistry, Volume 26, Elsevier, New York 1984
Bailey, Ph. S.: Ozonation in Organic Chemistry. Vol. I, Academic Press, New York/London 1978
Rilling, S., Viebahn, R.: Praxis der Ozon-Sauerstoff-Therapie. Verlag für Medizin, Heidelberg 1985
Rokitansky, O.: Klinik und Biochemie der Ozontherapie. Hospitalis, 52 (643 und 711), 1982
Washüttl, J. et al.: Biochemische Aspekte des O_2/O_3-Gemisches in der Tumortherapie. Kongreßbericht der Ärztlichen Gesellschaften für Ozontherapie, Baden-Baden 1981

DDr. Armin Prinz

Schiefenhövel, W.; Prinz, A.: Ethnomedizin und Ethnopharmakologie — Quellen wichtiger Arzneimittel. In: Biogene Arzneistoffe. Entwicklungen auf dem Gebiet der Pharmazeutischen Biologie, Phytochmie und Phytotherapie. Hrsg. v. Franz-C. Czygan. Vieweg, Braunschweig 1984.
Prinz, A.: Ergebnisse pharmakologischer Untersuchungen von Gift- und Heilpflanzen aus Zentralafrika. In: Mitt. Österr. Ges. Tropenmed. Parasitol.6 (157—156), 1984

Dr. Tamás Grynaeus

Aumüller, S.: Beiträge zur Geschichte der Pilzkunde im Burgenland. Anfänge der Pilzkunde bis Carolus Clusius. Curare, (Sonderbd. 3: 73—80), 1985
Borbás, V.: A botanika nomenclaturája Békésmegyében. (Die Nomenklatur der Botanik im Komitat Békés). Orsz. Középiskolai Tanáregyesület Közlöny 16 (119—123), 1882; A Balaton partmellékének botanikai néprajza /Ethnobotanik der Umgebung vom Plattensee/Földr. Közl. 22 (57), 1894.
Borza, A.: Dictionar etnobotanic (Ethnobotanisches Wörterbuch). București, 1986
Butura, V.: Enciclopedie de ethnobatanicá românească (Encyklopädie der rumänischen Ethnobotanik) București, 1979
Čižmař, J.:: Lidové lékarstvi v Ceskoslovensku (Medikamente im Volksgebrauch in der Tchechoslowakei). Brno, 1974
Csüry, B.: Növénynevek Bogdánfalváról (Pflanzennamen aus Bogdánfalva/Moldau). Magyar Nyelv 29 (249—51, 316—21), 1933; Szamosháti Szótár I.—II (Wörterbuch des Gebietes Szamoshát Bd. I—II.), Budapest, 1935—36
Gombocz, E.: Kitaibel gyüjtötte népies magyar növénynevek (Die von Kitaibel gesammelten ungarischen volkstümlichen Pflanzennamen). Botanikai Közl. 35 (278—283), 1938
Grynaeus, T.: Gyógynövényárusok Szeged piacain (Verkäufer von Heilpflanzen auf den Märkten von Szeged). Comm. Hist. Med. 30 (89—126), 1964
Gunda, B.: Wandernde Medizinmänner in Karpaten—Europa. Beiträge zur Ethnomedizin, Ethnobotanik und Ethnozoologie VIII (281—96), 1983; Heilpflanzen in einem ungarischen Dorf der Karpaten—Ukraine. Curare, Sonderbd. (257—262), 1984
Györffy, I.: Ahazai festönövények és a velük való nepies festési módok (Die heimischen Farbpflanzen und die volkstümlichen Färbungsmethoden) Herba 4, 1921 (12 Publikationen in Fortsetzungen)
Györffy I.: Nagykunsági krónika (Die Chronik von Groß—Kumanien). Budapest, 1941
Holuby, J.: Narodopisne prace (Ethnographische Aufsätze). Bratislava, 1858
Herman, O.: A magyar pásztorok nyelvkincse (Sprachschatz der ungarischen Hirten). Budapest, 1914
Krauss, F.: Nössnerländische Pflanzennamen. Beszterce, 1943
Maár, M.: Népi orvoslás Sopronban és környékén (Heilkunde in Ödenburg und Umgebung). Soproni Szemle 10 (193—201, 289—301), 1956
*Markuš, M.:*Zberné a koristné hospodarstvo (Sammelnde und beutende Wirtschaft). Slovensko III. L' ud.-II. Cast. Ludová kultura, Bratislava, 1975

Dr. Tamás Gynaeus (ff.)

Miklóssy, V.: Festőnövények a csíki háziiparban (Farbpflanzen im Hausgewerbe, Komitat Csík, Siebenbürgen). Népismereti Dolgozatok (91—100), 1978
Moesz, G.: Székely és csángó növénynevek (Pflanzennamen der Sekler und der »Csángó«). Magyar Nyelv 4, (29—34), 1908
Móra, F.: Népies növénynevek a Kiskunság flórájában (Volkstümliche Pflanzennamen in Klein-Kumanien). Magyar Nyelvör, 29 (16—20), 1900
Nagy, R.: Adatok a baranyamegyei Nagyváty növényekkel kapcsolatos szokásaihoz és néphagyomanyaihoz (Beiträge zu den mit Pflanzen verbundenen Volksbräuchen und Traditionen in Nagyváty, Komitat Baranya). Kolozsvár, 1943
Péntek, J.; Szabó, T.; Attila, E.: Egy háromszéki falu népi növényismerete (Pflanzenkenntnis eines Dorfes in Háromszék/Siebenbürgen). Ethnographia 87 (203—225), 1976; Ember és növényvilág / Kalotaszeg növényzete és népi növényismerete (Mensch und Pflanzenwelt. Flora und Pflanzenkenntnis des Volkes in Kalotaszeg). Bukarest, 1985
Schullerus, P.: Pflanzen in Glaube und Brauch der Siebenbürger Sachsen. Archiv des Vereins für Siebenbürgische Landeskunde, Bd. 40 (353)
Simonović, D.: Botanički rečnik (Botanisches Wörterbuch). Beograd, 1959
Szabó, A.; Péntek, J.: Ezerjófü. Ethnobotanikai útmutató (Tausendgüldenkraut. Ethnobotanischer Wegweiser). Bukarest, 1976
Telbizoff, K.; Vekova-Telbizova, M.: Tradicionen bit i kultura na banatszkite balgari (Traditionelles Leben und traditionelle Kultur der Bulgaren im Banat). Sofia, 1963
Vajkei A.: Népi orvoslás a Borsavölgyében (Volksheilkunde im Borsa-Tal/Siebenbürgen). Kolozsvár 1943; Szentgál, Budapest, 1959
Vasas, S.: Népi gyóyászat /Kalotaszegi gyüjtés (Volksheilkunde. Sammlung aus Kalotaszeg/Siebenbürgen). Bukarest, 1958

o. Univ.-Prof. Dr. Robert Günther

1) *Günther, R.:* Unterschiede in der Anpassung von Arthritis- undArthrosekranken während Kurheilverfahren. Arch Phys Ther 19 (117), 1967
2) *Günther, R.; Halberg, F.; Knapp, E.;* Veränderungen des Tagesrhythmus (Circadianrhythmus) bei chronisch Rheumakranken und ihre Beeinflussung durch Balneotherapie. Z Phys Med 2 (180), 1971
3) *Günther, R.; Thumb, N.; Grabner, H.; Kolarz, G.:* Zur Methodik der Kurerfolgsbeurteilung mit Hilfe elektronischer Rechner bei Arthritiskranken. Z angew Bäder- u Klimaheilk 22 (448), 1975
4) *Günther, R.:* Balneotherapie rheumatischer Erkrankungen. Acta Medica Austriaca 3 (203), 1976
5) *Günther, R.; Egg, D.; Herold, M.:* DNA-Repair und Kortisolproduktion unter Radontherapie bei Gesunden und Rheumakranken. Z angew Bäder- u Klimaheilk 26 (336), 1979
6) *Günther, R.:* Der Zeitfaktor in der physikalischen Therapie. Therapiewoche 31 (6967), 1981
7) *Günther, R.; Herold, M.:* Circadianrhythmische Aspekte der Balneotherapie. In: Varga, L.; Altmann, H. (Hrsg.): Medikamentöse Therapie und alternative Behandlungsmethoden. Sopron 1985, (Seite 185)
8) *Günther, R.; Altmann, H.; Egg, D.; Gastl, G.; Halberg, F.; Herold, M.; Knapp, E.; Marktl, W.:* Klinische Erfahrungen mit Radon-Balneotherapie. In: Solimene, U.; Frühauf, H.; Draetta, G. (Eds.): Natural radioactivity and thermal waters. Proc Internat Congr terme di Merano Publ 1985, (p. 85)
9) *Günther, R.:* Badekuren mit Heilwässern. In: Deetjen, P.; *Günther, R.* (Hrsg.): Handbuch der natürlichen Heilmittel Österreichs. Bohmann, Wien 1985
10) *Herold, M.; Günther, R.:* Chronobiologische Untersuchungen während Radon-Balneotherapie. Z Phys Med Baln Med Klim 13 (68), 1984
11) *Herold, M.; Günther, R.:* Therapieerfolg nach Radon-Balneotherapie im Jahresverlauf. Abstr 89. Kongreß Deutsch Ges Phys Med und Rehab 11.—13. Oktober 1984, Gießen, (Seite 35)

Univ.-Prof. Dr. Guy Mazars

Huard, P.; Bossy, J., Mazars, G.: Les médecines de l'Asie. Editions du Seuil, Paris 1978
Leslie, C. (Ed.): Asian medical systems: a comparative study. University of California Press, Berkeley/Los Angeles/London 1976.
Mazars, G.: Die klassische indische Medizin / Illustrierte Geschichte der Medizin, Band 2. (631—653), Andreas, Salzburg 1980
Mazars, G.: Traditionelle Medizin in Indien. Curare, Vol. 4, (199—204), 1981
Mazars, G.: Ayurveda and traditional medicine in India. Beiträge zur Ethnomedizin, Ethnobotanik und Ethnozoologie, Band VIII, (29—41), 1983
Müller, R.F.G.: Grundsätze altindischer Medizin. Ejnar Munksgaard, Kobenhavn, 1951
Ojha, D.; Kumar, A.: Panchakarma—therapy in Ayurveda. Chaukhamba Amarabharati Prakashan, Varanasi 1978
Rehm, K. E.: Die Rolle des Buddhismus in der indischen Medizin und das Spitalproblem. Juris, Zürich 1969
Sharma, P. V.: Indian medicine in the classical age. Chowkhamba Sanskrit Series Office, Varanasi 1972
Thakkur, C. G.: Ayurveda, die indische Heil- und Lebenskunst. Bauer, Freiburg 1977
Udupa, K. N., Chaturvedi, G. N., Tripathi, S. N.: Advances in research in indian medicine. Banaras Hindu University, Varanasi 1970
Wallnöfer, H.: Wissen vom langen Leben. Indische Heilkunst. Fink Verlag, Stuttgart 1966

Univ.-Prof. DDr. Andreas Resch

1) *Resch, A.:* Gesundheit, Schulmedizin, andere Heilmethoden.Resch, Innsbruck 1988
2) *Freundt, K.:* Arzneimittel: Segen und Gefahren. Naturwissenschaftliche Rundschau 39/9 (390—396), A. Resch 1986: Impulse aus Wissenschaft und Forschung. Resch, Innsbruck 1987 (Seite 101)
3) *Achterberg, I.:* Die heilende Kraft der Immagination: Heilung durch Gedankenkraft. Grundlagen und Methoden der neuen Medizin mit ergänzenden Übungsanleitungen. Scherz, Bern: 1987 (Seite 8)
4) *LeShan, L.:* Medium, Mystic and Physicist. Rüschli-Zürich,1975/dt.: Meditation als Lebenshilfe. Ballantine, New York 1977 (Seite 42)
5) *Resch, A.:* Telepathie und Hellsehen. Grenzgebiete der Wissenschaft 34/2 (103—104), 1985
6) *Resch, A.:* Telepathie und Hellsehen, (Seite 104)
7) Bionergie und Hypersensibilität, Grenzgebiete er Wissenschaft 32/1 (59), 1983

Dr. Ekkehard Schröder

Figge, H.: Zur Phänomenologie sogenannter veränderter Bewußtseinszustände. curare 5 (93—102), 1982
Hofer, G.: Besessenheit, ein Phänomen der menschlichen Lebenswelt. In: Schröder, E.; Frießem, D.: George Devereux zum 75. Geburtstag. Eine Festschrift, curare-Sonderband Vieweg, Wiesbaden 1984
Scharfetter, C.: He who dreams — holy men dońt dream. Über das Bewußtsein des Schamanen und die Entwicklung vom Heiler zum Heiligen. In Schiefenhövel, W. et al.: Traditionelle Heilkundige. curare-Sonderband 5. Vieweg, Wiesbaden 1986
Pfeiffer, W. M. : Meditation und Trance. In Handwörterbuch der Psychologie, Psychologie Verlagsunion, München/Weinheim 1988

Dr. Wolfgang Lenk

1) vergl. auch *Revenstorf, D.:* Hypnose — Neuere Ansätze und Forschungsergebnisse, Vortrag, 25. Kongreß der Deutschen Gesellschaft für Psychologie, 1986; *Peter, B.:* Dissoziation in kognitiven Therapien in: Hypnose und Kognition, (22—40) April 1987; *Erickson/Rossi:* Hypnose, 1978
2) *Hall, H.:* Hypnosis and the immune system: A review with implications for cancer and the psychology of healing, in: American Journal of Clinical Hypnosis, (98—112), 1983
3) *Araoz, D.:* Hypnosis and Pain Control, in: Journal of Psychosocial Oncology, (47—54), 1983
4) *Simonton e. a.:* Getting Well Again, 1978 (dt. Ausgabe: Wieder gesund werden, 1982)
6) *Newton, B.* Hypnose in der Behandlung von Krebspatienten, in: Hypnose und Kognition, (2—16), Oktober 1984

Dr. Wolfgang Lenk (ff.)

7) Stellvertretend für viele: *Meares, A.:* Regression of Cancer of the Rectum after intensive Meditation, in: Medical Journal of Australia (539—540), 1984
8) *Bandler/Grinder:* Trance-Formation, 1981 (dt. Ausgabe: Therapie in Trance, 1984)
9) *Dethlefsen/Dahlke:* Krankheit als Weg, 1984
10) *Houston, J.:* The Possible Human, 1982 (dt. Ausgabe: Der mögliche Mensch, 1984)

Dr. Stephan Rudas

Bleuler, E.: Lehrbuch der Psychiatrie. Springer Verlag, Berlin/Heidelberg/New York; 13. Auflage 1975
Freud, S.: 25. Vorlesung: Die Angst. Vorlesungen zur Einführung in die Psychoanalyse, Fischer Verlag, Frankfurt 1977
Heim, E.: Krankheit als Krise und Chance. Kreuz Verlag, Stuttgart/Berlin 1980
Langenmayr, A.: Krankheit als psychosoziales Phänomen. Verlag für Psychologie, Dr. C. J. Hogrefe, Göttingen/Toronto/Zürich 1980
Riemann, F.: Grundformen der Angst. E. Reinhardt Verlag, München/Basel 1973
Rosenfeld, H. A.: Zur Psychoanalyse psychotischer Zustände. Suhrkamp Verlag, Frankfurt 1981
Rudas, St.: Comprehensive Mental Health Services — Who needs them? Acta psychiatrica Belgica, 1986
Rudolf, G. A. E.; Tölle, R. (Hrsg.): Prävention in der Psychiatrie. Springer Verlag, Berlin/Heidelberg/New York 1984

Univ.-Doz. Dr. Karl W. Kratky

Brockmann, J.: Die Geburt der Zukunft. Scherz, Bern 1987
Capra, F.: Das neue Denken. Scherz, Bern 1987
Dress, A.; Hendrichs, H.; Küppers, G. (Hrsg.): Selbstorganisation. Piper, München/Zürich 1986
Fischer E. P.: Sowohl als auch. Rasch & Röhring, Hamburg 1987
Gierer, A: Die Physik, das Leben und die Seele. Piper, München 1986
Haken, H.: Erfolgsgeheimnisse der Natur. DVA, Stuttgart 1981 (Siehe auch die »Springer Series on Synergetics«)
Heindler, M. Moser, F.: Ganzheitsphysik. Hochschülerschaft der TU Graz, 1986
Heisenberg: If Science Is Conscious of Its Limits... in: *Wilber, K.* (Hrsg.), Quantum Questions. Shambala, Boston London 1984 (69 ff.)
Katz, M. J.: Templets and the explanation of complex patterns. Cambridge University Press, 1986
Kratky, K. W.: Neue Konzepte in der Physik — neue Sicht der Realität?, in: *ÖSD, Wien (in Druck)*
Küppers, B. O. (Hrsg.): Ordnung aus dem Chaos. Piper, München 1987
Maturana, H. R.; Varela, F. J.: Der Raum der Erkenntnis. Scherz, Bern 1987
Nicolis G.; Prigogine, I.: Die Erforschung des Komplexen. Piper, München 1987
Pietschmann, H.: Das Ende des naturwissenschaftlichen Zeitalters. Zsolnay, Wien 1980
Popp, F. A.: Biologie des Lichts. Parey, Berlin/Hamburg 1984
Vester, F.: Unsere Welt — ein vernetztes System. dtv, München 1986

Prof. Dr. Hans Biedermann

Biedermann, H.: Medicina Magica. Metaphysische Heilmethoden in spätantiken und mittelalterlichen Codices. (3. Aufl.) Graz, 1987
Burang, T.: Tibetische Heilkunde. Zürich, 1957
Flashar, H.: Antike Medizin. Wege der Forschung CCXXI. Darmstadt, 1971
Grabner, E.: Volksmedizin. Probleme und Forschungsgeschichte. Wege der Forschung LXIII. Darmstadt, 1967
Leighton, A. H. und D. C.: The Navaho Door. An Introduction to Navaho Life. Cambridge/Mass., 1966
Most, G. F.: Encyclopädie der Volksmedicin. Leipzig 1843. (Reprint mit Vorworten von Karl Frick und Hans Biedermann. Graz, 1984)

Die Autoren

DIE AUTOREN

HELMUT ANEMUELLER, Dr.
Geboren am 6. Jänner 1920 in Bonn. Medizinstudium in München und Freiburg/Breisgau, Promotion 1945. Forschungstätigkeit als Ernährungsmediziner, 1955 Gründung des Wissenschaftlichen Archivs für Ernährung und Diätetik in Bernau. Seit 1982 als Dozent beteiligt an den Ringvorlesungen des Arbeitskreises zur Förderung von Forschung und Lehre der Erfahrungsmedizin an der Universität München. *Seite 31*

OLAYIWOLA AKERELE, Dr.
Dr. Akerele war von 1971—1974 stellvertretender Direktor des Gesundheitsdienstes der Abteilung für öffentliches Gesundheitswesen im Gesundheitsministerium der Republik Zambia, bevor er als zuständiger Beamter für das medizinische Grundversorgungsprogramm in die Weltgesundheitsorganisation aufgenommen wurde. 1977 wurde er dem Regionalbüro für Afrika als Koordinator für die Vereinigte Republik Tansania und die Republik der Seychellen zugeordnet. 1982 kehrte er als Leiter des Programmes für traditionelle Medizin in das Hauptbüro der Weltgesundheitsorganisation nach Genf zurück. Er ist für die allgemeine Entwicklung aller Agenden der Organisation auf diesem Gebiet zuständig.
Dr. Akerele hat eine Reihe wissenschaftlicher Abhandlungen verfaßt, vor allem auf dem Gebiet der medizinischen Grundversorgung und der traditionellen Medizin. Er ist auch Mitherausgeber der Publikation *International Traditional Medicine Newsletter* und Mitglied der Redaktion des *American Journal of Chinese Medicine*. *Seite 247*

HARTMUT BALTIN, Dr.
Geboren 1944 in Rosenheim. Medizinstudium in München, Promotion 1975. Tätigkeit als praktischer Arzt, Ausrichtung auf Ganzheitsmedizin. *Seite 125*

OTTO BERGSMANN, Univ.-Doz. Dr.
Geboren am 28. Oktober 1922 in Linz/Donau. 1943 nach Kriegsdienst und Verwundung Beginn des Medizinstudiums, 1948 Promotion zum Dr. med. univ. an der Universität Wien. Ausbildung zum praktischen Arzt und zum Facharzt für Lungenkrankheiten am Kaiserin Elisabeth-Spital Wien und im allgemeinen Krankenhaus Linz. 1955 Facharztanerkennung. 1955—1986 Primarius der Sonderkrankenanstalt für Lungenkranke bzw. des Rehabilitationszentrums für Krankheiten des rheumatischen Formenkreises in Gröbming (Pensionsversicherungsanstalt der Arbeiter). 1971 Habilitation für Innere Medizin an der Universität Wien. Wissenschaftliche Arbeiten zu den Themen: Klinik und Pathogenese der Lungentuberkulose, pulmonale und allgemeine Regulationsvorgänge und ihre Störungen — Atembewegung und thorakale Funktionsstörungen — Thermo- und Infrarotdiagnostik — Elektrodiagnostik — Neuraltherapie — Akupunktur — Manualmedizin — Biokybernetik. Über 200 Veröffentlichungen, darunter 7 Monografien: *Objektivierung der Akupunktur als Problem der Regulationsphysiologie — Bioelektrische Funktionsdiagnostik — Einfache Neuraltherapie für die tägliche Praxis — Reflektorische Krankheitszeichen - Projektionssymptome* (im Druck). Mit M. Eder: *Thorakale Funktionsstörungen — Klinik und Pathogenese der Brustwirbelsäule*. Mit A. Meng: *Akupunktur und Bewegungssystem - Versuch einer Synthese*. Videokurse: *Einfache Neuraltherapie für die tägliche Praxis — Palpation reflektorischer Krankheitszeichen*. 1987 Gründungspräsident des *Dachverbandes österreichischer Ärzte für Ganzheitsmedizin*. *Seite 100*

HANS BIEDERMANN, Prof. Dr.
Geboren am 22. August 1930 in Wien, studierte hier Natur- und Geisteswissenschaften, nahm an mehreren Forschungsreisen (u. a. Mocambique, Westsahara, Mexico) teil und war später im wissenschaftlichen Verlagswesen aktiv tätig. Derzeit wirkt er als Lektor an der Universität Graz. Zu seinen Büchern zählen: *Medicina Magica - Metaphysische Heilmethoden und spätantike und mittelalterliche Codices — Materia prima - Ideengeschichte der Alchemie — Handlexikon der magischen Künste von der Spätantike bis zum 19. Jahrhundert — Altmexikos heilige Bücher — Lexikon der Felsbildkunst — Hexen - auf den Spuren eines Phänomens — Das verlorene Meisterwort — Die großen Mütter - Die schöpferische Rolle der Frau in der Menschheitsgeschichte — Bildsymbole der Vorzeit* u. a. *Seite 330*

JOHANNES BISCHKO, Prof. Dr.
Geboren am 5. August 1922 in Wien. Medizinstudium an der Universität Wien, Promotion 1947, Fachausbildung in Chirurgie. 1952 Beginn des Akupunkturstudiums in München und Paris. Seit Gründung 1954 Präsident der Österreichischen Gesellschaft für Akupunktur und Auriculotherapie. Seit 1958 Leiter der Akupunkturambulanz der Wiener Städtischen Allgemeinen Poliklinik. Seit Gründung 1972 Leiter des Ludwig-Boltzmann-Institutes für Akupunktur. 1958: Vizepräsident der Société Internationale d'Acupuncture. 1972: Einladung durch das Gesundheitsministerium der VR China zu einer Studienreise durch China. 1976: Verleihung des Ehrenkreuzes für Wissenschaft und Kunst I. Klasse der Republik Österreich durch den Bundespräsidenten. 1979: Einladung durch die WHO zur Teilnahme am 1. Nationalen Symposium über Akupunktur, Moxibustion und Akupunkturanästhesie in Peking. Seit 1980: Universitätslektor für Akupunktur an der Universität Wien. 1981: Verleihung des Berufstitels *Professor*. Von Gründung 1983 bis 1986 Präsident des International Council for Acupuncture and Related Techniques (ICMART). 1986: Anerkennung der Akupunktur in Teilbereichen als medizinisch-wissenschaftliche Methode durch den Obersten Sanitätsrat. 1987: Verleihung des Goldenen Ehrenzeichens für Verdienste um das Land Wien. Autor und Koautor von zahlreichen Büchern (Übersetzungen ins Englische, Italienische, Portugiesische, Persische u. a.) und Arbeiten sowie Artikel für verschiedenste internationale Zeitschriften. Chefredakteur der Deutschen Zeitschrift für Akupunktur (DZA). *Seite 77*

ELEONORE BLAUROCK-BUSCH, Dr.
Frau Dr. phil. Eleonore Blaurock-Busch ist die Präsidentin von *Trace Minerals International*, einem Labor zur Untersuchung von Spurenelementen und Mineralstoffen (Boulder, Colorado). Sie ist seit 1984 Inhaberin einer deutschen Apothekenlizenz, arbeitete bis 1968 im elterlichen Drugstore und ging dann nach St. Paul (Minnesota), USA, wo sie auf dem Gebiet der analytischen Chemie bei *3M Company* neue Testmethoden zur Qualitätskontrolle in der Polymerforschung entwickelte. 1981 promovierte sie in Ernährungswissenschaft an der Universität Donsbach (Kalifornien). Sie spezialisierte sich auf dem Gebiet der Mineralstoffuntersuchung und der Mineralstofftherapie bei Stoffwechselstörungen. Sie hat eine Vielzahl von Artikeln in wissenschaftlichen Zeitschriften in den USA und anderen Ländern (Deutschland, Canada, Australien) veröffentlicht. Sie verfaßte *The No-Drugs Guide to Better Health* (Prentice Hall, 1984) und ist Autor von vier in Deutschland erschienenen Büchern über Ernährung und Mineralstofftherapie. Frau Dr. Blaurock-Busch ist Mitglied namhafter wissenschaftlicher amerikanischer Gesellschaften (z. B. American Academy of Medical Preventics) und ist in der Öffentlichkeit durch Radio und TV bekannt geworden.
Seite 229

ULF BÖHMIG, Dr.
Geboren 1931 in Fürstenfeld, Steiermark. Studium der Medizin in Graz, Promotion 1957. Nach Spitalsjahren in eigener Praxis 1970—1980 in Hartberg, Steiermark, seit 1980 in Krumpendorf am Wörthersee. Seit 1981 im Nebenberuf Autor zum Themenkreis Naturheilkunde. *Seite 254*

HAMISH W. BOYD, M.D.
Studium der klassischen Medizin an der Universität Glasgow, M.B.Ch.B. Fachstudium Pädiatrie, D.C.H. London, M.R.C.O., Glasgow. Fellow of the Royal College of Physicians and Surgeons of Glasgow. War als praktischer Arzt tätig und arbeitete in der Folge im homöopathischen Spital in Glasgow, wo er bei dem verstorbenen Dr. Douglas Roos und Frau Dr. Margery Blackie Homöopathie studierte. Er hielt Vorlesungen und war als Assistent von Frau Dr. Blackie in den Homöopathiekursen für graduierte Ärzte in Glasgow und London tätig, bevor er Mitglied und später auch *Fellow* (Dozent) der Homöopathischen Fakultät wurde. Dr. Boyd war drei Jahre Vorstand der Fakultät, bevor er vor sieben Jahren zum Dekan ernannt wurde. *Seite 190*

FRITJOF CAPRA, Univ.-Prof. Dr.
Geboren am 1. Februar 1939 in Wien. 1966 Promotion an der Universität Wie in Theoretischer Physik, Fachgebiet: Teilchenphysik. Von 1966 bis 1968 Forschungsauftrag am physikalischen Institut der Universität von Paris in Orsay. Es folgen ein Lehr- und Forschungsauftrag an der University of California in Santa Cruz (1968—1970), Forschungsarbeit am Stanford Linear Accelerator Center (1970) und Forschungstätigkeit am Imperial College der Universität London (1971—1974). Heute forscht Capra in theoretischer Hochenergiephysik am Lawrence Berkeley Laboratory und lehrt an der University of California in Berkeley, USA. Zu seiner Lehrtätigkeit gehört auch eine Vorlesung *Physik für Nichtphysiker*. Neben seiner Arbeit auf dem Gebiet der Hochenergie- und Teilchenphysik beschäftigt Capra sich seit über zehn Jahren intensiv mit den philosophischen und gesellschaftlichen Konsequenzen der modernen Naturwissenschaft, sowohl der Physik als auch insbesondere der Systemtheorie und Ökologie. Er gilt heute als einer der führenden Darsteller und Interpreten des wissenschaftlich-ganzheitlichen Denkens. Angeregt und in vielerlei Hinsicht beeinflußt wurde Capra von Werner Heisenberg, den er persönlich kannte, als seinen geistigen Lehrer betrachtet und dessen Buch und Philosophie ihn noch heute begleitet. Capras beide Bücher zum gleichen Thema erregten weltweites Aufsehen: *Das Tao der Physik* (The Tao of Physics, 1975 — deutsche Ausgabe 1977 und 1984 im O. W. Barth Verlag) und *Wendezeit* (The Turning Point, 1982, deutsche Ausgabe 1983 im Scherz Verlag). 1983 gründete Capra das in Berkeley beheimatete Elmwood Institute, ein Forum des Gedankenaustausches im Sinne von *Wendezeit*. Das Elmwood Institute ist eine internationale Organisation, wird von führenden Denkern und Anhängern des Neuen Bewußtseins gesponsert und hat zum Ziel, neue ökologische Visionen zu entwerfen, die zur Lösung von Gegenwartsproblemen auf allen gesellschaftlichen Ebenen beitragen sollen. Das dritte Buch mit dem Titel *Das neue Denken* ist gerade erschienen. *Seite 347*

HELMUTH DENCK, ao. Univ.-Prof. Dr.
Geboren am 11. Februar 1927 in Wien. Ab 1945 Medizinstudium, Promotion am 15. Juli 1950. Dreijährige Tätigkeit als Spitalsarzt im Stadtspital Zell am See im Land Salzburg mit universeller Ausbildung. Ab 1953 Assistent an der II. Chirurgischen Universitätsklinik in Wien unter Prof. Dr. Wolfgang Denk, Prof. Dr. Georg Salzer, Prof. Dr. Hubert Kunz. Ab 1958 Oberarzt an der I. Chirurgischen Abteilung des Krankenhauses der Stadt Wien-Lainz unter Prof. Dr. Georg Salzer, seit 1968 Vorstand der I. Chirurgischen Abteilung des Krankenhauses der Stadt Wien-Lainz, des Gefäßchirurgischen Zentrums Wien, der Ludwig-Boltzmann-Institute für klinische Onkologie respektive für Hirnkreislaufforschung, sowie der chirurgischen Abteilung des Pulmologischen Zentrums Wien, Baumgartner Höhe. Beschäftigt sich vor allem auf dem Gebiet der Thoraxchirurgie und Onkologie, hat aber auch das Gefäßchirurgische Zentrum Wien aufgebaut; darüberhinaus normale allgemein chirurgische Tätigkeit. Zirka 600 wissenschaftliche Arbeiten wurden publiziert, mehr als 1000 wissenschaftliche Vorträge wurden gehalten. Eine Reihe von Ehrenmitgliedschaften ausländischer wissenschaftlicher Gesellschaften. Derzeit Vizepräsident der Gesellschaft der Ärzte in Wien. *Seite 28*

JOSEF DEZSY, Dipl.-Vw. Dr.
Geboren am 30. November 1938 in Budapest. Studium der Wirtschaftswissenschaften in Innsbruck, Diplom und Doktorat bei Prof. Andreae, Institut für Finanzwissenschaften. Seit 1964 im Krankenhauswesen tätig, insbesondere als Verwaltungsdirektor verschiedener Landeskrankenanstalten. Seit 1981 kaufmännischer Leiter der Privatkrankenanstalt Rudolfinerhaus, Wien. Seit 1981 Lehrauftrag an der Wirtschaftsuniversität, Institut für Finanzwissenschaft, Gesundheitsökonomie unter besonderer Berücksichtigung des Krankenhausbetriebes. Seit 1981 Leitender Redakteur der Österreichischen Krankenhaus-Zeitung. Seit 1985 Lehrauftrag an der Abteilung für Sozialmedizin, Universität Innsbruck, zum Thema Gesundheitsökonomie. Mitbegründer und Geschäftsführer der Österreichischen Gesellschaft für Gesundheitsökonomie, Vorstandsmitglied der Internationalen Gesellschaft für Gesundheitsökonomie an der Akademie der Wissenschaften und Literatur Mainz, Mitbegründer und Veranstalter der seit 1980 stattfindenden Hochschulwoche in Gesundheitsökonomik, Schloß Hofen bei Bregenz am Bodensee. Über 70 Fachbeiträge in in- und ausländischen Fachzeitungen. Autor der Bücher *Gesundheitsreport I* und *Gesundheitsreport II* (1985/1987, Verlag Maudrich, Wien/München/Bern). *Seite 61*

DIE AUTOREN

HEINRICH DITTRICH, ao. Univ.-Prof. Dr.
Geboren in Brünn am 25. September 1920. 1939—1945 Militärdienst mit Studienurlaub Universität Berlin. Physikum in Berlin 1944, Promotion in Wien 1949. Ausbildung im Evangelischen Krankenhaus, Wien, Universitätsklinik für Geschlechts- und Hautkrankheiten (Prof. Wiedmann), Hanusch-Krankenhaus (1. Med.Abt. Prof. Dr. Fleischhacker). Verschiedene Auslandsaufenthalte. Habilitation 1969, Professor 1975. Insgesamt ca. 180 Publikationen, vorwiegend aus dem Bereich der Gastroenterologie. Primarius des Ambulatoriums SÜD der Wiener Gebietskrankenkasse von 1975 bis 1985. Seitdem in Pension. Beratender Arzt des Hauptverbandes der Österreichischen Sozialversicherungen seit 1984.
Seite 51

RUDOLF EBERL, Hofrat ao. Univ.-Prof. Dr.
Geboren am 2. Juni 1923 in Prag, Promotion zum Dr. med. univ. an der Universität Wien am 27. März 1956. Am 17. Mai 1962 erfolgte die Anerkennung als Facharzt für Innere Medizin durch die Ärztekammer für Wien. Ernennung zum Vorstand der II. med. Abt. mit Rheumaambulatorium / Zentrum für Diagnostik und Therapie rheumatischer Erkrankungen im Krankenhaus der Stadt Wien-Lainz am 17. März 1972 und 1973 zum Leiter des Ludwig-Boltzmann-Institutes für Rheumatologie und Balneologie in Wien-Oberlaa. Ab Februar 1974 gleichzeitig Chefarzt des Kurzentrums Wien-Oberlaa. Am 21. November 1975 Erteilung der Lehrbefugnis als Univ.-Dozent für Innere Medizin an der Universität Wien. Ehrenmitgliedschaften der American Rheumatism Association, ARA (1981), der Tschechischen Rheumagesellschaft (1984) und der Ungarischen Rheumagesellschaft (April 1985). Am 19. Oktober 1981 Verleihung des Berufstitels ao. Univ.-Professor. Am 1. Jänner 1985 erfolgte die Ernennung zum ärztlichen Direktor des Krankenhauses der Stadt Wien-Lainz und am 21. Jänner 1987 die Verleihung des Berufstitels Hofrat. *Seite 258*

MICHAEL K. H. ELIES, Dr.
1976—1982 Studium der Humanmedizin an der Westfälischen Wilhelms-Universität, Münster, Approbation und Promotion zum Dr. med. 1983—1984 Funktionsbereich Schmerztherapie der Justus Liebig-Universität, Gießen (Leiter: Prof. Dr. med. Dr. med. dent. H. F. Herget). 1984—1987 Abteilung für Anästhesie und Schmerztherapie der William-Harvey-Klinik, Bad Nauheim (Leiter: Dr. med. W. Vogelsberger). 1986 Zusatzbezeichnung Naturheilverfahren. Seit 1987 schmerztherapeutische Praxis. *Seite 143*

MICHAEL ENDACOTT
Stellvertretender Direktor des Institutes für Ergänzende Medizin, London. Treuhänder von The Keys Trust. Treuhänder von The Healing Research Trust. Präsident der International Federation of Radionics. *Seite 37*

ULRICH D. FISCHER, Dr.
Medizinstudium in Mexico-City 1977—1983. Approbation und Promotion 1983 in Mexico-City. Homöopathische Ausbildung in Wien bei Prof. Dr. Dorcsi, in der BRD und vor allem in der Schule von Dr. Ortega/Mexico. Seit 1984 als homöopathischer Arzt in Allgemeinarztpraxis tätig. Beteiligt an der homöopathischen Ausbildung von Ärzten und Medizinstudenten in Freiburg. Schriftführer im Landesverband Baden-Württemberg/BRD, sowie Assistent des deutschen Vizepräsidenten der Internationalen Liga homöopathischer Ärzte. *Seite 201*

HERBERT FLASKAMP, Dr.
Geboren am 23. August 1939 in Krefeld. Medizinstudium an den Universitäten München, Wien und Tübingen. Promotion im Jahr 1964. Privatordination als Facharzt für innere Medizin, Anwendung von Naturheilverfahren. *Seite 129*

KARL ANTHONY FRANCIS, L. T. Phys. (Licensed Tutor in Psychiatrics), London
Geboren in Guyana am 10. Juli 1918. Musiker, Heiler. Seit 30 Jahren als Chef (und Gründer) der Acacia Health Clinic tätig, praktischer Arzt an der Nature Cure Clinic in London. Vortragender und Metaphysiker. Absolvent des College of Psycho-Therapeutics *White Lodge,* Spielhurst, Kent. Fachmann in Aura-Diagnostik. Verfasser eines Buches über alternatives Heilen: *Heilweg der Kabbala (Die Kabbala und ihr Verhältnis zum Heilen),* herausgegeben von Hermann Bauer, BRD. *Seite 306*

DIE AUTOREN

ARNULF FRITSCH, o. Univ.-Prof. Dr.
Geboren am 21. Dezember 1926 in Waidhofen/Ybbs. Medizinstudium in Wien, Promotion 1951. Seit 1977 Vorstand der I. Chirurgischen Universitätsklinik, Wien. An der Medizinischen Fakultät der Universität im Studienjahr 1984/85 Prodekan, 1985/86 Praedekan und seit 1986 Dekan. *Seite 24*

KARL GARTNER, Dr.
Geboren am 9. November 1946 in Niederösterreich. Seit 1953 wohnhaft in Wien. Promotion an der Universität Wien. Praktischer Arzt mit Betonung auf Naturheilverfahren. Spezialgebiete: Manuelle Medizin, Diätetik, Neuraltherapie, Sauerstofftherapien, Colon Hydrotherapie, Bioelektrische Funktionsdiagnostik, Aktive Krebsvorsorge. Seit 1984 Chefarzt im Alpenkurhotel Gösing/Niederösterreich. *Seite 281*

KARL-HEINZ GEBHARDT, Dr.
Geboren am 18. Oktober 1924 in Coburg. Studium der Medizin von 1947 bis 1952 in Halle/Saale. Promotion 1952. 1954 bis 1958 wissenschaftlicher Assistent an der I. Medizinischen Universitätsklinik in Halle, 1960 bis Ende 1963 wissenschaftlicher Assistent an der Medizinischen Universitätsklinik in Würzburg. 1964 bis 1968 Oberarzt der I. Medizinischen Klinik in Karlsruhe. 1968 bis 1971 Chefarzt der Abteilung für Tumorkranke und Geriatrie sowie der Inneren Abteilung des Südwestdeutschen Rehabilitationskrankenhauses in Langensteinbach bei Karlsruhe. Seit 1971 in eigener Praxis in Karlsruhe überwiegend onkologisch und homöopathisch tätig. Seit 1975 1. Vorsitzender des Deutschen Zentralvereins homöopathischer Ärzte. Zahlreiche Einzelveröffentlichungen über onkologische und homöopathische Themen, Herausgeber des Buches *Beweisbare Homöopathie* (Haug-Verlag, 2. Auflage 1986). *Seite 159*

SERGIUS VON GOLOWIN
Aus der Familie der Golowin von Chowra, die ursprünglich aus der Krim kommt. Die Eltern sind noch beide im Kulturkreis des Schwarzen Meeres geboren, die Mutter eine von Steiger aus Bern. Aus diesem Grund besitzt Sergius Golowin schon als Kind (1930 in Prag geboren, seit 1933 in der Schweiz lebend) die Kenntnis von zwei Traditionen, und gleichzeitig das prägende Erlebnis von deren einheitlichen seelischen Grundlagen zwischen Alpenraum und Ukraine. Später als Bibliothekar volkskundlicher und heimatlicher Richtung Vorstoß zu den erhaltenen seltenen Dokumenten der Überlieferungen (1950—1968). Gleichzeitig, so schon 1951—1953 im Kreis um den Dichter H. C. Artmann, Forschungen um die Quellen der volkstümlichen, mündlichen Kreativität. Bereits damals, und noch heute als freier Schriftsteller, der Exponent des modernen Versuchs, das Wissen der einheimischen Heiler, Wahrsager und Weisen Frauen zeitgemäß zu sammeln und zu verstehen. Veröffentlichungen zur ursprünglichen Alpenmedizin und verwandten Gebieten: *Magier der Berge, Lebensenergie aus dem Ursprung — Edelsteine - Kristallpforten zur Seele, Heilmeditationen und Traumreisen mit Kristallen — Paracelsus im Märchenland* u. a. *Seite 334*

JUAN ANTONIO ALVAREZ GOMEZ, Dr.
Dr. Alvarez Gomez stammt aus einer Ärztefamilie. Tätigkeit als Spezialist in Allgemeiner Integralmedizin. Professor an der Fakultät *Commandante Manuel Fajardo,* Institut für Medizinwissenschaften in Havanna, Kuba. *Seite 327*

FRANZ O. GRUBER, Prim. Prof. Dr.
Geboren am 19. Juli 1925. Promotion zum Dr. med. am 15. Juli 1952. Seither im Wilhelminenspital der Stadt Wien als Arzt tätig. Ausbildung zum Facharzt für Innere Medizin und Facharzt für Lungenkrankheiten. Seit 1975 Vorstand der 5. Medizinischen Abteilung mit Langzeittherapie und Rehabilitation im Wilhelminenspital. Seit 1976 Mitglied der *Medical Commission Rehabilitation International.* 1980 Leiter der Ludwig-Boltzmann-Forschungsstelle für Langzeittherapie und Rehabilitation. Arbeitsgebiet: Rehabilitation und Langzeittherapie auf dem Gebiet der Inneren Medizin, Onkologie, Gelenkserkrankungen, Traumatologie. Aufbau eines *Wiener Modells* für Ganzheitsmedizin. Arbeiten über Immunmodulation mit Spurenelementmangelerkrankungen besonders in der Onkologie. Programme zur Humanisierung des Krankenhauses. *Seite 53*

DIE AUTOREN

TAMÁS GRYNAEUS, Dr.
Geboren in Budapest am 26. September 1931. Medizinische Universitätsstudien in Szeged, später Facharzt für Psychiatrie und Neurologie. Fachärztliche Tätigkeit seit 1965 in Baja, Pomáz und Budapest. Ethnomedizinische Feldforschungen — hauptsächlich in Südungarn — seit 1953. Außer fachmedizinischen Veröffentlichungen Publikationen über Ethnomedizin, Ethnobotanik und Medizingeschichte. *Seite 73 und 257*

ROBERT GÜNTHER, o. Univ.-Prof. Dr.
Geboren 1922, Studium in Wien und Innsbruck, Promotion 1949. Univ-Dozent 1969, ao. Prof. 1973, o. Prof. 1981. Ordinarius für Physikalische Medizin an der Medizinischen Fakultät der Universität Innsbruck. Leiter der Sonderstation Badgastein und des Ludwig-Boltzmann-Institutes für angewandte Bäder- und Klimaheilkunde, Gastein. Präsident der Österreichischen Gesellschaft für Balneologie und Medizinische Klimatologie und der Internationalen Gesellschaft zur Erforschung von Grenzgebieten der Medizin. Forschungsschwerpunkte: Physikalische Medizin, Balneologie, Rheumatologie und Chronobiologie. Mitglied, korrespondierendes Mitglied und Ehrenmitglied zahlreicher in- und ausländischer wissenschaftlicher Gesellschaften. 300 wissenschaftliche Publikationen, Bücher über Elektrokardiographie, Praktische Kardiologie und Physikalische Medizin. *Seite 260*

GÜNTHER HARISCH, Univ.-Prof. Dr.
Geboren 1939 in Karlsbad. Studium der Veterinärmedizin in München. 1964 Staatsexamen. Promotion 1966 in Wien. Assistent am Institut für Pharmakologie der Tierärztlichen Universität Wien. Ab 1967 Assistent am Institut für Physiologische Chemie der Tierärztlichen Hochschule Hannover. 1975 Habilitation für Physiologische Chemie in Hannover; 1980 Professor. Arbeitsgebiete: Regulation des Zellstoffwechsels; Bedeutung des Glutathionssystems; glutathionabhängige Enzyme; Mastzellstoffwechsel. Wirkungsweise homöopathisch aufbereiteter Substanzen (seit 1985). Etwa 60 Publikationen in biochemischen und medizinischen Zeitschriften; etwa 30 Dissertationen wurden betreut. *Seite 169 und 193*

OTTO HAUSWIRTH, OMedRat, Dr.
Geboren am 20. November 1901 in Wien. Medizinstudium an der Universität Wien, Promotion 1926. Berufsausübung als Facharzt für physikalische Medizin (im besonderen Zeileis-Therapie). *Seite 127*

HARTMUT HEINE, Univ.-Prof. Dr.
Geboren am 20. April 1941 in Herrsching/Ammersee. Studium der Zoologie und vergleichende Anatomie an den Universitäten München und Kiel. Dort 1969 Promotion zum Dr. rer. nat. Bis 1975 Assistent am Anatomischen Institut der Medizinischen Hochschule Hannover und der Seckenbergischen Anatomie der Universität Frankfurt am Main. 1975 Habilitation für das Fach Anatomie im Fachbereich Medizin der Universität Frankfurt am Main. 1976 Ernennung zum wiss. Rat und Professor am Anatomischen Institut der Universität Würzburg. 1982 Berufung zum ordentlichen Universitätsprofessor und Leiter des Anatomischen Institutes der Universität Witten/Herdecke. Seit 1972 intensive Forschungen zu Problemen der Mikrozirkulation und der Regulation der Grundsubstanz. Über 130 wissenschaftliche Aufsätze in verschiedenen anatomischen, biologischen und klinisch-medizinischen Zeitschriften, 5 Buchbeiträge. *Seite 150*

KARL DIETER HEINES, Dr.
1920 geboren in Köln. 1939—1946 (mit Unterbrechung durch Kriegseinsatz und Gefangenschaft) Studium der Medizin in Marburg/Lahn. Nach Staatsexamen und Promotion 1946—1954 klinische Weiterbildung in Bremen und als wissenschaftlicher Assistent an Universitätskliniken in Freiburg/Breisgau und Köln, Neurochirurgie und Neurologie, Psychiatrie und Psychotherapie. 1954 acht Monate Arbeit als niedergelassener Nervenarzt in Bremen. Ab 1. Oktober 1954 ärztlicher Leiter, ab 1960 Eigentümer und Chefarzt der Klinik Dr. Heines, Fachklinik für Psychiatrie, Psychotherapie/Psychosomatik und Neurologie in Bremen-Oberneuland. Wissenschaftliche Arbeitsgebiete: Vegetatives Nervensystem, Elektroencephalografie, Gruppenpsychotherapie, Suchtgefahren, Logotherapie. *Seite 314*

CARL-HERMANN HEMPEN, Dr.
Geboren 1948 in Emden. Bis 1972 Medizinstudium in Kiel, Göttingen und München, 1970—1975 Teilstudium Mathematik/Informatik. 1974/75 wissenschaftlicher Mitarbeiter im Institut für medizinische Statistik und Biomathematik (Prof. Überla) an der Universität München. 1976—1984 Internistische Facharztausbildung in München. Seit 1975 Schüler und Mitarbeiter von Prof. M. Porkert (Extraordinarius für Theorie der chinesischen Medizin an der Universität München). 1984 Wahl zum Präsidenten der Societas Medicinae Sinensis (Internationale Gesellschaft für chinesische Medizin). Seit 1984 eigene Praxis in München: internistisch/naturheilkundlich; Schwerpunkt: Chinesische Medizin. 1985 Veröffentlichung des Lehrbuches: Porkert/Hempen *Systematische Akupunktur* (Urban & Schwarzenberg, München).
Seite 273

PETER HEUSSER, Dr.
Geboren 1950 in Brienz, Berner Oberland, Schweiz. 1969—1976 Medizinstudium und Staatsexamen in Bern. 1977—1982 postgraduate Ausbildung in Innerer Medizin, Chirurgie und Pädiatrie in verschiedenen Schweizer Spitälern, Kurse in klassischer Homöopathie sowie Ausbildung in Anthroposophischer Medizin im Klinisch-Therapeutischen Institut Arlesheim, Schweiz (Ita Wegman-Klinik). 1984 Doktorat an der Universität Basel. Seit 1982 ärztlicher und wissenschaftlicher Mitarbeiter der Lukas-Klinik Arlesheim, Schweiz.
Seite 183

FRANZ HOPFER, OMedRat Prof. Dr.
1917 geboren in Bad Aussee/Österreich, 1937—1943 Medizinstudium an der Universität Wien, Promotion zum Doktor der gesamten Heilkunde. 1946—1948 Studium an der Universitätszahnklinik, Erlangung des Facharzttitels. 1948 Eröffnung einer vor allem schmerztherapeutischen Praxis auf neuraltherapeutischer Basis, die bis heute geführt wird. 1958—1978 Aufbau und Leitung einer *Ambulanz für Herderkrankungen* der Wiener Gebietskrankenkasse, verbunden mit konsiliarärztlicher Tätigkeit im Hanuschkrankenhaus. 1952—1958 Studienaufenthalte bei Dr. Huneke in Düsseldorf, Prof. Reischauer in Essen und Ausbildung in Fokalerkrankungen bei Prim. Altmann im Krankenhaus Lainz in Wien. Seit 1962 ständiger Leiter von Ausbildungslehrgängen für Neuraltherapie. Herstellung von fünf Lehrfilmen über die Injektionstechniken in der Neuraltherapie. 1981 Verleihung des Berufstitels Professor.
Seite 140

JEAN HOUSTON, Univ.-Prof. DDr.
Jean Houston vollbringt eine Pionierleistung auf dem Gebiet des Studiums und der Förderung der menschlichen Entwicklung und beschäftigt sich mit der weitreichenden Erforschung des *möglichen* Menschen. Ihre Arbeit ist in den 10 Büchern niedergeschrieben, die sie selbst verfaßt hat oder an denen sie beteiligt war. Dazu gehören: *Mind Games* (Bewußtseinsspiele): nur englisch; *Life Force: The Psychohistorical Recovery of the Self* (Lebenskraft: Die psychohistorische Wiederfindung des Selbst): nur englisch; *The possible Human* (Der mögliche Mensch): englisch und deutsch; ihr jüngstes Buch *The Search for the Beloved: Journeys in Sacred Psychology* (Die Suche nach den Geliebten: Reisen in das Reich der sprituellen Psychologie): nur englisch. Als Psychologin, Wissenschaftlerin, Philosophin und Professorin weltberühmt, war sie die Vorsitzende der Vereinigung für Humanistische Psychologie und hat in über 35 Ländern Seminare gehalten und auf dem Gebiete der menschlichen Entwicklung gearbeitet. Sie ist Leiterin der Gründung *Mind Research* in New York und zweier Schulen. Davon bietet die eine ein Dreijahresprogramm in humanen Kapazitäten, bei der anderen handelt es sich um eine Schule für spirituelle Studien anhand alter Mysterienmodelle.
Seite 11

ARNOLD KEYSERLING, Prof.
Geboren 1922. Religionsphilosoph. 1957—1962 Gastprofessor in Indien, lehrt seit 1964 an der Hochschule für Angewandte Kunst in Wien und leitet gleichzeitig Schulen in Paris und Neapel. 1979—1984 Präsident des Europäischen Verbandes für Humanistische Psychologie. Vortragsreisen in Europa, Südostasien, Nord- und Südamerika. 1961 österreichischer Delegierter in der East-West Konferenz der UNESCO (Calcutta), deren Anliegen die Ver-

DIE AUTOREN

ARNOLD KEYSERLING, Prof. (ff.)
söhnung der religiösen Überlieferungen und der technologischen Zivilisation war. Autor von 27 Büchern, 2 Fernsehfilmen *(Das Menschentier emanzipiert sich* und *Mystik)* im Auftrag des ORF. Wichtige Veröffentlichungen: *Das Rosenkreuz — Geschichte der Denkstile — Weisheit de Rades — Gott, Zahl, Sprache, Wirklichkeit — Durch Sinnlichkeit zum Sinn.* In Vorbereitung: *Lehrbuch der Holistik, das Weltbild des ganzheitlichen Lebens.* *Seite 291*

MARGARITA KOKOSCHINEGG, Dr.
Geboren am 13. März 1947 in Zürich. Medizinstudium in Wien, Promotion 1979. Berufstätigkeit als praktische Ärztin in Salzburg. 1987 Gründung eines Institutes für Ganzheitsmedizin. *Seite 133*

PETER KOKOSCHINEGG, Dr.
Studierte Physik an der Universität Wien und schloß dieses Studium mit dem Doktorat ab. Danach studierte er auch einige Semester Medizin. 1972 gründete er die Arbeitsgemeinschaft für Strahlenforschung, die sich mit den Themen bioelektrische Meßtechnik und Einfluß exogener Größen auf den Menschen befaßte. Von 1972 bis 1981 war er wissenschaftlicher Mitarbeiter des Instituts für Physik im Forschungszentrum Seibersdorf mit den Themen: Nukleare Strahlungsdetektoren und Baustoffe und Lebensqualität. Im Rahmen dieser Tätigkeit gab es zahlreiche internationale Kooperationen. Von 1972 bis 1982 war er auch freier Mitarbeiter im Ludwig-Boltzmann-Institut für Akupunktur mit dem Arbeitsthema: Biophysik in der Akupunktur. 1981 gründete er das Institut für Biophysik und Strahlenforschung, dessen Leitung er bis heute innehat. Das Institut beschäftigt sich mit Grundlagenforschung in bezug auf Einflüsse von elektrischen und magnetischen Feldern auf den Menschen bzw. biologische Systeme, sowie der Struktur von Flüssigkeiten. Weitere Forschungsthemen sind alternative Energien. Seit 1984 hält er Vorlesungen an der Universität Salzburg im Rahmen eines Lehrauftrages. *Seite 120*

WINFRIED KOLLER, Dr.
Geboren am 10. Juli 1953 in Graz. Medizinstudium in Wien, Promotion am 4. Mai 1979. Turnus in Hartberg und Oberwart von 1979 bis 1982. Niedergelassener praktischer Arzt und Distriktsarzt seit 1983 in Pinggau. *Seite 48*

ERNST PETER KOLLMER, OMedRat Dr.
Geboren am 24. Juli 1918 in Wien. Medizinstudium an der Universität Wien, Promotion zum Dr. med. univ. 28. Februar 1942. Militärdienst (Deutsche Wehrmacht) als Arzt an der Front, Stalingradkämpfer, Träger mehrerer hoher Kriegsauszeichnungen. In Kriegslazaretten vor allem operativ tätig. Ende des Krieges wieder an der Front. Von 1945 bis 28. Februar 1948 russische Kriegsgefangenschaft. In einem Offizierslager, wo ich im Winter 1945/46 als Arzt eingesetzt war, erlebte ich die Schröpfkopfbehandlung (eine Form der mir damals unbekannten traditionell chinesischen Medizin). Dank der Schröpfkopfbehandlung überlebten Fälle von doppelseitiger Pneumonie, Diphterie usw. Nach Rückkehr aus der Kriegsgefangenschaft Ausbildung im Krankenhaus Vöcklabruck, Ausbildung bei den Vätern der europäischen Akupunktur Dr. de la Fuye, Paris, und Dr. Bachmann, München. In den fünfziger Jahren Ausbildung bei Prof. Dr. Dorcsi in Homöopathie, bei Dr. Voll in Elektroakupunktur nach Voll. Von 1951 an praktischer Arzt und seit 1953 Gemeindearzt in Wolfsegg. 1966 wurde von mir ein physikotherapeutisches Institut geschaffen und staatlich genehmigt. Es wurde zu einem Zentrum für Naturheilverfahren. Da nun die Voraussetzungen für einen Kurort gegeben waren, wurde Wolfsegg 1966 Luftkurort. Am 10. Februar 1971 Verleihung des Berufstitels Medizinalrat, am 22. Mai 1987 Auszeichnung durch Verleihung des Berufstitels Obermedizinalrat. Seit 1960 zahlreiche Vorträge über Akupunktur, EAV, Homöopathie auf inländischen und ausländischen Kongressen. Veröffentlichungen in Fachzeitschriften (auch ausländischen, z. B. Japan). 1962 erschien im Haug-Verlag von mir das erste Buch über EAV. 1962 erstes Diplom der Österreichischen Gesellschaft für Akupunktur (Prof. Bischko). 1970 internationales Akupunkturdiplom. Seit 1956 Vizepräsident der Internationalen Gesellschaft für Akupunktur und Obmann der Österreichischen Arbeitsgemeinschaft für EAV. 1972 wurde von mir und einem Proponenten-Komitee die Österreich wissenschaftliche Ärztegesellschaft für Akupunktur gegründet. Seit 1972 bis heute bin ich demokratisch gewählter Präsident der Ö.W.Ä.A. In den Jahren 1972—1984 mehrere Aku-

ERNST PETER KOLLMER, OMedRat Dr. (ff.)
punktur-Studienreisen in die VR China, um mit den Professoren der führenden Hochschulen für T.C.M. wissenschaftliche Kontakte herzustellen und gemeinsam dann wissenschaftliche Projekte durchzuführen. Seit 1975 Ehrenmitglied der U.S.M.M.A.S.A., seit 1976 Ehrenmitglied der Deutschen Ärztegesellschaft für Akupunktur, seit 1986 Ehrenmitglied der EAV und mehrerer europäischer und außereuropäischer Akupunktur- und Homöopathie-Gesellschaften. *Seite 118*

GEORG KÖNIG, Univ.-Lekt. Dr.
Geboren am 14. November 1922 als Sohn des Univ.-Prof. Dr. Friedrich W. König und Dr. phil. Frieda König-Paul in Wien. Medizinstudium in Wien, Promotion am 27. Jänner 1950 (Unterbrechung des Studiums durch dreieinhalb Jahre Militärdienst). 1950 bis 1952 Gastarzt am Pharmakologischen Institut der Universität Wien. Interne und chirurgische Ausbildung am Krankenhaus der Barmherzigen Brüder in Wien. Bis 1960 Oberarzt der Hals-Nasen-Ohren-Abteilung der Wiener Poliklinik. Seit 1960 Konsiliar-Facharzt für Hals-Nasen-Ohren am Pulmologischen Zentrum der Stadt Wien und Facharzt-Ordination. Seit 1960 Beschäftigung mit Akupunktur und naturwissenschaftlichen Erklärungsmöglichkeiten der Akupunktur. Studium der Akupunktur in China. Aufenthalte 1972 an der Universität Nanking, ein Semester 1976 mit Abschlußdiplom, 1980, 1984 und 1986 je vier Wochen in China, 1985 in Japan. Seit 1981 Lehrbeauftragter für Akupunktur an der II. Hals-Hasen-Ohren-Universitätsklinik (Prof. Burian), Wien. Seit 1973 Vizepräsident der Österreichischen wissenschaftlichen Ärztegesellschaft für Akupunktur (Präsident Dr. P. Kollmer), seit 1974 Mitglied der Deutschen Ärztegesellschaft für Akupunktur e. V. Zahlreiche Vorträge und Ausbildungskurse für Ärzte in Österreich, Deutschland, der Schweiz und Dänemark. Etwa 100 wissenschaftliche Publikationen. Sieben Bücher über Akupunktur: Auerswald/König: *Ist Akupunktur Naturwissenschaft?* (Band 1. zur Theorie, Band II. zur Praxis. König/Wancura: *Neue chinesische Akupunktur, Atlas und naturwissenschaftliche Erklärungsversuche* (4. Auflage). König/Wancura: *Praxis und Theorie der Neuen chinesischen Akupunktur* (Band I: Bewegungsapparat, Band II: Innere und vegetative Krankheiten, Band III: Chinesische Ohrakupunktur). Alle Maudrich-Verlag Wien. König/Wancura: *Einführung in die chinesische Ohrakupunktur* und *Wandtafel zur Ohrakupunktur* (8., bzw. 4. Auflage, Haug-Verlag, Heidelberg). König/Wancura: *Wandtafel für traditionelle chinesische Akkupunktur* (Maudrich Wien). *Seite 85*

PETER KÖNIG, Dr.
Geboren am 18. April 1955 in Laakirchen/Oberöstereich. 1974—1982 Medizinstudium (Universitäten Graz und Wien). 1978—1981 *Badener Kurse* für Homöopathie unter Mathias Dorcsi, seit 1981 Leitung eines eigenen Arbeitskreises für Homöopathie. 1983 bis Mai 1987 turnusärztliche Ausbildung in Wien, seit 1983 selbst als Vortragender und Kursleiter bei verschiedenen Kursen in Baden bei Wien und auch anderweitige Vortrags- und Veröffentlichungstätigkeit. Arzneimittelprüfungen: Acidum succinicum, Magnesium fluoratum. Seit Jänner 1987 im Rahmen eines Forschungsauftrages des Ludwig-Boltzmann-Instituts für Homöopathie tätig im St. Anna-Kinderspital in Wien. Seit Juni 1987 tätig in eigener Praxis als Praktischer Arzt in Wien. *Seite 196*

KARL W. KRATKY, Univ.-Doz. Dr.
Geboren 1948 in Wien. 1968—1974 Studium der Physik und Mathematik an der Universität in Wien. 1974 Promotion sub auspiciis praesidentis zum Dr. phil. Ab 1974 Universitätsassistent am Institut für Experimentalphysik der Universität Wien. 1982 Habilitation für statistische Physik. Etwa 30 Publikationen (meist auf dem Gebiet der statistischen Physik). Buch (1976): Computerlinguistik — Auswertung spezieller Texte, Beziehung zur Theorie (interdisziplinär: Informatik — Physik — Psychologie — Sprachwissenschaften). Studienjahr 1987/88: Koordination des interdisziplinären Seminars *Theorie der Naturwissenschaft* an der Universität Wien; Thema: Theorie komplexer Systeme und Reduktionismus.
Seite 325

WOLFGANG KUBELKA, o. Univ.-Prof. Dr.
Geboren 1935 in Wien, Studium der Pharmazie (Mag. pharm. 1959) und Pharmakognosie (Dr. phil. 1965) an der Universität Wien. Universitätsassistent am Institut für Pharmakognosie, Universität Wien. Habilitation für Pharmakognosie 1973 (*Über Cardenolidglycoside von Convallaria majalis*), ao. Prof. 1977, o. Univ.-Prof. für Pharmakognosie und Vorstand des Institutes für Pharmakognosie der Universität Wien 1983. Arbeiten über pflanzliche Wirkstoffe (Isolierung, Strukturaufklärung von herzwirksamen Glykosiden, Saponinen, Scharfstoffen u. a.), Analysenmethoden zum Nachweis und zur quantitativen Bestimmung von pflanzlichen Wirkstoffen, Qualitätsbeurteilung von Arzneidrogen und Zubereitungen; Untersuchungen zur Biosynthese von Pflanzenstoffen.
Seite 178 und 252

CORINNA LANNER-HOLTZHAUSEN
Wurde in Pforzheim/BRD geboren. Nach Schulabschluß machte sie mehrjährige Sprachstudien in Frankreich und England. Seit 1980 unterzog sie sich einer intensiven Ausbildung in den verschiedensten Massagetechniken und auch der Ausbildung in der Feldenkrais-Methode in München, Zürich und San Diego/USA, die sie mit dem Abschlußdiplom zur Ausübung und Lehre beider Methoden (Bewußtheit durch Bewegung und Funktionale Integration) beendete. Seit 1985 hat sie auch einen Lehrauftrag an der Hochschule für Musik und Darstellende Kunst — Mozarteum in Salzburg zum Thema Atemschulung. Corinna Lanner-Holtzhausen hat ihr eigenes Institut in Grödig bei Salzburg, wo sie Feldenkrais-Gruppen- und Einzelarbeit macht, ebenso hält sie in Österreich und Deutschland ständig Seminare ab.
Seite 319

WOLFGANG LENK, Dr.
Arbeit in privater Psychotherapie-Praxis in Berlin (Ausbildung in Verhaltenstherapie, Familientherapie, NLP und Hypnotherapie). Therapieausbilder bei der Milton-Erickson-Gesellschaft in München und dem NLP-Ausbildungsinstitut in Heidelberg. Wissenschaftlicher Mitarbeiter am Institut für Medizinische Psychologie der Freien Universität Berlin (1983—1988). Studium der Mathematik (Diplom 1971), der Psychologie (Diplom 1982) und Sozialwissenschaften (Diplom 1983); Promotion (1981) in Psychologie mit *Faktorenanalyse — ein Mythos?* (Beltz-Verlag 1984).
Seite 312

HELGA LESIGANG, Dr.
Geboren 1941 in Wien. Medizinstudium in Wien, Promotion 1967. Spitalsausbildung (Turnus) 1978 bis 1981, seit November 1981 in eigener Praxis tätig. Studium der Homöopathie seit 1973 bei Prof. Dorcsi, Mitarbeit im Boltzmann-Institut für Homöopathie und an den Intensivkursen der Österreichischen Gesellschaft für Homöopathische Medizin seit 1975.
Seite 165 und 199

HANS MAYR, Vizebürgermeister, Stadtrat für Finanzen und Wirtschaftspolitik
Geboren 1928 in Wien. Ausbildung in der Höheren Technischen Lehranstalt (Fachrichtung Elektrotechnik) in Wien, 1947 Abschluß mit der Matura. Seit 1949 in der Pensionsversicherungsanstalt der Angestellten ohne Unterbrechung beruflich tätig, zuletzt als Direktor (derzeit freigestellt). Öffentliche Funktionen: 1963 Abgeordneter zum Wiener Gemeinderat; 1971 Abgeordneter zum Nationalrat; 1973 Amtsführender Stadtrat für Finanzen und Wirtschaftspolitik; 1984 Vizebürgermeister und Landeshauptmann-Stellvertreter. Weitere Funktionen: Präsident des Wiener Fremdenverkehrsverbandes; Präsident des Wiener Wirtschaftsförderungsfonds; Präsident des Wiener Zuwandererfonds; Eigentümervertreter der Wiener Holding; Geschäftsführender Präsident des *Vereines Weltausstellung* u. a.
Seite 370

GUY MAZARS, Univ.-Prof. Dr.
Geboren 1947. Dr. phil., Indologe und Medizinhistoriker. Direktor am Centre Européen d'Histoire de la Médecine der Universität Straßburg (seit 1978), Gründer und Präsident der Gesellschaft für âyurvedische Studien in Frankreich. Neben Lehraufträgen für die Geschichte der Wissenschaften in Paris (Ecole Pratique des Hautes Etudes), Reisen in Indien und im Nahen Osten. Zahlreiche Veröffentlichungen zur indischen Medizin, Pflanzenheilkunde und Yoga. Seit 1986 Vizepräsident der französischen Gesellschaft für Ethnopharmakologie.
Seite 276

ALEXANDER CHAO-LAI MENG, Dr.
Geboren am 12. März 1945 in Peking. Medizinstudium an der Universität Wien, 1975 Promotion. 1975—1977 Turnus an der Allgemeinen Wiener Poliklinik. 1977—1983 Facharztausbildung im Neurologischen Krankenhaus Maria-Theresien-Schlössl, Wien. Ab 1983 Facharzt für Neurologie und Psychiatrie an der Neurologischen Abteilung des Krankenhauses Lainz. Seit 1972 Mitarbeiter des Ludwig-Boltzmann-Institutes für Akupunktur. Übersetzer für chinesische Fachliteratur, Mitarbeiter an der Akupunktur-Ambulanz des LBI für Akupunktur. Vortragender und Lehrer zahlreicher Kurse im Rahmen der Österreichischen Gesellschaft für Akupunktur und auch im Ausland befindlicher Gesellschaften (Deutschland, Schweiz) und auch Vortragender verschiedener Fortbildungsveranstaltungen der Ärztekammern im In- und Ausland. Vortragender bei zahlreichen internationalen Akupunkturkongressen im In- und Ausland. Vortragender in verschiedenen Volkshochschulen über das Thema *Heilkunst der Chinesen*. Seit 1976 Leiter des Arbeitskreises für traditionelle chinesische Massage, ein Zweigverein der Österreichischen Gesellschaft für Akupunktur. 1977: Zweimonatiges Studium an der Hochschule für traditionelle chinesische Medizin Shanghai (Akupunktur, chinesische Massage, insbesondere in der Neurologie und Psychiatrie). Stipendium des BM für Gesundheit und Umweltschutz. Vizepräsident der Österreichischen Gesellschaft für Akupunktur und Auriculotherapie. Wissenschaftlicher Berater des International Council of medical Acupuncture and related techniques (ICMART).
Seite 114

ERNST-JOHANNES MENZEL, ao. Univ.-Prof. Dipl.-Ing. Dr.
Geboren am 20. April 1941 in Wien. Studium der Technischen Chemie an der Technischen Universität in Wien. Diplomarbeit und Dissertation am Institut für Biochemische Technologie und Mikrobiologie (Vorstand Prof. Brunner) über die kontinuierliche Fermentation von bakteriellen Mischkulturen. 1970—1972 wissenschaftlicher Mitarbeiter am Max Planck-Institut für Immunbiologie Freiburg/BRD. Arbeitsthema: Biosynthese von Lipopolysaccharid bei Salmonella typhimurium. Seit 1972 Assistent am Institut für Immunologie der Universität Wien (Vorstand Prof. C. Steffen). Forschungsschwerpunkt hier Biochemie und Immunologie des Bindegewebes (Kollagen). Habilitation im Jahre 1982. 120 Veröffentlichungen über folgende Themenbereiche: Biochemie, Immunologie, Rheumatologie, Veterinärmedizin, Bakteriologie und Lebensmittelforschung. Verleihung des Titels ao. Universitätsprofessor im Juli 1987.
Seite 203

GRETE MERLET, Dr.
Geboren in Prag. Studium an der Universität Wien, Spitalsausbildung am Wilhelminenspital in Wien. Leitung des Physikalischen Institutes in Wien 8 und der privaten Heilanstalt für Diät und Physikalische Therapie in Wien 17.
Seite 284

HANS NAEGELI-OSJORD, Dr.
Geboren 17. Jänner 1909. Aufgewachsen in Zürich und Tübingen als Sohn des Blutforschers Prof. Otto Naegeli. Medizinisches Staatsexamen 1933. Weiterausbildung als Psychiater in Zürich, dann in Neurologie (Paris), Chirurgie (Lausanne) und innere Medizin (St. Gallen). Eigene psychiatrische Praxis ab 1940 in Zürich. Mitbegründer der *Schweizer Gesellschaft für Parapsychologie* (SGPP) 1952, deren Präsident von 1957—1980. Seither Ehrenpräsident. 1984 — 1. Preis für parapsychologische Forschung durch die *Schweizer Vereinigung für Parapsychologie* Biel/Bern. Ehrenmitglied zahlreicher europäischer und außereuropäischer Gesellschaften für Parapsychologie und Esoterik. Arbeiten auf dem Gebiet der Mythologie, Psychologie, Psychiatrie und Parapsychologie. Seit 1971 Erforschung der paranormalen Heilweisen in den Philippinen (Logurgie). Beschäftigung mit der Besessenheitsforschung. Publikationen: *Die Logurgie in den Philippinen* (2. Auflage 1982, Leuchter-Verlag, Buschhoven). *Besessenheit und Exorzismus* (1983, Leuchter-Verlag, Buschhoven).
Seite 304

MICHAEL NEUMANN, Präsident, Prim. Dr.
29. März 1945 geboren in Baden bei Wien, Studium an der Medizinischen Fakultät der Universität Wien, 16. Juli 1971 Promotion zum Doktor der gesamten Heilkunde. Assistent am Anatomischen Institut der Universität Wien bei Prof. Zenker, 1973 Beginn der Ausbildung zum Lungenfacharzt am Pulmologischen Zentrum der Stadt Wien, 1979 Facharzt-

MICHAEL NEUMANN, Präsident, Prim. Dr. (ff.)
anerkennung. Anstaltsarzt am Pulmologischen Zentrum der Stadt Wien, 1. Jänner 1983 Ernennung zum Primarius und Ärztlichen Direktor des Landeskrankenhauses Grimmenstein (bis März 1987). Seit 14. April stellvertretender ärztlicher Direktor und Vorstand der I. Internen Abteilung für Lungenerkrankungen des Pulmologischen Zentrums der Stadt Wien. Standespolitische Tätigkeiten: 1977 Referent der Ärztekammer für Wien für Spitalsärzte und angestellte Ärzte, 1978 Referent der Österreichischen Ärztekammer für Spitalsärzte und angestellte Ärzte, Mai 1985 Präsident der Ärztekammer für Wien, Juni 1985 Vizepräsident der Österreichischen Ärztekammer, Juni 1986 Präsident der Österreichischen Ärztekammer. 12. August 1985 (bis Juni 1987) ao. Mitglied des Landessanitätsrates für Wien für das Fachgebiet Standesinteressen der Ärzte. Juni 1986 l. Vizepräsident der Bundeskonferenz der Kammern der Freien Berufe Österreichs (BUKO). 13. Juni 1986: Leiter des Referates für Spitalsärzte, angestellte Ärzte und Hochschulangelegenheiten der Österreichischen Ärztekammer, Leiter des Auslandsreferates der Österreichischen Ärztekammer, Leiter des Pressereferates der Österreichischen Ärztekammer. 9. Juli 1986: Ordentliches Mitglied des Obersten Sanitätsrates. 26. November 1986: Präsident der Arbeitsgemeinschaft der Heil- und Gesundheitsberufe Österreichs. Generalsekretär der Österreichischen Gesellschaft für Lungenerkrankungen und Tuberkulose. 8. April 1987: Mitglied des Aufsichtsrates der Bank für Wirtschaft und Freie Berufe AG. 25. Juni 1987: Ordentliches Mitglied des Landessanitätsrates für Wien. Mai 1984: Goldenes Ehrenzeichen der Ärztekammer für Wien. *Seite 65*

FELIX PERGER, Dr.
Geboren 1921, Medizinstudium, Promotion 1946. Facharztausbildung als Internist, Nebenfach Neurologie (5 Jahre), Facharztanerkennung 1957. Seit 1953 freier Mitarbeiter von Prof. Dr. A. Pischinger, wobei die praktische Umsetzung der Erkenntnisse Pischingers im Vordergrund stand. 1956 erste Beschreibung der humoral-vegetativen Reaktionsform bei Rheuma und Multipler Sklerose, 1963 der Testung der Abwehrlage durch einen genormten Reiz und genormter Kontrollzeiten seiner Wirkung. 1969—1987 Chefarzt der Betriebskrankenkasse der Austria-Tabakwerke, 1974—1978 Leiter des Institutes für Balneologie, Rheumatologie und Fokalgeschehen in Baden, 1978—1986 ärztlicher Leiter des Arbeitskreises der Internationalen Gesellschaft zur Erforschung von Grenzgebieten der Medizin an der Wiener Poliklinik. Seit 1975 Stellvertretender Vorsitzender der Deutschen Arbeitsgemeinschaft für Herd- und Regulationsforschung, außerdem Vorsitzender des wissenschaftlichen Beirates der Internationalen Gesellschaft für Neuraltherapie nach Huneke und Mitglied des Beirates der Österreichischen Gesellschaft für Neuraltherapie und Regulationsforschung. Bisher 100 Publikationen erschienen, davon 89 Arbeiten über die Wirkungen verschiedener Belastungen (stumme chronische Entzündungen, Toxine, Darmkeimaberrationen, Mangelzustände) auf die Abwehrfunktionen. *Seite 148*

HERBERT PIETSCHMANN, o. Univ.-Prof. Dr.
Geboren 9. August 1936 in Wien. Studium aus Mathematik und Physik an der Universität Wien (mit Unterbrechung 1955—1956 als Hauslehrer in Deir ez Zor, Syrien). Promotion sub auspiciis praesidentis zum Dr. phil., Universität Wien. Fellow am Europäischen Kernforschungszentrum CERN (Genf), Assistent am Institut für Theoretische Physik, Universität Wien und Universität Virginia, USA. 1966 Habilitation Universität Wien und Verleihung des Titels *Docent* der Technischen Universität Göteborg. Gastprofessor an der Universität Bonn, seit 1968 Universitätsprofessor für Theoretische Physik, Universität Wien (seit 1971 Ordinarius). Direktor des Instituts für Hochenergiephysik der Österreichischen Akademie der Wissenschaften 1972—1975, NORDITA Gastprofessor in Schweden 1975. Etwa 100 Veröffentlichungen in Theoretischer Elementarteilchenphysik und etwa 100 Veröffentlichungen in Philosophie, Wissenschaftstheorie, Didaktik, Kommunikation. Bücher: *Das Ende des naturwissenschaftlichen Zeitalters* (1980), *Die Welt die wir uns schaffen — eine Vision* (1984) u. a. *Seite 19*

HERTA MARIA PLOHBERGER, Dr.
Geboren in Leoben. Medizinstudium an den Universitäten Graz und Wien. Promotion zum Doktor der gesamten Heilkunde in Wien. Während der Ausbildung an der Internen Abteilung des Allgemein-öffentlichen Krankenhauses in Hainburg/Donau unter der Leitung von

HERTA MARIA PLOHBERGER, Dr. (ff.)
Primarius Dr. Rudolf Plohberger unter anderem theoretische und praktische Beschäftigung mit klassischer und klinischer Diätetik. Ausbildung zum Facharzt für Zahn-, Mund- und Kieferheilkunde an der Universitäts-Zahnklinik Wien. Ab 1963 zahnmedizinische Praxis in Bruck/Leitha. Weiterbildung (Fokalgeschehen) bei Primarius Dr. Leopold Altmann, Dozent Primarius Dr. Albert von Riccabona, Professor Dr. Konrad und Dr. Emma Thielemann und Zusammenarbeit mit der internen Praxis von Hofrat Dr. Rudolf Plohberger im Sinne einer ganzheitsmedizinischen Betreuung chronisch Kranker und Malignompatienten: Herddiagnostik und odontogene Herdtherapie, Ernährungs- und Lebensberatung. *Seite 279*

GERD POWISCHER, Prim. Dr.
Medizinstudium an der Universität Montpellier, Frankreich, am Kingston General Hospital, Ontario, Kanada, am Inselspital Bern, Schweiz. Promotion an der Universität Wien. Postpromotionelle Ausbildung zum Facharzt für Radiologie in Schweden, Västeras, Centrallasarettet; in Österreich, Wien, I. Chirurgische Universitätsklinik, II. Medizinische Universitätsklinik sowie Kardiologische Klinik. Nach den Ausbildungsrichtlinien des Meyer-Friedman-Institutes in San Francisco als Trainer für das Originalprogramm des TypA → TypB Änderungstrainings geprüft und autorisiert. Ausbildung in Autogenem Training, Biofeedback und Sensitiver Massage. Teilausbildung in Akupunktur. Besonderes Interesse für Ganzheitliche Diagnostik- und Heilmethoden. *Seite 317*

ARMIN PRINZ, DDr.
Jahrgang 1945, Studium der Ethnologie und Medizin an der Universität Wien, seit 1981 Universitätslektor für Ethnomedizin. Derzeit als Assistent am Institut für Geschichte der Medizin und als Notarzt bei der Wiener Rettung tätig. Seit 1972 insgesamt mehr als drei Jahre ethnomedizinische Forschungen bei den Azande Nordost-Zaires. Zahlreiche Publikationen und wissenschaftliche Vorträge auf dem Gebiete der Ethnomedizin und Medizinanthropologie. *Seite 241*

FRANZ RAINER, Univ.-Doz. Dr.
Geboren am 3. Dezember 1948 in Rottenmann. 1968—1975 Medizinstudium an der Universität Graz. 1972—1973 Wissenschaftliche Hilfskraft am Institut für Allgemeine und Experimentelle Pathologie. Seit 1. Mai 1975 Assistent an der Medizinischen Universitätsklinik Graz. Habilitation am 5. März 1986. Auszeichnungen: 1983 Staatspreis für Rheumaforschung des Bundesministeriums für Wissenschaft und Forschung. 1977 als Koautor Staatspreis für Rheumaforschung des Bundesministeriums für Gesundheit und Umweltschutz. 1979 als Koautor Staatspreis für Rheumaforschung des Bundesministeriums für Wissenschaft und Forschung. *Seite 357*

ANDREAS RESCH, Univ.-Prof. DDr.
Geboren am 29. Oktober 1934 in Steinegg bei Bozen/Südtirol. 1955 Eintritt in den Redemptoristenorden, 1961 Priesterweihe. 1963 Doktorat der Theologie. Studium der Psychologie an den Universitäten Freiburg und Innsbruck. 1967 Doktorat an der Universität Innsbruck. Psychoanalytische und verhaltenstherapeutische Ausbildung: Psychotherapeutische Praxis. 1965 Gründung der Interessengemeinschaft IMAGO MUNDI. Seit 1969 Professor für klinische Psychologie und Paranormologie an der Päpstlichen Lateranuniversität in Rom. Seit 1980 Direktor des Institutes für Grenzgebiete der Wissenschaft in Innsbruck. Herausgeber der Buchreihen: *Imago Mundi, Grenzfragen, Personation und Psychotherapie, Bibliographie zur Paranormologie*. Inhaber des Resch-Verlages, Innsbruck.
Seite 300

ROBERT RIEGLER, DDr.
Studium der Rechtswissenschaft mit Promotion zum Doctor iuris in Wien. Medizinstudium in Wien mit Promotion zum Dr. med. univ. (1973). Turnusausbildung im Krankenhaus Neunkirchen und Mödling, Jus practicandi 1976. Ablegung der Physikatsprüfung (1976). Facharzt für Anästhesie und Allgemeine Intensivmedizin 1980. Seit 1980 Mitarbeiter in der Akupunkturambulanz bei Doz. Dr. G. Pauser im Rahmen der Schmerzambulanzen der Klinik. Ab 1. Jänner 1987 Leiter der Akupunkturambulanz. Erwerb des Akupunktur-

ROBERT RIEGLER, DDr. (ff.)
diploms 1981. Seit 1982 als Anästhesie-Oberarzt an der II. Universitäts-Frauenklinik, Wien. 1984 Pischinger-Preis für das Thema: *Behandlung der Subfertilität des Mannes mit Akupunktur*. Mitwirkung an zahlreichen wissenschaftlichen Projekten, regelmäßige Vortragstätigkeit an nationalen und internationalen Kongressen, 56 wissenschaftliche Publikationen. 1980 Preis für den besten Poster am *Zentraleuropäischen Kongreß* in Berlin. März 1988 Habilitation an der Universität Wien. *Seite 146*

OTTOKAR ROKITANSKY, MedRat Dr.
Wurde am 13. März 1922 in Wien geboren. Im Herbst 1940 Beginn des Medizinstudiums an der Universität Wien. Von 1941—1945 Angehöriger der deutschen Wehrmacht mit Fronteinsätzen in Rußland und Frankreich. Am 14. Juli 1948 Promotion zum Doktor der gesamten Heilkunde an der Universität Wien. Anschließend Ausbildung zum Facharzt für Chirurgie an der II. Chirurgischen Universitätsklinik Wien nach einem vorausgegangenen Ausbildungsjahr am Pathologisch-anatomischen Institut der Universität Wien. Ab März 1959 Oberarzt der I. Chirurgischen Abteilung des Rudolfspitals. Verlegung dieser Abteilung im Frühjahr 1962 in das Wilhelminenspital, wo Dr. Rokitansky seine chirurgische Tätigkeit als Oberarzt fortsetzte und an dieser Abteilung eine Ambulanz für Ozon-Sauerstoff-Therapie errichtete. Mit der Pensionierung im Juni 1983 Ausscheiden aus dem öffentlichen Dienst. Dr. Rokitansky lernte durch seine umfassende chirurgische Ausbildung alle Sparten der Chirurgie kennen und befaßte sich mit der Thorax- und Abdominalchirurgie und speziell mit der Chirurgie des Brustkrebses. Darüber hinaus beschäftigte er sich mit der Angiologie und im Zusammenhang damit mit der Ozon-Sauerstoff-Therapie, die von dem Leipziger Chirurgen Payr begründet wurde. Sein Interesse an der medizinischen Forschung hat in zahlreichen wissenschaftlichen Arbeiten seinen Niederschlag gefunden. In Anerkennung seiner ärztlichen und wissenschaftlichen Leistungen wurde ihm im Jahre 1979 in Rumänien an der Universität Cluj-Napoca die Ehrenmitgliedschaft verliehen. In weiterer Anerkennung seiner wissenschaftlichen und organisatorischen Leistungen auf dem Gebiete der medizinischen Ozonforschung erfolgte 1986 die Verleihung der Ehrenmitgliedschaft der Deutschen ärztlichen Gesellschaft für Ozontherapie. Im selben Jahr wurde Doktor Rokitansky der Berufstitel Medizinalrat verliehen. *Seite 218*

ELISABETH ROZKYDAL, Dr.
Geboren am 11. November 1948 in Wien. Studium an der Universität Wien, 1981 Promotion Dr. med. Praktische Ärztin, ausgerichtet auf Ganzheitsmedizin (im besonderen Mora-Therapie). *Seite 138*

STEPHAN RUDAS, Dr.
Geboren 1944 in Budapest, Studium in Wien. Ausbildung u. a. an Spezialabteilungen für Drogensüchtige und Alkoholkranke sowie an der Psychiatrischen Universitätsklinik. Zahlreiche wissenschaftliche Arbeiten auf dem Gebiet der Sozialpsychiatrie, psychoanalytisch-psychotherapeutische und gruppentherapeutische Ausbildung. Seit 1977 Psychiatriebeauftragter des Wiener Gesundheitsstadtrates und Mitarbeiter am *Zielplan für die psychiatrische und psychosoziale Versorgung*. Seit 1980 Chefarzt des Psychosozialen Dienstes in Wien. Universitätslektor, Mitglied des Beirates für Psychohygiene im Gesundheitsministerium. Zur Zeit Vorsitzender der Österreichischen Vereinigung für Psychiatrie. *Seite 323*

EBERMUT RUDOLPH, DDr.
Geboren am 23. Juli 1931. 1956 Töpfermeisterprüfung, 1959 Examen als Keramikingenieur, 1959 bis 1961 Betriebsassistent der Firma Rosenthal. 1961 bis 1964 Studienreisen nach Alfika, Indien und Mittelasien. 1964/1965 freie Mitarbeit an der evangelischen Akademie in Tutzing/Bayern. 1965 Beginn des Theologiestudiums, Promotion 1961/Marburg an der Lahn. Fortsetzung des Studiums (Ethnologie, Missionsgeschichte), 1975 in München Promotion (Dr. phil.). Thema der Dissertation: Übernahme und Weitergabe therapeutischer Fähigkeiten bei deutschen Spruch- und Gebetsheilern (sog. Gesundbeter); veröffentlicht im Walter-Verlag, Olten 1977. Seit 1978 zwölf Studienreisen auf die Philippinen zur Erforschung von paranormalen Phänomenen. Seit 1969 Pfarrer der evangelisch-lutherischen Kirche in Bayern. *Seite 340*

HANS SCHADEWALDT, Univ.-Prof. Dr.
Geboren am 7. Mai 1923 in Cottbus. Studium der Medizin und Geschichte in Tübingen, Würzburg und Königsberg, Promotion 1949 (Dr. med.). 1958—1963 Lehrauftrag als Privatdozent an der Universität Freiburg/Breisgau. Seit 1963 Direktor des Institutes für Geschichte der Medizin, Düsseldorf. 1976—1978 Dekan an der Universität Düsseldorf. Seit 1979 Mitglied der Rheinisch-westfälischen Akademie der Wissenschaften. 1983—1986 Sekretär der Klasse für Geisteswissenschaften, Rheinland-Westfalen. Seit 1984 Präsident der Internationalen Gesellschaft für Geschichte der Medizin. *Seite 235*

KLAUS L. SCHMIDT, Prof. Dr.
29. August 1936 geboren in Treuen im Vogtland (Sachsen). 1954 bis 1960 Medizinstudium in Leipzig und Marburg/Lahn. Danach dreijährige Medizinalassistentenzeit, u. a, ein Jahr Pathologie. Promotion 1963. 1963 bis 1967 wissenschaftlicher Assistent an Klinik und Institut für Physikalische Medizin und Balneologie der Universität Gießen in Bad Nauheim (Direktor: Prof. Dr. V. R. Ott), danach bis 1969 Weiterbildung in Innerer Medizin an den Medizinischen Kliniken und Poliklinik der Universität Gießen (Abteilung Prof. Dr. med. Dengler und Prof. Dr. E. Nägele in der Radiologie). Im Jahr 1970: Drei Monate Gastarzttätigkeit an der Abteilung Pathologie II der Universität Ulm (unter Prof. Dr. G. Beneke), seit 1. April 1970 erneut als Oberarzt an der Klinik für Physikalische Medizin, Balneologie und Rheumatologie der Justus-Liebig-Universität Gießen in Bad Nauheim. 1970 Anerkennung als Arzt für Innere Medizin. 1974 Habilitation für Physikalische Medizin und Rheumatologie, am 9. Oktober 1975 Ernennung zum Professor an der Universität Gießen. Erlangung der Qualifikation *Physikalische Therapie* und *Rheumatologie* für Internisten. 8. Dezember 1980 Berufung auf die Professur für Physikalische Medizin, Balneologie und Rheumatologie an der Justus-Liebig-Universität Gießen, damit verbunden die Leitung der gleichnamigen Universitätsklinik in Bad Nauheim. Über 210 wissenschaftliche Publikationen einschließlich Lehrbuchartikel zu den Themenkreisen Physikalische Medizin, Balneologie und Rheumatologie. *Seite 268*

WOLFGANG SCHMITZ-HARBAUER, Dr.
Geboren am 15. März 1946. Studierte zunächst Rechts- und Staatswissenschaften sowie Philosophie an der Universität Münster. Juristisches Referendarexamen 1973, danach Medizinstudium in Düsseldorf mit 3. Staatsexamen und Dissertation. Während des Studiums bereits Weiterbildung auf den Gebieten der Naturheilverfahren, Homöopathie, Akupunktur und Elektroakupunktur. Forschungsreise nach China 1977. Je zwei Jahre chirurgische und internistische Assistenzzeit, danach in freier Praxis tätig. Vorträge und Kurse auf dem Gebiet der Akupunktur und Elektroakupunktur. Forschungsthematik: Physiologischer und pathophysiologischer Informationsgehalt von Schwingungs- und Wellenphänomenen. *Seite 211*

ERWIN SCHRAMM, Dr.
Geboren am 1. April 1921 in Mährisch-Ostrau. Medizinstudium in Wien und Prag, Promotion 1948. 1953—1986 praktischer Arzt, Befassung mit Akupunktur und Homöopathie seit 32 Jahren. Seit 25 Jahre Beschäftigung mit Medikamententests, seit 16 Jahren mit einer selbst entwickelten modifizierten Methode. Vor 25 Jahren Gründung eines Instituts für Hydrotherapie, Akupunktur und biologische Heilmethoden. *Seite 214*

EKKEHARD SCHRÖDER, Dr.
Geboren 1944 in Potsdam. Studium der Medizin, Ethnologie und Philosophie in Kiel, Heidelberg und Mainz, fachärztliche Ausbildung in Saarbrücken und Gailingen/Hochrhein. Oberarzt an der Kurpfalzklinik, Fachklinik für Psychosomatik und Psychotherapie, in Bad Dürkheim/Weinstraße. Spezielle Beschäftigung mit den Fragen der medizinischen Versorgung der Länder in der Dritten Welt, in diesem Zusammenhang frühere Tätigkeit am Institut für Tropenhygiene und öffentliches Gesundheitswesen der Universität Heidelberg mit Fragen der Integration der anthropologischen Fragestellungen in ein Weiterbildungskurrikulum für Mediziner, die zur Arbeit in die Dritte Welt gehen (Kurs: Medizin in Entwicklungsländern, Prof. Diesfeld). Seit ihrer Gründung Mitglied der Arbeitsgemeinschaft Ethnomedizin (1970), Mitbegründer und Schriftleiter der Zeitschrift *curare* (seit 1978) und zur Zeit Vorsitzender der gleichnamigen Arbeitsgemeinschaft. In der beruflichen

EKKEHARD SCHRÖDER, Dr. (ff.)
Praxis Arbeit mit dem Autogenen Training und dem Katathymen Bilderleben (nach Leuner). Veröffentlichungen: Verschiedene Aufsätze zur Standortbestimmung Ethnomedizin. Herausgeber: *Faktoren des Gesundwerdens in Gruppen und Ethnien. Verhandlungen des 2. Rundgespräches Ethnomedizin* (Steiner, Wiesbaden 1977). Mit D. Friessem: *George Devereux zum 75. Geburtstag* (eine Festschrift, Sonderband *curare* 2/84; Vieweg, Wiesbaden 1984). *Ethnobotanik/Ethnobotany. Beiträge und Nachträge zur 5. Fachkonferenz Ethnomedizin in Freiburg 1985* (Sonderband *curare* 3/85; Vieweg, Wiesbaden 1985). *Seite 308*

GERHARD SCHWARZ, Univ.-Doz. Dr.
Geboren am 6. Oktober 1937 in Wien. Studium an der Universität Wien: Naturwissenschaft, Philosophie, Sozialwissenschaft; 1961 Promotion. 1960—1970 Assistent am Institut für Philosophie, 1969 Habilitation (Philosophie) an der Universität Wien. 1980: Zweite Habilitation an der Universität Klagenfurt (Gruppendynamik). Neben der Vorlesungstätigkeit freiberuflicher Forscher: Entwicklung der Methoden mehrdimensionaler Ursachenforschung für Motivstrukturen. *Seite 67*

HEINRICH SEDLAR, Mag. pharm.
Geboren am 3. Mai 1943. Pharmaziestudium in Wien, Ausbildung zum Apotheker in Salzburger Apotheken. 1971 Geschäftsführer der Firma Spagyra OHG, 1978 Persönlich haftender Gesellschafter der Spagyra KG. Die Firma Spagyra hat sich zum Ziel genommen, Präparate aus der Naturheilkunde für den engagierten Arzt in diesem Bereich zur Verfügung zu stellen. Schwerpunkte: Homöopathie, Isopathie und Symbioselenkung. *Seite 46*

ROBERT SEITSCHEK, MedRat DDr.
Geboren am 29. Juli 1917 in Wien. 1935 Beginn des Medizinstudiums, bereits in den klinischen Semestern wissenschaftliche Tätigkeit als Hospitant an der I. Medizinischen Klinik Wien Prof. Dr. Eppinger. Nach der Promotion im Februar 1940 noch weitere Tätigkeit im Rahmen der I. Medizinischen Klinik und kurzfristige Tätigkeit an der I. Chirurgischen Universitätsklinik. Militärdienst von 1944 bis Kriegsende, schwerste Kriegsverletzungen. Nach Kriegsende Studium der Homöopathie am Robert-Bosch-Krankenhaus in Stuttgart und erste Bemühungen um die Erfassung homöopathisch arbeitender Ärzte in Österreich und vorbereitende Planung für die Gründung der 1. homöopathischen Ärztegesellschaft. 1947 Eröffnung einer freiberuflichen Praxis. 1953 Gründung der 1. Österreichischen homöopathischen Ärztegesellschaft. Eine Zeitlang deren Präsident und Vertreter der Internationalen Liga Medicoricum Homoepathica. 1953: 1. Internationaler Homöopathenkongreß in Österreich in Salzburg. 1973: 2. Internationaler Homöopathenkongreß in Österreich in Wien. In den Jahren seit Gründung der homöopathischen Ärztegesellschaft zahlreiche Vorträge im In- und Ausland zum Thema Homöopathie und Ganzheitsmedizin. 1973 Promotion zum Dr. phil. 1984 Verleihung des Titels Medizinalrat durch Bundespräsident Dr. Rudolf Kirchschläger. 1987 Verleihung des Goldenen Ehrenzeichens der Stad Wien durch Bürgermeister Helmut Zilk. *Seite 41*

ALOIS STACHER, ao. Univ.-Prof. Dr., Amtsführender Stadtrat
Geboren am 16. Februar 1925. Nach Promotion zum Dr. med. im Jahre 1952 Ausbildung zum Facharzt für Innere Medizin (1959). Sekundar- und Oberarzt im Hanusch-Krankenhaus, wissenschaftliche Arbeit auf den Gebieten des Hämatologie, Blutgerinnung, Onkologie und Regulationsstörungen. Habitilation 1966. Leiter des von ihm 1968 gegründeten Ludwig-Boltzmann-Institutes für Leukämieforschung und Hämatologie. 1974 Universitätsprofessor, seit 1975 Vorstand der III. Medizinischen Abteilung im Hanusch-Krankenhaus Wien. Präsident, Ehrenmitglied und Mitglied zahlreicher nationaler und internationaler wissenschaftlicher Gesellschaften, vorwiegend auf dem Gebiet der Hämatologie und Onkologie; Mitglied der Deutschen Akademie der Naturforscher Leopoldina. Herausgeber und Verfasser von mehreren Büchern und mehr als 300 wissenschaftlichen Arbeiten. Seit 1973 amtsführender Stadtrat der Stadt Wien, verantwortlich für das Gesundheits- und Spitalswesen, bis 1987 auch für das Sozialwesen. *Seite 367*

HANS STROTZKA, emer. o. Univ.-Prof. Dr.
Geboren 1917, Medizinstudium an der Wiener Universität, Promotion 1940. Nach halbjähriger Tätigkeit an der Psychiatrischen Universitätsklinik Wien 1940—1946 Militärdienst und Gefangenschaft. 1946—1951 Nervenheilstätte Rosenhügel, 1951—1971 Leitung eines Psychotherapieambulatoriums der Wiener Gebietskrankenkasse. Seit 1971 Vorstand des Instituts für Tiefenpsychologie und Psychotherapie der Universität Wien. Arbeit in der Flüchtlingsbetreuung und in der Stadt- und Landesplanung. Verfasser von etwa 330 wissenschaftlichen Arbeiten, darunter 25 Bücher. Hauptinteressensgebiete: Allgemeine und spezielle Sozialpsychiatrie, Psychotherapie auf interdisziplinärer und methodenpluralistischer Basis. Mitglied der Österreichischen Akademie der Wissenschaften, Mitglied des Expertenrates der WHO, ehemaliger Lehranalytiker der Wiener Psychoanalytischen Vereinigung. Mitgründer und von 1982 bis 1/1986 Leiter des Dachverbandes österreichischer psychotherapeutischer Vereinigungen. Hauptpublikationen: *Psychotherapie und Tiefenpsychologie — ein Kurzlehrbuch* (Springer-Verlag, Wien 1982); *Fairneß, Verantwortung, Fantasie. Eine psychoanalytische Alltagsethik* (Deuticke, Wien 1983); *Macht. Ein psychoanalytischer Essay* (Zsolnay, Wien 1985). Emeritiert per 31. Jänner 1987. *Seite 297*

FRANZ SWOBODA, Dr.
Geboren 1956 in St. Pölten/Niederösterreich, Medizinstudium in Wien, promoviert 1980. Danach Spitalsarzt in Wien und Ausbildung in homöopathischer Medizin bei Primarius Prof. Dr. M. Dorcsi. Jus practicandi 1984. Seit 1985 Mitarbeit im Ludwig-Boltzmann-Institut für Homöopathie in Wien (Vorstand: Prim. Prof. Dr. M. Dorcsi) als Redakteur der *Documenta Homöopathica* und als Vortragender bei den Intensivkursen in Baden bei Wien. Homöopathie-Arzneimittelprüfungen seit 1984 gemeinsam mit Dr. P. König, Wien. Veröffentlichungen in homöopathischen Journalen. Derzeit Oberarzt einer Internen Abteilung des Pflegeheimes der Stadt Wien-Lainz und frei praktizierender Arzt in Wien. *Seite 194*

HANS TILSCHER, Prim. Univ.-Doz. Dr.
Geboren 1935 in Wien. Medizinstudium in Wien, erlangen des Jus practicandi zum Arzt für Allgemeinmedizin 1965 (Wilhelminenspital der Gemeinde Wien). 1965—1969 Facharztausbildung für Orthopädie und orthopädische Chirurgie. 1967 erster Kontakt mit der Manuellen Medizin, 1970 erste Erfahrungen mit reflextherapeutischen Maßnahmen wie der therapeutischen Lokalanästhesie, der Neuraltherapie und der Akupunktur. 1971 Leiter der ersten Abteilung für konservative Orthopädie und Rehabilitation im deutschen Sprachraum. Seit 1973 Vorstand einer Ludwig-Boltzmann-Forschungsstelle, seit 1982 eines Ludwig-Boltzmann-Institutes für konservative Orthopädie und Rehabilitation. Von 1969 bis 1980 Leiter der Neuroorthopädischen Ambulanz an der Wiener Neurologischen Universitätsklinik. 1982 Habilitation in dem Fach *Konservative Orthopädie unter besonderer Berücksichtigung der Manuellen Medizin* an der Universität Innsbruck. 1983 Verleihung der Goldenen Ehrennadel der Deutschen Gesellschaft für Manuelle Medizin für die Verdienste um die wissenschaftliche Anerkennung dieser medizinischen Sparte. 1987 Verleihung der Ernst-von-Bergmann-Plakette der Deutschen Bundesärztekammer für die Verdienste um die ärztliche Fortbildung. Seit 1969 Kursleiter für Kurse in Manueller Medizin, seit 1975 alljährliche Seminare bei den Seminarkongressen der Deutschen Bundesärztekammer, seit Jahren Präsident der Österreichischen Ärztegesellschaft für Manuelle Medizin und Präsident der Internationalen Gesellschaft zum Studium des Schmerzes/Österreich. Bisher 217 Publikationen, davon 7 Bücher. *Seite 92*

PAUL U. UNSCHULD, Univ.-Prof. DDr.
Akademische Abschlüsse: 1968 Pharmazeutisches Staatsexamen, Universität München; 1971 Promotion in Sinologie, Universität München; 1974 Master of Public Health, Johns Hopkins University Baltimore; 1979 Habilitation für Pharmaziegeschichte und Geschichte der chinesischen Heilkunde, Universität Marburg; 1982 Habilitation für Geschichte der Medizin, Universität München; 1983 Habilitation für Sinologie einschließlich der Kulturgeschichte der Heilkunde in China, Universität München. Feldstudien: 1969/1970 zwölf Monate in Taiwan zur Untersuchung der gegenwärtigen Situation der traditionellen chinesischen Medizin. Akademische Positionen: 1975/76 Assistant Professor, School of Hygiene and Public Health, Johns Hopkins University, Baltimore; 1977 bis 1984 Visiting Assistant

PAUL U. UNSCHULD, Univ.-Prof. DDr. (ff.)
(1977/79), dann Visiting Associate Professor (1980—1984), ebenda; 1984/86 Professor (C-2) am Institut für Geschichte der Medizin, Medizinische Fakultät, Universität München; seit 1986 Vorstand und Ordinarius ebenda. Wissenschaftliche Publikationen zur Medizin in China (Auswahl): *Medizin in China. Eine Ideengeschichte* (C. H. Beck, München, 1980), (Erweiterte englische Fassung, University of California Press, 1985). *Medicine in China. A History of Pharmaceutics* (University of California Press, 1986). *The Chinese Medical Classics. Nan-ching. The Classic of Difficult Issues* (University of California Press, Los Angeles/Berkeley/London, 1986). *Seite 111*

RENATE VIEBAHN, Dr.
1965—1969 Studium der Chemie in Tübingen. 1969—1971 Diplomarbeit und Promotion zum Dr. rer. nat. auf dem Gebiet der Röntgenstrukturanalyse im Bereich der Festkörperchemie an der Universität Tübingen (Prof. Rüdorff). 1970—1977 Tätigkeit in Forschung und Lehre. Seit 1975 wissenschaftliche Mitarbeit in der Ärztlichen Gesellschaft für Ozontherapie in Grundlagenforschung und Kongreßtätigkeit. 1977 bis heute: Tätigkeit als Geschäftsfte: Tätigkeit als
Geschäftsführerin in der Ozontechnik; Dozentin und Publizistin in Fachzeitschriften, Mitherausgeberin der OzoNachrichten/OzoNews/OzoNouveautés; Mitglied des Verwaltungsrates der Internationalen Ozonvereinigung (IOA); Vorstandsmitglied der deutschen, österreichischen und italienischen Ärztlichen Gesellschaft für Ozontherapie; Mitglied der Gesellschaft deutscher Chemiker (1967); Seminar- und Vortragstätigkeit im In- und Ausland. *Seite 223*

REINHOLD VOLL, Dr.
Geboren am 17. Februar 1909 in Berlin. Vom Beruf seines Vaters überzeugt, beginnt er 1927 sein Architektur-Studium an der Technischen Hochschule in Stuttgart. Nach mehreren Semestern, die auch bereits praktische Tätigkeiten einschließen, kommt die Berufung zur Medizin, mitherbeigeführt durch ein tragisches Erlebnis im Versagen ärztlicher Heilkunst bei seinem Vater. 1930 erfolgt sein Medizinstudium in Tübingen, später in Hamburg. 1935 beendet er das Studium mit einer Dissertation am *Tropenmedizinischen Institut* in Hamburg. 1943—1958 sammelt Dr. Voll als praktischer Arzt in einer umfangreichen Praxis in Plochingen zahlreiche Erfahrungen über die Leistungsgrenzen der Medizin, mit denen er sich keineswegs zufriedengeben kann. Der Drang nach mehr Hilfe für den kranken Menschen zwingt ihn zur rastlosen Suche nach neuen Heilmethoden. 1953 beginnt seine Forschung und Entwicklung der Elektroakupunktur-Diagnostik und -Therapie. 1966 zeichnet ihn der Vatikan durch Papst Paul VI. in Castelgandolfo mit einer goldenen Medaille für seine Verdienste um die leidende Menschheit aus. 1969 Socio d'onore — Ehrenmitglied der *Academia italiana di medicina omeopatica* in Rom. 1972 Ehrenpräsident der Internationalen Gesellschaft für Elektroakupunktur e. V. 1974 Verleihung der Hufelandmedaille durch den Zentralverband der Ärzte für Naturheilverfahren. 1979 Verleihung des Bundesverdienstkreuzes am Band, 1984 Verleihung des Bundesverdienstkreuzes I. Klasse. *Seite 103 und 207*

URSULA WAGNER, Dr.
Geboren am 17. August 1942 in Wien als Tochter des Internisten Dr. Robert Seitschek. Die Ausbildung erfolgte in Wien: Medizinstudium, Promotion zum Doktor der gesamten Heilkunde am 13. Juli 1967. 1968—1971 Turnusausbildung im Hanuschkrankenhaus Wien, anschließend 6 Monate Ausbildung an der Röntgenstation der Rudolfstiftung in Wien. 1971—1976 Facharztausbildung an der Universitäts-Kinderklinik Wien. Jus practicandi und Anerkennung als Facharzt für Kinderheilkunde 1976. Seit 1981 ärztliche Leitung einer Spezialambulanz an der Universitäts-Kinderklinik Wien. Seit 1980 Beschäftigung, Ausbildung (Kurse bei Prof. Bischko) und Weiterbildung (u. a. Chinaaufenthalt) in Akupunktur. Seit 1982 Durchführung der Akupunktur. *Seite 82*

ULRICH WARNKE, Univ.-Prof. Dr.
An der Universität des Saarlandes: 1966—1971 wissenschaftlicher Mitarbeiter FB Biologie, 1968—1970 wissenschaftlicher Mitarbeiter FB Geographie. 1971 Staatsexamen für Lehramt an Gymnasien in Biologie, Geographie, Pädagogik. 1973 Promotion Dr. rer. nat. 1975 bis heute Dozent in Physiologischer Psychologie. 1978 Akademischer Rat. 1980 bis heute Akademischer Oberrat und Dozent in Physiologie, Psychosomatik, Biophysik, Ökologie. *Seite 123*